彭静山针灸全集

彭静山 原著

王鹏琴 邵 妍 彭筱山 整理

辽宁科学技术出版社
·沈阳·

图书在版编目（CIP）数据

彭静山针灸全集 / 彭静山原著；王鹏琴，邵妍，彭筱山
整理 . —沈阳：辽宁科学技术出版社，2022.12（2024.3 重印）
ISBN 978-7-5591-2616-0

Ⅰ . ①彭… Ⅱ . ①彭… ②王… ③邵… ④彭… Ⅲ .①针
灸学—文集　Ⅳ . ① R245-53

中国版本图书馆 CIP 数据核字（2022）第 135447 号

出版发行：辽宁科学技术出版社
　　　　　（地址：沈阳市和平区十一纬路25号 邮编：110003）
印 刷 者：辽宁新华印务有限公司
经 销 者：各地新华书店
幅面尺寸：184mm×260mm
印　　张：26
插　　页：6
字　　数：600千字
出版时间：2022年12月第 1 版
印刷时间：2024年3月第 2 次印刷
责任编辑：寿亚荷
封面设计：刘冰宇
版式设计：袁　舒
责任校对：王春茹
书　　号：ISBN 978-7-5591-2616-0
定　　价：150.00元

编辑电话：024-23284370　13904057705
邮购热线：024-23284502
E-mail：1114102913@qq.com

序　言

方寸诊包，纤毫银针。中医之术，大道至简。

我非医道中人，有此感言，源于承欢祖父膝下的切身感受。

祖父彭静山，少小学医，17岁悬壶济世，毕生行医逾七十载，被誉为"当代针圣"。虽然祖父淡泊名利，但我却深以为然。作为中医，祖父针药并施，尤以针灸享誉。从我记事起至祖父仙逝，近30年间我亲历了祖父针术的种种神奇。从偏瘫老人手能转物，到中风患者迅速恢复，针到效显，不一而足。更为可贵的是，祖父生于清末，长于民国，却对医术毫无私密保守执念，有教无类，桃李满园，虚怀若谷，从谏如流，医者仁心尽显，济世公心昭然。在行医讲学的同时，祖父致力于医术传播，著述颇丰，为中医大行其道不遗余力。

纵然如此，祖父仙逝18年来，虽然医术传承不息，但术数不一，良莠不齐。坊间网络，多有谬误。正本清源、溯本追源实有必要，这也是彭氏针灸传承者和广大医患的共同心愿。率先提出这一动议并付诸推进的，是辽宁中医药大学附属医院彭氏眼针学术项目的带头人王鹏琴教授。王教授从20世纪80年代随祖父学医行诊，不仅医术上尽得真传，而且传播医术的普济思想也颇有祖父之风。早在2019年，王教授就推动再版了祖父最重要的作品《眼针疗法》。此次编辑出版《彭静山针灸全集》，收录了从《简易针灸疗法》到《针灸十绝招——彭静山秘传心法》共6部针灸方面的专著、21篇论文，真正做到了搜山检海无遗珠。

全集的出版发行，是中医国术之幸，无疑是彭氏针灸正本清源的扛鼎之作，权威性、可信性毋庸置疑。

全集的出版发行，是广大医者之幸，广大病患之幸，对于弘扬彭氏针灸、造福病患埋下了颗颗火种。

欣逢盛世，国医有幸。作为祖父的嫡传弟子，王鹏琴教授对彭氏针灸的传承、弘扬不遗余力。作为彭氏后人，我倍感欣慰，衷心感谢。同时，感谢辽宁科学技术出版社寿亚荷编辑，长期致力于祖父作品的编辑出版。

祖父之风，山高水长。国医盛世，大道其昌！

彭筱山

2021 年 12 月

前　言

彭静山先生 (1909—2003)，原名彭寿龄，笔名沧海客，自号"静思庐主"。辽宁省开原县人，祖籍山东省济南市历程县城北五里大槐树彭庄，当代著名中医针灸临床家、教育家。15 岁学医，师从东北名医马二琴等四位老师，22 岁杏林悬壶，临床 70 余年，精通内、外、妇、儿、针灸各科，提倡针药并用。

历任中国医科大学讲师，辽宁中医学院针灸教研室主任、教授，辽宁中医学院附属医院针灸科主任、副院长等职务。1986 年受聘为北京中医学院名誉教授，1987 年应邀参加世界针灸学会联合会第一届针灸学术大会，1989 年受聘为中国针灸专家讲师团顾问。多次被选为辽宁省、沈阳市人大代表、政协委员。首任民革中央顾问委员会委员，70 岁高龄加入中国共产党，编撰并出版著作16 部，在国内杂志发表学术论文 130 余篇，为后人留下 300 余万字宝贵资料。

《彭静山针灸全集》由"辽宁彭氏眼针学术流派传承工作室"整理再版，包括 6 部著作和 21 篇论文。最早的著作《简易针灸疗法》于 1954 年由千顷堂书局出版，当时针灸书都是文言文，更没有统一的教材，该书对当时推广针灸起到了一定的推动作用。《针灸十绝招——彭静山秘传心法》于 1996 年在辽宁科学技术出版社出版。本书所用资料时间跨度 40 余年，把这些书文原汁原味展现给读者，回顾一位针灸大家独具特色的学术思想及精湛针灸技术的形成过程，目的是在获得知识的同时，也对医生成才有一定的启示。先生特别重视经络的作用，从针灸指力的训练，"练臂运掌、练气运指"到"经络诊察、经络辨证"，经脉"是动""是主"所生病及循经首尾取穴、特定穴的应用，以"经脉者，所以能决死生、处百病、调虚实，不可不通"为指导原则，并践行"学医不懂经络，开口动手便错"这句古训。不但治病调整经络平衡，自身保健也注重调畅经脉，先生每天早晚各练习一次"经络功法"，该功法另有专著介绍。在针灸技术方面重视手技的练习，在补泻方面常用"九六"补泻法、"龙眼凤眼"补泻法及"烧山火""透天凉"等。在针具方面除应用毫针，还常用皮内针、梅花针(皮肤针)、圆利针、三棱针、火针等。先生在理论和技术方面不断创新，从 1970 年开始研究眼针疗法，于 1990 年编撰出版了《眼针疗法》专著，此后该书多次再印，为眼针疗法的推广起到了推动作用。该疗法已制定国家标准《眼针技术操作规范》，制定国家中医药管理局中医康复标准《眼针带针康复疗法操作标准》，并获发明专利一项。

　　本书以原著为自然章节，对原书未做任何改动，以示对先生的敬畏和忠诚。在整理过程中得到先生嫡孙彭筱山大力支持，商议再版此书时，欣然同意，并认真完成再版的相关事宜，将先生的手稿、珍贵的照片等悉数提供，并为此书作序以表祝贺，在此我们工作室对彭筱山先生表示衷心感谢。

　　限于时间和条件，文稿跨度时间比较长，本书有些观点可能有了新的认识，还请读者多加注意。整理过程中尽管我们已尽全力，但错漏之处在所难免，请读者批评指正。

辽宁彭氏眼针学术流派传承工作室

2021 年 12 月

目　录

第四篇　针灸秘验

第五篇　眼针疗法

第六篇　针灸十绝招——彭静山秘传心法

第七篇　针灸方面的论文

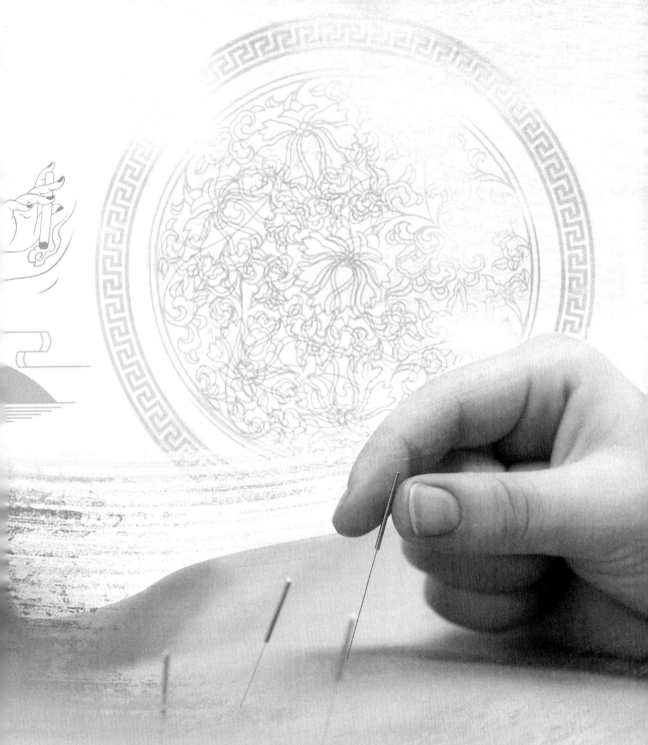

第一篇

简易针灸疗法

前　言

在 1951 年的秋季，全国医务界掀起了推广针灸疗法的高潮，中国医科大学组织了"针灸研究委员会"，以阎德润教授为领导，专门从事针灸的科学研究。我当时在会内担任技术工作，为了结合临床的实验，我又和苏绍泉同志在校内附属第一医院开辟针灸室，公开治疗患者。

1952 年的一年中，各大医院轮流派遣医工到针灸室来学习。我在各方面搜集了一些关于针灸的参考资料，在业余时间写出主要的一部分作为教学笔记。这本小册子就是以教学笔记为基础又加以几度修改而写成的。

接着，我又在《东北医学杂志》《中级医刊》等刊物上发表了几篇有关针灸的作品，以后接到了许多读者来信，要求我写一册有系统的针灸疗法。在读者的鼓励之下，我开始整理这册《简易针灸疗法》，对于学识简陋、才力绵薄如我的来说，无疑地，这是一个大胆的尝试。

在写作过程中，由于工作的繁忙，能力的不足，曾由几位同志来协助进行。如整理材料方面，李维仁医师出力最多；解剖方面，蒙本校解剖系李墨林教授热心指导；此外，冯月畲先生和侯锡五医师帮同绘制图表。又承中央卫生部卫生教材编审委员会对初稿提出了许多宝贵意见，指示了修订的方向，使本书减少了若干不应有的错误。在这里一并郑重致谢！

由初稿到现在，经过数次修订，拖延年余。其间因为我的工作调动，忙于新建医院开辟针灸部的筹划，门诊和教学任务的繁重，而且一度因病休养；虽然有这些客观原因在牵制，总还是主观上不够努力所造成的。

现在，这册不很成熟的东西终于和读者见面了。由于我的针灸技术不够，写作能力较低，书中难免有词不达意和错误的地方；期望随时得到广大读者和同志们的批评、指正。

彭静山
写于沈阳市第五门诊部
1954 年 8 月

主要穴位图

头维　率谷

太阳

听宫

下关

翳风

颊车

地仓

扶突

人迎

头部主要穴位图（一）

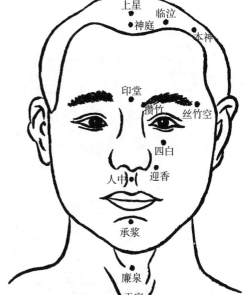

上星　临泣
神庭　本神

印堂
攒竹　丝竹空

四白

人中　迎香

承浆

廉泉

天突

头部主要穴位图（二）

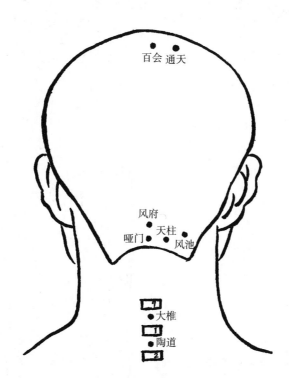

百会　通天

风府
天柱
哑门　风池

大椎

陶道

头部主要穴位图（三）

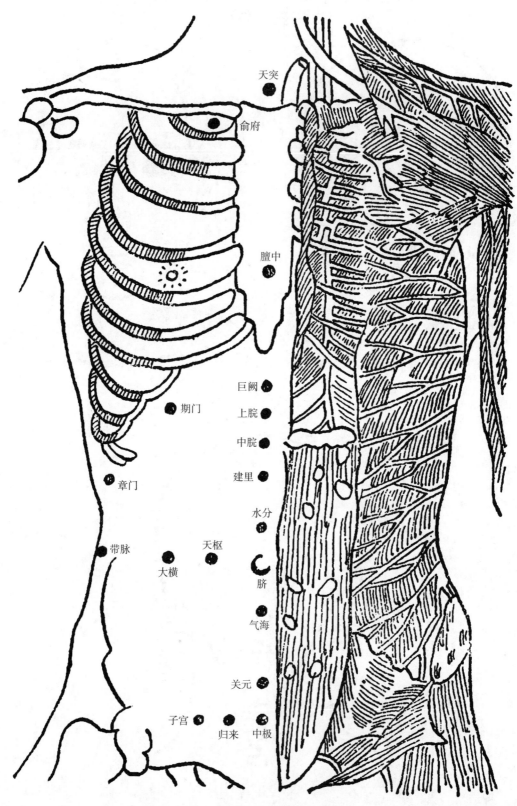

天突

俞府

膻中

巨阙
期门
上脘
中脘
建里
章门
水分
带脉
天枢
大横
脐
气海
关元
子宫
归来 中极

胸腹部主要穴位图

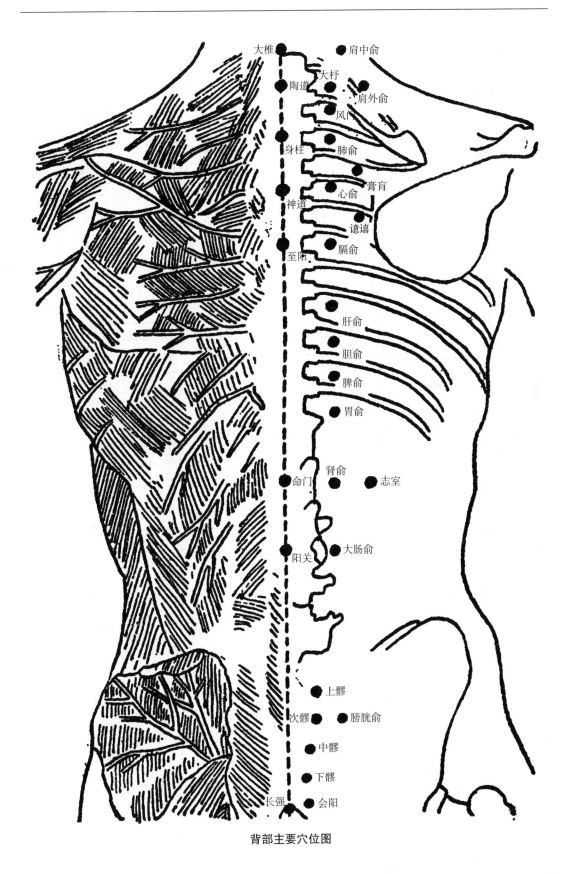

背部主要穴位图

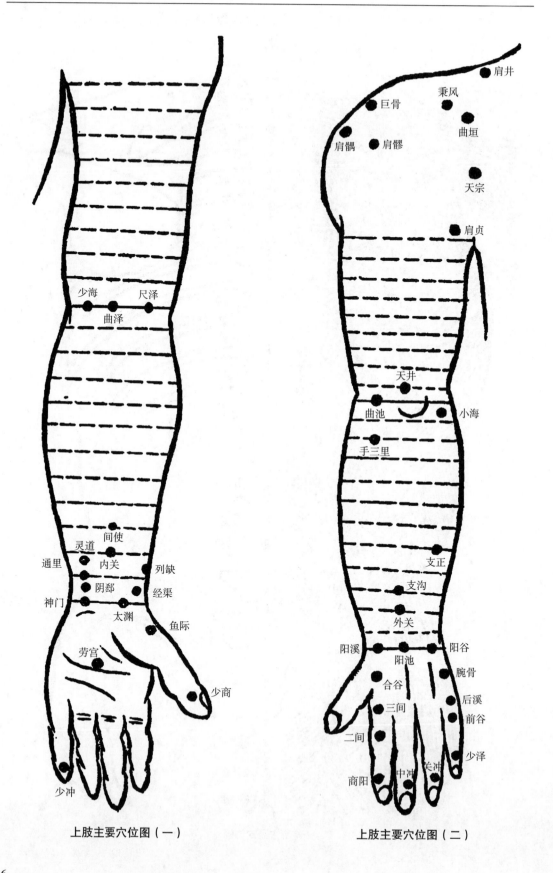

上肢主要穴位图（一）　　　　　　上肢主要穴位图（二）

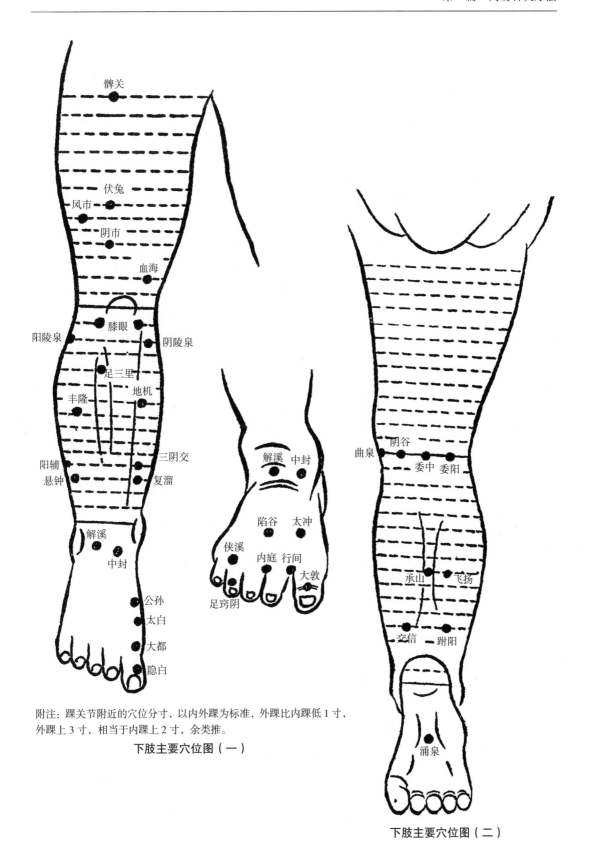

髀关

伏兔
风市
阴市

血海

膝眼
阳陵泉　　　　阴陵泉

足三里

丰隆　　　地机

阳辅　　　三阴交
悬钟　　　复溜

解溪
中封

公孙
太白
大都
隐白

解溪　中封

陷谷　太冲
侠溪　内庭　行间
大敦
足窍阴

阴谷
曲泉　　委中　委阳

承山　飞扬

交信　跗阳

涌泉

附注：踝关节附近的穴位分寸，以内外踝为标准，外踝比内踝低1寸，外踝上3寸，相当于内踝上2寸，余类推。

下肢主要穴位图（一）

下肢主要穴位图（二）

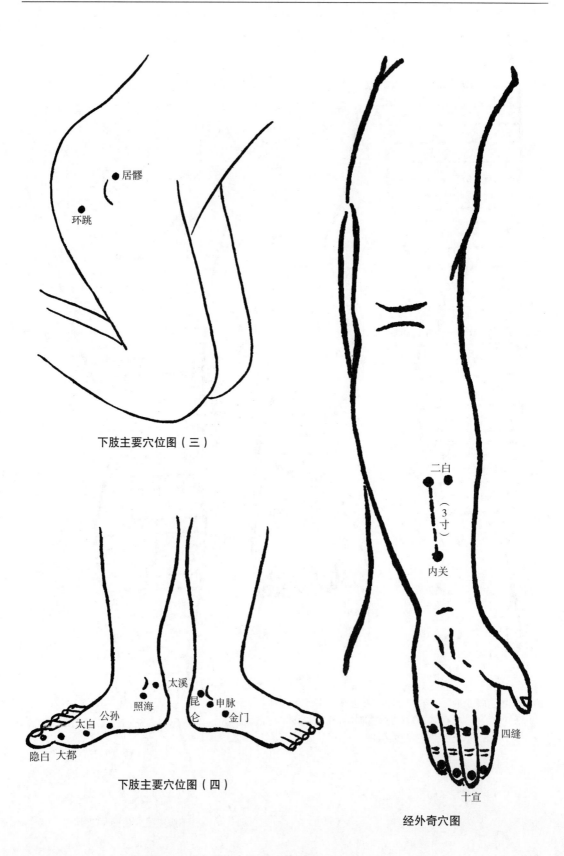

下肢主要穴位图（三）

下肢主要穴位图（四）

经外奇穴图

居髎

环跳

太溪

照海

公孙

太白

隐白　大都

昆仑　申脉

金门

二白

（3寸）

内关

四缝

十宣

第一编　总论

第一章　绪论

一、什么叫作针灸疗法

针灸疗法是我国民族形式的历史遗产，发明在什么年代，已没法考证。然而在战国时候就已经盛行，专门研究针灸的著作叫《灵枢经》，据说也是那时候的作品，直到现在该书还有一部分足供研究的材料。

1. 什么叫针术

"针术"是用一种金属所制、细如毫发、柄上缠有螺旋、尖端非常圆利的针，由病人皮肤表面某些固定的局部刺入。这时病人感觉微痛之后有一阵酸麻，或者胀闷。有时再施行手法旋捻针柄，或轻搔针柄的螺旋，停留数分钟到数十分钟，也有时用不着停留，针入以后当时就拔出来。每次用一针乃至数针，几次后可以减轻痛苦，消灭症状；新发生的病有时一次可愈。

2. 什么叫灸术

"灸术"就是用陈久的艾叶捣成绒状，捻作上尖下圆的艾炷，放在病人皮肤表面某些固定的局部，在尖端用火燃烧。这时病人感觉温暖舒畅，最后灼热微痛，因而减轻症状，治愈疾病。

3. 针灸疗法

"针术"和"灸术"是两种不同的操作方法，但其刺激的皮肤表面部位——称作穴位——是相同的。有时单独用针，有时单独用灸，也有针后再灸的，各按不同的病情而决定。现在虽然用针术的时候比较用灸术时为多，但依照习惯还都混称为"针灸疗法"。

二、针灸异同比较表（表1）

表1　针灸异同比较表

类　别	工　具	部　位	瘢　痕	刺激作用
针　术	长短粗细不同的金属制针	由皮肤直刺入深部组织	无	机械的刺激物理疗法
灸　术	艾绒和姜片及引火用线香等	仅在表皮上面	化脓灸则留有瘢痕	温热的刺激物理疗法

三、针灸所用的工具

（一）针术工具

1. 针的变迁

原始的石器时代，使用石锥、石针；后来发明了铁器，便用铁针，比石针锋利得多。但铁针容易氧化生锈，后代遂用马衔环的铁制针，据说在马口中衔过30年则永不生锈，现在到老年的针灸师处还能看到这种针。兹将铁针9种的式样列下（图1）：

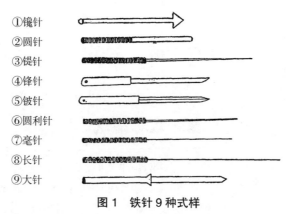

①镵针
②圆针
③鍉针
④锋针
⑤铍针
⑥圆利针
⑦毫针
⑧长针
⑨大针

图1　铁针9种式样

这些针在周秦时代很盛行，比较石针已有显著的进步。以后金针、银针，随着手工技术的发展而产生，唐宋时代只有大针、长针、锋针、圆利针、毫针数种。到了明清以后，却只用毫针和锋针，然而那时的毫针比起现在的钢针还粗得很多咧！明清时制针的原料，主要是马衔环铁和银质。马衔环铁年久的很难得，多数是用银针，银针较粗，扎入时十分涩滞，必须在酒火上烧一下，然后刺入，比较滑利。旧时或行火针，现在有的病人也时常问医生会不会行火针，可见相传已久，在民间的印象很深了。

2. 现代的针

（1）针质：a. 金针。b. 银针。c. 钢针。d. 不锈钢针。

（2）针形：a. 毫针。b. 三棱针（古称锋针，放血用）。c. 圆利针（比毫针粗短一些）。

（3）长度：1寸，1.5寸，2寸，3寸，3.5寸。

（4）口径：一般都用现成的钢丝制造。常用的为28号丝。最粗的为26号丝，最细的为30号丝。

（5）式样：截作长短不同的原料，上端用银丝缠成螺旋形便于捻转的柄叫作"针柄"；紧靠针柄的部分叫作"针根"；末端磨成锋锐的部分叫作"针尖"，在根与尖的中间一段叫作"针体"（图2）。

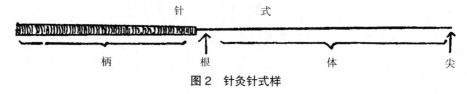

针　　　式

柄　　　根　　　体　　　尖

图2　针灸针式样

（6）针质的优缺点：金针和银针，不易生锈，但极为柔软，容易弯曲，太粗了涩滞而产生疼痛，太细了刺入困难，必须用另手两指夹持，缓缓捻入。

不锈钢针：优点是不易生锈，缺点是弹力比较小。

钢针：粗的可以点刺，细的可以深入，急刺缓刺，圆滑流利，初学时使用为最好的工具。它的缺点是容易生锈，用过一次，必须当时就以纱布擦净，然后放在酒精内浸泡，每晚更需以细砂纸擦一遍，方可耐久。

（7）藏针：常用的针，临用时先拿细砂纸摩擦光亮皎洁，然后再以纱布仔细擦。擦时把砂纸或纱布放在玻璃板上，上下两层，将针夹在中间，左手按住，右手把针抽出，略微旋转，重新夹在砂纸或纱布中间，再行抽出，以光洁为度。不可反复提插，或一手捏针柄举起，一手用纱布擦拭，因为这样擦法是容易把针弄弯的。擦净了，消毒后方可使用；用完当时就擦，再彻底消毒。

备用的针，整理摩擦完毕，放在玻璃管中，针尖向上，塞以药棉或软木塞，置在干燥的地方。如果是钢针，可在针体上涂以油类，以免生锈，临用时再把油擦去。

出诊时用的针：病人不能行走，医师必须出诊，为便旅行携带，可备铁盒（现在多以装纸烟的铁盒代用，既精巧美观，又很便宜）一个，中间放纱布数层，四周塞在铁盒的边沿底下，也很稳固，把消毒的针插在纱布上即可。但纱布必须每次一换，用过的以开水煮过晒干，再放入盒内，不可忽略，一定要加强灭菌消毒观点。

（二）灸术工具

艾叶作为灸术的工具，从古至今，没有改变。艾为菊科多年生草（本），我国到处都有。春季二月间，由宿根出苗，茎带灰白色，叶形如菊，表面深绿色，背面灰白色，有柔软的细茸毛。叶和茎中有油腺，发特有的香气。化学成分含蛋白质类、钠、石灰、铁、铝、磷酸、硫酸、氧化镁等。在农历五月上旬采集阴干，在干燥处保存 3 年以上，使油质挥发净了，燃烧以后，火力微弱，刺激性小，使人疼痛轻微，并且发生温暖的快感。

制法：用陈久的艾，去根茎留叶，在药碾上压过，筛去浮土和细末，使白净如棉，蒙茸可爱，叫作"艾绒"，装入干净盒子或玻璃瓶待用。另备引火的线香，至于姜片、蒜片等则临时准备。

四、针灸治什么病

针灸都具有一种调整机能的作用，凡属官能的变化，各系统和内部机能失调所引起的病症，都能够治疗。分述如下：

1. 神经系统

神经机能的变化，发生疼痛和麻痹，针灸能使神经的机能恢复正常。例如三叉神经痛、眶上神经痛、面神经麻痹、外展神经麻痹等；神经痉挛如胃痉挛、面神经痉挛等，都有效验。

由自主神经支配下的内脏器官发生变化，针灸能使它逐渐好转。例如消化不良、习惯性便秘、遗精、月经痛、支气管炎、荨麻疹、湿疹、遗尿等症，效果都很好。

神经衰弱：这是难治的病，例如严重的失眠、头昏、记忆减退等症状，有的竟获痊愈；大多数都能收到 40% 以上的功效。

精神分裂：初发病就用针灸治疗，有很多治愈的病例，癔病的效果非常好。

2. 运动器官

偶然发生的神经痛，如臂痛、腰痛、腿痛等，针几次，甚至于一次就能止痛。对于风湿病，病程越短，越有显著效力；病久的大概针了只能轻快一时，完全除根的较少。但从临床上施针后立即轻松止痛这一点来看，也很有医疗价值。

外伤性或手术后遗症的关节强直、舞蹈病等，虽然恢复很困难，可是针灸确能促进和加速恢复机能。

3. 外科

面疗，或手足生疗、淋巴管发炎，针后很快就痊愈；淋巴腺结核也有效；湿疹可减轻症状。

4. 循环系统

例如充血性眩晕，能使血压降低；贫血性萎黄病，能增进健康。

5. 妇科疾患

月经不调、白带下、子宫出血等都有效。因内分泌障碍的无月经最效；不妊症，有的也见效。

6. 小儿疾患

小儿惊厥，针灸极效。对脊髓前角灰白质炎也有效。小儿病本有一种小儿针术，不感疼痛；但在这两种病，必须用一般针术。小儿怕痛、好哭，又手足乱动，在针灸施术时不太方便。

7. 传染病

疟疾最有效，并可消灭疟原虫，我们曾经亲自检验过。霍乱初起有效，针了以后，逐渐恢复，可以防止失水；如果不早期治疗，到了失水的程度便不起作用。此外赤痢也能见效。其他传染病，如斑疹伤寒、回归热等，只能配合治疗，加速治愈，缩短病程，减轻中毒症状。又能解决各种传染病的局部症状，如头痛、失神、失眠、关节痛、腹痛等。

但是急性的法定传染病，宜立即送到传染病院去，不可冒昧针灸，一者免其蔓延传染，二者恐贻误检验及急救；只有在确定诊断、用特效药和对症的有效措施以后，才能配合治疗，因为针灸术对急性传染病的经验还很少。解放以前，东北地区曾有一次霍乱大流行，初起就用针灸疗法，治愈的病例极多，大脑炎也有少数的治愈病例。结核性脑膜炎针灸有效，我曾治愈两例，病例太少，尚难判明其正确的效率。但是根据针灸的效果来看，今后有向传染病方面展开实验的可能和必要。

以上不过是略举几个例子，在第三编里再把能施用针灸的疾病按照系统分类处方。

针和灸基本上治病相同。顽固的病，针后在不禁灸的穴位上可以灸，一般的病，单纯用灸。老年人，麻痹性的病，顽固性的病，寒湿性的病，都应该灸。小儿因为用针困难，大多在睡着后用间接灸法，不使发生疼痛，免得受惊。

凡肿胀的部位，诊断未明确时，不宜针，可以灸。或遇针几次不见效的病，也有改换灸法而见效的。除此之外，还是用针简便。至于直接的化脓灸，给病人以一种很大的痛苦，我们一向反对这种方法。

五、什么情况下禁用针灸

在本书的针灸处方中，只按系统写出有效的主穴和配穴，任凭选用，很少把每种病单独写出处方，因此在治疗时不免发生"这种病是否可以针灸"的疑问。现在特地在这一节把禁针灸的病和其他情况都加以说明，使读者充分了解，除了这些情况以外的病，都是可以适用针灸治疗的。

1. 禁针灸的疾病

（1）病势急迫，容易转变。例如急性传染病，在未送到传染病医院以前，又没有得到正确诊断时，不可滥用针灸。

（2）病久身体虚弱，到了恶性贫血或心力衰竭的时候，不可针灸。

（3）需要手术的外科病，例如腹膜炎、阑尾炎等，不可针灸。

（4）恶性肿疡，例如癌肿；以及皮肤的局部剧烈炎肿，都不可针灸。

（5）不能生效的病，例如青光眼、蓄脓症、肠闭塞、胃下垂、卵巢囊肿之类，针灸不能生效，没有好处。

（6）受孕以后，预防神经受到重刺激，于胎儿不利，或者引起流产，最好不采用针灸。

2. 禁针灸的其他情况

（1）喝醉酒的人，意识不明了，体位很不安静，有使针弯曲的危险。

（2）劳动过度，疲倦已极，没有得到充分休息以前。

（3）经过大愤怒以后，精神还未恢复原状时。

（4）暴饮暴食，过于醉饱的时候。

（5）正饥饿的时候。

（6）发高热的病人，体温在39℃以上时，宜先用其他有效方法治疗。

（7）流汗不止的病人，恐发生虚脱。

（8）极度受惊恐以后，精神还不安定时。

（9）乘车、乘船，长途劳顿以后。

（10）针下腹部而病人有尿者。

总而言之，针灸疗法就生理解剖学的观点，尤其是针刺时通过组织，所接触的部分有皮肤、软部组织、神经或血管；皮肤占感觉器官最重要的地位，能把它所受到的刺激，马上通过求心性知觉神经，经大脑皮层反射到内脏。由于限局性的治疗作用，更能调节自主神经相互间的机能，近而惹起全身性的机能促进作用。因此施行针灸疗法，必须在神经不因外界的客观条件而引起变化时方能施行，方能有效。这是禁针、禁灸的特殊情况的原理。

第二章　施针灸术的过程

一、术者的态度

1.诊断时态度要和蔼亲切

针灸疗法的第一步，首先要经过正确的诊断。在诊断时，术者的态度要和蔼亲切，给以最大的同情心，耐心解说针灸疗法的效果很大，绝对安全，万一针灸治不好病，但也不能添病，对于身体丝毫没有恶影响。针时不痛，针入后有发酸、发麻或发木、发胀、发热等感觉，那是针的作用；灸时只有温热的舒畅感觉。拔针后，有的或者出血，极少数的皮下出血，皮肤出现青色，也许出现麻木微痛，这都没有妨碍，一定不会有副作用的。

2.举止要严肃

施术时，术者的态度要严肃，让病人知道很重视他的生命，关心他的疾病。不可心粗气浮，慌张猛浪，令人发生恐惧；不可轻浮和漠不关心，令病人发生反感或羞耻，因而减低威信，影响效果。

3.要详细解释针灸是不痛的

病人对针灸的看法，第一是怕痛，第二是怕无效。术者要解释疼痛的原因，多数是由于心理作用所造成的，以为拿挺长的针往肉里扎岂能不疼，先有了怕疼的准备。其实针灸是有一定穴位的，针比头发粗不许多，扎入时病人只觉得像蚊子咬的一般。初次针灸谁都怕疼，扎过一次，亲身体验，知道不疼，以后就不害怕了。这样解说，可以消灭他怕痛的第一种心理。

假如病人的病，能够用针扎好，可以再进一步说，这种病扎好的多，扎不好的太少了。同时可以拿出同样病的治愈统计册给他看。如果室内恰有同样病而见效的病人，可以指给他，并说明特效的状况，他一定去询问。经患者自己说出针灸的功效，可以增加信仰，消灭他第二种怕无效的心理。

二、怎样写病志

行针灸术要预备许多表册和卡片：

1.登记册

记明患者的姓名、年龄、性别、病名、病志号码、施术日期。

2.预约卡片

上面印好姓名、病志号码，以及每次扎针(或施灸)的预约日期的空格，以便临时填写。

3.预约册

每天能治多少患者，预先画好多少空格，复诊若干名，预定初诊收若干名，事先有一定计划，才能够从容细心治疗，以免忙中发生错误。

4.统计册

把能针灸的适应证分类，登记已经治疗结束的患者，分为姓名、年龄、性别、病名、病志号码、针灸次数、治疗效果——痊愈、轻快、无变化、增恶——详细记录，以便统计治疗的成绩。

5.病志

假定病志的格式，并已填写好的病例（这是记载针灸疗法用的，初诊当然要用卫生部规定的病志）。

病号志 1001								
姓名	王某某	性别	男	年龄（岁）	25	住址：		
病名	神经衰弱	主要症状	失眠头昏				病程	4 年
针灸部位	百会	行间 2	风池 2					
手术	震颤术	置针时间	10 分钟					
术时感觉	麻木							
其他事项	有恐怖状态，下次取卧位，以防晕针							
	年　　　月　　　日				主治医师　　印			

第 2 次				
前次效果	已能安睡，但时间较短，仍然头昏			
针灸部位	上星	太阳 2	列缺 2	
手术	旋捻术	置针时间		15 分钟
术时感觉	酸麻			
其他事项	此次取仰卧位，患者施术时很自然			
	年　　　月　　　日		主治医师　　印	

三、工具的准备

针灸的工具，要在事先准备妥当。

（1）培养皿（一种培养细菌用的玻璃扁平圆形器皿，玻璃器材工厂都有）数个。

（2）镊子 2 把，经常以来苏尔或酒精浸泡。

（3）72% 酒精棉球，以培养皿盛装。

（4）艾绒、线香、火柴、生姜等灸术工具。

（5）酒精棉盒，又名手指消毒器。往诊时装满酒精棉球，以便消毒。

（6）面盆、肥皂、毛巾、刷子（刷手用）。

（7）木床数张，座椅、长桌、圆凳数个。床上铺以草垫或棉褥，每个床上备枕头二三个，枕头除卧位用外，还可矫正体位，垫膝、肘等用。最好能特制针灸处置台，形同一般诊察台，但较宽。

先将针选好。钢针、银针（市面有售制者）各数十支，长短粗细具备，三棱针长、短各 1 支。以纱布擦拭干净，放在培养皿中，用纯酒精（预防生锈可用纯酒精）泡 20 分钟，宜以 2 个培养皿循环浸泡，以免用时不能应手。施术时用镊子夹出适用的针，放在灭菌器皿中待用。

四、取穴

1.体位

令患者脱去衣服，露出应针灸的部位，然后适宜地安排体位，以施术方便为原则。

（1）坐位：坐在椅子上针。例如头部的百会、下关。上肢的曲池、合谷；下肢的足三里、太冲，都可以坐着扎针。

（2）俯首坐：面前放一长桌，上肢屈曲，横置桌上，低头枕在两臂腕之处。例如针大椎、风池，背部各穴均可。

（3）仰卧：宜将腿屈曲，两足踏床面，以免腹部紧张。例如胸腹各穴，俞府、中脘等；下肢及足部，膝眼、内庭等均可应用。

（4）俯卧：面向下，露出后背，两腿伸直。针背部各穴，如脾俞、肾俞、次髎；下肢的委中、承山、昆仑等穴。

（5）侧卧：针侧面和膝盖及腿部外侧，如京门、环跳、委阳、悬钟等穴。

（6）坐床上，两足心相对：针曲泉、阴谷等。

（7）端坐垂足：例如取足临泣、申脉等穴。

（8）端坐，两手交叉按膝：针天井穴。

（9）端坐，两手食指交叉：取列缺穴。

（10）横肱，两臂屈曲放桌上，两手屈指相抵：例如针曲池、手三里等穴。

（11）手部：

①伸肘仰掌：例如内关、曲泽。

②屈肘仰掌：例如中冲、劳宫。

③屈肘覆掌：例如中渚、液门。

④仰掌使腕尺侧上翻：例如神门、养老。

⑤伸肘覆掌：例如后溪、阳池。

（12）头颈部：

①仰靠：例如迎香、颧髎。

②俯伏：例如天柱、百劳。

③侧伏：例如瞳子髎、下关等穴，但针两侧则宜仰靠。

④托颐：例如百会、神庭。

（13）足部：

①两足底相对：例如公孙、照海。

②内踝向下：例如申脉、至阴，但针两侧则宜垂足。

③外踝向下：例如太溪、然谷，但针两侧则宜端坐取穴。

（14）侧卧，伸直下足，屈曲上足：针环跳穴，如两侧同针时，可以俯卧，但没有经验的，不如侧卧取穴正确。

（15）正跪坐：针梁丘、伏兔、阴市等穴。

有时两种体位并用。例如针次髎、天井，则宜俯卧，屈肘取穴；针会阳、承扶、足三里，则宜俯卧，用枕头高垫，使两足底向上。

要能临机应变，灵活运用，不宜固执成规；可以随意措施，使病人姿势稳定，长时间不动也没有痛苦，以便于置针时间的延长。

对初诊患者，宜多取卧位，对针灸过敏的（有的患者，消毒擦皮肤时，脸部立刻有怕痛的表情，同时皮肤颤缩）或惧怕的，都应该尽可能取卧位，以预防晕针而发生休克。

对复诊患者，有被针灸经验，不惧怕针灸的病人，可取坐位，患者自己怎样坐舒服就怎样坐，以不妨碍取穴为原则。

2.穴位

体位安排妥当，按照病志取穴，技术纯熟的术者，对周身穴位了如指掌，一点便是。初学的人，可依照本书第二编的方法取穴。同时为了正确起见，取穴时可用指甲轻掐皮肤，穴位地方有特异的酸麻感觉；但不可用力掐，掐太重时，不论哪处都会感到疼痛的。

找妥穴位后，用指甲在穴位上轻轻揉掐成"十"字形，使肌肉的紧张度弛缓，进针容易，并可使皮肤局部毛细血管充血，发生红晕，以做消毒的目标。

3.注意事项

在选择穴位时，要注意以下几项情况，可避免病人疼痛、进针困难和遗留后患。

（1）血管：动脉可以摸到搏动，如头动脉、桡动脉及颞动脉、鼠蹊动脉、腹动脉等。静脉可以看出青色的分支，如手的合谷、眼的睛明，都能明显地看见，不过在肥胖的人或皮肤黑色的人不大明显。刺入大动脉，会发生血栓、溢血、血塞，所以深部血管一定要知道解剖位置。原则规定的穴位，不可随意变动，例如肋骨下缘有重要血管，在两肋间进针，就不会刺入血管。

（2）瘢痕：凡是穴位上有瘢痕，则皮肤紧张，进针困难。如范围小的，可从旁进针；范围大的，另换旁穴，例如足三里有瘢痕，可针上巨虚。

（3）残废：主要是指骨骼残废，如骨骼变形（骨肿、假骨、骨损），神经也移位，应按其情形寻找穴位。

（4）肿瘤：不是指一般的皮肤疖肿，主要是指囊肿的肿瘤，不可轻易下针，以免囊皮破裂，内容渗出。如普通脂肪瘤，经针刺后，发生愈着，剔除时就很难剥离。

五、消毒

我们应该强调指出在无菌条件下做针灸，严密消毒，慎重施术。隔着衣服扎针是绝对不允许的！一者恐怕穴位不准确，二者容易感染。不但严格禁止隔着衣服扎针，并且提倡患者尽可能应在扎针头一天洗澡。

穴位选好以后，患者采取适当的体位，裸露出穴位附近的肌肤。术者或坐或立，总以不妨碍施行手术为原则。如果利用坐着行针的方式，宜预先摆好凳子。

消毒时的程序如下：

1.取穴时的消毒

（1）术者用肥皂洗净自己的两手，白衣的袖口须扎紧。右手的拇指用酒精棉球涂搽，尤其是指甲部分，需要仔细地搽，只搽拇指就够了。因为在取穴时，两手必须接触患者的肌肤，肌肤不能完全消毒，也只好用手去摸按，拇指留着掐穴用，所以预先消毒。

（2）取穴之先，在穴位的中心，由内向外，用酒精棉球涂搽约直径 3 厘米的面积，然后将棉球弃掉。每一穴用一个棉球，不可反复地里外乱抹。寻得穴位后，在穴的中心点，用右手拇指甲掐成十字，作为标识。

2.进针前的消毒

（1）患者的穴位上，先用碘酒搽 1 次，等干了以后，再用酒精棉球搽一次，脱掉碘酒。

（2）术者的手，用肥皂洗 2 次，以白水冲净，在 1/5000 的升汞水中浸泡 3 分钟。若条件不具备时，可用酒精棉球反复涂搽，搽的越周密越好。

穴位处皮肤上的酒精未干时，不可扎针，最好等干燥后再扎。如果着急，或因患者太多，或因患者疼痛得不能忍受，可以用手来回轻扇，但不可用嘴吹，以防细菌感染。

扎针时，选用某一支针，由助手以无菌镊子夹着针递给术者，这是最合适的办法。

如术者一个人扎针，可制一插针盘。用珐琅盘子一个，纱布包裹药棉，平铺在盘内，以镊子夹出已消毒的针，插到纱布上，长短分别排列，临施术时直接用手选拔即可。但纱布和药棉必须每日换一次。插好的针，如用不完，可用无菌纱布盖好，上面再罩一个无菌的大珐琅盘。

术者的指甲要经常剪短，每三四天剪一次，洗手时用指刷多刷几下，使指甲缝彻底保持清洁。右手的拇指甲，留着掐穴用，可每星期剪一次。

六、进针

1. 进针的方式

（1）刺入：是用短的圆利针或三棱针，以右手的拇、食、中三指如握钢笔写字一样，迅速地直入而直出，是皮肤浅刺法及静脉放血法。应用在成人急救（休克、急性胃肠炎、霍乱初起、脑出血）或儿童（惊厥时放血，其他病平刺，不令出血）。

（2）针入：是用较长的毫针，旋捻刺入表皮，透过皮下，达于肌层，一般针术多应用此方法。

2. 进针时的手法

（1）急针法：左手拇指甲掐在穴位中心，揉掐片时，右手拇、食二指持针，将针尖急速刺入皮下，然后缓缓捻入，直到神经部位，病人有感觉为止。透过真皮后，既容易进针，又没有疼痛。此法应用在神经过敏或初诊怕痛的人。

（2）缓针法：左手拇、食二指按压着穴位附近的皮肤，右手拇、食二指持针，将针尖点在穴位中心，然后轻轻捻入，直到神经部位，病人发生感觉为止。此法可应用在不怕痛或复诊多次的病人。

（3）阶段针法：很长的毫针，例如针环跳或胖人腹部时，以一手掐穴轻揉，一手拇、食、中三指像握物一样入针，拿住针尖，针体上裹好一块挤干了的酒精棉，虎口上边露出针体和针柄，将针刺入二三分，三指向外退一阶段，再针入二三分，三指再退一阶段，这样直达到神经部位，病人有感觉时为止。

（4）一般针法：2寸以内的针，左手拇指甲掐准穴位，右手拇、食、中三指持针捻入穴中。2寸以上的针，左手拇指甲掐准穴位之后，右手所持的针尖接触到针穴上时，左手拇、食二指即转向夹持离针尖一二分的部位停留不动；右手持针旋捻针入，左手指就扶助针体直送而入，直达到应该停针的深度为止。此法可保持针体方向的正确，病人身体动荡时，针也不致弯曲，同时可用左手推移病人，使其稳定。在初学手技不熟，把握不定，可利用这种手法。但左手二指不可太紧，则不妨碍进针，又可看见针刺入组织中发生什么变化，可根据右手的感觉而随时采取措施（如针尖到达骨膜上，可急速提针；针刺坚硬物不易进针时，不可勉强再刺等）。宜预先以棉球一个，将酒精挤干，夹在左手食、中二指缝间，在扶助进针时，即取出松裹在针体的外面，以防手指消毒不净，有感染的机会。

3. 进针的方法

针刺入皮下，或肌肉中，或关节处，须就穴位的所在而变换针的角度，全身各部应用的角度，共分3种：

（1）直刺：针和皮肤成直角地刺入身体组织内，一般在平面的穴，如中脘、阳陵泉等，周身各穴，大多用直刺。

（2）横刺：先直刺入一二分，再将针放倒捻入，针和皮肤约成15°角。应用在头部、胸部、背部、面部，肌肉很薄的地方，或重要的部位，例如太阳、膻中、肝俞、丝竹空、攒竹等穴。但膻中、肝俞，在保持一定深度之条件下，亦可直刺。

（3）斜刺：针刺入的角度介于横刺、直刺之间，针离皮肤约为35°角。例如率谷、悬钟、上星等穴。

这些方法，利用适宜的角度，使针容易刺入，中间无阻，更便于第二步行针时的手法。

4. 针刺入时的感觉

在进针时，病人有时感觉特别疼痛，有时感觉火烧火燎的，有时感觉冷冰冰的。那是因为皮肤的末梢神经有温点、冷点、触点、痛点的分别，这些最敏感的各种小点，散布在皮肤中。进针时恰巧碰到痛点，就疼得了不得，可以把针尖略微移动一下，钻到痛点的空子，再刺入时就不太痛了。

5. 身体各部的进针法

（1）头部：一般可用直刺法，但不可用力太猛，不可过深，恐致损伤头部骨膜。

（2）面部：皮薄，血管太多，宜用极细的毫针。皮薄骨软处（如太阳）不可直刺，以横刺为相当，放血时可以点刺。血管多处，如颜面部位，宜掐揉后进针，缓缓捻进捻出，退针时用左手压迫孔穴皮肤，以免出血。刺入太急，或针尖方向不正，或不掐揉，都容易引起皮下出血，脸上青黑难看，虽然几天后就会消失，可是病人在精神上未免不愉快。

（3）眼部：针睛明宜扒开眼皮，令病人视线向耳尖方向斜，能避免皮下出血。在睑皮上穴位进针，出针稍猛，又不大好压迫，很容易发现睑皮水肿难睁，第二天消肿了，眼也睁开了，可是变成眼皮发青，七八天才能好，病人懊恼不已。针太阳，针尖如向眼部，出针太快时，也可能有这种事故。

（4）鼻部：内迎香二穴在鼻内，古法用苇叶或薄竹皮削成尖，插入鼻孔，由露出的外端以指弹入，使之出血。如果碰到鼻腔内的"基氏点"则流血不止，且有感染的危险，不可滥用。以外迎香点刺来替代，效果相同，十分安全（外迎香在鼻梁骨隆突的两侧约1厘米，内眦下约2厘米，手指按之，微有搏动，用三棱针微点使出血，鼻塞立刻通气，结膜炎也有特效）。

（5）颈部：风府不可过深，刺伤延髓能发生危险！又如人迎、廉泉等，廉泉浅浅轻点一下即可，人迎针入后遂即拔出。因为甲状腺、气管、动脉等都很重要。天突针入时直刺，以后即用微斜方向深针，以免刺伤气管。

（6）胸背部：胸部以横刺为好，不可刺着胸膜。背部必须刺到脊髓神经支及交感神经节才能有效，太浅不起作用，太深了危险（如肺俞过深，可得开放性气胸。所以明代的针灸家杨继洲说：前边深如井，后边薄如饼。这是经验的名言）。针时最好横刺，如技术纯熟时，亦可直刺，但不可超过2厘米，且应随时询问病人的感觉。

（7）腹部：腹部进针的深浅度，首先经过皮神经→肌膜下神经→腹膜神经，必须针到下二层才能有效。如进针困难时，达到肌膜下神经以后，可稍停一下再捻入，总以不针透腹膜为宜（约3厘米以内）。

胸部的标准为两乳中间的膻中，腹部的标准为脐窝神阙。

进针时要趁病人呼气时进针，吸气时只在原来位置捻动，退针时相反。因呼气时进针，该部肌肉较松弛，与针尖无抵触，针体不能弯曲；吸气时才退针，针尖可顺着其向上扩张而顺利退出。

在饥饿时和过饱时，都不宜下针，一般在饭后二三小时为恰好。

（8）四肢：四肢的内侧，多大血管，因此在进针时有注意的必要。细看皮肤内有无蓝色静脉支，轻按时有否动脉的搏动？如有则另取旁穴。不易辨别时，可用左拇指甲掐揉几下再针。

四肢的外侧，多靠骨体或关节，穴位处微有陷凹，不可猛刺，恐伤组织及骨膜。

（9）手足：手足多神经终末，最为敏感。手指、足趾，只宜点刺，不宜旋捻。手足的其他部分，也应该利用急针法。

6. 小儿针

小儿发育不完全，刺激深部，容易损害整个神经的调整机能。小儿怕痛，受惊时容易得病。只有应用对皮肤的刺激而引起生活机能的亢进。进针法有两种：

（1）术者用拇、食、中三指拿着针尖部，针尖只露出一二分，轻轻地刺入，留几秒钟，又轻轻退出。

（2）术者将针夹置在右手拇指与食指之间，使针尖和食指相平，借腕关节的运动，在食指叩打皮肤时，同时针尖接触在皮肤之上。

小儿针仅给皮肤以轻微的刺激，因此又名"皮肤针"。适应证有五：a. 夜惊症。b. 消化不良。c. 眼睑炎。d. 肠炎。e. 腺病。利用上面第一法时，每穴只刺1下；利用第二法时，每穴宜轻叩数下。

七、行针

进针以后，应该依照病症的情形，施行各种不同的手法，叫作"行针"。古时候把针入身体后停留不动的时间叫行针；朱琏同志叫它卧针。我们的意见，针停留不动，在直刺与斜刺时应该叫"置针"，横刺时使针卧在皮肤上，才可以叫"卧针"。行针的手法有进、退、捻、卧、捣五法，对初学针术的人很有帮助。

1. 进针后的手法

进针后的手法要讲究，要很好地用心去体验。使用手法，一般是为了达到以下几种目的：一是探到神经；二是给神经以适当刺激；三是对付一些刺针时的具体情况，保证刺针达到良好的目的，避免弯针、折针、晕针等意外的事发生。

常用的手法有这几种：第一是进，就是捻着针向里进，用来探取神经。探到神经以后，为了加强刺激，还可以略略捻进。捻进得快，刺激就强烈；缓慢，就较缓和。第二是退，就是捻着针往外退。针进到一定深度，病人还没有相当感觉，就可能是针刺得略偏，超过了神经，这就要略略外退。退的时候，遇到感觉强烈的地方，就可以停在那里捻动。如只有一下触电样的感觉，过后再捻又无感觉了，就可以进退反复地试探。刺到神经以后，为了减轻刺激，或为了施行间歇的刺激，也可以用退法。第三是捻，进退时要捻，刺到神经以后也要捻。一般的刺到适当地方，就可以不进不退地将针停留下来捻，这叫行针。捻得快，捻转的角度大，连续捻的次数多，刺激就强；相反就轻。向左捻的多和向右捻的多，作用也有些不同，这一点比较难掌握。平时一般不很熟练的人，就可以向左、向右同等地捻动。一般捻转的角度是 180°，要可以捻到一周（360°），如果都运转几周，就容易将皮肤肌肉也捻缠住，发生剧痛；对神经刺激也容易过强，引起晕针（如向左或向右一侧方向捻，病人觉着太酸麻，应立刻轻度捻向相反侧）。轻刺激一般可捻 90°。第四是卧，病人觉得刺激强烈难忍受时，就要把针放下，停止一会儿，这叫卧针。肌肉太紧张，捻针不动，退不出时（这叫实状），也可卧针，等待肌肉松弛。进针以后无感觉，肌肉很松弛，针捻动时毫无阻碍（这叫虚状），有时行针或卧针等待局部血行旺盛能变成实状发生感觉了。卧针的时间长短，几分钟到几十分钟甚至（时间）更长些，要看病情决定，一般的卧几分钟，就可以了。第五是捣，就是将针捻转得上下捣动。进针进到一定部位，病人还无感觉，就可以试着上下捣动，如神经就在下面不远，一捣就有感觉，再略进针，就达到了。有时穴位的神经分布偏差，直着捣没有感觉，还可以向左右前后斜着捣，看哪一边感觉强，就斜着向哪边刺去。有时为了加强刺激，也常用捣。捣的时候，或和雀子啄食一样，上下距离不大，连捣几下以后，又可间歇一下。遇着感觉迟钝的，还可以斜捣、直捣，捣动的强，范围大，这叫乱捣，这对身体很弱、有晕针危险的人不适用。病人一说酸困，就不应再捣，但应不放弃机会，不使针移位，极轻度地左右同等度地捻转。如感觉很大就要卧针。有的病人不能言语或不喜欢多说话，针的进、退、捻、卧、捣等动作，要术者随时观察患者颜面上的表情来进行。

行针一般的就可用上面说的五法。其余摇针、弹针等法，作用不大（本节引用朱琏同志的文字）。

2. 一般常用手法

行针手法有很多种，现在把最常用而有效的，并且我们在行针时所发明创造的，共选出 19 种，灵活运用，也就够了（表 2）。

表 2　行针常用手法 19 种

手法名称	行针方法	作用
点刺法	用圆利针，在皮肤上轻点，出血	皮肤疾患，睑唇点刺，口腔泻血
梅花刺	用三棱针，在局部点刺一周	头部太阳放血时，立止头痛
单刺术	针尖达到一定的部位，立即拔出	对神经的轻微刺激
雀啄术	使针体一上一下，像麻雀啄食一样	强刺激，使血管扩张，使神经兴奋减弱
屋漏术	把针体分为三段，刺入一段，行雀啄术一次，拔针时同法	最强刺激，久病、重病用之
旋捻术	刺入时旋捻进针，达到目的部位，立即旋捻拔出	比单刺术的刺激力稍强，使已衰弱的脏器官能恢复正常
回旋术	进针时使针体左右均做 180° 的回旋方式针入，拔针也用同法	稍缓的刺激，可使组织增强活力，促进人体健康
间歇术	针入一定的部位，把针体提出一半，停留 1 分钟再刺入，反复行之	可使血管扩张，肌肉弛缓
随针术	随病人的呼吸而行针，呼气时针入，吸气时停止，呼气时再针入	腹部肌肉紧张的病人，可用此法
乱刺术	将针刺入体内时或前后，或左右，忽快忽慢的运用乱刺	最强刺激扩张血管，镇静神经

手法名称	行针方法	作用
催针术	轻搔针柄，利用指甲振动针柄的弹力，令病人有发麻的感觉	兴奋神经，并可试验是否针在神经上
震颤术	使针体轻轻地上下颤动，或用指甲轻弹针柄	使血管及肌肉收缩
刺激法	针入目的部位，把针体轻轻地摇动	麻痹时应用
针尖转位法	刺入1分许，右手持针不动，左手移动皮肤，针尖和皮肤共同转动，右手这时也持针相随，转成轮状	在周身只针一穴时，可用此法
探针法	针入后，病人毫无感觉，可以拔出2/3，再向前后左右探针，以发麻为度	穴位不易明显取得，或神经分布不正常，并可探知是否神经已经麻痹
双刺法	在一个穴位，刺入一针以后，再刺入一针	长久不愈的病，顽强无效的病
对角刺法	选好邻接的两个穴位，先用15°角刺入皮下，再将针放倒平刺。然后用同样手法从另一穴刺入，使两针尖相接触	依其分子之波动，而分布神经引起感觉。使交感神经发生变化
代谢刺法	针入后，置针5分钟。由同一穴位再进一针，然后将第一针拔出	顽固不愈，屡针不效时，可用此法
置针术	针入后，停留较长时间，由5分钟至数小时，然后拔针	一般的病，不必置针；较重或年久的病，可以置针

八、置针时间

普通的一般新得的病，又不太重，可以不必置针；只选用一二种对症的手法，随针随拔，已足够达到目的。

初诊的病人，也不必置针，一可减少其恐怖心理，二可免得晕针。复诊的病人，对接受针灸有经验，久病顽强不愈，如慢性胃病；或时愈时发，如风湿性关节炎，均可置针。

置针的时间，可由5分钟到1小时，最长可达数小时。

置针方法有二：

1. 静止法

针入组织以内，施用行针手法以后，使针体作静止状态，停留不动，直到拔针时为止。对不太重的病人，或身体较弱，或神经衰弱的人，不需要很重的刺激时，应用此法置针。

2. 阵动法

进针并行针以后，停留时间每隔5分钟，施用手法一次，直到拔针为止。应用在病重体壮、不怕针灸的病人，予以强烈刺激，以期产生作用。

九、退针

进针后，旋捻很滑利，就应该置针多一些时间，等到旋捻时针体沉紧，就是起到了治疗作用，还应再置针一些时候；感觉穴部的组织弛缓，针体活动又滑利时，就可退针。退针就是把针拔下来，又叫"拔针"，也叫"起针"。

病志上若预定置针时间，拔时觉得沉紧，可以再等一些时间；如还沉紧不很好拔，宜用手在穴位的上下微微按摩敲打，使肌肉缓解，再拔针就容易了。若还是拔不出来，可在穴位附近再扎一二针，自然就能拔出。

退针的法子，术者先洗手，用酒精棉球消毒，左手拇、食二指按住针旁的皮肤，右手拇、食二指捏住针柄，轻轻摇动，然后往下针一点，顺便旋捻而往外退，要慢慢旋捻而使针尖退出皮外。针退出以后，急用红汞（或雷佛奴尔）棉球按在针孔上，轻轻揉一会儿，以防针后的局部感染。

还有一个法子，先把针旋捻松动，左手按住针附近的皮肤，右手将已旋捻活动的针体一次拔出。但不先活动针体，又不按皮肤，拔针太快时一定出血；针尖快退到皮下时，少停留一下再拔出，便可防止出血。

拔针较慢，技术不熟时，病人感觉拔针比扎针疼一些，然而针拔出后就不疼了。拔针稍快时，拔时病人不感觉痛，针出来之后会有一些痛的。这是因为组织紧缠在针体上，缓缓拔出，组织剥离时自然要疼一点儿。若很快拔出，一下便将针体由组织中抽出，当时虽然不太痛，可是组织难免受着轻微的撕裂，自然要稍疼一些的。

针时遇着骨骼的阻碍，或针后病人身体移动一下，或行针时用力不匀，都能使针体弯曲。假如发现露出的针柄的角度忽然改变了方向，就知道针体已经弯曲，当急速矫正其体位，针柄的角度即可恢复原状。若针柄仍然不正，常是偏向弯的一方面，可以顺着弯曲的方向缓缓拔出。也有时发生几个弯，不可性急，须顺着方向，慢慢地旋捻退出，宜急速揉按其针孔。

退针以后，有时容易发生下列几种变化：

（1）退针以后，有时针体变色，假如是金针变为铜色，银针即变成为暗紫色。这是由于扎针以后的炎症，针体在组织中起了酸化作用而变化。要记住这一穴，短时间内不可再针。

（2）退针后，在皮肤的针孔上发生小结节，或白色，或淡红色。这是由于消毒不完全，或者针太粗，刺激过强而引起的，或是特异体质（我们遇到一个湿疹患者，每次退针后，针孔都发红晕，数日不能消退。他的周身，不论扎何处都是这样，但没有其他变化，病也一样减轻）。通常在浆液凝固以后即渐渐消失。

（3）退针后，有时皮肤出现或青或紫的一小片，这是因为针时先未揉掐，手术不慎，刺穿了较大的静脉血管，血液流到肌肉中间所致，应多揉一些时候。但这皮下出血，在六七天后，自然被吸收而复旧，并无害处。

十、灸术过程

灸术治病，如针术大致相同，有时针灸配合应用，或轮番应用。不过针时只有穿过真皮神经时觉得微痛一下，如果技术相当熟练，则并不感觉疼痛。灸法不论是哪一种灸，都比针法要痛一些，而且痛的时间要长到好几秒。在一个穴位连续灸时，一定成火伤→水疱→脓疱→结痂；结痂后留有永久不灭的瘢痕。因此近时病人多不喜欢用灸而乐于用针，灸的应用便日渐衰落下去。然而治疗顽固慢性病，或老年人，寒湿性病，或屡针没有效果时，也可以用灸法来辅助针法的效力，但最好是用间接灸。

1. 种类

（1）有瘢痕灸：艾炷如黄豆大或较小，而屡次在原穴上灸，使之成火伤，作用直到组织深部，皮肤上留有瘢痕，所以叫作"有瘢痕灸"，也就是"直接灸"。

（2）无瘢痕灸：艾炷小如麦粒，或如绿豆大，灸时切姜片或蒜片隔在皮肤上，仅使发生温热感，有温罨作用，但不使皮肤化脓，没有瘢痕，所以称作"无瘢痕灸"。

2. 方式

（1）直接灸：把艾炷直接放在皮肤穴位上，叫"直接灸"，也就是"有瘢痕灸"。

（2）间接灸：用姜片或蒜片贴在穴位的皮肤上，然后把艾炷放在姜片或蒜片中间，叫"间接灸"，也就是"无瘢痕灸"。

（3）针后灸：先用针法，把针拔下之后，就将预先捻好的艾炷立在针孔上灸。一般应用在重病和久病，屡针不效时。

（4）针上灸：进针后不即拔出，施用适宜的行针手法，然后将艾绒就针柄上做成艾炷，针柄成了艾炷的芯，灸时可使针温热，达到深部，适用于寒性的慢性病。

（5）单纯灸：单用灸法，不用针法，就叫"单纯灸"。

（6）变通灸：把灸的方式设法变通，约分以下3种：

①加药灸：用许多药和艾绒掺在一起，以磁酒杯一个，杯底钻一小圆孔，圆孔正对孔穴，杯里放些加药的艾绒，用火在上面燃烧，可以不痛。

②艾绒针：昔时叫作"太乙神针"，我们改为"艾绒针"，是把艾绒加药，撒在平铺的纸上，上面铺一层纸，再撒一层药，共三层，然后卷成圆棒形。灸时用火在下端燃着，以纱布七八层叠在皮肤上，拿燃着的一端放在正当穴位的纱布上，觉热就稍微往上提一提，过1分钟再按上。

③其他如隔盐灸、硫黄灸、酱灸、烟草灸等，多得很，现在大都放弃不用，故略而不谈。

3. 艾炷和壮数

取艾绒少许，以右手拇、食二指搓捻成上尖下圆的炷形，叫作"艾炷"，通常由麦粒大到绿豆大、黄豆大为止，再大就不能适用。

放一个艾炷烧完，谓之"一壮"，有的人解释壮字是使人强壮身体的意义。《针灸大成》等书，对此并无正式说明。《千金方》指为丁壮。《梦溪笔谈》说：凡灸数几壮，以壮年人为标准；老年和小儿，或者病轻的，可以减少，病重则可加多。此说较为正确。

通常3~7壮，太多则皮肤不能抵抗，必成火伤；太少有时不起作用，与病无补。

4. 方法

直接单纯灸时，选好穴位，做好艾炷，在穴位上涂红汞少许，就湿润的时候把艾炷放上，即粘连不掉，然后用香火在上端燃烧。艾烟缭绕，香气馥郁，病人即刻温暖舒畅，症状也觉减轻。等到病人呼痛时，即用镊子夹下，稍停1分钟，再放第二壮。

"间接灸"可以涂酒精，俟干燥后，放好姜片或蒜片，这时在上面放置艾炷燃烧即可。

"有瘢痕灸"必须把术者的手、患者的皮肤严密消毒，使之无菌化脓，以预防感染。

5. 灸后处理

施灸以后，成了第一度火伤，皮肤发生红晕时，可用油脂药涂抹；成了第二度火伤，有水疱时，皮不可剪破，只用针在基底部放出水，可涂以油类；第三度火伤，组织坏死时，宜用无菌纱布盖好，绊疮膏固定，令其自然化脓、结痂为最好。

艾绒灰落在皮肤上，用药棉轻轻拭去。灸后的穴位有发痒、发热的感觉，不可用手去摸。摸过的皮肤容易糜烂，且有感染的可能。

"有瘢痕灸"一次即可，如施行第二次，宜在脓痂脱落以后，最好在附近另选穴位。"无瘢痕灸"隔1天1次，或每日1次均可。

6. 禁灸穴位

古人由经验中体会出许多禁灸的穴位，就解剖学来对照，有的血管很浅表，有的深部有大动脉，有的有重要神经，所以我们要严格遵守，在这些穴位上不得施以灸法：

禁灸的48穴如下：

哑门　风府　天柱　承光　临泣　头维　丝竹空　攒竹　睛明　素髎　禾髎　迎香　颧髎　下关　人迎　天牖　天府　周荣　渊液　乳中　鸠尾　腹哀　肩贞　阳池　中冲　少商　鱼际　经渠　地五会　阳关（背）　脊中　隐白　漏谷　阴陵泉　条口　犊鼻　阴市　伏兔　髀关　申脉　委中　殷门　承扶　白环俞　心俞　脑户　耳门　瘈脉。

凡面部、前臂及手等露出部位，即使不是禁灸的穴位，也不应该用瘢痕灸，最好是不用灸而改为用针。

第三章　有关针灸的问题

一、室温要调节

医师要施针灸术，必须有候诊室、诊断室、挂号处、手术室（男女分别设置）。手术室的温度一定要适宜，夏天有清风徐来凉爽的感觉，冬天有特别温暖的装备。因为患者行针灸时，必须脱去衣服，半裸身体，夏天不可使出汗，冬天不可使感冷，坐卧都感到舒服，对针灸施术是有利的条件。

二、光线要充足

手术室的光线要充足，有下列 5 种方便：

（1）取穴时可以看出静脉青色的分支。

（2）消毒时可以围绕穴位中心，由内向外抹搽。

（3）进针时容易看出针体的动向，以及病人脸部的表情。

（4）行针时能容易看出针柄角度的改变。

（5）退针后皮肤变色或红晕、出血等，都能容易发现，以便及时处置。

三、选择施术的次序

初诊患者，在进针时总有怕痛的顾虑，尤其是胆小的妇女患者，才进针时就喊疼痛，有的甚至于哭泣流泪。这时第二名如果也是初诊患者，精神上有了扎针特别痛的印象，等到刚要进针，皮肤就立刻抽缩，针尖才到皮肤，口中马上喊痛，甚至肌肉颤动起来。这是条件反射的关系，比如人多集会的地方，忽有一人咳嗽，有咳嗽病的人一听到声音，便联想到自己咳嗽时的难受，接着喉头发痒也就咳嗽起来。

我们遇到过很多这样的患者，以后想出了一种办法。这是先给复诊而不怕针灸的病人扎，初诊的病人不放心，在进针时必要问他疼不疼，他既不怕针，也不感觉疼，一定说不疼，于是初诊病人放心了，等进针时果然就不觉疼了。

四、进针消灭疼痛法

（1）对初次针灸的患者，要亲切和蔼而热情地耐心解说。大多数患者起初有顾虑，经过解释后，接受治疗，心里在半信半疑，表情不安；经过针刺后，体验了的确不太痛，由此就乐于用针了。

（2）先选用进针不痛的穴位，如百会、上星等头顶部各穴，扎下一针，病人不觉得痛，安心受针，以后就容易施术了。

（3）针尖如恰好触到皮肤的痛点上，患者呼痛，这时急速将针尖稍偏，躲过痛点，自然就不痛了。

（4）先用左手拇指甲在穴位上掐揉片时，使皮神经发生麻痹感，然后进针，也可以减轻疼痛。但是指甲消毒不彻底时，不可滥用，以防感染。

五、行针时的补泻问题

行针手法，古人讲究补泻迎随，太乙禁忌，尻神及人神禁忌，十二经井荥俞经合，子午流注，气血多少，主客原络，龟灵飞腾，八脉交会，五虎建元，逐日临干支，八法神针等学说，五花八门，令人目眩神迷。单说补泻手法，就分为《内经》补泻、《难经》

补泻、《神应经》补泻、南丰李氏补泻、四明高氏补泻、三衢杨氏补泻，多种多样；又是什么一退三飞、苍龙摆尾、饿马摇铃等奇奇怪怪的名目，令人难懂。还有些人在行针时用袖口遮住手，暗行手法，保持秘诀。其实这些花样，与针灸治病的效果没有多大关系，不过故炫其神，以表示针灸道理的高深。现在这些神秘的外衣，已被脱掉，各色的伪装，已被废除；只留补、泻二字作刺激神经轻重的代名词。学针的人，可以不必苦读那深奥的文字，研究那玄虚的假说，只需记熟穴位，学会处方，熟练手法，洞悉解剖，也就够了。能够节省许多冤枉时间，研究些有用的科学的东西。

"补"就是代表轻刺激。凡属轻病人，身体较弱的人，初诊患者，小儿及妇女，都应该用补。使用细针，行针手法较少，不置针，或置针时间短暂。

"泻"就是代表重刺激。凡属重病人，身体强壮的人，复诊不怕针的患者，男子及老年而健康的，肥满的，都应该用泻。使用较粗的针，行针手法较多，置针时间宜长。

六、怎样处置晕针

"晕针"就是才进针时或进针以后，病人发生昏厥，是急性末梢循环衰竭所引起的。

1. 原因

初诊的人，对针法恐惧，进针时精神受到刺激，或神经衰弱，或行针手法刺激太重。精神的感动及神经的恐怖，使交感神经改变，血管扩张，大脑缺血，而致昏厥。

2. 症状

（1）初期：皮肤苍白、冷却，不安，心里难受，似欲呕吐。脉搏徐缓，四肢无力，血压下降，肌肉弛缓。

（2）中盛期：颜面苍白，全身冷汗，瞳孔散大，脉搏细小，反射较迟，呼吸浅表，体温下降，意识迟钝。

（3）末期：皮肤苍白，口唇颊呈紫蓝色，脉搏细小不规律，呼吸浅表缓慢，血量减少，意识昏迷。

3. 处置

有休克的征象时，急速将针拔下，扶持在床上平卧，头部低位。可以饮热茶或葡萄酒。不效时，用手指甲掐人中，或刺人中，刺激神经，促其苏醒。再不效，可在十宣穴（十个手指尖端，俗名手指肚）放血。还不见效，可灸百会3~7壮，自然清醒。

不可慌张，要有条不紊地处理。一般在初期即行救治，不等进展到中盛期和末期，即会颜色好转，呼吸正常，血压上升，脉搏有力，逐渐转入恢复期。

晕针是没有危险的，施行针术时，可能遇到。我们做过统计，平均约占患者不足1%。取卧位时，可完全消灭晕针。

4. 预防

（1）对针灸过度恐惧的、心力衰竭的，不可用针灸疗法。

（2）神经衰弱的患者，宜用细针，使用轻刺激。

（3）采取体位时，对初诊患者，尽可能采取卧位（但也有复诊第三、第四次才发生晕针的）。

（4）预先告诉患者，扎针后觉有头晕、心悸时，立刻说话。进针后时时注意患者的面色和表情，不可多问"头晕否？"等话，以免引起条件反射，更易发生晕针。

（5）给没有经验的患者，扎一针后；稍停一下，观察其是否有变化，然后再进第二针。

（6）采取坐位时，勿用圆凳，以沙发为最好，其次可用靠椅。

（7）未进针以前，先用言语安慰，消减其恐惧心理为最要紧。

七、怎样处理折针

折针的事情，虽然极少见，但是针灸医家不能没有处理折针和预防折针的知识。

1. 折针的处理

预先备磁石一块，如折针是钢针在浅表部的，可能吸引出来，如稍深时，可用指按压针孔附近的皮肤，则折端即能微露，急用镊子夹出。

如病人看不见的部位，就无须使他知道；如果看见了，就告诉他并没有妨害，不必害怕。

实在取不出时，可以速送医院作外科处置。

2. 折针的原因

（1）针的质量不良。

（2）针已弯曲过，又伸展直了再用。

（3）术者手术不纯熟。

（4）患者体位在进针时移动。

（5）进针时遇到障碍，不能旋捻时，勉强旋捻；不能针入时，勉强用力针入。

3. 折针的预防

（1）最好用金针、银针，不能折断。

（2）用钢针时，经常检查，发现针体已弯曲的，或有生锈的残痕，即弃置不用。

（3）泡针前，先用无菌纱布裹住针根，左手拇、食二指捏着纱布外面，右手捏住针柄由纱布中将针抽出。如此3次，针不折断，进针时就不会折的。

（4）进针和退针时，遇到肌肉紧张收缩，即宜停止。

（5）患者体位要安排适宜，身体乱动时，不可进针和退针。

（6）进针时，将针体靠针柄的部分留出0.5厘米，露在皮肤外面，以防万一折断时，便于用镊或钳夹出，因为针折断的部位多在靠针柄处。

八、针灸效果和预后

若是新发生的疾患，如胃痉挛、急性胃肠炎、小儿惊厥、三叉神经痛等症，大多数针灸一次可以痊愈。

神经疼痛，针灸效果比较迅速。神经麻痹，针灸效果比较迟缓。

慢性疾患，就需要针灸许多次，有的痊愈，有的仅感觉轻快，有的甚至于毫无变化。然而针灸对疾病的预后，在才开始治疗的头几次所产生效果来看，就可以知道。经验告诉我们，针灸一次就生效的，能够痊愈；3次以上才生效的，能恢复到8/10，但也有痊愈的。若针灸7次，还不生效；或针灸后仅轻快一时，这就说明针灸对这种病的作用是不太大的。

九、禁针部位

古书记载有很多禁针的穴位：

脑户 聪会 神庭 玉枕 络却 承灵 颅息 角孙 承泣 神道 灵台 膻中 水分 神阙 会阴 横骨 气冲 箕门 承筋 手五里 三阳络 青灵 海泉

颥髎。

这些穴位，现在已不完全重视，除了神阙、会阴等少数特殊部位以外，大部分是可以施针的。

孕妇不宜针合谷、三阴交。这两穴对神经有强烈的刺激，可能引起流产，很有道理。不但这两穴，即使其他穴位，对孕妇也不相宜，我们主张妊娠期最好不用针灸。

至于石门不宜针，也不宜灸，倘如针灸了，则妇女终身患不孕症。石门在腹部正中线，脐下 2 寸，考查解剖部位，循腹壁下动脉，分布肋间神经前穿行支，深部容小肠，和生殖器官并没有什么直接关系。我们曾和妇科医师研究这个问题，据说妇科手术就是由下腹正中线切开，缝合后依然能够受孕。如此说来，这石门避孕的学说还有可疑。

还有些不可深刺的穴位，云门、鸠尾、缺盆、客主人、肩井五穴，刺深了令人昏晕。救急的法子，在足三里再扎一针，用轻刺激，人可以清醒。因这些穴位的下面都是重要动脉以及肺脏，不可深刺是对的。

刺中五脏心、肝、脾、肺、肾和胆囊，都有很大的危险。冲阳出血，能致人死命，是足背骨间动脉的部位，这很合理。刺入脊髓，令人伛偻（脊椎弯曲），也很合科学，就解剖观点上看，脊髓本是不可刺的。

此外乳头、肾经（指睾丸）、目眶、关节，都不可刺。然而这些部位，原来没有刺的必要，也不在穴位之中。腋股之下各 3 寸面积，都不可刺，自然也是动脉的关系。

针灸是古人集合四面八方的经验，凡属禁针的穴位，都是在针刺时多次发生过事故，于是就记载下来，相戒不可针灸。如果熟习解剖的术者，虽然是禁针的穴位，只要穴位下面没有动脉及重要脏器，依然可以用针。初学的人，最好遵守禁针穴位，好在这些穴位在治疗上并没有很大的决定性作用。

十、针灸杂谈

有的病人，肌肉组织疏松，进针非常容易，好像扎进鼓皮里一样，行针时只宜左右旋捻，如上下捣动，刺激力就减少了。有的病人，肌肉组织紧张，进针颇不容易，行针时只宜上下提插，如左右旋捻，肌肉往往裹住针体而产生疼痛。所以行针手法有时因病不同，有时因人的身体而随时变换。

初用针的阶段，患者不感觉疼痛，以后越觉疼痛，病状越减轻，等到疼痛得很厉害的时候，就是病已接近痊愈了。

病程短的容易好，人体官能的变化容易好；病程长久的，人体体质的变化，手术后遗症，都不容易好，或好得慢。

用粗针刺激力强，病人容易发生酸麻感，效果较大，但疼痛较重。用细针刺激力弱，不容易碰到神经，效果较小，掌握困难，但病人不感觉疼痛，多乐于接受这种针。

针灸治疗的效果，我们平均起来，有效果部分占超过 96%，这是单用针灸，不用药物的统计。一般用针灸如同时服药，效果更大。所以针灸是非药物疗法，也是配合药物、补助药物的疗法。

古时对针灸本有很多迷信的学说，如太乙日游、九宫尻神、九部人神、干支人神、十二部人神、四季人神、逐日逐时人神等，是说明用太乙九宫推算，二十四节气某一节气都有禁刺的部位。尻神和人神、季节、月日、时刻都有停留的部位，不知避忌，刺了人神，必有生命危险，轻者也是要生痈疽的。此外有逐月血忌，某月不许某部位出血。更出奇的还有四季避日，男女避日，春夏秋冬都有不可用针的日期，男女又各有禁刺针的日子。十分荒谬的是针灸服药有 28 个吉日（如丁卯、庚午、甲戌等），在这些的日子针灸和服药，大吉大利，病一定好得快。因此闹得针灸医师动辄得咎，不遵照以上这些禁忌，就不敢随便扎针了。

到了明朝，有位针灸大家杨继洲，他就驳斥这种学说，在《针灸大成》上写道："按以上避忌，俱不合素问，乃后世术家之说；惟四季避忌与素问相同，惟避此及尻神、逐日人神可耳。若急病人，尻神亦不必避也。"他敢于大胆地力排异说，但对《素问》崇信过深，依然不敢反对人神。在前几年，我还亲眼看见有位针灸医师，他在扎针时先看写好的逐日人神表，如初一在足大趾，便不针隐白、大敦，甚至于行间、大都也不针，怕万一刺着人神，那还了得！可见从古流传的假说对人们影响之深了。

"人神"究竟是什么呢！古书并没有说明。我们设想，有一种生理特异的人，胸腺淋巴腺体质，极没有抵抗力，有时偶因轻微的原因——如针刺、吸入麻醉、吃惊等——可以突然死去，死的原因是心脏麻痹。或者古人行针，遇着了胸腺淋巴腺体质的人，针后突然死去，而针刺的部位又不是禁刺的诸穴，便百思莫解，假想必是刺着了什么人神吧？因此遂创出人神的学说。后人又添了尻神、月禁等，越演越奇，花样翻新。我们研究古代的学术，要用批判的态度，接受其合理部分，像这些神秘的东西，应该毅然废除。

针灸之先，对初诊的人，问他扎过针吗？倘然说从来没有扎过针，也没有注射过，就应该详细诊察，慎重考虑，然后再用针灸。以防遇到特异体质的人，并非是怕刺了什么"人神"或"尻神"。

胸腺淋巴腺体质的人之特征是：胸腺、扁桃体、淋巴腺等特别增大，此外一般的动脉壁薄，血压低，血糖少，毛发及生殖器发育不良等，应留意检查。

第二编　穴位

第一章　穴位的演进

由原始时代发明了针灸术，在摸索中逐渐发展，到了战国时期，针灸术就盛行起来。由于生产的发展，工具已经由砭石改为铁针，也懂得艾绒陈久了再用较为有效。针灸的部位也定出了许多的固定刺激点叫作"穴"，在周身又假定许多路线叫作"经"。经有十二，络有十五。经是在身体表面的纵走线，络是横走线，是经的交通支。但十二经、十五络，还不能包括周身各部，所以又有奇经八脉来补充机体的空白点。《灵枢经》上也说明某经的穴位起止，但不很完全。以后随着时代的进展，穴位也就逐渐增加起来。

唐初的孙思邈著《千金方》，他依据甄权，记载全身左右及中行穴位 649 个，并把穴位按身体的局部来划分，如头部、胸腹部、背部、手足部；每部又分许多纵线，如头上第一行、第二行等。这个方法很科学，一直到现在还被利用着。

宋代的王惟一铸造铜人，按周身十二经及任、督，每经固定若干穴位，并著有《铜人腧穴针灸图经》，收载 354 个穴，左右合计 657 个穴，对某些经穴的治疗作用也有部分增改。元代忽泰必烈著《金兰循经》，并入奇经的前正中线任脉和脊背正中线督脉合称十四经，但穴数仍同王氏"铜人经"。凡在十四经正中以外的叫它"经外奇穴"，到明代已将某些奇穴增列十四经之内。

明末杨继洲搜罗明以前的许多针灸文献，编著一部《针灸大成》，内容仍以十四经穴为主，经外奇穴为辅，并汇集明以前的针灸学说。如想象的补泻迎随说、谶纬的人神月忌说、骈枝的飞腾八法说等，现在已经被我们毅然废弃了，只拣选其中有效的穴位和有效的针灸处方在治疗上应用，并加以研究。

清初的吴谦，著有曾负盛名风行海内的《医宗金鉴》，针灸部门的经穴，采用了十四经，又采用了《针灸甲乙经》和《千金方》的局部划分穴位的方法。

我们认为十四经是古人假定的理想。根据巴甫洛夫学说虽然由皮神经反射通过大脑皮层，可影响到远心性神经所支配的脏器与系统，形成了有机体对于内外环境反应的统一性；然而十四经所属的全部孔穴，还不能如古人理想的"太渊属肺""神门属心"之类的那样奇妙。况且空想之外，还有许多牵强附会、根本无用、勉强凑数的穴位存在。

我们为了治疗上便于实用，根据平日的经验，在旧日十四经和经外奇穴中，选出了 160 多穴，都是很有效的针灸刺激点。至于其余的穴位，也并非一概废除。朱琏同志曾说："此外，一般不常用的穴位，并不是可以完全省去的，因为病变发生在那附近时，常常就要使用到它。用这些穴，比病在哪里针哪里要安全。"我们为了使初学者记住重点，掌握"简易"的精简精神，尽先利用这些主要的穴位。如果能够在临床上掌握了针灸治疗技术之后，当然不妨深造，再学习全部的针灸穴位，以便把全部穴位加以实验，选择利用其合理的部分，以发挥更大的疗效。

现在为了使初学者便于记忆起见，按照头项部、胸腹部、肩部、背部、上肢部、下肢部等区域来分别说明。

第二章 经穴分寸和同身寸

针灸书上对两个穴位的距离和进针刺入的深度，都以几寸或几分计算。这种分寸，既不是市尺，更不是公尺，乃是因为人的高低肥瘦不等，就依照每个被针灸的人体来个别计算的。

一、同身寸法

患者男左手、女右手的中指的第二节，以对准弯曲处的横纹两端作标准算作一寸，一寸折为十分，谓之"同身寸"（图3）。

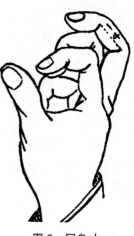

量同身寸，用薄竹片、秫秸、篦片等，容易折断而不伸缩。因用绳量有伸缩，不很准确。

二、局部取寸法

有的针灸家反对同身寸，以为在四肢量穴可用同身寸，在头、胸、腹、背，就不准确，因而发明了局部取寸法。

图3 同身寸

1. 头部

纵线——前发际至后发际，折作12寸。前后发际不清楚的，由眉心至大椎穴，折作18寸。

横线——以眼内眦角至外眦角，算作1寸。

2. 背部

纵线——大椎穴（第七颈椎下）至尾骶骨，共计21椎（背部穴位，有时由上往下以第几椎计算），算作3尺。

横线——以同身寸计算。

3. 胸腹部

纵线——胸骨剑突至脐，折作8寸。脐下至耻骨上缘阴毛际，折作5寸。

横线——量两乳的距离，以乳头至乳头，折作8寸。

4. 四肢部

纵线、横线，俱利用同身寸。

使用方法：例如在下腹部行针，就取篦片，由脐下到毛际，折断，再用市尺量篦片，以量得的长度被五除，得出的数目就是1寸，按得数折成的分寸，以量穴位的距离。

第三章　主要穴位

一、头项部

（1）头顶正中线——以鼻尖为标准，直行上去。

①神庭：

解剖部位：当额骨部，有额肌，分布额神经、额动脉。

取穴方法：由鼻尖直上，入发际5分。发际不明的，用患者本人的手掌后横纹和鼻尖比齐，中指第三指节的中间是穴。

治疗作用：额神经痛、癫痫、鼻炎。

针灸技术：针2分，斜刺；灸5壮（古禁针）。

②上星：

解剖部位：当额骨部，有额肌，分布额神经、额动脉。

取穴方法：由鼻尖直上，入发际1寸。发际不明的，用患者本人的手掌后横纹和鼻尖比齐，中指尽头处是穴。

治疗作用：头痛、鼻塞、结膜炎。

针灸技术：针2分，斜刺；灸5壮。

③百会：

解剖部位：当顶骨帽状腱膜中，分布枕大神经、颞浅动脉和枕动脉的各终支。

取穴方法：正坐，由鼻尖向上到第七颈椎处画一连线，手按耳壳向前，从两耳尖画一连线，在两连线的交叉处是穴，正是头顶的中央。

治疗作用：脑出血、头痛、眩晕、癫痫、癔病。此穴适当全身运动区感觉区的中心点。

针灸技术：针1分，直刺；灸5壮。

④风府：

解剖部位：当枕骨后部和第一颈椎之间陷凹部，斜方肌间，分布枕大神经，其深部有延髓和枕动脉。

取穴方法：正坐，由枕外粗隆的中心向下画一直线，在此直线上，从后发际向上1寸。

治疗作用：枕大神经痛、扁桃体炎，一切神经病变。

针灸技术：针3分，直刺；不可过深，恐伤延脑。禁灸。

⑤哑门：

解剖部位：当第一、第二颈椎之间，斜方肌起始部，分布颈神经的后支。深部有延髓和枕动脉分支。

取穴方法：正坐，在项后当两筋之间，入后发际5分，在风府穴下5分。

治疗作用：失语症、项强直、癫痫。

针灸技术：针3分，直刺，不可过深；禁灸。

（2）头顶部第一侧线——以目内眦为标准。

①通天：

解剖部位：当颅顶骨部，颅顶结节的后方，分布枕神经、颞浅动脉。

取穴方法：在百会穴的外侧约二横指，直对目内眦连线，左右两穴。

治疗作用：萎缩性鼻炎、头顶偏侧痛。

针灸技术：针3分，针尖向后斜刺；灸3壮。

②天柱：

解剖部位：当枕骨之下，项线之上，斜方肌停止部的外侧，分布枕大神经、枕动脉。

取穴方法：在大椎上3.5寸，哑门旁7分，左右两穴。

治疗作用：枕大神经痛、项部强直麻痹等疾患。

针灸技术：针4分；禁灸。

（3）头顶部第二侧线——以直视瞳孔为标准。

①临泣：

解剖部位：当额骨部，额肌中，分布有眶上神经、面神经的颞支和眶上动脉。

取穴方法：正坐，直视，由瞳孔向上，入发际5分。

治疗作用：头痛、眶上神经痛、鼻塞。

针灸技术：针3分，斜刺，针尖向上；禁灸。

②风池：

解剖部位，当枕骨下缘，耳后乳突尖端，斜方肌与胸锁乳突肌之间，分布枕小神经、颈神经的下支、枕动静脉。

取穴方法：距正中线约三横指，入发际8分，比风府穴略低。

治疗作用：头项疾患、眼疾患、神经衰弱。

针灸技术：针6分，直刺；灸7壮。

（4）头顶部第三侧线——以目外眦为标准。

①本神：

解剖部位：当额肌部，分布三叉神经的分支、颞浅动脉的前支和眶上动脉。

取穴方法：由目外眦直上，入发际5分。

治疗作用：偏头痛。

针灸技术：针3分，斜刺；灸3壮。

（5）眼区：

①攒竹：

解剖部位：当额骨的下际，眉弓的内端部，有皱眉肌，分布额神经、眶上神经和额动脉。

取穴方法：在眉内端，将眉端肌肉捏起，在陷凹中刺入。

治疗作用：（白）内障、流泪、眼痒痛、眶上神经痛。

针灸技术：针5分，横刺，先直刺入真皮后，再把针放倒，横刺入眉心"鱼腰"穴；禁灸。

②丝竹空：

解剖部位：当额骨眉弓突起部，额肌起始处，分布面神经的颞支和颞浅动脉。

取穴方法：在眉梢外端的陷凹中。

治疗作用：偏头痛、目疾。

针灸技术：先直刺，通过真皮后，再将针放倒，向眉心"鱼腰"穴横刺5分；禁灸。

③四白：

解剖部位：当眶下孔部，上颌的上缘，上唇方形肌中，分布面神经、三叉神经、眶下神经和眶下动脉。

取穴方法：正坐直视，在瞳孔直下 1 寸，用指按之有小凹陷。

治疗作用：眶下神经痛、面神经麻痹。

针灸技术：针 3 分，直刺；禁灸（面部多不可灸，虽然有些书上写着面部可灸，但仍以不灸为佳）。

④印堂：

解剖部位：当额肌中，循额动脉，分布面神经分支。

取穴方法：对鼻尖直上，在两眉间隙的正中央。

治疗作用：头痛、眼痛、失眠、小儿惊厥。

针灸技术：针 1 分，直刺；灸 3 壮。

（6）耳区：

①听宫：

解剖部位：当嚼肌附着部的后缘，分布三叉神经的分支，循耳前动脉。

取穴方法：在耳前小尖瓣下角端，按之有珠如小豆大，当珠前的陷凹处。

治疗作用：耳鸣、耳聋。

针灸技术：针 2 分，直刺；灸 1 壮。

②翳风：

解剖部位：当腮腺部微上，乳突和下颌支的中间，嚼肌部陷凹中，分布耳大神经、下颌神经的颞浅支、面神经的腮腺丛，循耳后动脉。

取穴方法：正坐，在耳垂的后下尖角部，距耳约 3 分，指按时耳中作牵引性微痛是穴。

治疗作用：耳鸣、口噤、面神经麻痹。

针灸技术：针 3 分，张口直刺；灸 3 壮。

（7）口鼻区：

①迎香：

解剖部位：当上颌骨犬齿窝的上方，鼻翼下掣肌中，分布面神经和三叉神经、眶下神经。

取穴方法：在鼻翼的两旁 5 分，正当鼻凹沟处。

治疗作用：鼻炎、面上如虫行感（神经衰弱的一种症状）。

针灸技术：针 2 分，直刺，以不穿透口腔黏膜为度；禁灸。

②外迎香：

解剖部位：当上颌的上缘，分布面神经、眶下神经、眶下动脉。

取穴方法：在内眦角直下约 1 寸（约 2 厘米），靠鼻骨旁，按之微微跳动（外迎香在迎香之上，和内迎香相对）。

治疗作用：鼻塞。

针灸技术：以圆利针点刺，出血后，鼻塞立通。

③地仓：

解剖部位：当口轮匝肌部，分布面神经、颌外动脉和上下唇动脉。

取穴方法：在口吻旁 4 分。

治疗作用：面神经麻痹的口喎、言语困难。

针灸技术：针 2 分，直刺，或针 3 分，向颊车穴斜刺；灸 3 壮。

④人中：

解剖部位：当鼻柱根与口唇的中央，口轮匝肌中，分布三叉神经和面神经的颊支、上唇动脉、颌外动脉的分支。

取穴方法：在鼻下水沟的陷中，又名水沟。

治疗作用：休克、唇肌麻痹或痉挛。

针灸技术：圆利针点刺；禁灸（或云灸 3 壮）。

⑤承浆：

解剖部位：当下颌骨颏结节之上部，颏肌的中间，分布三叉神经的颏神经，有下唇动脉、颏动脉。

取穴方法：在下唇的陷凹中央，取穴时宜张口，较为明显。

治疗作用：口喎、面肿、音哑。

针灸技术：点刺 1 分，亦可置针；灸 3 壮。

（8）颞区：

①头维：

解剖部位：当额骨和顶骨缝合部，有额肌，分布面神经的颞支、颞浅动脉。

取穴方法：从眉心直上，入发际 5 分的神庭穴，旁开 4.5 寸，约六横指。

治疗作用：偏头痛、目痛、流泪。

针灸技术：针 3 分，针尖向上斜刺；禁灸。

②太阳：

解剖部位：当颞骨中央，分布颞神经，循颞静脉。

取穴方法：在眉外端约一横指的陷凹中。

治疗作用：头痛、结膜炎。

针灸技术：以三棱针点刺数针，令出血，或以圆利针点刺三四下，然后用小罐子拔出血，约拔 10 分钟，治充血性头疼极有效。

③率谷：

解剖部位：当顶骨下端颞肌中，分布面神经颞支、耳后动脉。

取穴方法：在耳上微后，入发际 1.5 寸，与头维平。

治疗作用：偏头痛。

针灸技术：针 3 分，斜刺；灸 3 壮。

（9）颊区：

①下关：

解剖部位：当下颌骨髁上突起的前方，颧骨弓下端，有颞肌和嚼肌，循横面动脉，分布面神经的颧骨支和三叉神经。

取穴方法：在耳珠前约 1 寸，颧骨下陷凹，合口有空，张口则闭。

治疗作用：牙痛、三叉神经痛。

针灸技术：针 3 分，直刺；禁灸。

②颊车：

解剖部位：当下颌角的前上方，嚼肌所在，分布面神经的分支、下颌皮神经和嚼肌神经，有颌外动脉、嚼肌动脉。

取穴方法：在下颌隅角陷中，耳下约 8 分，正坐开口取之。

治疗作用：面神经瘫而口㖞，口噤，不能咀嚼，项强不能回顾（俗称为睡落枕）。

针灸技术：针 3 分，向地仓穴斜刺；灸 7 壮。

（10）颈区：

①廉泉：

解剖部位：当喉头的上方，舌骨的上部，舌骨肌停止部的中间，分布面神经的分支、颈上皮神经，有甲状腺上动脉。

取穴方法：仰面，在喉头的上方正中。

治疗作用：支气管喘息、舌肿难言。

针灸技术：针 3 分，微斜低针刺入；灸 3 壮。

②人迎：

解剖部位：当胸锁乳突肌的前缘，深部有咽喉；分布舌下神经降支和锁骨上神经，适为迷走神经的经路附近，有颈外动脉、颈内动脉。

取穴方法：由喉头突起处，旁开 1.5 寸，有动脉按之应手，在活动性的舌骨大角旁下针。

治疗作用：扁桃体炎。

针灸技术：用食指由前向后掐住活动的舌骨大角边缘，针 3 分直刺，当即拔出。针时必先用指甲揉掐以避开动脉。

③扶突：

解剖部位：当甲状软骨的外后部，胸锁乳突肌之中，分布下颈皮神经、耳大神经及迷走神经的经路，有颈横动脉。

取穴方法：由人迎平行向后 1.5 寸。

治疗作用：哮喘有声，颈痛、咽下困难、流涎。

针灸技术：针 4 分，直刺；灸 3 壮。

④天突：

解剖部位：当胸骨窝的中央，在左右胸锁乳突肌的中间，有胸骨舌骨肌、甲状舌骨肌，分布锁骨上神经，深部有气管、甲状腺上动脉、甲状腺下静脉。

取穴方法：在胸骨颈切迹稍上的陷凹中。

治疗作用：支气管喘息、扁桃体炎、食管狭窄、呕吐。

针灸技术：针 3 分，先直刺穿过真皮后，将针竖起，针尖向下斜刺入，即时拔出；灸 3 壮。

附注：周身穴位，除正中线之外，凡属侧线，均系左右同名两穴。

二、胸腹部

（1）胸部正中线——通过胸骨剑突的前正中线。

膻中：

解剖部位：当胸骨体部，分布肋间神经前穿行支、乳内动脉分支。

取穴方法：横量两乳中间的陷凹处，男子以乳头为标准，女人乳头下垂者，应以第五肋骨端为标准。

治疗作用：喘息、支气管炎、肋间神经痛。

针灸技术：针2分，直刺；灸3壮（古时禁针）。

（2）胸部第一侧线——正中线和乳线的中间。

俞府：

解剖部位：当胸大肌中，分布胸前神经、锁骨下神经、肋间神经等，锁骨下动静脉、乳房内动脉。

取穴方法：在胸骨窝，天突穴下1.6寸，旁开2寸。

治疗作用：喘息、初期肺结核、肋间神经痛。

针灸技术：针3分，直刺；初学者于穿过真皮后，可沿着两肋的间隙横刺，以免穿透胸膜。灸5壮。

（3）腹部正中线——白线。

①巨阙：

解剖部位：当上腹部白线中，分布肋间神经前穿行支、腹壁上动脉。

取穴方法：在脐直上6寸是穴，仰卧取之。

治疗作用：胃痛、呕吐、精神分裂。

针灸技术：针6分，直刺；灸7壮。

②上脘：

解剖部位：当上腹部白线中，分布肋间神经前穿行支、腹壁上动脉。

取穴方法：在脐直上5寸。

治疗作用：胃痛、慢性胃肠炎。

针灸技术：针6分，直刺；灸7壮。

③中脘：

解剖部位：当上腹部白线上，分布肋间神经前穿行支、腹壁上动脉。

取穴方法：在上脘穴直下1寸。

治疗作用：是一切胃肠疾患的重要刺激点。

针灸技术：针5分，直刺；灸7壮。

④建里：

解剖部位：当上腹部白线中，分布肋间神经前穿行支、腹壁上动脉。

取穴方法：在中脘穴直下1寸，亦即脐上3寸。

治疗作用：腹胀、腹痛、浮肿。

针灸技术：针5分，直刺；灸5壮。

⑤水分：

解剖部位：当上腹部白线中，分布肋间神经前穿行支、腹壁下动脉。

取穴方法：在脐直上1寸。

治疗作用：水肿、肠鸣。

针灸技术：针 5 分，灸 5 壮。

⑥气海：

解剖部位：当脐下腹部白线中，分布肋间神经前穿行支、腹壁下动脉。

取穴方法：在脐直下 1.5 寸。

治疗作用：生殖功能衰减，能补虚弱，增进健康，并为肠疾患的主要刺激点。

针灸技术：针 8 分，直刺；灸 7 壮。

⑦关元：

解剖部位：当脐下腹部白线中，分布肋间神经前穿行支、腹壁下动脉。

取穴方法：在脐直下 3 寸。

治疗作用：腹泻、遗精、遗尿、白浊，并为增加强壮的主要刺激点。

针灸技术：针 1 寸，直刺；灸 7 壮。孕妇禁针。

⑧中极：

解剖部位：当耻骨上际的白线中，分布髂腹下神经，腹壁下动脉。

取穴方法：在脐直下 4 寸。

治疗作用：遗精、遗尿，妇人痛经、白带下。

针灸技术：针 8 分，直刺，酸麻的感觉直达到生殖器附近；灸 7 壮。孕妇禁针灸。

（4）腹部第一侧线——在白线旁 5 分。

大赫：

解剖部位：当耻骨上部腹直肌中，分布髂腹股沟神经、腹壁下动脉。

取穴方法：在中极穴两旁各 5 分处，左右两穴。

治疗作用：膀胱和尿道疾患。

针灸技术：针 7 分，直刺；灸 7 壮。

（5）腹部第二侧线——在白线旁 2 寸。

①天枢：

解剖部位：上层当腹外斜肌和腹直肌外缘，分布肋间神经侧穿行支、腹壁下动脉。

取穴方法：挟脐两旁各 2 寸之处。

治疗作用：腹泻、痢疾。

针灸技术：针 5 分，直刺；灸 7 壮。

②归来：

解剖部位：当腹外斜肌及腹直肌上，与膀胱相接连，分布髂腹下神经、腹壁下动脉。

取穴方法：在中极穴两旁各 2 寸。

治疗作用：痛经、内分泌障碍的无月经、睾丸炎。（归来）为男女生殖器病的主要穴位。

针灸技术：针 5 分，直刺；灸 5 壮。

（6）腹部第三侧线——正当乳头直下。

期门：

解剖部位：在腹内外斜肌腱膜中，有肋间肌；有肋间动、静脉；布有第六、第七肋间神经。深部右侧当肝脏，左侧当脾脏。

取穴方法：由脐上 5 寸的上脘穴两旁各开 4 寸。

治疗作用：胸膜炎、支气管炎、喘息。

针灸技术：针 4 分，直刺；灸 5 壮。

（7）腋侧线：

①章门：

解剖部位：当侧腹部第十一肋软骨前端，腹内、外斜肌中，分布肋间神经侧穿行支、膈动脉。

取穴方法：侧卧，在屈肘尽处是穴。

治疗作用：喘息、肋痛不得卧。

针灸技术：针 6 分，直刺；灸 7 壮。

②带脉：

解剖部位：当第十一肋软骨的游离端直下，及腹内、外斜肌中，分布肋间神经侧穿行支、腹壁上动脉。

取穴方法：脐两旁各 7.5 寸，微上 2 分，季肋下 1.8 寸陷中；亦即章门穴直下 1.8 寸。

治疗作用：疝痛，妇人白带下、月经不调。

针灸技术：针 8 分，直刺；灸 5 壮。

三、肩部

①肩井：

解剖部位：当提肩胛肌和冈上肌之间，有斜方肌，分布肩胛上神经、副神经、肩胛动脉、颈横动脉。

取穴方法：肩部锁骨上有陷凹处名缺盆穴，缺盆上离巨骨 1 寸半为本穴。如取左穴，用本人右手小指按于锁骨外端，四指平排比齐，当中指第三指节的相对处是穴。取右穴，就用左手依法放在右肩上。

治疗作用：头项痛、肘臂不能举、乳腺炎。

针灸技术：针 5 分，直刺，不可过深；深了就容易发生昏厥，急针足三里以挽救，很快就恢复原状。灸 7 壮。

②肩髎：

解剖部位：当肩胛骨肩峰的下际，即上肱骨和锁骨的关节部，上层是三角肌，下层是冈下肌接合部，分布腋神经、肩胛上神经、旋肱前动脉。

取穴方法：在肩峰后，即肩髃穴的后 1 寸，将臂斜举则穴位明显，有陷凹可以看见。

治疗作用：臂痛、肩沉重、不能上举。

针灸技术：针 7 分，斜刺；灸 5 壮。

③肩贞：

解剖部位：当肩峰后下方 1 寸处，即肩峰与肱骨的关节部，上层有三角肌后缘，下层有冈下肌，分布肩胛上神经和腋神经。

取穴方法：在肩胛下，上臂内侧，略平腋缝。

治疗作用：耳鸣、耳聋、肩关节炎、手足麻痹。

针灸技术：针 7 分，针尖向上斜刺；禁灸。

④巨骨：

解剖部位：当肩胛冈与锁骨外端之间，有三角肌和冈上肌的接合部，分布腋神经、肩胛上神经、胸前神经、胸肩峰动脉。

取穴方法：在肩髃之上，肩胛冈和锁骨相连接的歧缝中。

治疗作用：惊痫、臂痛不得伸。

针灸技术：针 5 分，直刺；灸 3 壮。

⑤天宗：

解剖部位：当肩胛骨的冈下窝，有斜方肌，分布肩胛上神经、副神经、肩胛横动脉。

取穴方法：在肩胛后下方，与第五肋相平。

治疗作用：肩背酸痛、肘痛、颌肿。

针灸技术：针 5 分，直刺；灸 5 壮。

⑥秉风：

解剖部位：当肩胛冈上际，分布肩胛上神经和副神经，有肩胛横动脉。

取穴方法：在肩井下 1 寸的天髎穴外，举臂取之，肩上有小髃。

治疗作用：肩痛不能举臂。

针灸技术：针 5 分，直刺；灸 7 壮。

⑦曲垣：

解剖部位：当肩胛冈隅的上际，有斜方肌和提肩胛肌，分布肩胛上神经和副神经、肩胛横动脉。

取穴方法：在肩胛上际中央，由秉风向内向下，平第二胸椎，穴处有微陷小凹，与天髎、秉风呈全等三角形。

治疗作用：肩胛热痛拘急。

针灸技术：针 5 分，直刺；灸 3 壮。

⑧肩外俞：

解剖部位：当第二肋骨后端的上缘，有斜方肌、项长肌、后上锯肌、菱形肌，分布脊椎神经和副神经、胸后神经、颈横动脉。

取穴方法：在肩胛上侧，第一胸椎下的陶道穴两旁各 3 寸。

治疗作用：肩胛疼痛或麻痹。

针灸技术：针 6 分，直刺；灸 5 壮。

⑨肩中俞：

解剖部位：当第一胸椎棘突的两侧，有斜方肌、菱形肌，分布肋间神经分支，肩胛背神经和背脊神经的后支，肋间动脉和颈横动脉降支。

取穴方法：在第一胸椎上大椎穴的两旁，相距各 2 寸之处。

治疗作用：咳血、喘息牵引肩痛、视力不足。

针灸技术：针 5 分，直刺；灸 5 壮。

四、背部

（1）脊椎正中线：

①大椎：

解剖部位：当第七颈椎与第一胸椎之间，棘突间韧带和斜方肌起始部，分布胸神经和副神经，循颈横动脉的分支。

取穴方法：在脊背正中，第一胸椎之上。

治疗作用：疟疾，颈项麻痹及痉挛，镇静神经，增加抵抗力。为全身疾患的总刺激点。

针灸技术：针4分，直刺；灸5壮。

②陶道：

解剖部位：当第一、第二胸椎之间，斜方肌的起始部，分布胸神经和副神经，循颈横动脉的分支。

取穴方法：在第一胸椎之下。

治疗作用：神经衰弱、疟疾、颈项疾患。亦为作用于全身的总刺激点，常与大椎配合应用。

针灸技术：针5分，直刺；灸5壮。

③身柱：

解剖部位：当第三、第四胸椎之间，斜方肌起始部，分布胸神经后支、颈横动脉、肋间动脉。

取穴方法：在第三胸椎之下、第四胸椎之上的陷中。

治疗作用：精神分裂、腰脊痛、小儿惊厥。

针灸技术：针4分，直刺；灸5壮。

④神道：

解剖部位：当第五、第六胸椎之间，斜方肌起始部，分布肩胛下神经、背神经、胸背动脉。

取穴方法：在第五胸椎之下陷中。

治疗作用：神经衰弱、失眠、健忘、小儿惊厥。

针灸技术：禁针；灸3壮。

⑤至阳：

解剖部位：当第七、第八胸椎之间，有脊柱骶棘肌，分布脊神经、肋间动脉。

取穴方法：在第七胸椎之下。

治疗作用：黄疸、背痛、面疔。

针灸技术：针5分，直刺；灸7壮。

⑥命门：

解剖部位：当第二、第三腰椎之棘突间，有骶棘肌，分布腰神经、肋间动脉。

取穴方法：在第二腰椎之下，前面对脐。

治疗作用：头痛、腰痛、肛门疾患。

针灸技术：针3分，直刺；灸7壮。

⑦阳关：

解剖部位：当第四、第五腰椎之棘突间，有骶棘肌，分布腰神经的后支和腰动脉。

取穴方法：在第四腰椎之下。

治疗作用：腰痛，膝关节外侧疼痛或麻痹。

针灸技术：针 3 分，直刺；灸 5 壮。

⑧长强：

解剖部位：在尾骨下部，臀大肌和肛门外括约肌中，分布尾神经和痔外神经，有下臀动脉、阴部内动脉、痔下动脉。

取穴方法：在骶骨端前 5 分，肛门之后方，伏取。

治疗作用：癫痫、腰脊痛、痔疾、肠出血。

针灸技术：针 3 分，靠骶骨内侧直刺；灸 5 壮。

（2）背部第一侧线——在正中线两旁各 1.5 寸。

①大杼：

解剖部位：当第一胸椎棘突的两旁，有斜方肌、菱形肌和后上锯肌，分布胸神经的后支、胸廓神经、肋间神经、副神经和颈横动脉。

取穴方法：在第一胸椎下，两旁各约 2 横指。

治疗作用：发热、疟疾、支气管炎。

针灸技术：针 3 分，直刺；灸 7 壮。

②风门：

解剖部位：当第二、第三胸椎横突间的外侧，有菱形肌、后上锯肌，分布胸神经的后支、肩胛背动脉。

取穴方法：在第二胸椎之下，两旁各约 2 横指。

治疗作用：感冒、支气管炎、咳血、鼻衄。

针灸技术：针 5 分，直刺；灸 5 壮。

③肺俞：

解剖部位：当第三、第四胸椎横突间的外侧，有菱形肌、斜方肌，后上锯肌中，分布副神经、胸后神经、肋间神间，并有肋间动脉、颈横动脉降支。

取穴方法：当第三胸椎之下，两旁各约 2 横指。

治疗作用：面疔、支气管炎、肺结核，鼻疾患。

针灸技术：针 3 分，直刺；如针面疔（或手足疔），针拔出以后，需用小火罐拔 5 分钟，轻症出血，重症出黄水，症状立刻减轻。一般疾患应用灸法时，则灸 3 壮。

④心俞：

解剖部位：当第五、第六胸椎横突间的外侧，有斜方肌、菱形肌、骶棘肌等，分布胸神经后支、肋间神经和肋间后动脉。

取穴方法：在第五胸椎之下，两旁各约 2 横指。

治疗作用：精神病、神经性呕吐、神经衰弱，心脏疾患。

针灸技术：针 3 分，直刺；禁灸。

⑤膈俞：

解剖部位：当第七、第八胸椎横突间的外侧，有斜方肌和骶棘肌，分布胸神经、肋间动脉后支。

取穴方法：在第七胸椎之下，两旁各约 2 横指。

治疗作用：胸肋痛、胃痛、一切失血。淋巴腺结核宜灸。

针灸技术：针 4 分，直刺；灸 7 壮。

⑥肝俞：

解剖部位：当第九、第十胸椎横突间的外侧，有斜方肌、背阔肌、提肋肌、骶棘肌等。分布胸神经的后支、肋间动脉的后支。

取穴方法：在第九胸椎之下，两旁各约 2 横指。

治疗作用：胃出血、夜盲症、肋痛、疝痛。

针灸技术：针 3 分，直刺；灸 7 壮。

⑦胆俞：

解剖部位：当第十、第十一胸椎横突间的外侧，有斜方肌、背阔肌，分布副神经、胸神经、肋间神经、肋间动脉后支。

取穴方法：在第十胸椎之下，两旁各约 2 横指。

治疗作用：头痛、寒战汗不得出、腋下腺肿。为胆囊疾患的主要刺激点。

针灸技术：针 3 分，直刺；灸 3 壮。

⑧脾俞：

解剖部位：当第十一、第十二胸椎横突的外侧，有斜方肌和骶棘肌，分布胸椎神经的后支，有肋间动脉。

取穴方法：在第十一胸椎之下，两旁各约 2 横指。

治疗作用：腹胀、背痛、腹水、食欲不振。

针灸技术：针 3 分，直刺；灸 7 壮。

⑨胃俞：

解剖部位：当第十二胸椎和第一腰椎横突间的外侧，有背阔肌、骶棘肌，分布副神经、肋间神经、肋间动脉。

取穴方法：在第十二胸椎之下，两旁各约 2 横指。

治疗作用：胃痛、呕吐、消化不良、小儿消耗症。

针灸技术：针 3 分，直刺；灸 7 壮。

附注：胃俞、脾俞正当"抱阿氏压痛点"的部位，可以认识到这两穴与胃、十二指肠关联的重要性。

⑩肾俞：

解剖部位：当第二、第三腰椎横突间的外侧，有腰背筋膜、骶棘肌、腰方形肌，分布腰神经、腰动脉。

取穴方法：在第二腰椎之下，两旁各约 2 横指。正当穴位处，围绕腰腹画一连线，前与脐平；又两髂前上棘画一连线，正和第三、第四腰椎横突间相平。取肾俞穴，利用此连线，寻取第二腰椎较为简便。

治疗作用：风湿性腰痛、遗精、遗尿、痛经。

针灸技术：针 5~8 分；灸 7 壮。

⑪ 大肠俞：

解剖部位：当第四、第五腰椎横突间的外侧，有背阔肌、骶棘肌，分布腰神经、腰动脉。

取穴方法：在第四腰椎之下，两旁各约 2 横指。

治疗作用：腰脊痛、大肠疾患。

针灸技术：针 8 分，直刺；灸 7 壮。

⑫ 膀胱俞：

解剖部位：当第二、第三骶骨正中嵴间的外侧，有腰背筋膜、骶棘肌的起始部，分布腰神经、骶外侧动脉。

取穴方法：在第二骶骨之下，两旁各约 2 横指。

治疗作用：腰脊强痛、下腹痛、便秘、遗尿。

针灸技术：针 8 分，直刺；灸 7 壮。

⑬ 八髎：

解剖部位：第一乃至第四骶后孔，分上髎、次髎、中髎、下髎，左右共 8 个穴，总名"八髎"。当腰背筋膜、骶棘肌中，分布骶神经和骶外侧动脉。

取穴方法：以"次髎"为标准，令患者伏卧，在髎后上棘向内向下各 1 厘米处。瘦人可以摸到穴位的小陷凹，即骶后孔部。

治疗作用：腰痛、坐骨神经痛。为盆腔各器官疾患的主要刺激点。

针灸技术：针 8 分，直刺，一次可针二穴；顽固性久病，亦可八穴都用，但下髎宜浅一些。灸 7 壮。

⑭ 会阳：

解剖部位：当尾骨下端之两侧，臀大肌的起始部，有提肛肌和肛门括约肌，分布会阴神经、痔下动脉。

取穴方法：在尾骨下端两侧约 1 横指，相当于下髎的下方，宛如第五对骶后孔之处，伏取。

治疗作用：肠出血、腹泻、痔疾，阴部常有汗湿。

针灸技术：针 4 分，向上直刺；灸 5 壮。

（3）背部第二侧线——以肩胛内缘为标准。

①膏肓：

解剖部位：当第四、第五胸椎横突的外方，有斜方肌、菱形肌，分布胸神经、颈横动脉。

取穴方法：在第四胸椎之下，两旁各约 4 横指。

治疗作用：慢性衰弱疾患，神经衰弱。为增进健康的主要刺激点，常和足三里穴配合应用。

针灸技术：针 3 分，直刺；灸 7~50 壮。

②譩譆：

解剖部位：当第六、第七胸椎横突间的外方，有斜方肌和菱形肌，分布肩胛背神经、肋间神经、颈横动脉。

取穴方法：在第六胸椎之下，两旁各约 4 横指。手按穴上，令患者说"譩譆"，则有语颤应手。正坐取穴。

治疗作用：头痛、颈背拘急、久疟。

针灸技术：针三分；灸五壮。

③志室：

解剖部位：当第二、第三腰椎横突间的外侧，有腰方肌、背阔肌，分布腰神经、腰动脉。

取穴方法：在第二腰椎之下，两旁各约4横指，即肾俞穴旁的1.5寸。

治疗作用：腰痛、生殖器疾患。

针灸技术：针7分，直刺；灸5壮。

五、上肢部

（1）前外侧线——桡侧。

①少商：

解剖部位：当拇指第二节之前外侧，爪甲发生根部，分布有桡神经的前支，内收拇肌和桡动脉的终支。

取穴方法：手掌向上，五指微屈，拇指略按在食指上，穴当拇指桡侧，去爪甲角约3毫米处。

治疗作用：扁桃体炎、手指痉挛。

针灸技术：用三棱针微微点刺出血；禁灸。

②鱼际：

解剖部位：当第一掌骨的中间部，有外展拇短肌，分布桡神经、桡动脉。

取穴方法：手指微握，侧置向上，穴在第一掌骨的中间，掌背皮肤分界线上。

治疗作用：头痛眩晕、扁桃体炎、肘关节痉挛。

针灸技术：针3分，直刺；禁灸。

③太渊：

解剖部位：当桡侧屈腕肌腱的外侧，旋前方肌的下缘，舟骨结节的外上部，分布前臂外侧皮神经、桡神经和桡动脉。

取穴方法：在靠掌"腕关节线"的桡侧端，用手掐时，有特异的酸麻感觉。

治疗作用：肋间神经痛、呕哕、咳嗽、失眠。

针灸技术：针2分，直刺；灸3壮。

④经渠：

解剖部位：当外展拇长肌腱的掌侧缘，旋前方肌中，分布前臂外侧皮神经、桡神经和桡动脉。

取穴方法：用食指交叉，在食指爪甲角下是穴。

治疗作用：支气管喘息、扁桃体炎、呕吐。

针灸技术：针2分，直刺；禁灸。

⑤列缺：

解剖部位：当外展拇长肌腱上，桡骨茎突稍上方，分布前臂外侧皮神经、桡神经和桡动脉。

取穴方法：两手食指交叉，食指尽头处是穴。

治疗作用：面神经麻痹、神经衰弱。为头项疾患的主要刺激点。

针灸技术：针 2 分；直刺；灸 7 壮。

⑥尺泽：

解剖部位：当桡骨与肱骨的关节部，肱二头肌腱的外缘，肱桡肌起始部的内缘，分布桡神经、前臂外侧皮神经、桡返动脉。

取穴方法：伸臂仰掌，在肘关节前面横纹线上的桡侧，紧靠头静脉的外边。

治疗作用：肘关节痛、癔病、支气管炎。

针灸技术：针 3 分，直刺；禁灸。

（2）前正中线：

①中冲：

解剖部位：当中指第三节爪甲之发生根部的尺侧，即伸指总肌腱的附着部，分布桡神经手背支，有指背动脉。

取穴方法：在中指尺侧，去爪甲角约 3 毫米。

治疗作用：烦热、汗不出、舌强。

针灸技术：针 1 分，点刺出血少许。

②劳宫：

解剖部位：当第二掌骨与第三掌骨之间，手掌腱膜中，分布正中神经、手掌动脉。

取穴方法：在掌中，屈中指和无名指成方形，两指缝间是穴。

治疗作用：精神病、肋痛、大人口臭、小儿齿槽炎初起时。

针灸技术：针 2 分，直刺；有时可从合谷、后溪、大陵三穴针透劳宫，能增强作用。禁灸。

③内关：

解剖部位：当桡骨与尺骨之间，屈拇长肌与屈拇浅肌之间，分布正中神经、骨间掌侧动脉。

取穴方法：在掌后关节线的中间部，直上 2 寸。

治疗作用：心前区痛、目赤、肘关节挛痛。

针灸技术：针 3 分，直刺；灸 5 壮。

④间使：

解剖部位：当桡骨与尺骨之间，屈拇长肌与屈拇浅肌之间，分布正中神经、骨间掌侧动脉。

取穴方法：在内关直上 1 寸之处。

治疗作用：胃痛、疟疾、淋巴腺结核、妇人月经不调。

针灸技术：针 3 分、直刺；灸 5 壮。

⑤曲泽：

解剖部位：当肘窝正中，肱骨和前臂骨的关节部，肱二头肌腱间，分布前臂外侧皮神经、正中神经、肱动脉。

取穴方法：在肘关节前面横纹中央，紧靠正中静脉外侧。

治疗作用：心肌炎、急性胃肠炎、手震颤。

针灸技术：针 3 分，直刺；或点刺出血。

（3）前内侧线——尺侧。

①少冲：

解剖部位：当小指第三节的外侧，爪甲的发生根部，分布尺神经的指掌神经，有指掌动脉。

取穴方法：在小指桡侧，去爪甲角约2毫米。

治疗作用：癔病、神经衰弱。

针灸技术：针1分；灸3壮。

②神门：

解剖部位：当豆骨与尺骨的关节部，即尺侧屈腕肌的停止部，分布尺神经、尺动脉。

取穴方法：在掌后腕关节线的尺侧端。

治疗作用：癫痫、精神病、神经衰弱、失眠、心悸亢进。

针灸技术：针3分，直刺；灸5壮。

③阴郄：

解剖部位：当尺侧屈腕肌腱与屈指浅肌之间，分布尺神经、前臂内侧皮神经、尺动脉。

取穴方法：在神门穴直上5分。

治疗作用：鼻衄、胸痛、多汗。

针灸技术：针3分，直刺；灸3壮。

④通里：

解剖部位：当内侧屈腕肌腱与屈指浅肌之间，尺神经的通路，分布前臂内侧皮神经、尺动脉。

取穴方法：在阴郄穴直上5分，距腕关节线1寸。

治疗作用：头痛、目眩、心烦忧郁。

针灸技术：针3分，直刺；灸3壮。

⑤灵道：

解剖部位：当尺骨远位端的前内缘，尺侧屈腕肌腱的桡骨侧，前臂内侧肌中，分布尺神经、前臂内侧皮神经、尺动脉。

取穴方法：在通里穴上5分，距腕关节线1.5寸。

治疗作用：心前区痛、暴哑失音。

针灸技术：针3分，直刺；灸3壮。

⑥少海：

解剖部位：当肱二头肌腱之旁，肱前肌停止部的内缘，分布尺神经、正中神经和前臂内侧皮神经，有尺动脉。

取穴方法：在肘关节前横纹头，距尺骨近位端5分，即紧靠贵要静脉的外边。

治疗作用：神经衰弱、肘关节痉挛、头及面痛。

针灸技术：针3分，直刺；灸3壮。

（4）后外侧线——桡侧。

①商阳：

解剖部位：当食指伸指总肌末端的附着部，分布桡神经的指背支和指背动脉。

取穴方法：在食指桡侧，去爪甲角约 3 毫米。

治疗作用：耳鸣耳聋、口干、颔肿、齿痛。

针灸技术：针 1 分，直刺；灸 3 壮。

②三间：

解剖部位：当食指第一节后，固有伸食指肌腱的外缘，分布桡神经。

取穴方法：微握拳，食指向上侧置，在第一指节后陷凹中。

治疗作用：下齿痛。

针灸技术：针 3 分，直刺；灸 3 壮。

③合谷：

解剖部位：当第一、第二掌骨的骨间中央部，伸拇长肌与伸指总肌的腱膜间，分布桡神经、桡动脉。

取穴方法：手掌向下，将拇指食指尽量伸展张开，在第一、第二掌骨分歧处约 1 厘米，俗名"虎口"的皮肤上见有陷凹，靠静脉侧针入。

治疗作用：齿龈膜炎、扁桃体炎。为面部及口腔疾患的主要刺激点。

针灸技术：针 5 分，直刺；灸 5 壮。

④阳溪：

解剖部位：当舟骨、桡骨间，桡腕关节外面的陷中，伸拇短肌与伸拇长肌的中间，分布桡神经、前臂外侧皮神经、桡动脉。

取穴方法：微握拳侧置，在合谷穴直上约 1 寸的陷凹中。

治疗作用：头痛、腕关节炎。

针灸技术：针 3 分，直刺；灸 5 壮。

⑤手三里：

解剖部位：当桡骨上缘的外部，肱桡肌与桡侧伸腕长肌之间，分布桡神经、前臂外侧皮神经、桡动脉。

取穴方法：在阳溪穴与曲池穴之间画一连线，当曲池之下 2 寸。

治疗作用：前臂麻木、肘关节痉挛。

针灸技术：针 5 分，直刺；灸 5 壮。

⑥曲池：

解剖部位：当肱骨的外上髁与桡骨的关节部，有肱桡肌，分布桡神经、前臂外侧皮神经、桡返动脉。

取穴方法：两肘弯曲，侧置桌上，在肘弯曲的横纹尽头处。

治疗作用：肘关节炎、荨麻疹、皮肤瘙痒。

针灸技术：针 5 分，直刺；灸 5 壮。

⑦肩髃：

解剖部位：当肩峰和肱骨大结节间，三角肌的中央，分布腋神经、锁骨上神经、肩胛上神经、旋肱总动脉。

取穴方法：将上臂平举，按压肩峰下的陷凹中。

治疗作用：上臂痛、无力运动、肩连项痛。

针灸技术：针6分，直刺；灸7壮。

（5）后正中线：

①关冲：

解剖部位：当第四指骨第三节的尺侧，爪甲的发生根部，即伸指总肌的附着部，分布尺神经的手背支、手背动脉。

取穴方法：在无名指的尺侧端，去爪甲角约3毫米。

治疗作用：头痛、咽喉痛。

针灸技术：针1分，直刺或点刺；灸3壮。

②液门：

解剖部位：当第四掌骨端和小指之侧，伸指总肌腱中，分布尺神经、第三掌背侧动脉。

取穴方法：屈指如握拳状，在无名指和小指歧缝的掌骨陷隙中间。

治疗作用：咽喉外部肿、神昏谵语、耳聋。

针灸技术：针1分，斜刺；灸3壮。

③中渚：

解剖部位：当第四掌骨的前下方，小指侧的骨间陷中，分布尺神经、第三掌背侧动脉。

取穴方法：在液门直上1寸，第四、第五掌骨之间。

治疗作用：手指麻木、手背痛肿。

针灸技术：针3分，直刺；灸3壮。

④阳池：

解剖部位：当尺骨和腕骨的关节部，有伸指总肌，分布前臂背侧皮神经、尺神经、桡神经手背支，有腕背侧动脉。

取穴方法：在手背侧"腕关节线"的中央陷凹处。

治疗作用：糖尿病、口干烦闷、腕关节痛、不能握物。

针灸技术：针3分，直刺；禁灸。

⑤外关：

解剖部位：当腕关节后伸指总肌和固有伸小指肌之间，分布前臂背侧皮神经、正中神经、骨间动脉。

取穴方法：在阳池穴直上2寸，尺桡两骨的间隙中，和内关穴前后相对。

治疗作用：耳聋、肘关节炎、手指痛、不能握拳。

针灸技术：针5分，直刺；灸3壮。

⑥支沟：

解剖部位：当桡骨和尺骨之间，伸指总肌和桡侧伸腕短肌之间，分布前臂内侧皮神经、前臂背侧皮神经、正中神经和骨间动脉。

取穴方法：在外关穴直上1寸，和间使穴相对。

治疗作用：肩臂酸重不能举、失音。

针灸技术：针5分，直刺；灸5壮。

⑦天井：

解剖部位：当上臂之后面，鹰嘴突的上方，肱三头肌腱的内缘，分布前臂内侧皮神经和尺神经，有肘关节动静脉网。

取穴方法：使肘关节弯屈，采取正坐位，横肱于桌上，在肘尖向肩方上 1 寸陷凹中是穴。

治疗作用：精神焦虑状态、肘关节炎、脚气、颈淋巴腺结核。

针灸技术：针 3 分，直刺；灸 3 壮。

⑧肘尖：

部位及取穴：天井下 1 寸，正当肘尖，屈肘横肱取穴。

治疗作用：颈淋巴腺结核。

针灸技术：灸 7~14 壮。灸时侧卧，屈肘尖向上。

（6）后内侧线：

①少泽：

解剖部位：当第五指骨第三节内侧，爪甲的发生根部，伸指总肌腱的停止部，有外展小指肌，分布尺神经、尺动脉。

取穴方法：在小指尺侧端，去爪甲角约 2 毫米。

治疗作用：舌强、心烦。

针灸技术：针 1 分，点刺；灸 3 壮。

②前谷：

解剖部位：当第五指骨第一节基底，第五掌骨的关节部前内侧，屈小指短肌之旁，有外展小指肌，分布尺神经、指背动脉。

取穴方法：在小指第一指节基底的前方陷中，握拳取穴。

治疗作用：癫痫、耳鸣、鼻塞。

针灸技术：针 1 分，直刺；灸 3 壮。

③后溪：

解剖部位：当第五掌指尺侧部的前下方，屈小指短肌之旁，有外展小指肌，分布尺神经的分支和指背动脉。

取穴方法：握拳，适当拳尖与小指第一节的后方陷中。

治疗作用：鼻衄、耳聋、胸满项强、肘关节痉挛。

针灸技术：针 2 分，直刺；灸 3 壮。

④腕骨：

解剖部位：当第五掌骨和腕骨之间，尺侧伸腕肌抵止部掌侧部，有豆掌韧带，分布尺神经的手背支，有腕背侧动脉。

取穴方法：在手小指尺侧，腕关节豆骨的旁边，握拳取穴，当陷凹处。

治疗作用：头痛、耳鸣、五指痉挛。

针灸技术：针 3 分，直刺；灸 3 壮。

⑤阳谷：

解剖部位：当尺骨茎突的下际，伸小指肌的内部，分布尺神经的手背支和腕背侧动脉。

取穴方法：握拳取穴，在尺骨茎突的下际陷凹中。

治疗作用：肋痛、颌肿、小儿舌强、不能吮乳。

针灸技术：针 2 分，直刺；灸 3 壮。

⑥支正：

解剖部位：当尺骨后面中央，尺侧伸腕肌部，分布尺神经、前臂内侧皮神经、前臂背侧皮神经、骨间动脉。

取穴方法：由阳谷穴直上，距"腕关节线"5 寸之处。

治疗作用：前臂痛、手指痛不能握。

针灸技术：针 3 分，直刺；灸 3 壮。

⑦小海：

解剖部位：当上肱骨之内上髁和尺骨鹰嘴突的中间内侧，内尺侧屈腕肌起始部，分部尺神经的主干和尺下副动脉。

取穴方法：以手向头，在肱骨内上髁和鹰嘴突的间隙中，掐之特别酸麻，俗名"麻筋"。

治疗作用：项肿、肘关节炎、癫痫、耳聋。

针灸技术：针 2 分，直刺；灸 5 壮。

六、下肢部

（1）前外侧线：

①足窍阴：

解剖部位：当第四趾骨第三节的外侧，爪甲的发生根部，伸趾长肌附着部的外缘，分布胫神经穿行支、趾骨神经、趾背动脉。

取穴方法：在足四趾外侧前端，去爪甲角约 2 毫米。

治疗作用：头痛、肋间神经痛、耳聋、多梦不安。

针灸技术：针 1 分，直刺；灸 5 壮。

②侠溪：

解剖部位：当第四趾骨第一节的后外侧，伸趾长肌腱的外侧，分布胫神经穿行支、趾背神经、趾前动脉。

取穴方法：在足四趾和小趾的骨缝间，第一趾节的后侧。

治疗作用：胸胁满痛、结膜炎。

针灸技术：针 3 分，直刺；灸 3 壮。

③厉兑：

解剖部位：当第二趾骨第三节的背面外侧，爪甲的发生根部，即伸趾长肌附着部，分布腓深神经和腓浅神经的末支，胫前动脉的终支。

取穴方法：在足次趾外侧，去爪甲角约 2 毫米。

治疗作用：精神病、口㖞、唇裂、膝肿。

针灸技术：针 1 分，直刺；灸 3 壮。

④内庭：

解剖部位：当第二趾骨第一节的后外部，伸趾长及短肌腱中，分布腓深神经和腓浅神经，有第一跖骨间足背动脉。

取穴方法：在足次趾外侧，与中趾交叉之处，稍前约半厘米。

治疗作用：精神烦躁、腹胀、食欲不振。

针灸技术：针3分，直刺；灸5壮。

⑤陷谷：

解剖部位：当第二、第三跖骨间中央前端部，有伸趾短肌腱，分布腓深、浅神经和胫前动脉的终支。

取穴方法：在内庭穴直上2寸。

治疗作用：面目浮（水）肿、腹水、肠鸣。

针灸技术：针3分，直刺；灸3壮。

⑥解溪：

解剖部位：当胫骨前肌腱和伸趾长肌腱之间，正十字韧带部，分布腓深神经、胫前动脉。

取穴方法：在陷谷上3.5寸，外踝之前，足跗关节面正中系鞋带处。

治疗作用：眶上神经痛、头痛、风湿病腿肿痛。

针灸技术：针5分，直刺；灸3壮。

⑦悬钟：

解剖部位：当腓骨前缘，伸趾长肌与腓骨长肌的中央，分布腓浅神经。

取穴方法：在外踝上3寸微前，靠腓骨处，又名"绝骨"。

治疗作用：腹胀、食欲不振、风湿病、腿痛无力。

针灸技术：针6分，斜刺；灸5壮。

⑧阳辅：

解剖部位：当腓骨与胫骨间，有伸趾长肌与腓骨长肌，分布腓浅神经，循胫前动脉。

取穴方法：在外踝直上4寸微前。

治疗作用：膝关节以下疼痛。

针灸技术：针6分，直刺；灸5壮。

⑨阳陵泉：

解剖部位：当腓骨小头的前下部，腓骨长肌和伸趾长肌之间，分布腓深神经、胫前动脉。

取穴方法：正坐椅上，垂足，在腓骨小头向前、向下各1厘米之处。

治疗作用：下肢疼痛、痉挛、麻木。

针灸技术：针6分，直刺；灸7壮。

⑩风市：

解剖部位：当股骨外侧，股鞘与股外侧肌之间，分布股外侧皮神经、臀上神经、股外侧动脉。

取穴方法：在大腿外侧的正中，两手下垂，中指尽头处是穴，当膝上5寸。

治疗作用：大腿外侧疼痛或麻痹，脚气、下肢瘙痒。

针灸技术：针5分，直刺；灸5壮。

（2）前正中线：

①大敦：

解剖部位：当踇趾骨第一节和第二节的横缝中间，伸踇短肌腱中，分布趾骨神经的终支，有趾背动脉。

取穴方法：以手捏住踇趾，将第二趾节用力拉展，在横缝中间是穴。

治疗作用：小腹痛、疝痛、遗尿。

针灸技术：针1分，直刺；灸5壮。

②行间：

解剖部位：当第一、第二跖骨间腔，内收踇肌的附着部，分布腓浅神经、跖内侧神经、趾背动脉。

取穴方法：在足踇、次二趾的中间，离缝约1厘米。

治疗作用：失眠、小腹痛、妇人血崩。

针灸技术：针3分，直刺；灸5壮。

③太冲：

解剖部位：当第一、第二跖骨和第一楔骨关节的前部，伸踇长肌和伸踇短肌之间，分布腓浅神经和跖内侧神经、趾背动脉。

取穴方法：在足踇趾第一节后直上2寸，两跖骨的歧缝中。

治疗作用：癫痫、腹胀满闷、疝痛。

针灸技术：针3分，直刺；灸3壮。

④中封：

解剖部位：当第一楔骨内侧，舟骨的上部，胫前肌腱的外侧，分布隐神经和腓深神经，有内踝前动脉、胫骨前动脉、跗内侧动脉。

取穴方法：在内踝前1寸，微下些陷凹中。

治疗作用：下肢麻痹、遗精。

针灸技术：针4分，直刺；灸3壮。

⑤丰隆：

解剖部位：当胫腓两骨之间，在伸趾长肌中，分布腓深神经、胫前动脉。

取穴方法：从外踝直上8寸，正坐垂足取之。

治疗作用：精神病、膝关节强直、头痛。

针灸技术：针3分，直刺；灸3壮。

⑥足三里：

解剖部位：当胫骨上端和腓骨小头关节部的下方，有胫骨前肌和伸趾长肌，分布腓深神经、胫前动脉。

取穴方法：在膝眼下3寸，胫骨粗隆的下际，向外约2厘米处，掐时特别酸麻。

治疗作用：腿膝肿痛，一切腹部疾患；又为增进全身健康的主要刺激点。

针灸技术：针5分，直刺；灸7壮。但7岁以下的幼儿禁灸。

⑦阴市：

解剖部位：当股骨的前外侧，有股外侧肌，分布股外侧皮神经和股神经肌支，有旋股外侧动脉降支。

取穴方法：在膝上3寸，由髌骨外侧缘直上取之。

治疗作用：小腹胀痛、腰脚寒冷或麻木。

针灸技术：针 4 分，直刺；灸 3 壮。

⑧伏兔：

解剖部位：当股骨的前外侧，股直肌的外端，分布股外侧皮神经和股神经，有旋股外侧动脉分支。

取穴方法：在膝上 6 寸，阴市直上 3 寸。

治疗作用：腹胀、脚气、荨麻疹。

针灸技术：针 6 分，直刺；灸 3 壮。

⑨髀关：

解剖部位：当髂前下棘之外下侧，内有股骨，分布股外侧皮神经、闭孔神经、腰腹股沟神经，循臀上动脉。

取穴方法：在膝上 1.2 寸，伏兔直上 6 寸之处。

治疗作用：腰痛、腿麻木、小腹痛。

针灸技术：针 6 分，直刺；灸 3 壮。

（3）前内侧线：

①隐白：

解剖部位：当足踇趾第二节的末端内缘，爪甲的发生根部，外展踇肌的腱膜中，分布腓浅神经和足跖内侧神经，有趾背动脉。

取穴方法：在足踇趾内侧（小趾侧为外侧），去爪甲角约 3 毫米。

治疗作用：慢性胃肠炎，妇人月经过多。

针灸技术：针 1 分，直刺；禁灸。

②大都：

解剖部位：当踇趾第一节之前，外展踇肌停止部，分布胫神经的足跖支，有足背动脉。

取穴方法：踇趾内侧第二节后，第一节之前端。

治疗作用：眩晕、热病汗不得出。

针灸技术：针 2 分，直刺；灸 3 壮。

③太白：

解剖部位：当第一跖骨末端内侧，楔骨结节之下陷凹中，有外展踇肌，分布胫神经的足跖支，有足背动脉。

取穴方法：在大都后约 2 寸，靠楔骨结节后陷中。

治疗作用：腹胀、呕吐。

针灸技术：针 3 分，直刺；灸 3 壮。

④公孙：

解剖部位：当第一跖骨和第一楔骨的关节内侧，有外展踇肌和伸踇长肌，分布隐神经，有足背动脉。

取穴方法：在太白后 1 寸微上。

治疗作用：胃痉挛、呕吐、精神忧郁。

针灸技术：针 3 分，直刺；灸 3 壮。

⑤三阴交：

解剖部位：当胫骨后内侧，胫骨后肌与屈趾长肌之间，分布隐神经、胫神经、胫后动脉。

取穴方法：由内踝直上 3 寸，在内踝上缘的 4 横指。

治疗作用：神经衰弱、遗精、遗尿，脐下痛不可忍、妇人月经过多。为生殖及泌尿系统的有效刺激点。

针灸技术：针 4 分，直刺；灸 3 壮。

⑥复溜：

解剖部位：当胫骨后部，有胫骨后肌、屈趾长肌，分布腓浅神经、胫后动脉。

取穴方法：在三阴交下 1 寸，内踝直上 2 寸。

治疗作用：盗汗不止、膝关节寒冷、脉搏微弱，或有时歇止。

针灸技术：针 3 分，直刺；灸 5 壮。

⑦地机：

解剖部位：当胫骨后内缘，有比目鱼肌，分布胫神经、隐神经、胫后动脉。

取穴方法：在膝直下 5 寸，靠胫骨后。

治疗作用：腰腿疼痛、溏泻。

针灸技术：针 4 分，直刺；灸 3 壮。

⑧阴陵泉：

解剖部位：当小腿内侧之上位，胫骨头的关节窝，比目鱼肌与腓肠肌三角腔，缝匠肌的附着部，分布隐神经、胫神经、胫后动脉。

取穴方法：在屈膝横纹头之下，即胫骨头下的陷凹处，和阳陵泉相对。

治疗作用：腰痛、暴泄、膀胱和生殖器疾患。

针灸技术：针 5 分，直刺；灸 5 壮。

⑨血海：

解剖部位：当股骨前内下部，有内侧肌，分布股内侧皮神经和股神经，有膝关节动脉。

取穴方法：在膝膑骨上内侧 2 寸之处。

治疗作用：腹胀、月经不断、血崩。

针灸技术：针 3 分，直刺；灸 3 壮。

（4）后外侧线：

①金门：

解剖部位：当外踝之前下方 5 分，跟骨与骰骨间之陷凹部，伸趾短肌中，分布胫神经穿行支，有腓动脉。

取穴方法：在外踝下 1 寸的前 5 分处。

治疗作用：舞蹈病、呕吐。

针灸技术：针 5 分，直刺；灸 5 壮。

②申脉：

解剖部位：当外展小趾肌的上端，分布胫神经交通支，有腓动脉。

取穴方法：在外踝下约 5 分陷中。

治疗作用：足肿、牙疼、癫痫。

针灸技术：针 3 分，直刺；灸 3 壮。

③昆仑：

解剖部位：当外踝与跟腱的中央陷凹中，分布腓浅神经、胫神经、外踝后动脉。

取穴方法：在外踝后 5 分。

治疗作用：足踝红肿、齿痛。

针灸技术：针 3 分，直刺；灸 3 壮。

④飞扬：

解剖部位：当腓骨的外侧部，腓肠肌的外缘，分布腓肠外侧皮神经、腓动脉。

取穴方法：在外踝直上 7 寸。

治疗作用：腿疼、行走艰难。

针灸技术：针 5 分，直刺；灸 3 壮。

⑤委阳：

解剖部位：当腘窝旁，股二头肌的内侧，分布腓总神经、膝腘动脉。

取穴方法：屈膝，当腘窝外侧两肌之间，与委中平列。

治疗作用：腋下肿痛、腘窝痛。

针灸技术：针 7 分，直刺；灸 3 壮。

⑥环跳：

解剖部位：当股骨大粗隆和坐骨结节的中间部，有臀大肌、臀中肌，为坐骨神经穿坐骨大孔处；分布骶神经的后支和臀上动脉。

取穴方法：侧卧，伸下足，屈上足，足跟抵于股骨大粗隆下陷凹中。

治疗作用：坐骨神经痛、半身麻痹。

针灸技术：针 1~2.5 寸，微斜刺；灸 7 壮。

⑦居髎：

解剖部位：当臀大肌停止部的前线，有腹内、外斜肌，分布胸长神经和肋间神经的分支，有旋髂动脉。

取穴方法：在章门穴直下 6 寸 3 分，环跳穴斜上，在股骨大粗隆的前上侧。

治疗作用：腰肋牵引小腹痛。

针灸技术：针 8 分，直刺；灸 5 壮。

（5）后正中线：

①承山：

解剖部位：当腓肠肌中，分布胫神经、胫后动脉。

取穴方法：两手高举按在墙壁上，使两足跟离地，用足蹈趾尖竖起，看小腿肚上有肉截然分界，在分界线的正中间取穴，俯卧再针。如病人不能起立，可采取俯卧位，足跟后缩，足尖努力向前伸展，穴处亦分明可见。

治疗作用：痔瘘、腓肠肌痉挛、腹泻。

针灸技术：针 7 分，直刺；灸 5 壮。

②委中：

解剖部位：当股骨与小腿骨的关节部，腓肠肌的二头间，分布腓神经、腘动脉。

取穴方法：俯卧，在腘窝横纹中央。

治疗作用：坐骨神经痛、急慢性胃肠炎。为腰背疾患的主要刺激点。

针灸技术：针5分，直刺；急性胃肠炎、霍乱初起，可点刺出血。禁灸。

（6）后内侧线：

①照海：

解剖部位：在跟骨和舟骨之间，有外展跚肌，分布胫神经、胫动脉。

取穴方法：在内踝下缘之下4分。

治疗作用：癫痫、糖尿病、习惯性便秘。

针灸技术：针3分，直刺；灸5壮。

②太溪：

解剖部位：当内踝与跟骨之间陷中，分布胫神经分支、胫后动脉。

取穴方法：在内踝后5分（凡踝骨附近的穴，均由踝骨边缘计算）。

治疗作用：糖尿病、萎黄病、腹水。

针灸技术：针3分，直刺；灸3壮。

③交信：

解剖部位：当胫骨后部，有胫骨后肌、屈趾长肌，分布腓浅神经、胫后动脉。

取穴方法：在太溪穴直上2寸，与复溜并列，在复溜后。

附注：有些针灸书上记载：交信在前，复溜在后。关于这二穴的位置，尚待研究。

治疗作用：痛经、血崩、月经不调。

针灸技术：针4分，直刺；灸3壮。

④阴谷：

解剖部位：当胫骨内侧髁的内缘后部，有半腱肌和半膜肌，分布腓肠内侧皮神经、股神经和胫神经、腘动脉。

取穴方法：正坐，两足心相对，膝内横纹下端，与委中成连线。穴在大筋下、小筋上，可扪而取得。

治疗作用：膝痛、流涎、腹胀、遗精、月经不止。

针灸技术：针4分，微斜刺；灸3壮。

⑤曲泉：

解剖部位：当胫骨内侧髁下际，半腱及半膜样肌的停止部，分布胫神经、隐神经、膝关节动脉。

取穴方法：膝内胫骨髁之下，屈膝时，穴在横纹头，当阴谷穴直前约1寸。

治疗作用：外生殖器疾患。

针灸技术：针6分，直刺；灸3壮。

七、经外奇穴

（1）腹部：

子宫：

部位：在中极旁3寸，归来穴两旁各1寸，亦即脐下4寸，两旁各3寸。

主治：月经不调、不妊症。

方法：针 5 分，直刺，在小腹内有酸麻感觉，由针处向四周放散；灸时可至数十壮。

（2）四肢部：

①十宣：

部位：在手第三指节的掌侧尖端，距爪甲约 2 毫米，俗名"手指肚"。

主治：急性胃肠炎、胃痉挛、小儿惊厥。

方法：用手捏紧手指，以圆利针点刺，挤出血液，立时见效。

②四缝：

部位：在食、中、四、小 4 个手指的第一和第二指节的掌侧关节部横纹中间，两手共 8 穴。

主治：小儿消耗症。

方法：用圆利针每穴点刺一下。轻症挤出血液；重症挤出黏液，黄白色透明。针后两三天，就有显著的效果。

③二白：

部位：在手掌腕关节线直上 5 寸的郄门穴，再加其桡侧旁约 5 分的一穴，同时并列二针，叫作"二白"。

主治：痔疮。

方法：针 5 分，直刺，宜用旋捻术。

④膝眼：

部位：在膝盖骨下面，内外有二陷凹，屈膝时可以摸到，两膝左右共 4 穴。

主治：膝关节炎。

方法：针 5 分，斜刺。

⑤四关：

部位：四关就是二合谷、二太冲，同时并针。治高血压；能镇静神经，并调整机能。

（3）头部：

神聪：

部位：百会穴的前后左右各 1 寸，四针并刺，名"神聪"穴。

主治：头顶痛。

第三编　处方

第一章　处方的分类

用针灸疗法治病，先经过正确诊断，然后预定应该针、应该灸，或针灸并用，都采用什么穴位，针刺角度，行针手法，置针时间等记载的叫作"处方"。处方以穴位为主要骨干，根据穴位的多少，来区别处方的分类。

一、大方

1. 大方的条件

①取穴多。

②用针粗。

③刺激重。

④置针时间长。

2. 大方的应用

①脑出血。

②多发性风湿性关节炎。

③脊髓前角灰白质炎（此症多侵犯小儿，用针宜细，针入后即时拔出，惟取穴宜多，有时至三四十处）。

二、小方

小方的条件：

①取穴少。

②用针细。

③刺激轻。

④置针时间短。

应用在新病、轻病，身体虚弱的患者。

三、缓方

缓方的条件：

①取穴少。

②置针时间短（不用手法）。

③间隔日期长。

应用在许多慢性而轻微的疾患，如神经衰弱、习惯性便秘等。

四、急方

急方不论何时何地，即时处理，取穴不在多少。

急方的条件：

①部位明显，容易施术。

②简单扼要，立时见效。

例如急性胃肠炎、小儿惊厥，在十宣放血。

五、奇方

奇方又名"单方"，只取一穴。如牙疼针下关，立刻止痛；又癫痫针太冲，当时止抽之类。

还有只取一穴，连续针数次。如失眠针行间；健忘针神门。

六、偶方

偶方选穴，必左右两侧同时应用，以求身体的机能平均调整。例如取四关穴，即两手合谷，两足太冲，同时并用。

七、复方

复方有 3 种方式：

①配合法：取了一穴，恐怕力量不足，再加上同样效力的一穴。例如头项强痛，取了风池，又加天柱；腰腿疼，取了次髎，又加承扶。

②并进法：同时患有两种病。例如膝关节炎，还有消化不良，针膝眼治膝关节炎，针中脘治消化不良；再配足三里，对膝关节和胃肠都起作用。

③分治法：同时患有两种不相连属的病。如面神经麻痹和荨麻疹，针曲池、内关，又针四白、下关、地仓、颊车，分别治疗，不相关联，而同时收效。

第二章　处方的注意事项

一、处方三忌

1. 用穴太多

针灸医师都犯了一个共同的毛病，就是越用穴位越多。一般人总觉得用少了无济于事，取了几穴又加几穴，结果一个小病，竟取穴十余处，不但不发生效力，反而起了拮抗作用或抑制作用。通常一般的处方，应以不超过4穴为标准。

2. 选穴重复

同等效力的穴位，不可重复。如神经衰弱取膏肓，又取心俞，使患者多受痛苦，不见得有更大的效果，或者相反地使效果减少（但以镇痛为目的之复方配合法为例外）。

3. 不变穴位

在同一穴位，屡次反复针灸，组织不能得有修复的机会，皮肤、肌肉、神经等，一定有些损伤。所以穴位应该采取同样作用的几穴，轮番使用，可使组织休息复原，也可使神经接受新的刺激而增加活力（奇方，一穴连用数穴者例外）。

二、处方三要

1. 选用主穴

选用每个病的主穴，因为是古人积累的经验结晶，在治疗上都起了决定性的作用。不可好高骛远，不可出奇弄巧，故意选取生僻而不常用的个别穴位，倘若轻视经验，便会流于空想而收不到实效。

我们并不是要人们墨守成规，主要是说古人的经验又为我们屡用屡效的主穴，不可故意变更，以炫新奇。如果古人对某种病没有好的办法，我们仍是应该努力去创造发明的。

2. 部位要明显

采取部位明显的穴位，施术时容易操作。如曲池、足三里、合谷等，坐位、卧位均可。如肾俞、次髎，再加足三里、关元，便觉坐位、卧位都不合适，非分作二次不可。所以选穴必须注意体位，最好一次针完，既节省时间，并可免掉患者疲劳和烦腻。

3. 适可而止

针灸一次或数次，病好了就不必再针灸。因为神经起了变化，失掉平衡，才发生疾患，用针灸疗法就是促使其恢复正常功能，因而去病。如果刺激过多，会引起矫枉过正的影响，反而对于患者不很有利。

三、对症处方

俗语说"对症下药"，针灸也要"对症处方"，以免太过不及。比如疟疾，在发作前2小时，应该针大椎、陶道、合谷、间使，可消灭原虫。如果患者来就诊时，不是在发作前2小时，就不必针大椎、间使等穴，只可针足三里、膏肓以增进健康，加强抗原。若用穴不当，或时间用错，可能减低效力。

对身体虚弱的人，必须配合能使身体增加强壮的穴位，以促进病的速愈。对身体健康的人，就不需再用增强体力的穴，以免失去平衡，而产生拮抗作用。

穴位是如此，手法也是如此。用了震颤术，就不必再用雀啄术。假如同时并用，一方面是弱刺激，产生兴奋；一方面是强刺激，又产生了抑制（根据巴甫洛夫学说）。

四、诱导和集中

　　症状有放散状态或游走状态，刺激局部之外，还应该在末梢诱导。比如偏头痛，有时在侧面，有时在项后作痛，那么除了头维、太阳、风池以外，还可以针丰隆、至阴等以行诱导作用。如仅颞骨部疼痛，头维、百会也就足以达到止痛的目的，不必多针。

　　症状固定在某一个局部，经常不变动，选穴时即可集中火力，围绕着患处来做针灸。例如只是肩关节疼痛，处方时可采取肩髃、肩贞、巨骨、肩髎，用多穴的刺激，一起来制止疼痛，自然容易收效。

五、配穴的次序

1. 全身的疾病

先针末梢，次针躯干，要两侧同时施用。

2. 有炎症的

应先从边缘开始，或针远隔上部的神经支。

第三章　处方总论

一、4个重要刺激点

在周身各穴位，有极重要的总刺激点，效果很大，处方时可以利用它作为主穴。

足三里——作用在腹腔内的一切疾患。

委中——作用在腰部和背部一切疾患。

列缺——作用在头部及项部一切疾患。

合谷——作用在面部的口腔一切疾患。

例如胃神经痛、腹泻等症，针足三里；腰背神经痛，针委中；头痛、项部强直，针列缺；齿根膜炎、腮腺炎、扁桃体炎、咽颊炎等，针合谷，都是很有卓效的。其他症状，可以类推。

处方时，用上列4穴为主，先施针灸，引起诱导作用，然后可以在患处局部再配一两穴（有时亦可用作配穴）。

二、配穴三十六法

古人在经验中体会出两穴配合能起很大的刺激作用，或前后相配，或上下呼应，或浅深调节，或左右对称，这种宝贵的经验，在治疗上的价值极高。我们处方时，想利用某穴，就检查配穴表，依法针灸，虽只简单的两穴，确能解决不少问题。至于两穴配合以后，主治什么病？在穴位的治疗作用熟悉之后，一看便知。初学的人，可以细心思索，作为练习处方的楷模。

1. 三十六法配穴表

（1）承浆配风府。　　　　　　（2）风池配合谷。

（3）迎香配上星。　　　　　　（4）翳风配合谷。

（5）哑门配人中。　　　　　　（6）听会配合谷。

（7）攒竹配太阳。　　　　　　（8）合谷配睛明。

（9）迎香配合谷。　　　　　　（10）人中配委中。

（11）委中配肾俞。　　　　　　（12）髋骨配风市。

（13）足三里配膏肓。　　　　　（14）肩井配足三里。

（15）阳陵泉配支沟。　　　　　（16）昆仑配命门。

（17）行间配昆仑。　　　　　　（18）申脉配合谷。

（19）太冲配昆仑。　　　　　　（20）髋骨配曲池。

（21）肩井配支沟。　　　　　　（22）尺泽配曲池。

（23）肩髃配髋骨。　　　　　　（24）间使配百劳。

（25）关冲配支沟。　　　　　　（26）中渚配人中。

（27）少冲配上星。　　　　　　（28）后溪配百劳。

（29）神门配后溪。　　　　　　（30）通里配心俞。

（31）肺俞配百劳。　　　　　　（32）肾俞配足三里。

（33）风门配列缺。　　　　　　（34）照海配昆仑。

（35）鸠尾配神门。　　　　　　（36）中极配白环俞。

2. 应用方法

例如萎缩性鼻炎，处方时用迎香为主穴，配以上星（3）则效力更大。又如眶上神经痛，用攒竹为主穴，配以太阳（7）则止痛迅速。又如膀胱麻痹，用中极为主穴，再配以白环俞（36）可以功效卓著。

附注："髋骨"在膝盖上 1 寸，梁丘穴的外侧 5 分处。主治膝关节炎。针 5 分，灸 7 壮。"百劳"在大椎直上 2 寸处，旁开各 1 寸，左右 2 穴。主治身体虚弱，可增进健康。针 7 分，灸 5 壮。

第四章　处方各论

一、疼痛

平日临床所常遇到的病，以疼痛为最多，针灸疗法对于疼痛又是最好的适应证。我们在这一节里专论疼痛，不论是属于神经性或风湿性，凡有疼痛的症状，就可针灸。因此不写病名，只把身体区分出各部位，某部位疼痛，需要某些穴，分门别类，以便处方。

穴位分主穴和配穴两种：主穴就是相当于痛处的各穴；配穴距离痛处较远，能够起诱导的作用。主穴、配穴，每个症状都写了数穴到十余穴，处方时不必全用，只选用一二穴，配上一穴，就可以止痛（以下各病的主穴、配穴，也是如此用法。若遇到用穴多的病症，都有说明。注意类推，不再重复细说）。

1. 头痛
（1）主穴：
①头顶痛：上星、百会、通天。
②前头痛：神庭、印堂、攒竹、丝竹空。
③后头痛：风府、风池、天柱。
④偏头痛：头维、太阳、本神。
⑤头项强痛不能回顾：风府、承浆、百劳、风池、天柱、大椎。
（2）配穴：中渚、昆仑、丰隆、解溪、列缺、合谷、大陵、后溪、公孙、侠溪、至阴。

2. 面痛
（1）主穴：下关、翳风、上星、攒竹、迎香、人中、颊车。
（2）配穴：阳谷、腕骨、合谷、商阳、大陵、厉兑、谵谪、行间、液门。

3. 肩痛
（1）主穴：
①肩胛痛：肩井、肩贞、天宗、秉风、曲垣、肩外俞、肩中俞。
②肩臂痛：肩髃、巨骨、肩髎、肩井。
（2）配穴：少海、太渊、液门、神门、少泽。

4. 臂痛
（1）主穴：
①上臂痛：臂臑、曲池、天井（臂臑在肩髃直下3寸）。
②前臂痛：曲池、外关、尺泽、少海、通里、手三里。
③腕痛：阳池、阳溪、阳谷、腕骨。
④前臂内侧痛：太渊、内关、间使、郄门。
（2）配穴：鱼际、十二井（少商、商阳、中冲、关冲、少冲、少泽，两手共12穴）、液门、前谷。

5. 胸痛
（1）主穴：膻中、俞府、期门、章门。

（2）配穴：阳谷、腕骨、支沟、申脉、膈俞。

6. 背痛

（1）主穴：大椎、陶道、肺俞、心俞、肝俞、膏肓、谚谚，胸椎点刺（每个胸椎下旁开 5 分，用圆利针点刺出血，治脊椎痛）。

（2）配穴：经渠、鱼际、昆仑、京骨、委中。

7. 腰痛

（1）主穴：八髎、腰俞、肾俞、志室、阳关。

（2）配穴：肩井、环跳、足三里、风市、人中。

8. 腿痛

髀关、风市、阳陵泉、膝眼、足三里、地机、丰隆、悬钟、太溪、昆仑、中封、解溪、三阴交、曲泉、阴谷、委阳、委中、承山、飞扬、伏兔、阴市、环跳、居髎、阳辅。

附注：在痛处附近选穴；距痛处较远的作配穴。

9. 足及踝痛

跗阳、中封、解溪、太冲、昆仑、太溪、照海、申脉。

10. 眼痛

（1）主穴：攒竹、丝竹空、四白、印堂，太阳放血。

（2）配穴：心俞、肝俞、列缺、合谷、大敦。

11. 耳痛

（1）主穴：翳风、听宫、耳门。

（2）配穴：风池、腕骨、肩贞、后溪、百会、太冲。

12. 咽喉痛

（1）主穴：风府、哑门、人迎、天突。

（2）配穴：合谷，少商点刺出血。

13. 牙痛

（1）主穴：下关、颊车。

（2）配穴：合谷、三间、太溪。

14. 胃痛

（1）主穴：上脘、中脘、脾俞、胃俞、肾俞。

（2）配穴：公孙、足三里、太渊、鱼际。

15. 下腹痛

（1）主穴：关元、气海、带脉、大肠俞。

（2）配穴：太溪、照海。

16. 胁痛

（1）主穴：肩井、膈俞、章门。

（2）配穴：支沟、间使、太白。

17. 疝痛

（1）主穴：归来、大肠俞、肝俞。

（2）配穴：大敦、太冲、照海。

18. 月经痛

（1）主穴：中极、关元、气海、带脉、子宫、八髎。

（2）配穴：三阴交、行间、间使、复溜、血海。

关于疼痛，只提到这 18 种，其他作用不大，如足跟痛之类，便不赘述。

针疼痛时，主穴要以痛的局部中心为标准（所以要研究针灸，必须对周身穴位特别熟悉，临床时方可运用自如），置针时间较长，用雀啄术、乱刺术、屋漏术，可以镇痛。配穴要取手足各穴，充分利用末梢神经的敏锐性与内脏神经的互制性，以发挥其效力，使内外各部恢复其固有的机能。头部疼痛在左侧，配穴应取右侧；疼痛在右侧，配穴应取左侧；两侧都痛，可用偶方，选取双穴。

进针时用语言（第二信号系统）预告患者，这针下去可麻到某部位，暗示成功，效果也大。但老年人和身体虚弱的患者，往往失败，只好用灸术治疗。

二、麻痹

麻痹在临床方面也比较常见，但以头面部麻痹容易收效，其他各部较为缓慢。针灸的次数也要比疼痛为多，治疗时需要耐心处置，说服患者，不可性急，不可间断。如果针灸 7 次以后，仍然毫不见效，也可停止。

1. 面神经麻痹

针面神经麻痹，共有 3 法，可以配合使用。

（1）主穴配穴互用法：

①主穴：下关、翳风、印堂、攒竹、丝竹空、迎香、颊车、地仓、人中、承浆。

②配穴：合谷、列缺、风府、天柱。

（2）睑唇点刺法：眼睑和口唇不易恢复时、以左手拇、食二指按紧睑皮，用细毫针斜刺十余下，以不穿透睑板、不出血为恰好。另用较粗的圆利针，按紧口唇，直角点刺十余下，以不穿透口腔黏膜、微出血为恰好。

（3）口腔泻血法：口唇不恢复，漱口漏水，吃饭不能咀嚼，采用三棱针，以左手垫纱布，翻开口唇，右手持针，在口腔黏膜上点刺 20 余针，刺破静脉，以出血为度。点刺后，用消毒药含漱，预防感染。泻血后当时有灼热感，过后松快异常。有的患者，在含漱消毒药时就不再漏水了。

注意事项如下：

①针患侧，每次可用主穴六七个，配穴一个，先针配穴，后针主穴。主穴要交替使用，不可一穴连续数次，致使组织没有修复的机会。

②睑唇点刺，可以间隔三四天用 1 次。口腔泻血，只可用二三次。

③每隔 1 日 1 次，重症可以每日 1 次，10 天以内的新患者，七八次痊愈。

④末梢性容易恢复，中枢性兼有手臂发麻，耳痛，患侧或肿，或消瘦，均不易恢复。

⑤针过 20 多次，睑皮口唇（上唇尤甚）多少尚残余一些未恢复，亦不必再针。注意保温，早晚用手轻度摩擦，或热敷，自然就痊愈。

2. 外旋神经麻痹

（1）主穴：丝竹空、太阳、四白、鱼腰（在眉心）。

（2）配穴：合谷、列缺、翳风、下关。

3. 咽下神经麻痹

（1）主穴：风府、风池、天柱、人迎、廉泉、天突。

（2）配穴：列缺、合谷。

4. 身体各部麻痹

身体其他各部位麻痹，主穴、配穴可参照疼痛的各处方，但有下列必要条件：

（1）一般疾病，进针后不感觉酸麻，可以将针体退出一段，针尖留在皮肤内，再改变方向略斜一点捻入，以酸麻为度。但麻痹症根本失去感觉，针入到应针的深度，即可停止。

（2）取穴不必太多，以神经丛、神经主干为中心，配穴亦不必很多。

（3）置针时间宜短，或用单刺术，针入即行拔出。手法可用旋捻术、回旋术、催针术，轻微的刺激，使神经兴奋。

（4）局部麻痹太重时，可行局部点刺。

（5）间隔日期，每隔 3 日 1 次，较为相宜。

（6）主穴、配穴之外，可针大椎、陶道、曲池、足三里、合谷、膏肓等，每次配用 2 个穴，以增进身体的健康。

三、精神病及神经病

1. 精神分裂

精神分裂初起,未经过电疗及未服安眠药者,针灸有效。一般的针灸 2 次,兼服中药(每日早服逍遥散, 晚服归脾汤), 效果很好。

第一次：利用孙思邈十三穴（人中、少商、隐白、大陵、申脉、风府、颊车、承浆、劳宫、上星、会阴、曲池、舌下中缝）。

第二次：鸠尾针入 2 寸；手术不熟练时，可用巨阙代替，不过效果较差（鸠尾在巨阙上 1 寸）。

注意事项：

（1）如无保护床，必须用四五个壮汉按住患者，以免拒绝进针。

（2）必须用银针。一则可避免折断，二则针尖较为柔软，刺入体腔内，损伤轻微。

（3）置针时间，15~30 分钟。

2. 神经衰弱

（1）主穴：百会、大椎、陶道、心俞、命门、膏肓、足三里、风府、百劳、肺俞。

（2）配穴：中极、关元、行间、神门、合谷、通里。

每次取主穴 3 个，配穴 1 个；单刺法，或置针 10 分钟。每间隔 3 天，再针 1 次，不必用灸。

3. 癫痫

（1）主穴：太冲、百会、大椎、心俞、风府、巨阙。

（2）配穴：阳谷、神门、人中、金门、昆仑、少商。

4. 癔病

（1）主穴：百会、神庭、风府、太冲、大椎、心俞。

（2）配穴：人中：少商、内关、通里、后溪。

四、呼吸器病

（1）主穴：天突、俞府、风门、肺俞、膻中、膏肓、天柱、期门、肝俞、百劳、脾俞、足三里、膈俞、中脘。

（2）配穴：列缺、经渠、鱼际、前谷、太渊、劳宫、解溪、昆仑、太溪、间使、少商。凡属呼吸器疾患，主穴、配穴任意选用。

（3）有特效的几穴列下：

①支气管气喘：天突一穴，先直刺，穿过皮下组织，即将针柄抬起，用15°角微斜旋捻，贴气管前侧针入，患者感觉喉内噎塞直达胸中，随即将针拔出，不必置针。不效时，第二次加灸膻中7壮。

②喘息不得卧：璇玑、气海（璇玑在天突下1.6寸）。

③支气管炎：俞府、肺俞。

五、消化器病

（1）主穴：中脘、期门、巨阙、气海、章门、肾俞、脾俞、胃俞、膈俞、大肠俞、膀胱俞、天枢、水分、上脘。

（2）配穴：公孙、中封、复溜、太溪、内庭、委中、隐白、太白、曲泽、内关、大陵、神门、承山、太渊、悬钟、阴市、曲泉、足三里、支沟。

（3）有特效的几穴列下：

①胃痛：公孙、脾俞。

②腹痛：外关、支沟。

③呕吐：中脘、腕骨、中魁（经外奇穴，在中指第二节尖，灸7壮，禁针）。

六、血液循环器病

（1）主穴：百会、心俞、肺俞、肝俞、巨阙、膈俞、绝骨。

（2）配穴：少商、神门、照海、大陵、液门、三阴交、阴陵泉、内关、鱼际。

七、泌尿生殖器病

（1）主穴：中极、关元、气海、归来、带脉、肾俞、命门、八髎、膀胱俞、志室。

（2）配穴：阴谷、解溪、太冲、太溪、曲泉、中封、委中、大敦、三阴交。

（3）有特效的几穴列下：

①夜尿症：命门、肾俞。

②遗尿症：中极、关元、大敦。

③遗精症：阴谷、三阴交。

八、传染病

1. 霍乱

初起时先在十宣放血，继针天枢、内关、委中、承山，可以取效。如果到了失水的程度，便不必针灸。

2. 疟疾

（1）主穴：大椎、陶道。

（2）配穴：合谷、间使、后溪、足三里。

注意事项：

在发作前 2 小时作针灸，连针 3 日，每日 1 次。如属恶性疟，宜每日针 3 次，连针 3 日。

3.脑膜炎及大脑炎

（1）主穴：百会、风府、风池、大椎、陶道、天柱；胸椎点刺，十宣放血。

（2）配穴：肩外俞、肩中俞、肩井、合谷、足三里、三阴交。

注意事项：取穴不妨多一些，每日针 1 次，重症可每日针 2 次。

九、妇人病

（1）白带：中极、带脉。

（2）月经不调：气海、中极、带脉、肾俞、三阴交。

（3）月经不止：大敦、太冲、中极、阴谷、气海、三阴交。

（4）经闭：中极、三阴交。

（5）乳腺炎：初起时，肩井针入 4 分，用回旋术，捻转 2 分钟，即行拔出，3 次可愈，每日 1 次。

注意事项：

（1）月经痛：平时并无症状，可以隔一日针 1 次，直到下次月经来潮为止。

（2）月经不止：宜每日针 1 次，置针时间要长。

（3）白带：可隔日 1 次，用轻刺激，置针时间宜短。

（4）妇人病多针下腹，令其事先排尿再针。

（5）一般疾患，月经正常者，在月经期、妊娠期，均避免针灸。

十、小儿病

（1）惊厥：十宣放血。

（2）脊髓前角灰白质炎：背脊、腰部及下肢各部，可多至三四十穴，但用细针，浅刺即行拔出，每隔日 1 次。

（3）婴儿腹泻：天枢、委中、承山。

十一、调整体内机能增进健康

这一节包括内分泌腺病、新陈代谢病、维生素缺乏病。

（1）主穴：大椎、膏肓、足三里、下脘、陶道、身柱。

（2）配穴：肩井、脾俞、胃俞、肺俞。

以上 11 个部分把各系统治疗的主穴和配穴，都写了出来，完全将我们平素的经验和盘托出，贡献给想要研究针灸的医务工作同志。或者有人要疑惑，为什么不把各系统的每个病都分别处方？我答复的是下列 3 点：

（1）一个系统疾病的治疗穴位，都差不多，如分别处方，有的未免雷同。只在临床时细心体会，合理选用主穴二三穴，配上一二穴交替使用即可。

（2）针灸不是万能，有些病效果很大，有些病不能生效，需要我们大家共同来研究实验，所以不牵强附会地每个病都为之处方。

（3）在这些穴位以外，自然还有很多有效的穴位可以利用，让今后针灸术者自己去开展吧！我们不过约略举出具体的范围，不能概括一切。

第五章　杂病篇

这一章不分系统，只选有效的验方写出来，以供临床时的利用。

（1）牙疼：二间，在食指第一节大指侧的骨缝中，针1分，沿皮向合谷方向透3分。

（2）扁桃体炎：少商点刺出血。

（3）结膜炎：睛明、瞳子髎（睛明在目内眦角外1分；瞳子髎在外眦旁5分）。

（4）失音（咽头炎）：哑门。

（5）感冒咳嗽：肺俞、丰隆。

（6）鼻流清涕：风门。

（7）口臭：大陵、人中（大陵在太渊和神门的中间）。

（8）心悸多梦：心俞、通里。

（9）失眠：行间、神门。

（10）盗汗：百劳、阴郄。

（11）多汗：合谷、复溜。

（12）脚气：足三里、三阴交。

（13）痔漏：二白、承山、长强。

（14）癫狂：鸠尾。

（15）水肿：水分、足三里、三阴交。

（16）腹胀：内庭、足三里。

（17）发高热：曲池、足三里、复溜。

（18）神昏：中渚、大敦、足三里。

（19）尿闭：阴谷、阴陵泉。

（20）呕哕：大陵、太渊。

（21）嗜卧：膈俞。

（22）倦怠：照海。

（23）悲恐：神门、大陵、鱼际。

（24）魔梦：商丘（内踝之下稍前）。

（25）暴泄：隐白。

（26）便血腹痛：承山、复溜。

（27）白浊：肾俞、开元、三阴交。

（28）目痛：内庭、上星。

（29）白翳：临泣、肝俞。

（30）荨麻疹：曲池。

（31）疔：肺俞针后，用小火罐拔，再用圆利针点刺淋巴管发炎处，挤出血即愈。

（32）小儿消耗症：四缝点刺。

（33）脑贫血：印堂、风府。

（34）偏头痛：头维、率谷。

（35）前头痛：丰隆、上星。

（36）面上有虫行感觉：迎香。

（37）眩晕：飞扬、少海。

（38）视力不足：攒竹、三间。

（39）视物不清：天柱、肝俞。

（40）夜盲症：睛明、行间。

（41）鼻衄：合谷、上星、迎香。

（42）鼻塞：通天。

（43）舌弛缓不语：哑门、关冲。

（44）心悸亢进：解溪。

（45）癫痫：神道、心俞。

（46）浮肿：阴陵泉、水分。

（47）皮肤瘙痒：曲池。

（48）带下：带脉、子宫。

（49）不妊症：气海、子宫。

（50）消化不良：胃俞、中脘、肝俞。

本书主要参考资料

书名	著作者
黄帝内经	王　冰
八十一难经	秦越人
针灸甲乙经	皇甫谧
千金方	孙思邈
医宗金鉴	吴　谦
医学纲目	楼全善
铜人腧穴针灸图经	王惟一
针灸资生经	中国医科大学图书馆藏（四库抄本）
金兰循经	忽泰必烈
十四经发挥	滑　寿
扁鹊神应针灸玉龙经	王国瑞
针灸大成	杨继洲
新针灸学	朱　琏
新编针灸学	鲁之俊
中国针灸学讲义	承淡安
针灸疗法与生理作用	黄学龙
学习新针灸学	唐学正
针灸精华	承淡安等
经穴图解	承淡安
针灸讲义	马继兴
经穴纂要	日·小坂元祐
针学通论	日·佐藤利信
针灸学纲要	日·摄都管周桂
解剖学讲义	中国医科大学解剖教室
简明生理教材	中国医科大学生理教室
内科学	中国医科大学内科学院
中国医学史	陈邦贤
十二经脉汇辨	阎德润
针刺疗法在临床上疗效的观察和原理的研究	魏如恕等
铜人腧穴针灸图经与铜人针灸经的异同	张赞臣
针灸疗法概论	彭静山

第二篇

常见四种慢性病的中药及针灸疗法

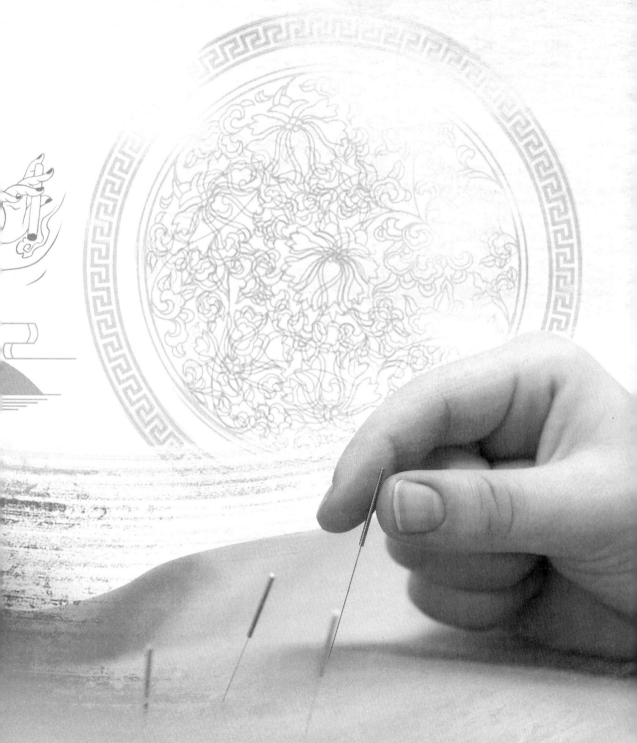

凡　例

一、在临床 25 年的经验中，我深深地体验了慢性病人的缠绵不愈的痛苦，所以在业余时间经常研究、发掘古代文献、搜罗验方秘方、想尽一切有效的治疗方法，如内服药、外用药、针灸疗法等适当地配合应用，以期达到良好的效果。

二、根据各大医院的统计，临床常见的疾病，以神经衰弱、肺结核、风湿性多发性关节炎、慢性胃肠炎为最多，本书就是以这 4 种病为对象，研究中药及针灸的治疗方法。

三、关于这 4 种病的分类、病因、发病原理等取材于《防痨医师进修讲义》和他列耶夫著《内科学》等书，以巴甫洛夫高级神经活动学说为依据，这些书作为学习苏联先进经验的参考资料来讲，还是比较新颖的材料。

四、中药疗法是总结以往的经验，采取了 27 种古今医书里面的有效药方，以及许多医师的验方、秘方、苏联和祖国的民间疗法等共计 115 方；针灸疗法则利用数十穴，简单扼要，以实用为目的。

五、书中所载各方，虽然都是有效的，然而必须诊断正确，中医师则除了听取病人主诉之外，还必须利用望、闻、切脉等诊断方法，仔细观察，对症下药。病人未经医师指示，不可自己照方服用，尤其是妊娠妇女，更须慎重用药。

六、由于编者能力有限，书中的错谬之处，在所难免，希望各位读者，随时加以指正。

如果读者对我所编著的书（包括《妇科病中药疗法》和《简易针灸疗法》）中有问题提出询问，来信时请注明某书的某页、某行，并请在问题的后面留出一些空白，以便及时解答，这样也是读者和著者一种比较简便的沟通方法，尚望读者协助乃感。

彭静山

1955 年 10 月 1 日写于沈阳市

第一章　神经衰弱

一、巴甫洛夫对神经衰弱的解释

巴甫洛夫把神经衰弱分为内抑制弱化占优势的兴奋过强性神经衰弱和扩散性抑制占优势的兴奋减弱性神经衰弱。

神经衰弱是神经过程慢性或急性过度紧张所致，其原因不外是在体力和精力耗损的状态下，情感智力过于疲劳冲突。常常出现于极端型和两信号系的中间型。其症状的表现，随病程的发展而不同：初期，在进化上最年轻的内抑制开始减弱，多表现出缺乏坚忍、自制、沉着等行为，流露出不适于社会要求的情绪反应（轻举妄动、易怒、狂躁等）。第二期，兴奋过程罹患脑反应性过高，容易疲劳，兴奋呈不安定性，表现兴奋性的衰弱。第三期，出现保护性抑制、反应性降低、全身无力。

二、神经衰弱的一般症状

神经衰弱在理论上能够想到的有如上述二型，然而实际临床上所见到的多属内抑制弱化占优势的兴奋过强性，属于扩散性抑制占优势的兴奋减弱性者是很少见的，况且两者之间存在有内部的关联。

神经衰弱患者很容易发生的许多症状，如头痛、眩晕、失眠、梦多、恐怖、记忆力减退、疲劳、体重减少等是每个患者所共有的；又如忧郁、心动过速、呼吸困难、出汗、恶心、集中力薄弱、疼痛或麻痹（身体某部分）、强迫观念、食欲不振、愤怒、便秘、嗜睡、阳痿、遗精等不是每个患者都有的，或者只有一二种，根据病程的久暂和病势的轻重而不同。

现在把神经衰弱的一般症状分别述说如下：

（1）头痛：头顶部有压迫感，或者觉得闷痛，眼睛发紧、怕强烈的光线。痛的性质是钝痛，但是经常地痛，看书过久，用脑力的工作较多时痛就加重。病情严重时，不能看书，甚至于不能工作。

（2）眩晕：这种眩晕是昏昏沉沉的，并不很严重，头脑总不清醒，头痛重时眩晕也加重，头痛轻时眩晕也减轻，神经衰弱的眩晕和头痛是一致的。

（3）失眠：是世界上最令人疲倦困乏的事，没有比不得睡眠再痛苦的了。在不能睡眠的时候，往往引起不安、恐怖、忧愁、疑惧等种种感觉，都要乘着机会来侵袭，虽然健康的人，也要觉得一小时好像一夜那么长，所以失眠的病人多怕过夜间。连续几次失眠以后，因为条件反射的关系，在准备睡觉的时候就先怕睡不着，结果是越怕越不能睡。

失眠是神经衰弱的主要症状，也是最痛苦的症状。

（4）梦多：神经衰弱的病人，很容易睡不着，入睡过程也很缓慢。睡的不太实在，时常不安，好做梦，多数是噩梦，噩梦的印象，使病人精神总不愉快。

（5）恐怖：由于失眠的过程，在思想上发生恐怖，由于噩梦的影响突然惊醒，也能发生恐怖。病势严重时，在白天也很容易引起不应有的恐怖。

（6）记忆力减退：病人的另一个典型的叙述是记忆力减退。这大部分是由于注意障碍所引起的续发现象。不能记忆读过的文章，不能回想固有名词，稍重的病例，患者竟会连亲人的姓名都忘却了（学生患神经衰弱严重时，往往忘了一班里同学的姓名）。

病人来就诊时，多数是用一张纸预先写好了各种症状，因为在家想起的症状，见了医生便说不完全，只有先把它写好了，才能够使一切的症状都报告给医生。还有一个特点，这种病人，最喜欢讲自己的病，讲起来滔滔不绝。

（7）疲劳：神经衰弱的主要症状是身心极度的疲劳，这种疲劳的特点，是在早晨特别严重，下午较轻，到了晚间别人困乏想睡，他却精神饱满，虽然卧在床上，而思想纷乱，情绪激动，周身肌肉呈紧张状态，形式上是睡眠，实际等于工作一夜。

第二天早晨，工作还没有开始，他的精神自然全集中在自己的身心上，所以感觉特别疲乏。以后周围的事物，转移了他的注意力，这时疲乏也就减轻了。

（8）体重减少：由于失眠，身体的疲劳永远不能恢复，而引起阴性营养反应；再加上食欲不振，吸收的营养没有体内消耗的多，自然渐渐地体重减少。

（9）忧郁：神经衰弱的病人，不论是由于脑力工作还是肉体的紧张，都能致使病人的全身状态迅速恶化，因之时常叙述肉体纤弱感、缺少精神活泼感。为了担心自己的病，经常忧郁。

（10）心动过速：病人的心跳，时常出现，尤其是上楼和打球时候，跳得更厉害。感情激动时，也觉得心跳。

（11）嗜睡：病人在好容易睡着以后，因轻微的外界刺激立刻就醒过来。夜间睡得不实在，并且时常中断，以致睡眠不足的关系，第二天就发生整日的嗜睡，其实放量去睡还是睡不着。

（12）集中力薄弱：病人的消耗性亢进，不能长时间继续积极注意事物。在用脑力工作时，无论怎样，注意力也不能稍长时间集中，不论开始想什么、听什么、谈什么，几分钟后都要联想到别的事情上去，自己竟不能控制自己的精神而使之集中，更谈不到聚精会神了。

（13）强迫观念：神经衰弱的病人，也往往产生强迫观念。例如，本来亲手关上了门，而临睡时还要去检查一遍；写好的信，装入信封里，还要再抽出来看看；睡觉前先摆好自己的鞋，如果摆的不整齐就睡不着等，这些都是常见的。

（14）愤怒：因为思想杂乱，情绪很不愉快，所以敏感容易激动，时常为了一件不值得的小事而发生愤怒。

（15）其他症状：此外在消化系统方面，有食欲不振、便秘等症状；生殖系统方面，有阳痿、遗精等症状；其他如呼吸困难、出汗、恶心、身体某部分疼痛或麻痹等，也有时出现。

神经衰弱的病人，可以说容易"上火"，而且迅速"消火"，病人一天里的状态时常变化，能看出时而情绪高涨，时而精神沉滞。

三、神经衰弱的疗养方法

神经衰弱的预后绝对良好。如果解除了神经系统的过重负担，虽有迟速之差，但均能在一定的期间后恢复健康。没有并发症时，能够完全治愈。

疗养的方法主要有两种：

（1）消除病人的错误思想：病人最关心的就是自己的病，有的认为神经衰弱是极严重的一种病，可能就是神经坏了，也许会引起不良的后果，变成疯子或傻子，因此日夜忧虑，很不喜欢医生说他患的是神经衰弱；有的认为是一种文明病，以为只有专用脑力的人才会得这种病，虽然不十分忧虑，可是总觉得是不容易痊愈的。医生治疗的时候，需要用谈话的方式，说明神经衰弱并不是神经坏了，使之安心；解释的谈话中应该根本不用"神经衰弱"这个名词，只说是"过劳"，并且肯定说一定预后良好。

（2）早期得到适当的休息：治疗的第一步，消除病人的错误思想，然后需要详细分析病人的既往历史，发现他的矛盾冲突，帮助他改正思想方法，节省他的脑力，发泄出他骚动不安的情绪。培养工作上的兴趣，生活规律，注意营养。

第二步就是充分地使脑力休养，做温水浴，临睡前用热水洗脚，枕头垫高些，屈曲上下肢右侧向下面睡。做适宜的运动和及时得到治疗。一般的休养一个月就能够好，有的病人以为这种病在外观上不容易看出来，不肯休养，直到病势严重影响了工作，再想休养也就延长了病程；所以要向病人耐心地解释，消除不应有的顾虑，争取早期治疗、早期休养、早期痊愈。

四、祖国医学对神经衰弱的认识

祖国医学在 2000 多年以前就很重视神经症状，不过彼时不称作神经而阐明是心、肝、肾的病变。《素问·灵兰秘典论》："心者君主之官也，神明出焉。肝者将军之官，谋虑出焉。肾者作强之官，伎巧出焉。"用心脏比作一国的元首，也就等于指挥全身各系统构成内外机制统一完整性的高级神经。肝主谋虑，谋虑就是思考、判断，非精神集中不能谋虑。肾主伎巧，伎巧就是智慧，神经衰弱自然不能运用智慧。

谈到神经衰弱的病因，尤其明显。《灵枢·本神》篇："所以任物者谓之心，心有所忆谓之意，意之所存谓之志，因志而存变谓之思，因思而远慕谓之虑，因虑而处物谓之智。"这一节是说明神经的思维过程，可以和巴甫洛夫学说大脑两半球的泛化、分化、分析、综合相参看，以了解我国医学遗产有多么丰富的资料。下面说到病因了，云："心怵惕思虑则神伤，伤神则恐惧自失，破䐃脱肉，毛悴色夭；肝悲哀动中则伤魂，魂伤则狂妄不精，不精则不正，当人阴缩而挛筋，两胁骨不举，毛悴色夭；肾盛怒而不止则伤志，志伤则喜忘其前言，腰脊不可俯仰屈伸，毛悴色夭。"由于心、肝、肾的致病原因，也和神经过度紧张、过度疲劳、异常刺激等都可引起神经衰弱的原理相吻合。

最显著的要算 19 世纪清道光四年（1824）江涵暾著的《笔花医镜》："心无表证，皆属于里。心之虚，血不足也，脉左寸必弱。其症为惊悸、为不得卧、为健忘、为虚痛、为怔忡、为遗精；肝之虚为胁痛，为头眩、为目干、为眉棱骨及眼眶痛、为心悸、为口渴、为烦躁发热；肾之虚为头痛、为耳鸣、为耳聋、为盗汗、为夜热、为腰痛、为腿酸足软、为目视无光、为大便结、为小便不禁。"这些症状几乎无一不与神经衰弱的症状相符合，尽管中西医学的病名不同、分类各异，然而由发病原因和临床症状两方面是可以对照的。例如，现在正推行的用暑温、暑痉等药方治疗乙型脑炎，不就是从发病季节和临床症状而联系到的吗？因此我们从心、肝、肾三脏器的症状来印证神经衰弱，并且整理出一些有效药方，写在下节。

五、神经衰弱的中药疗法

（一）神经衰弱通用效方

1. 补心丹（《赤水玄珠》）

麦门冬二两半　远志　石菖蒲　香附各二两　天门冬　瓜蒌根　白术　贝母　熟地黄　茯神　地骨皮各一两半　人参　川当归　牛膝　黄芪各一两　木通八钱。

共为细末，大枣肉为丸如桐子大，用桂圆肉汤吞下，一次五十丸。

2. 归脾汤（《济生方》）

人参　茯神　龙眼肉　黄芪　酸枣仁（炒研）　白术各二钱半　木香　炙甘草各五分　生姜五片　红枣一枚。水煎服。

3. 枕中丹（《千金方》）

龟板　龙骨　远志　石菖蒲各等分。共为细末，每服一钱，温酒调下，一日三次。

4. 养心汤（《证治准绳》）

黄芪（蜜炙）　茯苓　茯神　川芎　当归（酒洗）　半夏曲各一钱半　炙甘草一钱　人参　柏子仁（去油）　肉桂　五味子　远志　酸枣仁（炒、各二钱半）生姜三片　红枣二枚。水煎服。

（二）头痛

1. 头部经常的似痛非痛方（孙凤池）

麦门冬三钱　大熟地一两二钱　玉竹一两二钱　山茱萸五钱　元参四钱　当归四钱　怀山药四钱　川芎一钱　五味子三钱。水煎服。

2. 偏正头痛（王洪绪）

白芷三钱　天麻一钱。共为细末，另用防风、荆芥各钱半，水煎冲服。

（三）眩晕

1. 头脑眩晕（孙凤池）

党参四钱　姜半夏四钱　炒白术　当归　熟地　炒白芍各一两二钱　川芎一钱　山茱萸六钱　明天麻一钱半　陈皮八分。水煎服。

2. 眩晕头痛（朱丹溪）

半夏　川芎　黄芩　白术　陈皮各一钱半　木通一钱　甘草五分　生姜一片。水煎服。

（四）失眠

1. 不睡方（《医学秘旨》）

半夏三钱　夏枯草三钱。浓煎饮之。

2. 两齐丹（钱松）

人参　熟地各一两　白术五钱　山茱萸三钱　肉桂五分　黄连五分。水煎服。

3. 酸枣仁汤（《金匮要略》）

酸枣仁三钱　甘草　知母各一钱　茯苓　川芎各二钱。水煎服。

4. 酸黄粥（曲月川）

酸枣仁一两　生地黄五钱。共米煮粥食之。

以上各方不效者，可以服用下面这一方。

5. **血府逐瘀汤（《医林改错》）**

当归 红花各三钱 桃仁四钱 枳壳 赤芍各二钱 柴胡一钱 甘草 桔梗 川芎各一钱半 牛膝三钱。水煎服。

（五）梦多

1. **温胆汤（《三因方》）**

半夏 枳实 竹茹各一两 橘皮一两半（去白） 炙甘草四钱 白茯苓七钱。共为粗末，每服七钱，加生姜二片，大枣三枚煎好去滓服。

2. **远志丸（《证治准绳》）**

远志 石菖蒲各五钱 茯神 茯苓 人参 龙齿各一两。共为细末，蜜丸如桐子大，辰砂为衣，每服七十丸，食后临卧用白开水送下。

（六）恐怖

镇心丹（《医学纲目》）

辰砂 龙齿 各等分为末，猪心血为丸如芡实大。每服一丸，另用麦门冬、灯心、白蜜、绿豆各一钱，煎至豆熟为度，临卧时取汤送服。

（七）忧郁

逍遥散（《太平惠民和剂局方》）

柴胡 当归 白芍（炒） 白术 茯苓各一钱 炙甘草五分 薄荷五分 煨姜五分。水煎服。

（八）心动过速

定心汤（张寿甫）

龙眼肉一钱 酸枣仁 山萸肉各五钱 柏子仁四钱 生龙骨 生牡蛎各八钱 生乳香一钱 生没药一钱。水煎服。

（九）呼吸困难

加味甘桔汤（江笔花）

甘草五分 桔梗 川贝 百部 白前 橘红 旋覆花 茯苓各钱半。水煎服。

（十）出汗

1. **牡蛎散（《三因方》）**

牡蛎（煅） 黄芪 麻黄根各一两 浮小麦一百粒。水煎服，治自汗。

2. **柏子仁丸（《普济方》）**

柏子仁霜一两 人参 白术 牡蛎（煅研） 麻黄根 半夏 五味子各一两 麦麸五钱。共为细末，枣肉丸如梧桐子大，每服三十丸。治盗汗。

（十一）恶心

香砂六君子汤（《太平惠民和剂局方》）

人参 白术 茯苓各二钱 甘草 砂仁各一钱 木香五分。水煎服。

（十二）集中力薄弱

1. **朱雀丸（《百一方》）**

沉香半两 茯神二两。共为细末，蜜丸如小豆大，每服三十丸，食后用人参汤送下。

2. 读书丸（《证治准绳》）

石菖蒲　菟丝子　远志各一两　地骨皮二两　生地黄　五味子　川芎各一两。共为细末，薄糊丸如桐子大，每服七十丸临卧白开水送下。

3. 朱珀散（姚佩钦验方）

酸枣仁五钱　茯神三钱　朱砂　血琥珀各钱半　共为细末，分四次，临睡时白开水送下。

（十三）记忆力减退

1. 苁蓉散（《证治准绳》）

肉苁蓉　续断各二钱半　远志　石菖蒲　白茯苓各七钱半。

共为细末，每服二钱，食后温酒调下。治老年健忘。

2. 不忘散（证治准绳）

石菖蒲　白茯苓　茯神　人参各一两二钱半　远志一两七钱半。

共为细末，每服一钱，食后温酒调下。治青年健忘。

3. 大益智散（《证治准绳》）

熟地　人参　白茯苓　肉苁蓉各二两　菟丝子　远志各七钱半　蛇床子二钱半。共为细末，每服一钱，食后米汤调下，日进二次，治心脏衰弱兼健忘。

4. 加味茯苓汤（《世医得效方》）

半夏　陈皮　白茯苓　益智仁　香附　人参各一钱　炙甘草五分　生姜二片　乌梅一枚。水煎服。治健忘并有局灶型肺结核。

（十四）疼痛或麻痹

1. 菖蒲益智丸（《证治准绳》）

石菖蒲　远志　川牛膝　桔梗　人参各三两七钱半　桂心三钱　茯苓一两七钱半　附子一两（炮）。共为细末，炼蜜为丸如梧桐子大，每服三十丸，食前用温酒送下。治神经衰弱患者，身体某部分疼痛。

2. 茯苓川芎汤（《明医指掌》）

赤茯苓　桑白皮各一两　防风　肉桂　麻黄　川芎　芍药　当归　甘草各半两。共为细末，每服一钱，白开水调下。治神经衰弱患者，身体某部分麻痹。

（十五）强迫观念

朱砂丸（楼全善）

砵砂半两（入麝香一分同研）　金箔五片　远志　南星　人参　白附子　白茯苓　酸枣仁各半两。蜜丸如梧桐子大，朱砂为衣，每服三十丸，薄荷汤下，食后临卧服。

（十六）食欲不振

枳实消痞丸（李东垣）

枳实　黄连各五钱　人参　白术　麦芽（炒）　半夏曲　厚朴　茯苓各三钱　甘草（炙）　干姜各二钱。蜜丸二钱大，每服一丸，白开水送下。

（十七）愤怒

治怒方（朱丹溪）

香附末六两　甘草末一两。二味和匀，每早晚用白开水调服二钱。

（十八）**便秘**

润肠丸（李东垣）

归尾　羌活　大黄各五钱　桃仁　大麻仁各一钱。共为细末，蜜为小丸，每服一至二钱，白开水送下。

（十九）**嗜睡**

十四友丸（《证治准绳》）

柏子仁（另研）　远志　酸枣仁（炒香）　紫石英　干熟地黄　当归　白茯苓　茯神　人参　黄芪　阿胶（蛤粉炒）　肉桂　龙齿　辰砂（另研）各二钱半。共为细末蜜丸如梧桐子大，每服三四十丸，食后枣汤送下。

（二十）**阳痿**

阳痿效方（楼全善）

石菖蒲三钱　远志二钱　韭菜子三钱　桑螵蛸　锁阳各四钱　益智一钱　酸枣仁五钱　牡蛎　龙骨各四钱　淫羊藿三钱。共为细末，蜜丸二钱大，每服一丸，淡盐汤送下。

（二十一）**遗精**

1. **大凤髓丹（王海藏）**

黄柏（炒）二两　缩砂一两　甘草半两　半夏　猪苓　茯苓　红莲蕊　益智仁各三钱五分。蜜丸如梧桐子大，每服三十丸。

2. **梦遗效方（王洪绪）**

熟地八两　山药　山茱萸各四两　茯苓　丹皮各三两　龙骨三钱　莲须一两　芡实二两　黄明胶四两（用牡蛎粉炒胶成珠，去牡蛎粉）。蜜为小丸，每服三钱，鹿含草煎汤送服；淡盐汤亦可。

（二十二）**疲劳**

1. **十全大补汤（《太平惠民和剂局方》）**

当归　生地各三钱　白芍二钱　川芎钱半　人参　白术各二钱　甘草一钱　茯苓二钱　黄耆三钱　肉桂二钱。水煎服。

2. **人参养荣丸（《太平惠民和剂局方》）**

人参　白术　炙黄芪　炙甘草　陈皮　桂心　当归各一两　熟地黄　五味子　茯苓各七钱　远志五钱　白芍药一两五钱　生姜一两　大枣一两五钱。共为细末，姜枣煎浓汁泛作小丸，每服三钱，白开水送下。

3. **二丹丸（《证治准绳》）**

天门冬　熟地黄　丹参　丹皮各一两半　白茯苓　麦门冬　甘草各一两　远志　人参各半两　朱砂半两（研极细）。蜜小丸，朱砂为衣，每服五十丸，渐加至一百丸。

六、神经衰弱的针灸疗法

针灸疗法对于高级神经的作用，将在下面肺结核一节里加以阐明。至于能够治疗神经衰弱的道理，以个人不成熟的想法，可能是调整抑制与兴奋的平衡，使神经恢复正常的生理状态。

1. **治疗神经衰弱的有效穴位**

（1）主穴：百会、大椎、陶道、心俞、膏肓、百劳、命门、肺俞、足三里。

（2）配穴：上星、风池、瞳子髎、昆仑、解溪、丰隆、京骨、行间、通里、中极、神门、商丘、大陵、灵道、章门、神藏、大杼、复溜、俞府、阴郄、中脘、通天、少商、陷谷、脾俞、胃俞、肝俞、胆俞、膈俞、肾俞、后溪、大横、腹结、照海、关元、阴谷、内关。

2. 神经衰弱的针灸处方

头痛：上星、风池、瞳子髎、昆仑。

眩晕：解溪、丰隆、风池、京骨。

失眠：行间、通里。

梦多：中极、神门、商丘。

恐怖：大陵、灵道、章门。

忧郁：肝俞、解溪。

心动过速：神藏、心俞。

呼吸困难：大杼、俞府。

出汗：阴郄、复溜。

恶心：中脘、内关。

集中力薄弱：灸百会 3~7 壮。

记忆力减退：上星、通天、心俞、神门、中脘。

疼痛和麻痹：随患处取穴。

强迫观念：少商、陷谷。

食欲不振：脾俞、胃俞。

愤怒：后溪、肝俞、胆俞。

便秘：大横、腹结。

嗜睡：照海、膈俞。

阳痿：中极、关元。

遗精：三阴交、阴谷、肾俞、关元。

疲劳：足三里、膏肓。

3. 使用方法

（1）神经衰弱的通用穴位，可以采用主穴 9 穴，配穴中的 6 个腧穴及关元、神藏等 31 个穴。某种症状较严重时，除了主穴以外，还可以按照处方选穴。

（2）每次选用主穴 2 个，配穴 2 个，反复替换使用，给皮肤肌肉以恢复的机会。穴位可以每次变更，不可以逐渐增加。

（3）用 30 号丝的细钢针轻轻地刺入，行针手法可用回旋术，经过 10 分钟缓缓地拔出针即可。

（4）隔一日行针一次，病人感觉特别疲倦时，休息 3 天再针。

（5）我个人的经验，最快的有人 4 次痊愈；最慢有治疗持续到 3 个月的，并没有副作用。

（6）针灸过程中，初诊时先量体重，一星期以后必有显著的增加。每星期量一次，如果体重突然减少，就应该仔细诊察；睡眠不足，消化不良等都能影响健康。营养神经的变化，促使体重减少，是神经衰弱的一个主要症状。

（7）针灸治疗的同时，可以服用一切相当适应的药物及一般营养食品，并不冲突。

第二章　肺结核

一、肺结核的临床分类

1938 年于莫斯科全苏结核病院代表会议上，通过了新的结核病分类法，1948 年 9 月 25 日于莫斯科全苏结核病大夫代表会上又做了新的修改和补充。这种新分类法是全面的，而且能说明结核病的过程与性质，这个分类法根据下列 4 个原则：

（1）机体的一般反应——代偿程度。

（2）结核病发展之各期。

（3）疾病的性质和范围——以甲、乙、丙来表示。

（4）结核病之类型——根据临床、X 线学和病理解剖归纳成十大类型。

（一）结核病的代偿机能用 A、B、C 来表示

A. 是表示患者有完全代偿能力，病人临床上健康，无中毒症状。

B. 是表示患者机体抵抗力较低，不能完全克服疾病而表示轻度中毒症状，如微热、疲乏、无力，过敏反应增高。

C. 是表示病者中毒症状严重，多是卧床患者。

（二）分期

各型之间互相联系，或混合或为互相转变，常见到个别硬化，钙化再发生典型浸润病变，浸润可走向纤维化、钙化，也可向空洞发展，空洞也可以自行愈合，但此种情况较少。如已形成空洞，而支气管散播，可以成为慢性纤维空洞型肺结核的发源地。也可以成为干酪性肺炎，干酪性肺炎于慢性过程时也可形成肺痨。这说明病变能向好的方面发展，也能向相反方向发展。

（1）浸润期：为新发生的浸润及渗出，或在增殖性或硬化性病变的病灶周围发生病灶周围炎，病变过程恶化时成为爆发病变。X 线片上，看见阴影边缘模糊，病灶边缘与正常肺组织无明显界限，且各个病灶有融合的现象。阴影的致密程度不一定能表现出病变的性质，而应结合它的范围大小来考虑，病变厚度大阴影比较致密。临床上病情呈现恶化，有睡眠不好、发热、盗汗、食欲不振等轻度中毒症状，并有咳嗽、咳痰，叩诊常出现浊音，听诊有小水泡音。

（2）崩溃散播期：病灶之炎症继续进行，渗出并发展至干酪化软化变成空洞，再通过支气管散播产生"晚期浸润"，在 X 线片上可见阴影中心有圆形或不规则边缘不清楚形状之透明影像，周围常有阴影。临床上自觉不适、高热、咯血、体重减轻、痰内有大量结核菌和弹性纤维、血沉加快。浸润的恶化，崩溃形成空洞和通过支气管散播，是表示抵抗力减低和新的恶化过程。

（3）吸收期：病情向好的方面发展，病灶范围缩小，病灶周围炎消失。有些可完全吸收或小到 X 线看不见病灶。X 线片上阴影致密度减低，但边缘更清楚，临床上中毒症状减轻，体温正常或可能有微热，食欲、体重、睡眠均有进步，痰中结核菌有时能呈阴性，血沉正常或稍快。

（4）硬化钙化期：为结核病之结束期，病人已恢复健康，病灶与正常肺组织境界明显，

钙化则出现致密度更高之阴影。

（三）部位与范围

用（分数中）分子代表右肺，分母代表左肺，从第二肋骨前端水平以上为甲野，第二至第四肋骨前端水平以上为乙野，以下为丙野。

另外还要注意结核杆菌之出现与否以 BK（+）代表阳性，阴性则用 BK（-）表示，结核杆菌有时呈阳性，有时呈阴性，则以 BK（±）表示。

（四）结核的类型

必须从 X 线片上来认识病变的性质，但不是说单靠 X 线片来做诊断，而是要收集临床症状、化验、X 线片等各方面材料来决定属于哪一型。

（1）原发综合征（也有称"原发性结核合并症"）：包括原发病灶、淋巴管炎和局部支气管淋巴结变化。在病理解剖与 X 线检查上可分三期：

①原发性病灶周围浸润期：在两肺任何一侧有致密度均匀边缘模糊之阴影，可占据肺的一大叶并向肺门扩展波及整个肺门。

②两极形成期：经过一定时期，病灶先从外围吸收，浸润范围缩小，形成两极病灶，两极间有条状阴影连系，这是淋巴管的周围炎。

③钙化期：两极形成期继续观察，两极炎症减少甚至消失、干酪化病灶钙化，但有时会完全吸收或纤维化，形成小瘢痕。有时在 X 线检查不易发现，在肺门淋巴结中存在有毒力之结核菌会做成复发之内在根源，而钙化也有可能会再燃（但是少见）。有时病灶不发生纤维化和钙化，相反的形成干酪坏死组织，会崩溃形成空洞，据恭氏统计 30% 有这种情形。

原发综合征在成人发生率占 10%~15%，也是分为三期，主要在 X 线上可以看见病变，临床症状上很少有征象。

（2）支气管淋巴结结核：多发生于儿童，成人仅占 10%~15%，常与原发感染淋巴结恶化有关。在原发感染后，病变过程未完全好转，而处于潜伏不活动状态，称潜在性感染。当生物免疫力失去平衡的时候，如患传染病、生活条件降低，则潜伏病灶又再复发。支气管淋巴结结核是儿童结核最初的主要表现，以后可继续蔓延。在 X 线检查上可分两型：

①肿块样淋巴结炎：在病理解剖上可见几块肿大的淋巴结，这是淋巴结内结核肉芽增生和结内结核病灶发生周围炎的结果，在 X 线检查上相当于受染部淋巴结可见弓形阴影凸出于肺部，内侧与纵隔心脏影像混合，干酪病变及钙化时密度更高，好转时会缩小，肿大的淋巴结发现压迫气管现象，可以出现肺不张。

②发炎型淋巴结结核：比较常见。X 线检查可见由肺门向外有增强密度均匀，边缘模糊阴影，内侧与心脏血管及纵隔影像混合，这是支气管淋巴结周围炎的结果，有时可扩展及整个肺叶。

两型均可合并有叶间肋膜炎。成年人支气管淋巴结结核之可能性各学者之意见不一致，但否认成人会患支气管淋巴结结核是不正确的，因临床上我们可以见到，它常单独或并有胸膜炎发生。

（3）急性粟粒型肺结核：儿童较多见，常与新鲜原发感染有关系。肉眼检查可见肺组织有散在性粟粒结节及轻度充血，结核结节分布均匀，有密集或融合，也有散在的、大小一致的小点，不超过帽针头大，上部较密，基底部稀疏，荧光透视上常不能发现，仅见透明度降低，肺野模糊，于散播后 2~3 星期 X 线片上可见两肺有极小的较淡之点状阴影，肺尖较多且较大，往下渐少且较小，亚急性粟粒型结核病灶的大小与分布观察起来更不明显，在未出现点状阴影前可见肺纹理增加，呈网状阴影，以后才出现点状阴影。

急性粟粒型肺结核在临床上分为三型：伤寒型、肺型、脑膜炎型。

①伤寒型：这型粟粒结核的症状很像伤寒病，患者有高度发热，体温可达 40℃以上，全身症状严重，如神志昏迷、谵语、头痛等，舌有厚苔，脾常稍肿而软；但与伤寒不同者为心跳过度（伤寒病有徐脉），同时可有呼吸困难以及发绀现象，白细胞可以稍增多或减少，淋巴细胞减少。

②肺型：这型患者有显著的呼吸系统症状，如咳嗽、吐痰，痰内有时带血，早期即呈呼吸困难及皮肤发绀，检查时肺部无浊音，但可以听到小水泡音，肝、脾可能稍现肿大，白细胞总数可能正常，淋巴细胞少，单核细胞增加，体温可以很高，但早晨稍低，痰内不常发现结核菌。

③脑膜炎型：这型的主要症状是脑膜炎症状，患者常呈强烈头痛、呕吐、头部强直、头向后仰、克匿格征阳性、腰椎穿刺发现脑压增高，脊髓液内白细胞增多，200~400/ 毫升，大部分是淋巴细胞，血糖降低，脊髓液内可以找到结核菌。

预后：这病的预后很坏，如无适当治疗，患者于 1~2 个月内死亡。

（4）亚急性及慢性血行播散型肺结核：和急性粟粒型结核不同，病灶有各种形态。X 线检查，两肺有散在的大小不一致（可与急性粟粒型肺结核相鉴别），因是多次播散，且是慢性进行，故病灶的性状也不一样，有圆的，有椭圆的，或不规则的，大小约与腺泡结节相一致，大小可同时存在。散播之初期，只见肺野发暗、模糊。经数天或数星期，病灶出现，因有病灶周围炎发生，继续发展可崩溃形成薄壁空洞，也可发展成肺痨。临床物理检查，常无发现，开始时像流行性感冒，痰内常找不到细菌及弹力纤维。好转时发生吸收或硬化、纤维化、钙化。

症状：病轻者无何症状，病重者可以有下列 5 类症状：第一类是屡次的菌血症症状；第二类是肺部结核的局部症状；第三类是神经系统的功能障碍；第四类可能有其他器官结核，如胸膜炎、淋巴结节、肾、副睾丸、脑、喉头、肠、骨以及关节等结核；第五类因这型是慢性弥漫性病变，所以常伴有呼吸系统功能不良症状。在每次播散时呈菌血症的象征，如发冷、发热以及其他发热的伴有症状，所以有时临床可以误诊为流行性感冒；在疾病没有播散的时候，症状可以完全不显。

（5）局灶型肺结核（原名"病灶性肺结核"）：多见于肺尖。尤以开始的时候，在一侧或两侧肺尖发现病灶，亦可常见于锁骨下方，病变继续散播时是由上往下发展，故上方病灶较密且较大。病灶多为圆形，椭圆形，或不规则形，密度较高，边缘整齐，可单独存在或比较密集，病变发展很慢，增殖性病灶临床上可无症状，结果多好转，形成纤维化、钙化。但少数有时形成病灶周围炎，也可以干酪化崩溃后而形成空洞，但非常少见。

定义：所谓局灶型肺结核是比较局限的，比较良性的或硬性的病变，多半是无活动性或者活动性不大的病灶，患者亦无症状，大部是由集体 X 线检查所发现。

病原：a. 初次感染所遗留下来的旧病灶。b. 内生性淋巴血行播散灶。c. 外生性重染。

症状：这种肺结核患者常无自觉症状，多半是由集体检查，尤其是由 X 线检查而发现的。这点是很重要的，因为普通的患者以及少数的医师仍旧以为肺结核症是必须有症状的。这种错误的思想必须纠正，因为如果我们要消灭结核，我们必须早期发现结核病，这早期的肺结核常是没有症状的，而只由 X 线检查才找出来的，假如等到有了症状才发现它，那就太晚了。治疗也比较困难。违反了早期诊断，早期治疗，以及预防为主的原则。但有些患者亦可能有不显著的症状，如精神兴奋、睡眠不安、食欲不佳、工作能力降低、疲劳、体重减轻以及轻度发热等现象。

神经系统的机能障碍：此症在未发现前可能无任何症状，最多只有轻度自主神经的机能障碍（已如上述），但在发现以后很多患者呈神经精神症状，如情绪不安、失眠、胸痛等，这都是由大脑皮层受刺激而引起的症状，这种神经系统的机能障碍对结核病是有不良影响的。

X 线检查时，在一侧或两侧肺的上部显示比较限局性的阴影，界限较清楚，密度较深（非典型肺炎的病灶多半是模糊的，界限不清楚），病灶内常有纤维钙化现象，血沉不快，痰与胃液一般无结核菌。

病灶的发展及预后：局灶型肺结核能有 3 种发展的可能性：a. 长时期无改变或呈稳定现象。b. 逐渐痊愈。c. 逐渐扩大而致恶化（大部分是锁骨下病灶）。这 3 种发展的可能性可以由症状、特征、X 线检查、血沉以及痰的检查来帮助我们测定。但是最重要的鉴定方法是屡次观察以及屡次作 X 线检查。

（6）浸润型肺结核：约在（20 世纪）30 年代之初，因常见浸润多发生在锁骨下，故称"锁骨下浸润"，后亦称"早期浸润"。X 线检查和临床上常见到有干酪变性及形成空洞，多发生在锁骨下方或肺尖，也可见于其他部分。

发病原因：a. 旧病复发（即内生性）——劳力过度、营养不良、睡眠不够、精神刺激、妊娠等均能影响身体的抵抗力而致旧病灶再度活动化。b. 重感染（即外生性）——和开放性肺结核病人接触时，可由外界吸入结核菌，引起了体内的变态反应而使旧病灶再度活动化。c. 儿童时期没有受到感染，完全是由外界吸入结核菌而新起的病灶。

症状：得病年龄多半是 20~30 岁。病轻者无显著症状，但多数患者呈急性发热，与流行性感冒相似。其他早期症状为长期微热、心悸、神经过敏、出汗、微咳、咯痰、疲劳等。此外亦有胸痛、痰中带血丝、胃口不佳、闭经以及体重减轻。血沉加速，痰中可有结核菌。

X 线检查可分三类：a. 边缘整齐，崩溃占 10%~15%。b. 散在之数个圆形或卵圆形阴影，崩溃在 50%。c. 云雾状，70%~80% 会崩溃。

病的可能转变：浸润型肺结核可能有各种不同的发展方向，它的发展规律是由身体的免疫力、病灶的大小，以及治疗时效果而定。

①病灶可能完全被吸收——如免疫力强，病灶不大，治疗适当，病灶可以于 3~6 个月内完全吸收，于旧病灶处可能不留痕迹。

②纤维钙化——浸润病灶逐渐缩小，最后遗留下纤维化条状阴影或纤维钙化斑点，这病灶可能永久平静，亦可能经过数年后于身体抵抗力减弱时再发。

③恶化而形成空洞——免疫力弱者，病灶逐渐扩大，而在病灶的中心可以有空洞出现。

④播散——由原病灶其他肺部播散而形成多数小病灶，这播散多由气管传播。

（7）干酪性肺炎与干酪性支气管肺炎：肺有大片高密度阴影，干酪性肺炎经过非常严重，预后多半不良，常是慢性肺结核之最后合并症。病理上浸润占一叶之大部分，全叶或数叶，呈坚硬灰色，肺组织充满结核性渗出物混合有红细胞，干酪化后病变呈黄色，致死之原因多由于身体强烈中毒，可形成很多空洞。干酪性支气管肺炎是散播在肺小叶之干酪病灶，同样能形成很多空洞，X线学上的征象与病理解剖征象一致。

（8）慢性纤维空洞型肺结核：也称慢性肺痨，是由各型之结核发展而来，对慢性纤维空洞型肺结核应这样来认识，即肺结核的病程很早就已经开始了，肺组织病变范围很大，纤维组织增生，空洞的存在是其特征并可有支气管的散播产生新的病灶，继续侵犯肺组织并重复进行。尸体解剖上可同时见到混合出现渗出、浸润、纤维化、钙化和空洞。故应从病理、临床、化验、X线各方面加以注意，并用一系列的X线片子以明了病之过程、散播之部位、范围及病变重叠情况，每次恶化之间隔、互相程序等，空洞周围一定有许多纤维组织及有支气管散播之晚期浸润为慢性纤维空洞型肺结核之特征。

（9）肺硬变：其过程与增殖性病变有关，由纤维组织大量增生而成。这是从病变引起肺组织及支气管、血管周围之结缔组织增殖，大片肺组织为纤维组织所代替，硬变部常有干酪性病灶与空洞，硬变常引起支气管扩张和肺萎缩、胸膜肥厚，同时这些变化也表现在不同程度上（又因结核菌素常作用于其他器官，引起退行性变化或继发性肺病变而死亡）。X线检查，可见单侧或双侧有高密度纤维组织影像，胸膜肥厚，单侧发生时并有气管纵隔之移动，并发有肺气肿，胸廓畸形，并引起心脏病变，患者常可咯血，故可引起吸入性肺炎。

（10）胸膜炎：结核性胸膜炎传染的途径：a.由病灶直接蔓延而累及胸膜。b.由血行播散，胸膜受到感染（这种胸膜炎通常是两侧的，但偶尔也有一侧的）。c.由淋巴道感染。

胸膜炎在临床上可分为4种类型：a.干性胸膜炎。b.渗出性胸膜炎。c.血性胸膜炎。d.化脓性胸膜炎。

二、肺结核的经验疗养法

傅连暲同志曾经把他的肺结核疗养经验写成文章，对于肺结核患者的疗养方面起到很大的作用。现在摘录它的主要部分作为参考：

傅连暲同志说："30年来，对于肺结核的药物治疗和休养方法，我有如下的经验：

第一，我曾长期试用过结核菌素注射，由十万分之一逐渐增加到十分之九，在小心注意之下，没有发生什么严重的副作用。我认为结核菌素对于初期的肺结核，特别是在无热的情况下，是有效的。不过在今天来说，像链霉素等药物对某些结核病，确比结核菌素的效力要好得多，而且很少危险。因此，现在我并不提倡结核菌素。此外如人工气胸术、人工气腹术，我认为如应用得好，有辅助治疗作用，我自己没有经过这些手术治疗，这只是我从别人获得的经验。我相信，将来必然会发明比链霉素功效更好的"灭痨素"，而且由于早期诊断，早期治疗，手术疗法将来可能没有必要。

第二，很多对症疗法，可以减轻痛苦，增加抵抗力，所以也很有效。具体办法和用什么药剂应由有经验的医生根据病人当时的症状来决定，不可一概而论。

第三，设法使睡眠充足和心神安定，对肺结核治疗帮助极大。有很多人问我，用安眠药的利弊到底如何？我的回答是"适当使用，非常有益。"我虽不随便向人介绍安眠药，提倡安眠药，但以我自身体会，安眠药确实在保护我的健康上起了不小的作用。由于工作繁忙，我常患失眠，30 年来，我常常需要求助于安眠药。许多病因用睡眠疗法而生效，在苏联医学上已得到证明，我对此尤为深信。

第四，任何病都不能完全依赖药物治疗，对于肺结核，尤其如此。在许多药物和手术疗法发明之前，一般对结核的治疗是提倡休息、营养、阳光和新鲜空气，今天虽然已经有了不少的特殊疗法，这四项注意仍非常重要。我的经验是：①有发热、咯血、剧烈咳嗽、盗汗等症状时，一定要安静卧床休息，症状消失之后（如食欲良好，体温正常，体重增加，血沉趋于正常，痰中结核菌绝迹，X 线检查病变已停止活动者），可以慢慢起来活动。但活动要适可而止，随身体情况之进步渐渐增加。②在不妨碍胃肠消化及条件许可时要加强营养。③室内要有充足阳光，但不可直接晒太阳。④新鲜空气，绝对必要。

第五，要注意防止其他疾病，哪怕是感冒或者一般的胃肠病也要加以预防，因为虽然是小病也足以使体力减弱，给结核病的活动造成机会。多年来我对于冷热和饮食都非常注意。

第六，养病就如任何一门学问，要有修养。我是病人，我深知养病不可急躁。不要因病状稍有逆转或治疗见效不大而即灰心失望，必须体会摸索，寻找规律。只有把医生的科学指导，变成自己的养病常识和生活习惯，才可以说是得到了秘诀。我又是医生，我深知对待病人，需要耐心，切不可草率从事，轻易定案，而必须仔细调查研究；更不可暴躁从事，病人稍有违抗，即表示不满，而做到循循善诱，体贴入微。医生必须是病人的先生，又是病人的学生，又是病人的朋友。病人要有信心、有耐心，医生更要有信心、有耐心，两者结合起来，就能战胜疾病。换句话说，病人要抱着革命的乐观主义态度，医生要抱着革命的人道主义精神，两者结合起来，才能战胜疾病。

以上，是我的经验。为了说得更明白，我不妨把其中两个最重要的问题再重复说几句：

第一个问题是思想问题。要想得通，想得开。怎样才能想得通，想得开呢？专在个人问题上转小圈子，不把眼光放远，其结果一定是钻牛角尖，想不通，因而自寻苦闷，影响身体。如果真正建立了革命人生观，事事从为人民服务出发，就不会有苦恼，只会有愉快。

第二个问题是休息和工作的问题。休息很重要，但疾病停止之后，就应有适当的劳动，这种适当的劳动对身体不仅无害，反而有益。另一方面在工作中也必须随时争取休息。我认为一个身体弱的人或工作多的人，每天睡午觉是很重要的，睡不着也不要紧，闭上眼睛，静卧半小时到一小时，总会有益处，这是我多年的经验。

有结核病的人一定要相信结核并不可怕，可以治好，我自己就是一个例子。但结核病对人的危害，切不可漠视。要消灭结核病，一定要从预防着手。除去国家的防痨措施之外，个人卫生非常重要。如果每个人都懂得结核传染的道理，每个人都懂得怎样预防结核，结核就自然难以逞其猖狂。做防止结核病的广泛宣传，是医生的应有责任。我自己是不放弃任何机会做这种宣传的。"

三、肺结核的中药疗法

肺结核的十大类型分类法反映出原则上不同而产生了新的临床学，它说明了疾病的发生不是侵犯某一器官，而是整个机体，而且引起各种不同的反应，并由神经系统表现出来。如论肺之疾患时不要忘记它会直接或间接影响整个机体，故要明确的是"不是治疗疾病，而是治疗病人"。中药的"整体疗法"的作用正是合乎这一原则内。

在 3 世纪中医就知道肺病能够传染，晋朝的葛洪称肺病叫"鬼疰"，发明用獭肝治疗的方法。到了 7 世纪唐朝的苏游总结了唐以前的治肺病效方，写了一本书叫《玄感传尸方》，称肺病为"传尸劳"。现在虽然许多的文献早已失传，然而我们在其他医籍里还能看到一些古时候留传下来的药方。

（一）獭肝散（葛洪）

治鬼疰（即肺病传染）初期症状。

獭肝一具，阴干轧末，分为三包，白开水调下，一日三次。不见效时，可以再服。

（二）传尸方

葛洪体会了肺病传染的情况，只能解释作鬼疰的邪祟变动。苏游便有了进一步的认识，主张有一种劳虫，可以直接传染，所以叫作传尸劳，并有许多消灭劳虫的药方。

1. 鳖甲生犀散（《直指方》）

生鳖甲一枚（醋炙黄）　安息香　桃仁　槟榔各半两　虎长牙二枚（醋炙酶）　生犀角　干漆（杵碎炒烟略尽存性）　真降香　阿魏（酒浸研）　广木香　甘遂各三钱　雷丸二钱　穿山甲（取四趾，醋炙焦）　全蝎三个　蚯蚓十条（生研和药）。共轧为细末，每服半两，用药引煎汤调下。

药引处方：

豆豉四十九粒　桃、李、桑、梅小梢（七寸长的）各二茎　生蓝青七叶　青蒿一两　葱头五茎（洗净）石臼内同杵，水煎。

服法：药引煎成一盏，去滓，加入童便一盏，再将药末放入同煎数沸，调麝香一分，在黎明以前温吸，盖被取汗。预备软布一块拭汗，汗后排泄稀粪，以器接取，同汗布烧却或埋掉。

服前药取下劳虫，身体疲倦，可用茯神散增强体力。

2. 茯神散（苏游方）

白茯神　茯苓　人参　远志（去心）　龙骨　肉桂　甘草　陈皮各一两　当归　五味子各一两半　黄芪二两　大枣五十六枚（作引用）　生姜一两六钱（作引用）。

上为细末，分作八服，每早空心，用大枣七枚，生姜二钱煎汤调下，八天服完。

这两个方子，由唐朝以前直到明朝，许多医生不断地在应用着，王肯堂并且写在《证治准绳》书中。300 年来，却很少有人再提到它，在发扬祖国医学的方针下，特地介绍出来，大家共同实验，给肺结核寻找特效的疗法。

（三）十药神书

到了 14 世纪，虽然还不知道所谓"劳虫"就是"结核杆菌"，但是治疗的方法确很进步。在元朝至正五年（1345）姑苏葛可久著的《十药神书》，记载着一套完整的治疗肺病的10 个药方，清初的名医叶天士、陈修园等都曾屡次使用，证明有效。

葛可久阐明了 10 个药方系统的用法：病人咯血咳嗽（开放以后），先服十灰散以止血。如果服后血仍然不止，可用花蕊石散，一定止住。止血以后，病人感觉身体虚弱、精神衰惫，这时用独参汤补虚，令病人熟睡一觉，不要惊动，睡醒时症状能够减去十分之六七了。接着再依照体征，对症下药，体弱，时常发烧，用保真汤；咳嗽日久，用太平丸；咳嗽痰稠壅塞，用消化丸；咳嗽不止，参酌脉症，对于血多、痰多、喘息、热盛、受风或受凉就加重等变化都用保和汤加减治疗。服药的次序，先服保真汤三天，再服保和汤三天，轮番应用。每晚浓煎薄荷水含漱，再调服太平丸一丸，继续嚼化一丸。若是痰在气管壅塞，则先用饴糖在火上烊化丸一百丸服下，再嚼太平丸，仰卧安睡，咳嗽必能止住。日久还有不断地微嗽，可服润肺膏。症状大部消失以后，再服补髓丹自然恢复健康。

1. 甲字十灰散

大蓟　小蓟　荷叶　扁柏叶　茅根　茜草根　山栀　大黄　牡丹皮　棕榈皮各一两。

烧灰存性（不可烧过度，一般的用锅炒焦即可，以存药的化学成分）研极细末。每次用五钱，以白藕汁或萝卜汁磨京墨半茶碗调药饮下。肺结核咳血时，先用此药止血。

2. 乙字花蕊石散

花蕊石一味火煅，存性，研极细末。每服三钱，病重则用五钱，童便一盅炖温，男人加黄酒一半，女人加醋一半，与童便和药服下。服十灰散血不能止，或咯血过多时，再用此药。

3. 丙字独参汤

大人参二两（去崴）　大枣五枚

水煎浓汁，细细呷咽，服下令病人熟睡，醒后症状减轻，精神爽快，再对症酌用别药。止血以后，可用此药以补虚扶弱。

4. 丁字保和汤

知母　贝母　天门冬　款冬花各三钱　天花粉　薏苡仁　杏仁　五味子各二钱　甘草　马兜铃　紫菀　百合　桔梗　阿胶　当归　地黄　紫苏　薄荷　百部各钱半　生姜三片。

水煎，加饴糖一匙，一日三次，食后服。咳嗽日久不止，可用此药和戊字保真汤相间服用。

加减法：

血多，加炒蒲黄、茜根、藕节、大蓟、小蓟、茅根、当归。

痰多，加南星、半夏、陈皮、茯苓、枳实、枳壳。

喘息，加桑白皮、陈皮、莱菔子、葶苈子、苏子。

热盛，加山栀子、黄连、黄芩、黄柏、连翘、大黄、款冬花。

遇风病重，加荆芥、防风、菊花、细辛、香附子、旋覆花。

遇寒病重，加人参、桂枝、芍药、鹿茸。

5. 戊字保真汤

当归　生地黄　白术　黄芪　人参各三钱　赤茯苓　陈皮　赤芍药　甘草　白茯苓　厚朴各钱半　天门冬　麦门冬　白芍药　知母　黄柏　五味子　柴胡　地骨皮　熟地黄各一钱　生姜三片　大枣五枚。

水煎，每日一服，临睡时饮下，与保和汤相间服。结核患者，体弱发烧，可用此药。

加减法：

惊悸，加茯神、远志、柏子仁、酸枣仁。

淋浊，加萆薢、乌药、猪苓、泽泻。

尿涩，加石韦、萹蓄、木通、赤苓。

遗精，加龙骨、牡蛎、莲心、莲须。

躁热，加生石膏、滑石、鳖甲、青蒿。

盗汗，加浮小麦，牡蛎、黄芪、麻黄根。

6. 己字太平丸

天门冬 麦门冬 知母 贝母 款冬花各二两 杏仁 当归 熟地 生地 黄连 阿胶珠各一两五钱 蒲黄 京墨 桔梗 薄荷各一两 白蜜四两 麝香少许。

蜜丸二钱大，一日三服。治咳嗽日久，亦治肺脓疡、肺萎缩。

7. 庚字沉香消化丸

青礞石 明矾 猪牙皂角 生南星 生半夏 白茯苓 陈皮各二两 枳壳 枳实各一两五钱 黄芩 薄荷叶各一两 沉香五钱。

共为细末，姜汁浸神曲为丸如梧桐子大，每服一百丸，每夜临睡前，饴糖拌吞嚼，再嚼化太平丸。咳嗽有热痰壅塞气管时，可吃这药。

8. 辛字润肺膏

羊肺一具 杏仁（净研） 柿霜 真酥各一两。

白蜜二两 天花粉一两（轧细）。

先将羊肺洗净，再将五味药加水搅黏，灌进羊肺里面，白水煮熟，随便吃。和前七种药相间服用更有效。治久嗽、肺燥、肺痿。

9. 壬字白凤膏

黑嘴白鸭一只 大枣二斤 平胃散半斤 陈黄酒一瓶。

先将鸭颈割开，滴血半杯，加入温酒半杯饮下。然后将鸭毛褪净，在肋边开一孔，取出肠胃等杂物，洗净；将大枣破开去核填满平胃散再合在一起，装进鸭腹，用麻线扎好，放砂锅里，用陈酒代水，慢火煮熟，取出大枣阴干。每天随意取枣细嚼，用参汤送下，最后吃补髓丹，以恢复健康。

咯血、咳嗽、发热、结核病吸收期身体虚弱，都可服用。

10. 癸字补髓丹

久痨虚惫，髓干精竭，血枯气少，服前药以后接服此药。

雄猪脊髓 羊脊髓各一条 鳖鱼一个 乌鸡一只。

去骨取肉，用砂锅以黄酒煮熟，石臼内捣烂，再用：

大山药五条 莲肉八两 大枣百个（去核） 柿饼一个（去蒂）。

用井水放砂锅中煮烂，与猪髓、鸡肉等合在一起，用慢火熬。再用明胶四两，黄蜡五两逐渐添下，以箸搅匀成膏。用膏调和平胃散末（平胃散方见慢性胃肠炎）、四君子汤末（四君子即参、术、苓、草），知母、黄檗末各一两，如果太干，可加熟蜜。然后放在青石上，以木槌打如泥状，做成丸如梧桐子大。

每次服一百丸，不拘时候，用枣汤送下。

（四）古 方

1. 蛤蚧汤（《证治准绳》）

蛤蚧（酒浸酥炙）　知母　贝母　鹿角胶（炙令燥）　枇杷叶（去毛炙）　葛根　桑白皮（炙）　人参　甘草　杏仁（炒）各一两。

共为粗末，每服三钱，水煎去滓温服。治浸润性肺结核。

2. 冷庐药方（陆定圃）

玉竹　川石斛各三钱　杏仁　生扁豆　沙参各二钱　茯神三钱。

水煎服。结核病咳嗽日久不愈，可以服用。

3. 止嗽补虚方（王肯堂）

牛脊髓一条　白蜜八两　杏仁四两（研如泥）　山药四两（为末）　胡桃仁四两（研如泥）。

先将牛脊髓同白蜜用砂锅煮沸，滤过去滓，装在瓷瓶里，加以杏仁等三味药，搅匀，封固瓶口，再重温锅内煮二小时。每早取一匙，白开水调下。

治局灶型肺结核及肺结核恢复期身体虚弱而咳嗽者。

4. 痨瘵散（血证论）

干漆　明雄黄　川椒　楝根白皮　白颈蚯蚓　升麻　郁金各五钱。

共为细末。黎明时用白开水服下三钱，或吐或泻，不必再用；如不见吐泻，可以再吃一服。本方在肺结核开放以后，可以杀灭结核杆菌。吐泻以后，身体虚弱，用琼玉膏。

5. 琼玉膏（朱丹溪）

生地汁一斤　白蜜一斤　人参八两　茯苓十二两。

生地汁、白蜜放瓷瓶里，人参、茯苓为末，调和均匀，严密封固瓶口，放水中煮二小时。每日三次，取一匙用白开水服下。

6. 月华丸（古验方）

天门冬　麦门冬　生地各三钱　山药二钱　百部　川贝母各三钱　茯苓五钱　白菊花二钱　沙参　阿胶各三钱　三七二钱　桑叶三钱　獭肝一具。

蜜为小丸，每服二钱，一日二次。治肺结核有效。

7. 遣痛汤（钱松）

白芍二两　柴胡　甘草　广木香末　乳香末各一钱　白芥子二钱　桃仁一钱　生地二钱　枳壳三分。

水煎服，治干性胸膜炎。

8. 十枣汤（《金匮要略》）

芫花　甘遂　大戟各等量。

共为极细末。每服一至二钱，用大枣十枚煎浓汁送下。渗出性胸膜炎、身体壮盛的可用。

9. 木防己汤（《金匮要略》）

木防己　桂枝各五钱　人参六钱　生石膏一两。

水煎服。渗出性胸膜炎、身体虚弱的可用。如果不见效，可以去生石膏，加茯苓、芒硝各三钱。

10. **血府逐瘀汤（《医林改错》）**

当归　桃仁各三钱　红花　枳壳各二钱　赤芍钱半　柴胡　甘草各一钱　桔梗　川芎各钱半　牛膝二钱。

水煎服。治血性胸膜炎。

11. **犀黄丸（全生集）**

乳香末　没药末各一两　麝香钱半　犀牛黄三分。

用黄米饭一两捣烂，加入药末为小丸如萝卜子大，晒干，忌用火烘。每服二钱，临睡时热陈酒送下（本书中所用的酒，都是黄酒）。治化脓性胸膜炎、结核性脓胸。

（五）今方

1. **黄芪膏（张寿甫）**

生黄芪　生石膏　鲜茅根各四钱　粉草末二钱　生山药末三钱　蜂蜜一两（如无鲜茅根，可用干茅根二钱）。

先煎黄芪、生石膏、茅根十余沸去滓，取汁两杯，调入粉草末、山药末，不住手地用箸搅，防止沉淀；再加蜂蜜煎微沸。一日内，分三次温服。这是一天的量，病重或病程过久，可以服用一个月。治局灶型肺结核，稍受风寒就发生咳嗽、喘息或胸痛。

2. **清金解毒汤（张寿甫）**

生乳香　生没药　甘草　生黄芪　元参　沙参各三钱　牛蒡三钱（炒）　贝母　知母各三钱。

水煎，分为两杯，每杯调生三七末三钱，早晚两次。对浸润型肺结核，病灶再度活动化可用。如果痰有臭味，或吐脓样痰时，去黄芪加金银花五钱。

3. **安肺宁嗽丸（张寿甫）**

嫩桑叶　儿茶　硼砂　苏子　甘草各一两。

蜜丸二钱大，早晚每服一丸，白开水送下。浸润型肺结核吸收期可服。

4. **苏联民间验方**

龙爪菊（又名鹿角掌）一叶　紫草头一个　胡萝卜一根。

（没有紫草头，可用糖萝卜代替）先将龙爪菊叶折成小块，煎水一茶杯，然后将紫草头、胡萝卜用石臼捣烂，拧汁调入杯中饮下。每天一次，以一个月为度。治局灶型肺结核，或浸润型肺结核初期。

5. **祖国民间验方**

桑白皮　天门冬　生地　熟地　阿胶　麦门冬　红花　川贝　知母　甘草　白芍　白芷　杏仁各二钱。

用鸡蛋三个，同药煮熟，去蛋壳，将蛋用木签刺数十孔，放进已煎好去滓的药汤中再煮一沸；先吃蛋，后吃药。每天一次，可以多吃。

本方对局灶型肺结核有症状时可用。

但用这个药方有一缺点，就是吃过几天之后，见了鸡蛋就不爱吃了，因为微有药味的关系。补救的方法，煎好汤药去滓，将生鸡蛋弄破搅入碗里同吃，能够容易吃一些。除局灶型肺结核有症状时可用，其他如浸润型肺结核也可用，但效果不大。

四、肺结核的针灸疗法

1. 针灸疗法的科学根据

巴甫洛夫根据许多的实验材料，得出如下的结论：每一器官都受其下列三种神经支配。

（1）机能的神经——唤起或停止某一器官的机能活动的（如肌肉收缩、腺体分泌）。

（2）血管神经——掌管体内化学物质分配的粗浅调节（包括废物之排泄）。

（3）营养神经——根据完整机体的需要，决定组织化学物质的再生、分解和性质，最后决定血液中带来的化学物质的精确用量。

巴甫洛夫主张支配器官组织的营养神经，一般来讲有两种，互呈对立性作用。一种能提高组织之生活机能，叫阳性营养神经；一种能减低组织之生活机能，则叫阴性营养神经。营养障碍乃是基于向中神经感受器受刺激引起来的阴性营养反射，即阴性营养神经之活动占优势的结果。动物长时间饥饿后，全身许多器官之重量均显著减少，惟心脏之重量减少的甚轻微，这又说明心脏阳性营养神经的活动是占优势的。由于病的刺激的强弱不同，所引起的阴性营养反射其强弱程度亦不同。弱刺激引起的营养障碍轻微，发生甚缓慢；强刺激则可引起严重神经营养障碍，其发生也比较迅速。

营养不良过程是阴性营养神经作用的结果，是阳性营养反射和阴性营养反射斗争的结果。营养不良过程是神经反射，其发生及经过都比较缓慢，营养不良不仅能引起组织机能的改变，也能引起结构上的改变。营养不良是许多病理过程的主要表现。

施行针灸，尤其是针刺时通过组织，所接触的部分有皮肤、软部组织、神经或血管；皮肤占感觉器官最重要的地位，能把它所受到的刺激，马上通过向中知觉神经，经大脑皮层反射到内脏。由于局限性的治疗作用，更能调节自主神经相互间的机能，进而惹起全身性的机能促进作用，能使阴性营养反射变成阳性营养反射，消除营养不良的障碍，恢复身体的健康（据个人临床的体会，可能是这种道理。如果错误，希望读者同志多加指正）。

2. 针灸疗法应用的穴位

（1）治疗肺结核的有效穴位：大椎、陶道、俞府、膏肓、期门、大杼、百劳、中极、神门、行间、心俞、太冲、阴郄、中脘、曲池、足三里、三阴交。

（2）针灸的有效处方：

情绪不安：神门。

失眠：行间。

心悸：心俞。

神经过敏：太冲。

出汗：阴郄。

长期微热：曲池。

食欲不振：中脘、足三里。

咯痰：俞府。

疲劳：膏肓。

胸痛：期门、大杼。

痰中带血丝：百劳。

闭经：中极、三阴交。

增加体力：大椎、陶道为主穴，膏肓、心俞为配穴。曲池、足三里亦可。

3. 使用方法

（1）肺结核患者的施行针灸时间，应隔三天一次，以免术后疲倦。一概采取卧位，预防晕针。置针时间最好为5分钟，以30号丝的钢针，不用手法，每次不可超过4穴。青年患者应该用针，老年患者有时可以用灸。

（2）譬如第一次是增强体力，则第二次可以根据症状的重点对症选穴，第三次是增强体力的又一处方，第四次则治疗症状，这样反复使用，给针灸部位的组织以修复机会。

（3）增强体力共有3个处方，一是大椎、膏肓；二是陶道、心俞；三是曲池、足三里；可以交替着利用。

（4）许多症状，不一定全有，并且也有轻有重，有什么症状用什么处方；应该先治重的症状，后治轻的症状。

（5）针灸以后的效果，除了减轻或消灭症状以外，一般的应该逐渐产生睡眠良好、食欲旺盛、精神愉快、面色红润、大便通畅、体重增加等现象。假如针灸用过10次（需要一个月），毫不生效，即可停止。

（6）根据"巴甫洛夫学说"，人和动物的神经型各个不同。神经型有3个本质，就是力、稳健性和灵活性，它与神经系统的两个基本活动过程——兴奋和抑制，有着密切的联系，根据这3种本质，将人和动物的神经型分成4类：

①第一类型：力是强的，即兴奋和抑制均强；稳健的，即兴奋和抑制相平衡，灵活的，即兴奋和抑制的变化很快。

②第二类型：力是强的，但不稳健，即兴奋与抑制不平衡。

③第三类型：力是强的，但灵活性不好，即兴奋与抑制变化很慢。

④第四类型：力是弱的，也不稳健，也不灵活。

这是人和动物共有的，动物属于第一类型者，容易建立条件反射。例如：一个人工作很好，但不易入睡，熟睡以后，又不易醒，这是属于第三型。一个人睡眠很好，工作也很好，这是属于第一型。另外有些人工作很容易累，睡眠不好，属于第四型。

巴甫洛夫及其学生指出，人的神经型不是生下来便有，而是后天环境的影响和教育培养成的，同时也是可能改变的（例如一个人非常健康，神经型属于第一类，但以后头部受了伤，又患了伤寒和痢疾，便可能变成第四型，以后就可能得结核病，反之本来是属第四型的人，也可能变成第一型）。

针灸疗法是通过力，而产生稳健和灵活两种作用。由于神经型的不同，针灸所得的影响也有差异（例如第一型的，容易生效。第二型的，容易生效或不容易生效。第三型的，生效很慢，但生效后容易巩固下去。第四型的，不容易生效），所以用针灸疗法必须有信心、有耐力，医生和病人都要坚持进行，最少以一个月（10次）为限度。不可存着试验的心理，治一阶段又停一阶段。

（7）针灸疗法，可以同时兼用其他药物，并不冲突。

（8）在门诊治疗，必须另备肺病处置室，工作人员的专用隔离衣、帽子、加厚口罩，治疗以后彻底洗手，以免传染其他患者。

第三章　风湿性多发性关节炎

一、风湿病关节病的分类

1951 年 2 月，苏联抗风湿病委员会所制定的关节病分类及其关节病名称记载于下：

第一类，传染性关节炎，关节周围炎：

1. 风湿性多发性关节炎

2. 已知病因的传染性关节炎

（1）结核性的：a. 滑膜炎。b. 关节炎。c. 变态反应性多发性关节炎。

（2）淋菌性的：a. 转移性单发性关节炎。b. 变态反应性多发性关节炎。

（3）梅毒性的：a. 关节炎。b. 变态反应性多发性关节炎。

（4）败血性的：a. 关节炎，脓毒败血性多发性关节炎（迁徙性）。b. 变态反应性多发性关节炎。

（5）波状热性关节炎，关节周围炎。

（6）痢疾性关节炎，多发性关节炎。

（7）急性感染（猩红热、流感、肺炎、伤寒及副伤寒病、麻疹等）所致关节炎。

3. 未知病因的与非特异性病灶感染有关的传染性关节炎

（1）病灶已阐明的如扁桃体（扁桃体性）、牙齿、泌尿生殖器、胆囊等病灶以及外伤性感染。

（2）病灶未阐明的（其中也包括小孩的传染性关节炎）。

第二类，营养不良性（非传染性）关节炎：

（1）体力过劳，受凉，四肢被迫姿态等时的良性的（所谓职业性）关节炎，这与工作和日常生活的卫生条件不良有关。

（2）畸形性慢性骨关节炎（关节病，椎关节病）。

（3）非败血性软骨下坏死，即骨软骨病。

（4）神经血管疾病时的关节病变。

（5）神经系统疾病（脊髓空洞病、脊髓痨）及创伤时的关节病变。

（6）代谢障碍，中毒和维生素缺乏的关节病：a. 痛风性关节炎。b. 变形性骨关节病。c. 坏血病性关节炎。

（7）内分泌病时的关节炎：a. 甲状腺中毒性关节炎。b. 卵巢激素中毒性关节炎。

第三类，外伤性关节炎：

（1）关节的开通性外伤时的关节炎。

（2）关节的闭锁性外伤时的关节炎。

（3）反复轻度外伤时的关节炎。

第四类，稀少型的关节病：

（1）血清病时的关节病。

（2）间歇性关节水肿。

（3）牛皮癣性关节病。

（4）出血性素质时的关节炎（血友病性关节炎）。

（5）关节的软骨瘤病。

根据以上分类，能够了解到关节病的新分类法。本章所述的风湿性多发性关节炎属于第一类、第一种。其他虽然和风湿性关节炎没有直接关系，然而为了更精确地认识这一疾病，苏联关节病分类及其关节病名称表，在鉴别诊断上极有价值，所以也是很值得重视的学习材料之一。

二、关节疾病在内科临床上的意义

关节部分被供给的血液很少，当运动或做复杂工作时它比骨骼遭受静力及动力的创伤机会为多，除皮肤和浆膜之外，关节的滑膜以及关节周围器官对毒素及变态反应的作用易起反应，并且传染时它们就会发生病变，同时还可能引起关节运动障碍。

关节疾病容易出现疼痛、肿胀和关节变形，在急性期是因为关节内渗出和关节周围组织浸润的结果，在末期是因为关节囊增殖及肥厚、增生的结果。

长期罹患时常常能发生骨质疏松和软骨及肌肉萎缩，显然这是由于机能丧失及神经营养作用障碍的缘故。在急性期关节不能活动常与肌肉挛缩有关，在末期则与关节腔生成肉芽瘢痕组织或与软骨萎缩后骨黏着等有关。

一般主要利用望诊和触诊的方法检查关节。X 线检查能确定以下各点：

（1）根据关节裂隙的狭窄能确定软骨萎缩的程度。

（2）根据骨端的离开程度能确定渗出液蓄积的程度，这点一般临床检查也能发现。

（3）能确定有无骨质疏松及其程度和性状。

（4）能确定骨赘突起等的骨缘增殖和韧带装置骨化。

（5）能确定骨表面有无腐蚀以及其他特殊的骨变化，如坏死、转移灶及其他变化等。

三、风湿性多发性关节炎

病因：多发性关节炎通常产生于风湿性（链球菌性）咽颊炎、猩红热、丹毒和其他感染之后或者发生于某种其他神经毒素作用（手术、外伤、过劳等）之后，往往与寒冷也有关。

风湿病是由于病变关节方面向脑皮质内发出病理性信号的结果，而皮质内脏相关作用发生了变化。

阿·得·斯别兰斯基认为风湿病是由于中枢神经细胞毒素蓄积所致的典型的神经营养性疾病。

从临床观察上也证明了自主神经与内分泌病变对于风湿病的复杂的发病原理上有很重要的作用。在风湿病的时候，临床上能观察到经常有末梢循环障碍，特别是毛细血管网的状态，皮肤温度的变化和其他特性等都指出了这点。过去学者曾指出对于风湿病的病变与甲状腺有关，而近年来一般认为脑下垂体、肾上腺系统亦可能有关。

症状：一般是于咽颊炎或其他原因之后经过 1~2 周的轻快期，而后发生真性的关节侵袭，其特点为多发性，关节病变常常是对称性游走性，多数是侵犯膝关节、腕关节、足关节以及肩关节等，但也往往侵犯胸锁关节和颌关节。每个关节可能只罹患数小时或数日，但经过 1~2 周，每个关节又能重新发生病变。

在无心脏损害的急性关节炎发作时，患者也不能动，卧在床上，患者主诉关节疼痛、食欲丧失、高热和多汗。关节周围组织疼痛尤甚，因而致使不能进行微小的活动。甚至床的轻度震动和被子的接触都能增强患者痛苦。夜间疼痛增剧因而妨碍患者睡眠。关节肿胀、潮红和发热，腕关节、膝关节和足关节尤为明显。整天整夜，甚至不服药物也能大量地出汗，这是本病的最大的特点。无有显著的心脏炎和其他脏器病变时，一般仅有心动过缓。白细胞数及白细胞分类正常，虽然血沉很快，一般无有核左方移动，而于血浆中球蛋白及纤维蛋白原增加。

经过、并发症和临床型：一般发病急剧，有显著的关节症状和高热是其特点。这样急剧发病的症例经过迅速，1~2 周临床上完全恢复健康。逐渐缓慢发病的症例多倾向于顽固性，其经过，一进一退能持续 2~4 个月之久，并且同一的关节能反复地发生炎症或者一两个关节的病变长期不愈，甚至能够起顽固性的变化。不规则型高热，常常有复发性恶化，呈波状形，一般超过 39℃。

风湿病患者特别在年老人，其关节变化往往是趋于慢性的。风湿性脊椎关节炎每每呈这样的经过。

风湿病发作时除关节及心脏受侵害外，最经常侵犯皮肤、腱膜、浆膜、肝脏、肾脏以及神经系统等。皮肤方面常出现瘀斑和红斑性发疹。周身症状有结节性红斑多在胫骨前面，有时遍及肘部附近和躯体上，呈现轻微疼痛，有时发痒，皮下组织突出的结节类似打伤后的青痕，特别是少女尤为多见（以上摘录自苏联最新高等医校教材，他列耶夫教授所著《内科学》，中国医科大学译本）。

关节炎如系重症，患者的关节概见膨大而肥厚，使之运动时，可见动作的范围显著减少，且伴有疼痛；又往往听得、按得格格之声，即捻发音，病人亦自知觉；盖因关节的两面极为粗糙不平，互相摩擦而起。本病有初起旺盛之渗出现象（渗出型），而后变为干性者；有自始即呈干性者，倘系干性型，关节的肿大很是轻微，但疼痛、捻发音及运动能力之阻碍则明显发生。如果系渗出型，则关节内产生大量渗出液，自将引起关节的高度肿大，特别是膝关节最显著。其渗出液可暂时吸收，但嗣后仍将复现，并且可能加强。

病势逐渐进展，至一定时期，难免引起剧烈的关节变形，不容易恢复旧观。

关节炎的患者，在气候变化降雨降雪的前夕，一定感觉周身关节（尤其是患部）发生酸痛，这是气压和风速的关系。每当天气寒冷的时候，也往往加重。

预后：慢性关节风湿病的经过极为缓慢，全程常亘于数年，甚或数十年，其间可出现暂时的轻快，状如痊愈；但以后不免时时再发，而酿成关节变形。如果关节膜变化较轻，而早期施行合理疗法时，亦有的获得痊愈。

凡病人身体强壮，营养丰富的，预后概较良好。本病并不危害生命，仅在比较沉重的时候，全身状态衰弱，抵抗力降低，可能深深受到并发症的影响。

关节炎虽然引起死亡的特别少，但是能显著地限制劳动力。

预防：

（1）遵守卫生总则和合理的体力劳动，均调膳食。

（2）皮肤、衣服及住宅保持卫生，适合气候条件。

（3）早期根治急性感染，以便防止转为慢性关节炎。

（4）改善潮湿环境，尤其是注意不使关节受凉。

疗养：

（1）一般是卫生保护强壮的生活方式，住宅必须是日光充足，空气新鲜，温度适宜；必要时宜迁居于温暖的地方。

（2）绝对保持安静（严重时），患部宜经常温暖，最好在关节部用兽皮包裹，走路要慢，避免剧烈运动。

鉴别诊断：为了鉴别各种不同的关节炎，应当做到以下几点：

（1）详尽地探讨既往经历（劳动条件，曾用何药治疗等）。

（2）关节病变的特性。

（3）同时有其他器官病变及其经过特点。

（4）必要时做血常规检查。

四、祖国医学对风湿病的认识

《素问·痹论》："风寒湿三气杂至，合而为痹也。其风气胜者为行痹，寒气胜者为痛痹，湿气胜者为著痹也。"在2000多年以前，称这种病为"痹"，并且肯定是由于受到风寒湿的侵袭而发生。行痹游走不定，即指多发性关节炎；痛痹即指关节炎的发作剧烈时期；著痹固定在某一关节，即单发性关节炎，并且含有麻木的现象。

又说："肾痹者，善胀，尻以代踵，脊以代头。"风湿病最严重的人，头低垂着不能仰视，胸椎露在上面，所谓脊以代头；不能行走，只好坐着以两手支持身体将臀部慢慢移动，所谓尻以代踵。

又描述病情说："凡痹之类，逢寒则急，逢热则纵。"风湿病怕寒冷温热是唯一的特点。

1000多年以前，宋朝陈无择著的《三因方》云："三气袭人经络，入于骨则重而不举，入于脉则血凝不流，入于筋则屈而不伸，入于肉则不仁，入于皮则寒久不已。"对于痹病有了比较细致的分析。

300多年以前，明朝王肯堂著《证治准绳》叙述多发性关节炎的症状很是恰当，他云："两手十指，一指疼了一指疼，疼后又肿，骨头里痛。膝痛，左膝痛了右膝痛。发时多则五日，少则三日。昼轻夜重，痛时觉热，行则痛轻，肿却重。"

以上不过是许多材料表里的点滴，总之，祖国医学遗产中对风湿病的原因既有明确认识，对临床症状又有细微的体会，对治疗方法更具有丰富的经验。

五、风湿性多发性关节炎的中药疗法

（一）通用药方

1. 加味五痹汤（证治准绳）

人参 茯苓 当归 白芍药 川芎各一钱 五味子十五粒 白术一钱 细辛七分 甘草五分 生姜一片。

水二盅，煎八分，食远服。治风湿性关节炎及合并症。

合并症加味法：

腰胁牵引性痛，睡卧不安，多饮而尿频数，名为"肝痹"，加酸枣仁三钱，柴胡一钱。

食少，呼吸困难，心跳不得眠，名为"心痹"，加远志、茯神、麦门冬各二钱，犀角一钱。

四肢懈惰，气上溢呕沫，不思饮食，名为"脾痹"，加厚朴一钱，枳实八分，砂仁五分，神曲一钱。

烦满、喘息、呕吐、咳嗽，名为"肺痹"，加半夏一钱，紫菀一钱，杏仁一钱，麻黄一钱。

小腹冷痛，足软，腰酸，时或遗浊，名为"肾痹"，加独活一钱，官桂八分，杜仲、牛膝各钱半，黄芪三钱，萆薢一钱。

2.上中下三部通用方（朱丹溪）

黄柏　苍术　天南星各二钱　防己　桃仁　龙胆草　白芷　川芎　神曲各一钱　桂枝　威灵仙　红花　羌活各一钱　生姜二片　大枣三枚　水煎服。

3.身痛逐瘀汤（《医林改错》）

秦艽　羌活　香附各一钱　川芎　甘草　没药　五灵脂　牛膝各二钱　桃仁三钱　红花二钱　当归三钱　地龙二钱。

水煎服。如微热，加苍术、黄柏各一钱。虚弱，加黄芪一两至二两。

4.追风透骨丹（孙思邈）

川芎　赤小豆　香附　羌活　川乌　赤芍　麻黄　细辛　首乌　南星　白芷　地龙　甘草　当归各一两　白术　天麻　防风　桂枝　甘松　茯苓　秦艽　没药　乳香各五钱　朱砂八钱（另研）。

蜜丸二钱重，朱砂为衣，早晚各服一丸，白开水送下。如用此药，必须多服常服，才有著效。

5.健步虎潜丸（朱丹溪）

龟板　黄柏各四两　知母　熟地各二两　牛膝三两半　白芍一两半　锁阳　虎胫骨各一两　当归一两　陈皮七钱半　干姜五钱。

共为细末，羯羊肉二斤，酒煮捣膏为丸如梧桐子大；或用酒煮米糊为丸亦可。每服二钱，空腹时淡盐汤送下，身体衰弱的风湿病人宜服。

6.虎骨酒（许叔微）

虎胫骨二两　萆薢　淫羊藿　薏苡仁　牛膝　熟地黄各二两　高粱酒三十斤。

将诸药细剉，装入生绢袋内，浸酒中，瓷罈存贮，封口。饮取药酒一杯，复入高粱酒一杯，可服一百天。老年的风湿病人可用。

（今注：上述虎骨均应用狗骨代替，以下亦如此。）

（二）局部药方

1.腰疼

（1）立安散（《证治准绳》）

杜仲（炒）　橘核（炒取仁）。

等分为末，每服二钱，不拘时用盐酒调服。

（2）摩腰膏（朱丹溪）

附子尖　乌头尖　南星各二钱半　朱砂　雄黄　樟脑　丁香各一钱半　干姜一钱　麝香五分。

蜜丸如龙眼大，每用一丸，以生姜汁化开如厚粥状，火上烘热，放在掌上，按摩腰痛处，如药已经都贴腰上，即用柔软布烘热缠腰。有火热感觉，疼痛立止。每隔二日用一丸。治老人腰痛，兼治妇人白带。

（3）独活寄生汤（《卫生宝鉴》）

独活　桑寄生　杜仲（炒）　牛膝　细辛　秦艽　茯苓　桂心　防风　川芎　人参各一钱半　甘草　当归　芍药　干地黄各一钱　生姜五片。

水煎服。

（4）张走马家飞步丸（《证治准绳》）

乳香一两（另研）　白芍药　川乌　草乌　白胶香　木鳖子（取肉研去油）各二两。

共为细末，用赤小豆末煮糊为丸如梧子大，每服十五丸，木瓜汤送下。治腰背痛及手足疼痛挛缩不伸。

2. 肩背痛

（1）加减当归饮子（《赤水玄珠》）

当归　防风　柴胡　生地黄　大黄各一两半　芍药　黄芩　人参各一两　黄连五钱　滑石六两　甘草一两三钱。

共为粗末，每服六七钱，水煎去滓服。治肩背痛。

（2）治背痛方（《证治准绳》）

姜黄四两　炙甘草　羌活　白术各一两。

每服一两，水煎。

3. 臂痛

舒经汤（《证治准绳》）

片姜黄　赤芍药　海桐皮　当归　白术各钱半　羌活　炙甘草各一钱　生姜三片。

水煎服，临饮时调入沉香末一分。

4. 身体痛

当归拈痛汤（李东垣）

羌活　炙甘草　黄芩　茵陈各二钱　人参　苦参　升麻　葛根　苍术　当归身各二钱　白术钱半　泽泻　猪苓　防风　知母各三钱。

水煎，不拘时服。治遍身关节疼痛，手足肿痛难忍。

5. 腿痛

巴戟天汤（《证治准绳》）

巴戟天三两　附子　五加皮各二两　牛膝　石斛　炙甘草　草薢各一两半　白茯苓　防风各一两七钱半。

剉如麻豆大，每服五钱，加生姜三片，水煎去滓服。

6. 行痹

多发性关节炎，痛处无定，叫作行痹。

（1）仙灵脾散（《证治准绳》）

仙灵脾　威灵仙　川芎　苍耳子　桂心各一两为细末，每服一钱，温酒调，不拘时服。

（2）风走注疼痛方（《证治准绳》）

地龙一两　麝香二钱半。

共为细末，每服一钱，以温酒调下，不拘时服。

7. 痛痹

活血应痛丸（《卫生宝鉴》）

狗脊（去毛）六两　苍术十两　香附（炒）十二两　陈皮九两　没药一两二钱　威灵仙三两　草乌（炮）二两五钱。

共为细末，酒煮面糊为丸，如桐子大，每服十五丸，温酒送下，热汤亦可。治关节炎疼痛不可忍者。

8. 着痹

蔓荆宝丸（奇效方）

蔓荆宝七钱五分　枳壳　蒺藜子　白附子（炮）　桔梗　羌活　防风各半两。

共为细末，以皂荚半斤，剉碎，用新汲水浸一宿，以熟绢滤去滓，入面少许，同煎成膏和药如梧桐子大，每服二十丸，白开水送下。治关节炎由疼痛变为麻木。

9. 其他变化

（1）鹤膝风方（《医学纲目》）

防风　牛膝　当归　虎骨（酥炙）一两　枸杞二两半　羌活　独活　败龟板　秦艽　萆薢　松节　蚕沙各一两　茄根二两　苍术四两。

将上药酒浸七日后饮之；或酒糊为小丸，每服一钱。治关节炎，膝关节肿大，膝以下枯细，名"鹤膝风"。

（2）薏苡仁汤（《千金方》）

白蔹　薏苡仁　芍药　桂心　酸枣仁　干姜　牛膝　甘草各一钱　附子八分。

水煎服，临饮时加黄酒一盏。治关节拘挛，不可屈伸。

（三）验方、秘方

1. 内服药

（1）龙马自来丹（《医林改错》）

马钱子八两　地龙八条。

用香油一斤，入锅内熬滚，将马钱子刮去毛皮，用油煎至微有响爆之声，拿一个用刀切两段，看其内以紫红色为度。研成细末，加地龙末，面糊为丸绿豆大，每服吃三四分，临卧时盐水送服（注意：马钱子必须煎成紫红色，每次亦不可多吃）。

（2）风湿药酒（孙允中验方）

当归　鹤筋　川乌　草乌各一两。

用高粱酒二斤，浸药七天，即可饮用。每次一盏。吃一盏，加入酒一盏，可用一个月。此方成本低廉，效果极大，很值得推广。

（3）风湿和合丸（彭静山秘方）

①发表丸：

茅术（炒）四两　木耳一斤（醋炒）　川乌一两（炮）　杜仲二两（炒）　神曲五钱（炒）　升麻一两　牛膝一两。

共为极细末，面糊为小丸。

②舒筋丸：

茅术（炒）四两　木耳一斤（醋炒）　川乌一两（泡）　杜仲二两（炒）　牛膝一

两　乳香五钱　没药五钱。

共为极细末，面糊为小丸。

服法：风湿性多发性关节炎，用其他药无效时可以服用；初起就用，效力更大。先用发表丸，每日早晚各服二钱，白开水送下。至半月前后，有时疼痛更甚，或不疼处亦疼，这是药的作用，且莫惊疑，不可间断，直吃到不疼时为止；如果间断一日，前功尽弃，所以服这药必须有信心，有耐心，坚持两个月，方能痊愈。假若吃到一个月，疼痛仍然不止，即接服舒筋丸，自然逐渐止痛。舒筋丸应提前配好，以免药力接续不上。

注意事项：制药方法，各地中药店完全熟悉。如不能作面糊丸时，蜜丸亦可。服药期间，忌吃一切辛辣食物。心脏病、肺结核、妊娠妇女，常有发热、体力极度衰弱均不可服用。

（4）九分散（验方）

乳香一钱（去油）　没药一钱（去油）　麻黄一钱　马钱子一钱（油制）。

共为细末，每服五分至一钱。

2. 外用药

（1）闹羊花酒（河南某姓秘方，杨荫清传）

闹羊花八钱　穿山甲（炮）　五加皮　威灵仙　川乌　草乌　生乳香　生没药　赤芍各一钱。

用60度高粱酒一斤，浸药于瓷罐中，严密封口，放热水内烫，水凉即换，以二小时为度，过滤去滓。用药布一块，浸药酒湿透，敷在患处，外面再裹以干药布数层，用热水袋敷熨，不拘时候。止痛消炎，极有卓效。

（2）摩风膏（王肯堂验方）

蓖麻子仁一两（研）　草乌半两（生用）　乳香一钱。

共为细末，用猪脂油搅匀，涂抹患处，以手心摩擦，感觉发热舒畅为度，急用温水洗净手。

（3）木瓜浆（楼全善验方）

木瓜一个，水酒各半，煮令极烂，研作粥浆样，用布裹患处，冷即更换，三到五次，即能止痛。

六、风湿性多发性关节炎的针灸疗法

1. 针灸疗法治疗风湿病的原理

在上述病因一节里，已经述明"风湿病是由于中枢神经细胞毒素蓄积所致的典型的神经营养性疾病"。根据文献材料判断，"利用发热和某些其他刺激疗法而产生的激素刺激对风湿病的经过有良好的作用"（见于他列耶夫《内科学》）。

由此说来，针灸术的本身就是一种物理的机械刺激疗法，直接对风湿病有良好的作用，并且能使阴性营养反射变成阳性营养反射，促使逐渐消除风湿病的病因。

2. 针灸疗法的应用穴位

肩髃、肩髎、秉风、曲垣、臂臑、曲池、小海、外关、阳池、内关、合谷、液门、肾俞、志室、命门、次髎、环跳、承扶、风市、髀关、血海、梁丘、膝眼、阳陵泉、阴陵泉、足三里、地机、悬钟、中封、三阴交、商丘、丘墟、太溪、昆仑、八邪、风门、脊柱天应穴。

3. 针灸的有效处方

（1）上肢主穴：肩髃、曲池、外关。

（2）下肢主穴：环跳、阳陵泉、委中、承山。

（3）肩胛部主穴：秉风、曲垣。

（4）坐骨主穴：次髎。

（5）腰部主穴：肾俞、志室。

（6）肘关节主穴：曲池、小海。

（7）腕关节主穴：阳池。

（8）手指主穴：八邪。

（9）踝关节主穴：昆仑、商丘。

4. 使用方法

（1）风湿性的疼痛部位，不一定侵犯某个关节，在罹患的关节选取主穴，然后在距离患处较远的适当部位（同身寸5寸以内，或利用手足附近神经末梢）选取配穴；先针配穴，后针主穴。如果不是多数关节同时疼痛，选穴不宜过多。

（2）疼痛的部位，虽然着重在关节，但整个的上肢或下肢都疼时，单用主穴即可。

（3）只是很小的范围内，固定性的疼痛，可以在患处中心的穴位，星状密排四五针。

（4）风湿病用针灸，置针时间宜长，一般由30分钟至1小时。行针手法，可用雀啄术、屋漏术、乱刺术、催针术（均见《简易针灸疗法》）等，每隔5分钟施行一次。

（5）可以针和灸相间使用，一替一次；或将艾叶缠在针柄上燃烧，谓之"温针"。

（6）风湿病人施用针灸疗法，宜每天1次，病人感觉针灸以后身体特别疲劳时，可以休息一两天再用针灸。

（7）因为置针时间较长，一概采取卧位，并且处置室要非常温暖，以免病人疲劳、晕针或受凉。

（8）病人在针灸以后，宜静卧休养，不可多走路，尤其是避免一切剧烈运动。

（9）在进行针灸的期间，可以服药，亦可以兼用其他疗法。

第四章　慢性胃肠炎

一、慢性胃肠炎的重要意义

人体赖以营养的机转，消化占着主要部分。消化就是食物在消化管内机械的变化和受酶的作用而发生的化学变化，在口腔及胃内开始，到小肠及大肠内完成。食物在消化管内先变成食糜，向前移动，而形成的粪便则被排出。

消化是机体最主要的机能之一，消化器官的疾病也在临床方面占多数，其中尤以慢性胃炎、慢性肠炎及并发的慢性胃肠炎为最常见，成年的男人更多。

消化器官的疾病，以引起营养障碍为主征，所以胃肠有病的人身体发生显著的消瘦，在影响健康的问题上，有着重要的意义。

二、慢性胃炎

病因学及发病原理：慢性胃炎的病因是各种有刺激性食物、毒素或代谢物质对胃壁的有害作用，最近正确地强调了在慢性胃炎的发生上营养障碍的意义，高价蛋白及维生素乙（B）复合体、维生素甲（A）、维生素丙（C）等的不足，引起胃腺机能及构造和细胞再生的障碍。由此可见这种病的基本原因是营养不足与神经营养调节障碍互相联系。

慢性胃炎可能是急性胃炎的结果，例如严重的腐蚀性胃炎。凡能引起急性胃炎的刺激因素（化学物质、腐败食物、急性传染病等）反复作用，同样也能引起慢性胃炎，尤其是：饮酒、滥用烟卷、匆忙和不规则的进食、口腔化脓性感染、鼻咽及其他部位化脓性传染灶、齿槽脓漏、扁桃体炎、鼻窦炎、骨髓炎、咀嚼不充分、牙齿缺落、龋齿不清洁、食物过热或过冷、长期服用药物（阿司匹林、洋地黄等）、肾机能不全时的自身中毒、心脏障碍和门静脉高压时的慢性静脉瘀血、胃手术后的情况等。

临床症状：主诉是消化不良、食欲减退、食后心窝部有阵痛、沉重感、稍食即饱或厌恶食物、口发臭气并时常嗳气、口内常有糊样而苦之味或嘈杂及吐酸、好腹泻（这是特点），亦有时没有腹泻或很轻微，其次则为头痛、失眠、心情不快、劳动能力减低。

患者通常外观苍白、消瘦，舌乳头有时平滑，舌面有苔，如果消化道普遍性萎缩，则舌呈深红色，腹壁薄弱，腹部稍膨隆，其他变化不十分明显。

用胃管检查时，胃排出加快，胃内盐酸消失。在空腹的胃残滓内有多数白细胞，脱落的上皮细胞和黏液。

腹泻特别顽固，是因为萎缩变化已扩散到小肠。

X线检查，除胃排出时间缩短之外，检查黏膜皱襞时发现在某些部位有皱襞消失，这是一个特征。但是，这个病征并无决定性意义，因为在X线检查时也可能看不到黏膜的萎缩。

病程及并发病：慢性胃炎的一般经过，极不一律。有的症状轻微，平日并不感觉多大痛苦，有的厌食、嗳气、酒客的胃炎每于清晨好发呕吐等，局部症状很为剧烈，因而迅速地影响了病人的营养状态，一般的病人，在初起时不加以适当治疗，全经过往往数年，或一进一退，终竟不能痊愈。

萎缩性胃炎，逐渐发病，病程是慢性的，可达数十年之久。萎缩性胃炎实际上不能治愈，虽然患者可能维持相当良好的和代偿的健康状态。

并发病颇多：出血、胃息肉、恶性贫血、胃癌、胆道传染（因为不能分泌盐酸，以致抗菌力低下）、全身营养障碍和多发性神经炎。这些病中的大部分可以看作是独立的疾病。而当维生素缺乏、心脏及门静脉瘀血时胃炎往往是续发的。

临床解剖型：一般的慢性胃炎区分为两种类型：a. 萎缩性或缺酸性胃炎。b. 肥厚性或酸过高性胃炎，胃镜检查又可区分出第三型的胃炎——浅表性胃炎。

慢性萎缩性胃炎在临床上有特别重大的意义，因为它能影响全身的营养且与胃癌及恶性贫血有关联。

萎缩性胃炎，胃黏膜外观苍白，皱襞缩小，显微镜检查时，分泌的上皮细胞菲薄，腺细胞变形为黏液细胞。在发病的初期，胃壁变薄仅在各孤立的小区，以后逐渐扩散，进一步的以肉芽组织代替腺组织伴有小囊肿（残留的隐窝形成囊肿）或滤胞的增大（囊肿性，滤胞性胃炎）同时有圆形细胞、浆细胞及纤维母细胞浸润。

结缔组织的增生可能掩蔽了萎缩过程，黏膜下层亦受累因而形成胃壁与癌肿性浸润相似，有时胃炎亦能转变为癌瘤。

萎缩性和肥厚变化可能同时存在。以组织再生过程为主时，发生慢性息肉性胃炎。

预防及疗养：

（1）消除胃局部的刺激作用，以及其他原因。

（2）饮食要有一定时间，不可过量，并须充分地、仔细地咀嚼。

（3）生活有规律，合理的营养，以促进机体正常机能。

（4）在安静的环境内进食，经常注意口腔清洁。

（5）从保持消化过程适宜的神经调节观点出发，应保证给以良好的消化条件。

（6）不吸烟，不饮酒，进食的前后避免生气、"上火"。

三、慢性肠炎

慢性肠炎是独立的小肠疾患，但常常与慢性结肠炎（肠结肠炎）以及慢性胃炎（胃小肠结肠炎）合并，但是当这些胃肠道有弥漫性病变时，肠炎有其基本的临床特征，由于小肠的消化和吸收有显著障碍之故，患者的营养也降低。

病因学及发病过程：慢性非特异性肠炎与急性肠炎相似，其发生多由于食物及化学物质的刺激作用所致，并且往往促成自身中毒。营养缺乏，尤其是蛋白、维生素 B_1、维生素 A 等的不足在慢性肠炎的发生上比急性肠炎起着更大的作用，并且能引起肠黏膜的再生障碍和萎缩。慢性肠炎时，由于蛋白类食品、维生素及其他物质吸收减退，所以能形成恶性循环，就是上述物质吸收减退引起高级神经机能障碍和营养调节障碍，反之这些障碍又能维持慢性肠炎的病程且能使其恶化。个体对个别食物不能忍受，所谓食物的变态反应，其实它与神经系统反应的改变有密切关系，于慢性肠炎的发生上也须特别注意到这个因素。

慢性肠炎的反复恶化与许多其他慢性疾病一样，主要是中枢神经系统的痕迹反应所致，也是对各种非特异性刺激（机体寒冷、偶发的传染等）的反应。

某些胃肠和全身疾病能形成小肠消化障碍的条件，并且慢性肠炎的发生乃是继续的改变：

（1）咀嚼器官的障碍。

（2）胃液缺乏和胃的大部分摘除。

（3）胆汁和胰液不能入肠。

（4）胃及小肠的癌瘤。

（5）肠寄生虫、传染病和中毒等。

上述各种因素于慢性肠炎的产生上常起一定的作用，并且这些因素对确定预后及治疗也很重要。

临床症状：典型的慢性肠炎自觉症状有腹泻，发生在清晨"五更泻"或者食后迅速发生，脐部周围有轻度疼痛，肠内有液体移动及咕噜音。后者于腹部触诊时更明显。大便一昼夜 2~10 次，呈水样淡黄色，多为发酵性，而腐败性者少见。显微镜检查能发现有未消化的食物残渣，如肉、脂肪滴和淀粉等。

他觉症状：由于蛋白、肉和脂肪等吸收障碍，故出现显著的消瘦、苍白和贫血。因脱水及缺盐故使体重减轻，皮肤不充实及肌肉血管的紧张力显著减低，钙及脂肪酸的损失能引起骨质疏松和手足搐搦，此外尚有维生素缺乏、精神抑郁等。

病程、病型及并发病：慢性肠炎虽然在传染、沉重的体力劳动等以后能突然发病但通常都是逐渐缓慢地发病。慢性肠炎往往恶化与好转呈交替性出现，也就是慢性复发型。

转型的慢性肠炎，全身营养障碍较轻，能继续很长的时间最后恢复健康。较重的慢性肠炎能发生小肠萎缩，尤其是炎症扩散到整个消化道时，若在疾病早期未受到积极的治疗，到最后必定死亡。

在并发病中，有低血浆蛋白性水肿、脂肪肝、严重的巨细胞性贫血以及胆道传染（胆管炎）。

预防及疗养：

（1）除掉各种刺激肠管的因素。

（2）消除肠的自己传染和外因性感染。

（3）特别按照保持充分营养和全身卫生制度的方针进行疗养。

四、祖国医学对胃肠病的看法

《素问·灵兰秘典论》："脾胃者仓廪之官，五味出焉；小肠者受盛之官，化物出焉；大肠者传导之官，变化出焉。"说明了胃肠的容纳食物、消化作用，是在 2000 多年以前就认识到了。

《难经》："四十四难曰，七冲门何在？然唇为飞门，齿为户门，会厌为吸门，胃为贲门，太仓下口为幽门，大肠小肠会为阑门，下极为魄门，故曰七冲门也。"太仓就是胃，这是春秋战国时代对消化器官解剖的认识，和现代的解剖学毫不悖谬。

《灵枢经》："饮食自倍，肠胃乃伤。"暴饮暴食，能使消化障碍而发生胃肠病，在先秦时代就早已知道了。

隋朝巢元方著《诸病源候论》，说到宿食不消、致食伤饱等症，就是慢性胃肠炎的症状。金元四大家的李东垣著有《脾胃论》，对消化系统的疾病，特别重视。后世许多医书，都有伤食一门，并且积累了很多的有效药方。

五、慢性胃肠炎的中药疗法

（一）慢性胃肠炎通用效方

1. 膈下逐瘀汤（《医林改错》）

五灵脂（炒）二钱　当归三钱　川芎一钱　桃仁　红花　丹皮　赤芍　乌药各二钱　延胡索一钱　甘草二钱　香附　枳壳各钱半。

水煎服。治消化不良，食欲不振，胃痛或作泻。

2. 归脾汤（《济生方》）

慢性胃肠炎日久，而身体虚弱时可用。方见神经衰弱。

3. 升阳益胃汤（李东垣）

黄芪三钱　人参　半夏　炙甘草各一钱　羌活　独活　防风　白芍各三钱　陈皮四钱　白术　茯苓　泽泻　柴胡各二钱　黄连一钱　生姜二片　大枣三枚　水煎服。

4. 参苓白术散（《太平惠民和剂局方》）

人参　茯苓　白术　陈皮　山药　炙甘草各一两　扁豆（炒）一两二钱　莲肉　砂仁　桔梗各五钱。

共为细末，每服二钱，枣汤或米汤送下。

（二）慢性胃炎

1. 启脾丸（杨氏）

人参　白术　青皮　陈皮　神曲（炒）　麦蘖（炒）　砂仁　干姜（炮）　厚朴　甘草（炙）各一两。

蜜丸如弹子大，每服一丸，食前细嚼，用米汤送下。

2. 加减思食丸（王肯堂）

神曲（炒黄）　麦蘖（炒黄）各二两　乌梅四两　干木瓜（切）半两　白茯苓　甘草各二钱半。

炼蜜为丸如樱桃大，每服一丸，不拘时细嚼，白汤送下。

3. 平胃散（《太平惠民和剂局方》）

苍术二钱　厚朴（姜汁炒）　陈皮　炙甘草各一钱　生姜二片　大枣二枚　水煎服。

（三）慢性肠炎

1. 二神丸（《普济本事方》）

破故纸（炒）四两　肉豆蔻（生）二两。

共为细末，用肥枣四十九枚，生姜四两切片同煮烂去姜，以枣肉为丸如桐子大，每服三四十丸，盐汤送下。

2. 人参升胃汤（王肯堂）

黄芪二钱　人参　陈皮　炙甘草各一钱　升麻七分　柴胡　当归身五分　益智仁五分　红花五分　水煎服。

3. 赤石脂丸（张仲景）

赤石脂　干姜各一两　黄连　当归各二两。

共为细末，炼蜜丸如桐子大，每服三十丸，米汤送下。

4. 五苓散（张仲景）

茯苓 猪苓 白术各半两 泽泻二两 肉桂三钱。

共为细末，每服二钱（兼慢性胃炎时，合平胃散名"对金饮子"）。

（四）验方、秘方

1. 乌沉丸（马二琴秘方）

乌药 当归 紫苏 山楂炭 青皮 陈皮 沉香各一两 木瓜八钱 木香四钱。

制为丸，每服二钱，或减量为十分之二煎服。治慢性胃炎有特效。

2. 开胃养营汤（孙允中秘方）

香附三钱 延胡索 乌药 青皮 枳实各二钱 陈皮四钱 白蔻仁一钱 槟榔 莱菔子各二钱 三棱六钱 良姜一钱 甘草二钱 炙大黄一钱 水煎服，治慢性胃肠炎。

3. 慢性胃炎药末（丁伯如秘方）

明矾 枯矾各一两 硫黄二钱 冰片一钱。

共为细末，每服半分至一分，服后片刻，腹中作响，或吐或泻，症状立刻减轻。

4. 舒肝丸（清朝梁公府家传方）

香附四两 当归一两 枳实 柴胡各八钱 沉香五钱 毛橘一两 川芎八钱 郁金五钱 青皮一两 琥珀 木香各五钱 延胡索八钱 肉桂五钱 豆蔻 红花各五钱 厚朴一两 乌药 白芍 枳壳各八钱 茯苓一两。

共为细末，炼蜜为丸二钱重，朱砂为衣。每服一丸，白水调下。治慢性胃炎有效。

5. 老蔻丸（卫生十全方）

老蔻四两 贡桂六两 丁香二两 当归三两 山楂 白术 熟大黄各四两 乌药三两 甘草二两 青皮 陈皮各三两 莱菔四两 木香二两 厚朴四两 二丑各三两 砂仁二两 莪术四两 半夏 枳壳 草果各三两 三棱 槟榔 神曲各四两 川芎二两。

共为细末，炼蜜为丸二钱重。每服一丸，白水调服。治慢性胃肠炎有效。

六、慢性胃肠炎的针灸疗法

1. 针灸疗法的应用穴位

中脘、脾俞、胃俞、巨阙、上脘、大陵、合谷、内关、肝俞、天枢、委中、承山、印堂、太阳、行间、关元、命门、水分、阴交、肓俞、腹结、气海、大椎、陶道、膏肓、足三里、大肠俞。

2. 针灸穴位的应用

（1）慢性胃肠炎的通用处方：增强体力，消除神经营养调节障碍，一般的慢性胃炎、慢性肠炎，都可以应用。

①慢性胃炎：

中脘、足三里。

大椎、陶道、脾俞、胃俞。

以上二方，交替使用。

②慢性肠炎：

天枢、关元、足三里。

膏肓、大肠俞、命门。

以上二方，轮换使用。如果是慢性胃肠炎，可以两个处方合用，而酌量减去一二穴。

（2）慢性胃肠炎的对症处方：慢性胃肠炎的各个症状，有时突出的比较严重，针灸治疗时除了利用大椎、陶道、膏肓、足三里、关元、命门等主穴（每次一二穴）之外，更须采取对症的有效处方。

消化不良：中脘。

食欲不振：脾俞、胃俞。

食后心窝部钝痛：巨阙、上脘。

厌恶食物：足三里。

口臭，嗳气：合谷、中脘（口臭）；气海、中脘（嗳气）。

嘈杂，吐酸：内关、肝俞。

腹泻：中脘、天枢、委中、承山。

头痛：印堂、太阳。

失眠：行间、大陵。

五更泻：天枢、关元、命门。

脐周围作痛：水分、阴交、肓俞。

肠鸣：腹结、大肠俞。

劳动力减低：灸气海、关元。

3. 使用方法

（1）针腹部以不穿过腹膜为恰好，最初刺入皮下感觉微痛是刺激到了皮神经，病人义感觉再度微痛时是刺激到了肌膜下神经，最后达到腹膜神经，这时有压迫感，并且在直径7厘米左右的范围内有放射状的沉重感，即不可再行深刺。病人有气短、压迫、酸麻、胀热等感觉，可嘱其不必说话（说话时更甚），静卧忍耐，如果疼痛得特别厉害，急速将针体向上提出一些，以不疼痛为度。

（2）针腹部时，不必使用手法。如果疼痛，置针时间宜长（由20分钟到1小时），一般症状，置针20分钟以内即可。

（3）胃疼异常难忍时，宜针公孙二穴，能够立刻止疼。

（4）症状严重的，宜每天1次；一般症状，宜隔日1次，感觉身体疲倦，可以休息两三天再行针灸。

（5）用针灸疗法的同时，亦可以兼用药物及其他疗法。

本书参考文献

中央卫生部防痨医师进修班：防痨医师进修讲义

中国医科大学最新内科教材：他列耶夫《内科学》

中国医科大学内科学院：内科学

中国医科大学生理教研组：巴甫洛夫高级神经活动学说讲义

三禾、胡振东译：神经症

傅连暲：我热爱自己医生的职业

张仲景：金匮要略

孙思邈：备急千金要方

陈言：三因极一病证方论

严用和：济生方

孙一奎：赤水玄珠

陈师文等：太平惠民和剂局方

楼全善：医学纲目

王肯堂：证治准绳

葛可久：十药神书

陆定圃：冷庐医话

唐宗海：血证论

朱震亨：丹溪心法

钱松：辨症奇闻

王清任：医林改错

王洪绪：外科证治全生集

江笔花：笔花医镜

王璆：是斋百一选方

危亦林：世医得效方

皇甫中：明医指掌

李杲：东垣十书

汪昂：医方集解

许叔微：类证普济本事方

罗天益：卫生宝鉴

方贤：奇效良方

夏德：卫生十全书

张寿甫：医学衷中参西录

范凤源：家庭医典

杨继洲：针灸大成

曲月川：针灸讲习录

彭静山：简易针灸疗法

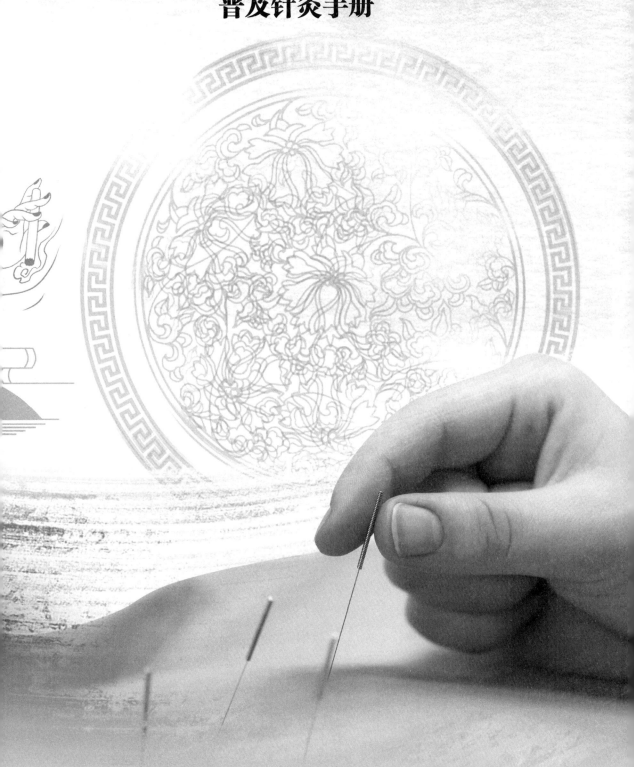

第三篇

普及针灸手册

前　言

　　针灸是祖国医学宝库中的一宝，流传已有 2500 年之久。它不用药物就能治病，而且治疗范围很广，内科、外科、妇科及儿科的许多疾病都能治疗；能治急性病，也能治慢性病。操作简单，在任何环境下都可应用。

　　针灸疗法，并非秘不可解，但也非轻而易举，必须努力学习，刻苦钻研，以求更大地发扬。

　　1959 年，笔者应辽宁省卫生教育所的要求，为适应普及针灸的需要，写成这本手册，匆匆和读者见面，内容因陋就简之处，在所难免。光阴迅速，不觉已是 6 年。今春参加我省首批巡回医疗队，深入农村，体会到广大贫农、下中农热烈欢迎针灸疗法。我在农村，用针灸治了许多病，参加了三期针灸训练班的教学工作，了解了农村的疾病状况，从实践中扩大了知识领域，进一步认识了卫生人员的服务方向是面向五亿农民，从而增强了为人民服务的信心。

　　现在，普遍推广针灸疗法的新高潮已经来到，我根据以下几条原则，对这本手册加以适当补充和修改：①文字力求浅显，通俗易懂。②阐明中医理论深入浅出，使一般初级卫生人员容易接受。③选用 47 个穴，灵活选取搭配能治疗 45 种常见疾病，特别是增加了聋哑、子宫脱垂等农村常见疾病的治疗方法。④找穴方法明白易懂，治疗方案切实可用。为了帮助读者记住所选的全部穴位和它们所治疗的病症，特地增补了一首"找穴配穴歌"，读者如能背熟，自会受益不浅。⑤有关问题和注意事项，尽量介绍。总之，力求使初学者能够易于掌握，学了之后立即能为群众治病。

　　由于水平所限，缺漏之处尚多，错误或亦难免，请针灸同道多加指正为幸。本书修改过程中，我的学生桓玉霜、赵晶华两位医师协助整理材料，出力很多，在此致谢。

彭静山

1965 年 11 月 7 日

于辽宁中医学院附属医院

一、针灸简介

针灸是扎针和艾灸这两种治疗方法的合称，它是通过刺激人体经络上的穴位来治疗各种疾病的。那么什么是经络和穴位呢？根据祖国的医学理论，"经络"就是从内脏发生，循行于周身各部位的路线，直行的叫经，横行的叫络，经长络短。经有 12 条，络有 15 条，故称十二经、十五络。此外还有 8 条补充经脉，叫作"奇经八脉"。经络内和五脏六腑（心、肝、脾、肺、肾为五脏，胆、胃、大肠、小肠、三焦、膀胱为六腑，外加心包，总称为五脏六腑）相通，外和肌肉、血管、皮肤相联，建立了身体内外的联络网，统一了表里内外的关系。这对疾病的诊断和治疗都有很大作用，比如内脏有病，影响了表皮，在表皮刺激，可以调整内脏。脏腑好比树的根，经络就好比树的枝叶；树根和它的枝叶有着密切关系。

在各条经络上分布着许多"穴位"，就好像铁路线上分布着许多车站一样。这些穴位，就是针灸时刺激的部位。针和灸刺激的部位相同，效果也一样。

人体经络上的穴位一共有 360 个。后来有些医生在治疗中又发现了一些穴位，这些穴位不在经络的路线上，因此取名叫"经外奇穴"，也有 300 多个。这里只选了 47 个明显好找、效果又可靠的穴位来学习。如果正确掌握这些穴位，灵活运用，就可以治疗 45 种疾病。

二、针和灸的操作方法

（一）针法

现在一般用的针，以不锈钢针为主，有 26~32 号的几种，以 28 号粗、1~1.5 寸长的为适宜。另备三棱针 2 根，作为放血时用。

操作：选好穴位，做好皮肤消毒。右手拇、食二指持针柄，中指靠在食指下以协助操作，左手拇、食二指（先用酒精消毒），扶住针体。左手叫押手，右手叫刺手。押手可用拇、食二指，或用食、中二指，或单用拇指，因穴而异，以能协助刺激手的进针方便为原则。刺时，针尖对准穴位的中心，右手旋捻针柄，用力要匀，边捻边刺入，针体一偏，要立即用左手扶直；病人因害怕移动时，左手就按住病人。旋捻和针刺是同时的动作，只捻不扎，皮肤就缠在针上旋转牵动；只扎不捻，针就容易弯曲，所以在旋捻的同时往里扎，扎入时也同时要捻（图 1）。

这时必须注意得气的问题，什么叫作"得气"呢？就是针刺到一定的深度后，病人在针孔处产生麻、酸、胀、重的感觉，症状随之减轻，这就叫作"得气"。医书上说："气速至而速愈，气迟至而难医"，意思是得气快的病好的也快，得气慢的病就不容易好。因此，得气问题是针刺的重要环节。

怎样知道得气没有呢？除了问病人有什么感觉和观察病人的表情以外，医生的手指也能够感觉到。针扎下去，用手指轻轻提一下，针下沉紧，像鱼吞钓饵的样子就是得气了；如果针扎下去，用手轻提一下，松松动动好像扎进豆腐里一样，就是没得气。没有得气，可以稍稍往深里捻，或把针略提一点捻。深浅都不行，还可以把针提一提，往四边偏一点扎，直到得气为止。也有的扎针当时没得气，等一会儿就得气了，叫作停针待气。待气也有一定限度，若是过了半个小时还不得气，就不必再等待了。

在得气以后，要立即不停地旋捻，等到病人忍受不了时，就可以停针不动，这叫"留针"。留针的时间由 5 分钟到 2 小时不等，普通以 20 分钟为标准。新病、轻病，留针时

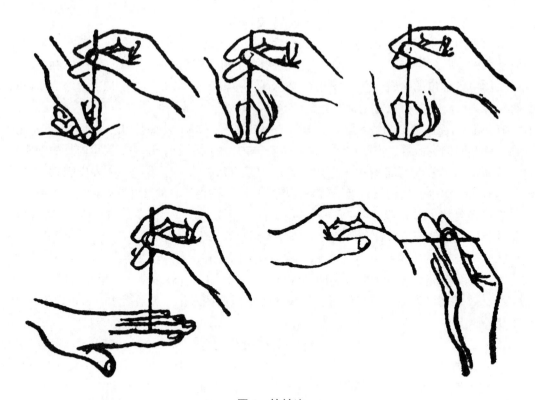

图1 持针法

间就短些；老病、重病，留针时间就长些。顽固性的病，在留针中间，还可以隔5分钟旋捻一次，一般的得气以后，如果症状立刻减轻，也可以不留针而当时起出。

留针到一定的时间，就开始起针。起针时先洗净手，然后左手拿一个挤干了的酒精棉球，右手持针柄旋捻摇动，针松动了再慢慢地起出来，然后用棉球揉揉针眼即可。

病人未扎针时有两种心理：一是怕痛，二是怕无效，尤其怕既不见效而又疼痛。因此，在扎针时可先把针尖对准穴位中心的几个毛孔的空白点（即不是毛孔），再用力很快地捻刺穿过皮下，继续进退旋捻，病人就不感觉疼痛了（手指脚趾是痛一些，其他部位一点不痛），这叫"无痛扎针法"。

对于某些病，需要放血，放血的方法是：用右手拇、食、中三指捏住三棱针，无名指逼住针尖，手背歪向下方，这时针柄也随着倒在下方，然后猛然翻转，以针尖点在穴位上，出血为止。这也是针法之一。

扎针除了注意得气之外，手法也很重要。运用手法的目的是提高疗效。手法有很多种，概括说来分"补"和"泻"两种。这里介绍最容易学会的三种补泻手法：

（1）开合补泻。是在起针以后，用挤干了的酒精棉球急速揉按针孔，就是补法；起针以后，不按针孔，就是泻法。

（2）提插补泻。针刺得气以后，手持针柄，往外提时轻点、慢点，往里插时重点、快点，连续9下是补法；往里插时轻点、慢点，往外提时重点、快点，连续6下是泻法。

（3）平补平泻。针刺以后，手捏针柄，向左右均旋捻7下，就是平补平泻。

这三种手法，要根据不同的病情而分别采用。病人身体虚弱、气血不足，得的又是虚证，如出汗、泄泻、气短、麻木、无力等，可用补法；病人身体壮盛、气血充足，得的又是实证，如无汗、便燥、气滞、疼痛等，可用泻法；有些病症，虚实不太明显，可用平补平泻。平补平泻就是向左右平均旋捻，比如向左捻180°，向右也捻180°，两侧旋捻的角度相同，从而增强针刺的效果。

（二）灸法

灸法分为艾炷灸和艾卷灸两种（图2）：

艾炷灸先用姜片或蒜片放在穴位上面，再把艾绒（艾叶捣成绒状，就是艾绒）捻成艾炷，对着穴位中心点摆好，在艾炷的尖上用香火烧。烧完了再放上一个，灸多少壮，可以根据后面穴位项下的说明办理。捻艾炷时，先用手指捏一些艾绒，把艾绒捻成上尖下圆的尖顶艾炷。大小可由绿豆大、黄豆大，直到花生米大，一般病轻时用小的，病重时用大的。灸完，当穴位的皮肤发红时，不可用手摸，艾灰沾在皮肤上可用药棉轻轻擦净。

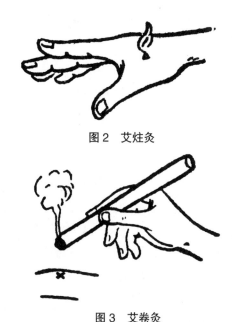

图2　艾炷灸

艾卷灸较比简单。艾卷就像烟卷一样，有5寸（16.5厘米）多长，直径约2厘米，市面可以买到，自己卷也可以。艾卷是用两层纸卷的，用时可去掉外层的纸，在一端燃着，离穴位一二寸（3~6厘米），烤着，病人嫌热就提得高些，不热就放低些，以皮肤发红为度。

图3　艾卷灸

三、针灸的基本知识和有关问题

（一）针灸的适应证

新病、热性病、实证、少年人，采用针法较好，当然用灸法也行。老病、寒性病、虚证、老年人。采用灸法较好，当然用针法也行。

有时候，经过针刺效果不大，可以改用灸法。病情严重时，也可以针灸并用，针完了继续在穴位上加灸。

（二）同身寸

针灸时，用什么来计算两个穴位的距离和针刺入的深度呢？既不用市尺，也不用厘米，而是用中指同身寸来计算。

同身寸是用患者自己的手（男左手、女右手）的中指弯成正方形，由内侧看，有两道最深的沟纹，两横纹头的距离算作1寸，1寸等于10分（图4）。这种同身寸的方法很科学，因为用患者本人的手指计算，身体高大的人，手指也长，身体矮小的人，手指也短，是最方便又有道理的计算方法。

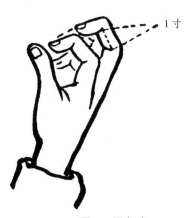

1寸

图4　同身寸

（三）针灸与穴位的关系

某些穴位可以针又可以灸，某些穴位禁针或禁灸。本书（介绍的）47个穴位，在针灸技术一条中，写着针几分灸几壮的是可针可灸；只写针不写灸的，就是禁灸；只写灸不写针的，就是禁针。应用的时候，必须特别注意，不可搞错。

另外，凡是在身体前后正中线，包括头顶正中线在内的穴位，是单侧穴（即只有1个穴）；其他部位的穴位都是双侧穴（即左右各1穴）。

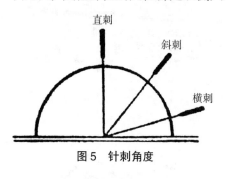

图5　针刺角度

（四）针刺的角度

针刺的角度，分为直刺、斜刺、横刺三种（图5）。一般的穴多属垂直刺入，叫作直刺；有的穴位，先刺入1~2分，再将针放倒捻入，在皮下横行，叫作横刺；有的穴位，刺入时的角度介于横刺、直刺之间，和皮肤表面成为35°角，叫作斜刺。关于针刺时使用的角度，都分别写在每个穴位的下面。

（五）艾灸的壮数

艾灸时使用的一个艾炷叫作一壮，文中所规定的壮数是以壮年人所用的正常数目作标准，老年、幼年和身体虚弱的可以减少；病重和得病日期较久的可以加多。因此一个艾炷叫一壮，是艾灸的术语，学习针灸的人，不可不知。

（六）怎样找穴

凡属穴位的地方，都有一个陷凹，用手按压时，有异常酸麻的感觉。当找穴模糊时，可以用手试验，哪里最敏锐，哪里就是穴位的区域，再由区域细找中心，找到以后，用指甲掐成十字，作为记号，以便于针灸。

如果在穴位处恰有瘢痕（疮疤或手术残痕等），或有跳动的动脉，都不可针灸，应在其他部位另行找穴。

（七）练习纯熟后才治病

学习针灸，练习最要紧。第一步要熟记穴位，学习以后，几个人编为一组，互相在身上找穴位，反复练习到熟练为止。

第二步是练习手法，用布包一块棉花，包得紧一点，缝成小枕头样，上面要平。一手持针在上面捻进捻出，反复练习，越熟越好，同时也要练习由旁边针刺，如果左手也能熟练就更好了。手法纯熟，旋捻、进退、提插运用自如以后，才可以给病人扎针。

第三步是练习选穴，把47个穴位记熟了，灵活相配，就能治疗45种病。这都是有一定疗效的良好经验，如对症选穴，就可得到满意的效果。

这三个步骤熟练之后，就可以治病。初次给病人扎针时，不免心慌，其实只要沉着谨慎，依照取穴方法和应刺深度如法操作，就能绝对安全。当治好一个病人时就有了信心，学习的兴趣也更加浓厚了。学好这些穴位的针灸，巩固提高以后，还可以根据条件继续钻研。

（八）扎针时要消毒

针每次用完即时擦干净，有弯的修直。每用一次，必须消毒以后再用。消毒时用酒精浸泡半小时就行。

皮肤的消毒，用75%的酒精棉球擦净穴位皮肤，有头发的部位，先用碘酒消毒，再用酒精棉球脱碘。

扎针时先用肥皂洗净手，再用酒精棉球涂搽，手指甲部更要细搽。

夹针时用镊子，镊子以5%的来苏水或酒精浸泡消毒后使用。

用后的针，应另放在一个盒子中，不可与已经消毒的针相混。

（九）怎样预防和处理晕针

针刺以后，有的病人晕针，症状是面色苍白，出冷汗，心慌要吐，眩晕，有时摔倒。这是因为扎针时刺激过重、病人害怕而引起的。这时应让病人仰卧，背上有针时可先拔掉，头部放低。用手掐人中穴，无效时在（足）三里穴针刺，再无效时在十宣穴放血，或以艾卷灸百会，短时就可恢复，不必惊慌。

预防的方法，让初次扎针的病人，卧在床上，再给他扎针，这可以预防晕针。针刺卧位见图6。

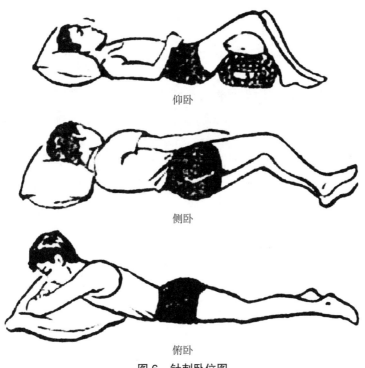

仰卧

侧卧

俯卧

图6　针刺卧位图

（十）怎样预防和处理滞针

扎完了针，起针时拔不动了，这种现象叫"滞针"。为了避免滞针，平时要经常检查针，有弯的慢慢直过来，生锈的或尖秃了的要磨好。

发生滞针现象时，可在扎针部位的周围用手指敲打按摩，针自然容易拔下。实在拔不下来时，可在附近再扎一针，前一针就可以很容易地拔下，后一针也不会滞住了。

扎针时，扎不动就不必再扎，捻不动就不可再捻，以免把针弄弯或弄断。

（十一）怎样预防和处理出血

起针太快，容易出血。如血未流出，瘀在皮下时，就发生青紫色一小片。这时可向病人解释，不要惊恐，过七八天就会恢复正常。

扎针时，不要往青色的脉管（青筋）上扎，免得出血。

如果起针后，在针孔处发生小包，用手指轻轻揉一会就能消散。

四、针灸的主要穴位

头部

百会

找穴方法：由鼻尖向上画一直线，再把两耳壳往前方按压，由两耳尖画一横线，横竖两道连线的交叉点就是穴。

针灸技术：针 2 分，直刺。灸 3~7 壮。

印堂

找穴方法：在两眉的中心点。

针灸技术：针 2 分，直刺，刺时用手捏起穴旁皮肉。灸 3 壮。

人中

找穴方法：在鼻下中沟的上 1/3 处。

针灸技术：针尖略上斜，以剧痛为度，或用圆利针点刺。

太阳

找穴方法：在两眉外端平行一横指，用手按压有小陷窝。

针灸技术：针尖向下或向外斜刺 5 分。

耳门

找穴方法：在耳屏上切迹的前方，即耳前小尖瓣的上角凹陷处。

针灸技术：针尖微向下方，刺入 5~8 分。灸 3~5 壮。

听会

找穴方法：在耳屏下切迹的前方，即耳前小尖瓣的下角凹陷处。

针灸技术：针 5~8 分，直刺。灸 3 壮。

听宫

找穴方法：在耳前小尖瓣的前方，按之有珠如豆大，当珠前的陷凹处.

针灸技术：针 8 分，直刺。灸 1 壮。

翳风

找穴方法：在耳垂后凹陷中，以指按之耳孔中有牵引作痛感觉。

针灸技术：针尖向上微斜刺 1 寸。艾卷灸 3 分钟。

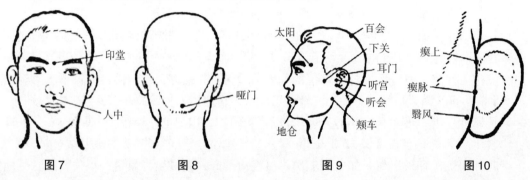

图 7　　　　图 8　　　　图 9　　　　图 10

痪脉

找穴方法：在耳根部，翳风穴上，用手向前上方提耳壳出现一小肉隔，穴在隔下凹陷处。

针灸技术：斜刺 5 分。艾卷灸 3 分钟。

痪上

找穴方法：在耳根部上 1/5 处，用手提耳出现一凹陷，穴在小静脉之下。

针灸技术：针尖向下斜刺 5 分。艾卷灸 3 分钟。

下关

找穴方法：在听宫前 1 寸，当颧骨弓下有陷凹，闭口取穴有空，张口则当穴处突起，所以针时让患者闭口。

针灸技术：针 5 分，直刺。

颊车

找穴方法：在下颌角，由耳垂直下 8 分。

针灸技术：针 5 分，向口角方向斜刺。灸 7 壮。

地仓

找穴方法：在口唇角直旁 4 分。

针灸技术：针 3 分，直刺。灸 3 壮。

哑门

找穴方法：由鼻尖直上通到脊椎正中画一直线，从脑后头发边缘往上 5 分，在直线上找穴。俗名争嘴窝子。

针灸技术：针 3 分，直刺。

胸背部

膻中

找穴方法：横量两乳中间的陷凹处是穴。

针灸技术：灸 3 壮，或艾卷灸以皮肤发红为度。

大椎

找穴方法：令患者低头，由哑门穴一直往下摸，最高的骨节是第七颈椎，其下是第一胸椎，穴在第七颈椎和第一胸椎之间有陷凹。

针灸技术：针 5 分，直刺。灸 3 壮。

陶道

找穴方法：在第一胸椎下，第二胸椎上，陷凹处是穴。

针灸技术：针 5 分，直刺。灸 3 壮。

腰腹部

肾俞

找穴方法：由脐窝横画一线，围绕腰一周，在横线距离脊椎 2 横指处。

针灸技术：针 1 寸，直刺。灸 7 壮。

白环俞

找穴方法：与骶骨（尾巴骨）端相平，距骶骨正中线旁开 2 横指处是穴。

针灸技术：针 7 分，直刺。

中脘

找穴方法：在腹部中线，当脐直上 4 寸之处是穴。

针灸技术：针 7 分，直刺。灸 7 壮。

关元

找穴方法：在腹部中线，当脐下 3 寸之处是穴。

针灸技术：针 7 分，直刺。灸 7 壮。

中极

找穴方法：脐下 4 寸，就是关元下 1 寸。

针灸技术：针 7 分，直刺。灸 7 壮。

子宫

找穴方法：在中极两旁各 3 寸（约等于患者本人的 4 横指）之处是穴。

针灸技术：针 8 分，直刺。灸 5 壮。

维胞

找穴方法：髂骨尖前下方的维道穴直下 1 寸，当腹股沟纹头之内（见图 17）。

针灸技术：针尖向阴门方向斜刺 2 寸。

气冲

找穴方法：在耻骨联合处上缘中点，曲骨穴旁 2 寸。

针灸技术：针 1 寸，直刺。灸 5 壮。

上肢部

曲池

找穴方法：屈肘微握拳，小指在下边，由食指直上，在屈肘的横纹处。

针灸技术：针 5 分，直刺。灸 5 壮。

肘尖

找穴方法：屈肘时，在肘关节尖端。

针灸技术：以艾卷灸至皮肤发红为度。

内关

找穴方法：由掌后第一横纹正中的两骨中间，直上 2 寸。

针灸技术：针 5 分，直刺。灸 5 壮。

阳溪

找穴方法：手侧放，小指在下，拇指向上

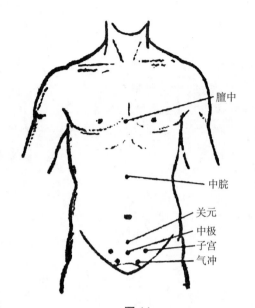

图 11

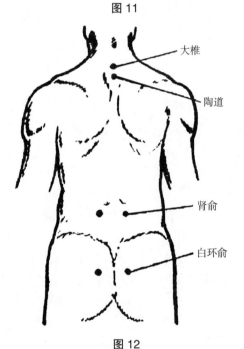

图 12

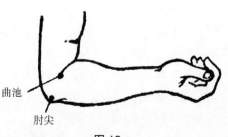

图 13

翘起，当指根部有凹陷处是穴。

针灸技术：针 5 分，直刺。艾卷灸 3 分钟。

阳池

找穴方法：当腕关节手背这面，直对无名指的腕中，指按之有凹陷处是穴。

针灸技术：针 5 分，直刺。灸 3 分钟。

腕骨

找穴方法：在第五掌骨基底部的凹陷处。

针灸技术：针 5 分，直刺。灸 3 壮。

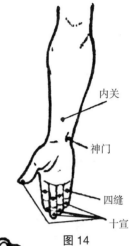

图 14

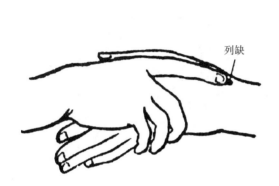

图 15 之 1　列缺找穴法

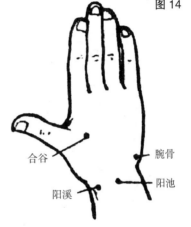

图 15 之 2

神门

找穴方法：掌后靠小指侧第一横纹头，贴骨边在筋外有凹陷处。

针灸技术：针 3 分。灸 5 壮。

列缺

找穴方法：两手食指交叉，正当食指尽头处。

针灸技术：针 3 分，直刺。灸 5 壮。

合谷

找穴方法：拇指、食指尽量伸展张开，在两骨歧缝间有小凹陷处。

针灸技术：针 5 分，直刺。灸 5 壮。

四缝

找穴方法：在食、中、无名、小四个手指的第一指节和第二指节之间（手心这面），上下各有微弯曲的横纹两三道，穴在横纹中，两条紫色血管的中间，不可往血管上扎。

针灸技术：以针尖点刺，挤出白色黏液。

十宣

找穴方法：在十指的指尖，距离指甲缝约 1 分许。

针灸技术：左手捏紧患者手指，右手持针用针尖点刺，挤出血液。

下肢部

曲泉

找穴方法：在膝关节内侧，屈膝横纹头上。

针灸技术：针 7 分，直刺。灸 5 壮。

委中

找穴方法：在膝盖后面，腿弯的中央。

针灸技术：针 5 分，直刺，或用三棱针点刺出血。

承山

找穴方法：俯卧，两脚尖尽量伸直，看小腿肚上有肉截然分开，在分界线的正中，直对委中取穴。

针灸技术：针 7 分，直刺。灸 5 壮。

三阴交

找穴方法：以踝中心作标准，由内踝上边直上 4 横指。

针灸技术：针 5 分，直刺。灸 5 壮。

风市

找穴方法：仰卧，两腿和两臂伸直，中指尽头处是穴。

针灸技术：针 7 分，直刺。灸 5 壮。

足三里

找穴方法：在外膝眼直下 3 寸。

针灸技术：针 8 分，直刺。灸 7 壮。

丰隆

找穴方法：以外踝中心作标准，从踝边直上 8 寸。

针灸技术：斜 7 分，直刺。灸 3 壮。

膝眼

找穴方法：在膝盖骨下面，内外有二陷窝，屈膝时可以摸到。两膝左右共 4 穴。

针灸技术：针 5 分，直刺。灸 5 壮。

太冲

找穴方法：足大趾节，由大（趾）、次趾缝直上 2 寸，当足面两骨的歧缝处。

针灸技术：针 5 分，直刺。灸 3 壮。

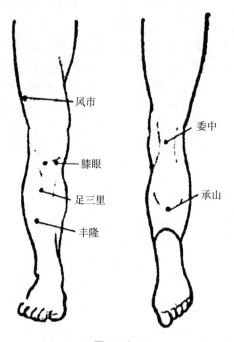

图 16 之 1

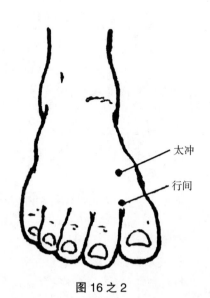

图 16 之 2

太溪

找穴方法：在内踝后 5 分。

针灸技术：针 5 分，直刺。灸 5 壮。

行间

找穴方法：在足大趾与次趾的趾缝，离缝 5 分处是穴。

针灸技术：针 3 分，直刺。灸 5 壮。

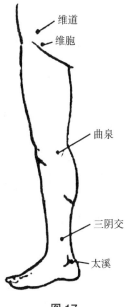

图 17

五、农村常见疾病的治疗方法

每一个穴位都有它的独特功能，要是把几个穴配合在一起，又能发挥出来其他的治疗作用，这叫作配穴，又叫取穴。取穴方法有很多种：一种是局部取穴，就是在有病的部位上找穴扎针；一种是邻近取穴，就是在有病的部位附近数寸以内找穴扎针；一种是循经取穴，必须懂得经络循行部位和各经的主要穴位才能取穴，这一种方法，初学的同志还办不到。此外还有古今经验成方，对治疗有一定的作用。

本书的配穴方法包括上述几种类型，尤其是经验成方居多。

初学配穴，必须掌握两个原则：①取穴要少而精，有时仅用一个穴，达到治疗目的就行。②先使用现有的成方，不必轻易变更，等到临床治疗经验积累多了，再逐渐学会自己配穴。

（一）聋哑

一般聋哑是因为耳聋听不见别人说话，失去了学话的能力，而变哑的。耳聋的原因，有先天性和后天性的区别。先天性是在母腹中因其母患病影响胎儿，降生后即聋；后天性是幼时患传染病或中耳炎等导致耳聋。后天性比先天性治好的可能性大。

治疗方案：

（1）耳门、翳风、腕骨。

（2）听宫、瘈脉、阳池。

（3）听会、瘈上、阳溪。

3 个方案循环使用，隔一天一次，9 次为一疗程。休息 5 天再进行第二疗程。3 个疗程不见效者，治愈的希望不大。

一般使用平补平泻手法，在进针和起针的时候左右平均旋捻 7 下即可，留针 20~30 分钟。

耳聋渐效（多数是一个耳效果好，一个耳效果差），耳已能听，但讲话发音仍特别困难的，可以针刺哑门、合谷二穴。

患者年龄，以 8~25 岁最合适，8 岁以下和 25 岁以上的效果不佳。

（二）耳鸣、耳聋

治疗方案：听宫。

找准穴位，直刺入 1 寸，患者耳孔感到酸麻难忍，才能见效；或者使用聋哑症的治疗方案。

（三）头痛

不论头顶痛、前额痛、太阳痛，针灸都可以治愈。如果是外感头痛，体温较高的，必须同时吃药。

治疗方案：

针刺百会、太阳，不愈时第二次配行间。剧烈疼痛，针刺不效时，可采用太阳放血。用毛巾一条，搭在患者脖子上，从前边拧紧，这时患者头面发红，太阳的静脉血管暴露，用三棱针点刺二三下，流出紫血，疼痛立止。

（四）前头痛

前额疼痛，头迷眼黑，心烦欲吐，这是胃经有热，顺经络上行而引起前额痛。

治疗方案：印堂、丰隆。

先针丰隆，后针印堂。丰隆使用泻法，留针 20 分钟。

（五）眩晕

眩晕俗称迷糊。有因身体虚弱、根源亏损的；有因好生闷气、肝经有火的；有因心肝两虚、气血不足的。有因脾胃虚弱、消化不良的，以头晕旋转、眼目昏黑、心中荡漾欲吐不吐为主要症状。

治疗方案：印堂、足三里。

先在印堂刺一针，当即头清眼亮。继则针足三里，穴位要找得准，达到酸麻难忍的程度，运用补的手法，留针 10 分钟。

（六）牙疼

牙疼大多数是由胃火而形成的。由于牙不健全，往往会引起胃病。

治疗方案：合谷、下关、颊车。

先针不疼的那侧的合谷，轻轻地旋捻，患者感到特别酸麻时，牙疼也就逐渐减轻。如果牙疼停止了就不必再针别的穴；止不住时，上牙疼针下关，下牙疼针颊车，都在疼的那边下针。但是，对于龋齿（俗名虫牙）的疼痛，效果不佳。牙疼较重的，留针时间可以延长到 1 小时。

（七）口眼㖞斜

口眼㖞斜俗称吊线风，多因受风受凉而引起。诊断的方法，有病那一侧，指头纹没有了，眼不能闭合，口角下垂，笑时向没病那一边歪；以眼不能闭合的那边叫患侧。

治疗方案：太阳、印堂、颊车、地仓、合谷。

先针患侧太阳、颊车、地仓。第二次针印堂，配上健侧合谷。两个方案，循环使用，每天 1 次，使用补的手法。得病没超过半个月的，针七八次就能治愈。每次留针 10 分钟就可以。

（八）音哑

音哑俗称哑脖子。有时喉头因受凉不能发音，或因着急上火说不出话来，治疗不及时，有迁延数月或几年不愈的。

治疗方案：哑门。

得病日期不多的，往往针入以后，立刻就能说话。针刺的深度，不可超过 5 分，否则恐伤大脑。

（九）舌缓不语

这种病的症状是患者心里明白，就是舌头软得不能说话，是心经的病。

治疗方案：哑门、神门。

神门是心经的原穴，能治心的疾患；哑门属于督脉，对身体有振奋作用，哑门又是局部主要穴位，但针刺不可超过 5 分。神门用补法，留针 10 分钟。

（十）咽喉疼痛

咽喉疼痛俗称闹嗓子。内因着急上火，外因风寒侵袭而引起。

治疗方案：合谷。

左侧喉痛针右手，右侧喉痛针左手，用泻的手法，以手臂发麻为见效，可以当时减轻疼痛。如果两侧都疼时，须两手都针。

（十一）精神不正常

精神不正常俗称气迷心邪。病人心烦心焦，睡眠不安，或各处乱走，哭笑无常，甚则成为精神病。

治疗方案：内关。

两侧内关，同时针刺，同时旋捻，平补平泻，捻的幅度大一点，留针 20 分钟，同时起针。

（十二）瘩瘰

瘩瘰俗称鬼风疙瘩。因为出汗受风受凉，或由吃鱼虾所引起。或局部，或半身，甚至全身起扁疙瘩，瘙痒难忍，重的腹痛欲吐，头晕、心闹、身冷。

治疗方案：曲池。

两侧都针，达到得气后，使用提插泻法，每隔 5 分钟，轻插重提 6 下，留针 1 小时。

（十三）腰疼

治疗方案：肾俞、白环俞。

一侧腰疼，在患侧针刺即可。如果两侧都痛，必须两侧四穴都针。使用补法，留针 20 分钟。

（十四）腰脊扭伤痛（闪腰）

治疗方案：人中、委中。

人中是督脉；委中是膀胱经，又是治腰背疾患有名的四总穴之一。两穴配合，治腰脊扭伤痛，效果很好。使用补法，留针 15 分钟。

（十五）臂疼

治疗方案：曲池、合谷。

曲池穴可治肘关节和肩关节痛，合谷穴可治腕关节痛；两穴同用，能治全臂都疼痛。

（十六）腿疼

治疗方案：风市。

哪条腿疼针哪一侧；两条腿都疼，两侧全针。

（十七）膝痛

受凉和受潮湿，都能引起膝痛。

治疗方案：膝眼、足三里。

轻的时候，只针膝眼，重的时候，加足三里。发凉比较严重时，则用灸法。

（十八）小腿痛

治疗方案：丰隆、太溪、承山。

小腿外侧痛针丰隆；内侧痛针太溪；后侧痛针承山。

腰疼、臂疼、腿疼、膝疼，针时都用泻的手法，连续多做几次，病人感觉到越麻越好，留针时间也要延长到半小时以上。

（十九）抽风

治疗方案：百会、印堂、合谷、太冲、十宣。

治疗时按着顺序，先针百会、印堂，再针合谷、太冲（两合谷、两太冲名为四关）。在此二穴运用泻法连续5分钟，可以止抽。止抽以后，留针时间要长一些，需一两个小时。如果无效时，在十宣穴放血。

（二十）消化不良和胃痛

治疗方案：足三里、中脘。

先针足三里，达到得气，使用补法，再针中脘。留针30分钟，每天1次，连续3天。

（二十一）腿肚抽筋

腿肚抽筋，多因脚心受凉所产生。

治疗方案：委中、承山。

先针委中，次针承山，使用泻法，留针30分钟。每天1次，连续3次可愈。

（二十二）阴挺

阴挺俗称茄子症，就是子宫脱垂。多因身体平素虚弱，产后气血未复，强力劳动太过以致气虚下陷，使子宫从阴道脱出，像茄子似的。有的卧时缩回，蹲下就脱出。最重的常年脱露在外。患者常觉小腹重坠，腰酸腿沉，四肢无力，精神不振，不能工作。

治疗方案：

（1）子宫、维胞、曲泉。

（2）中极、关元、太溪。

（3）气冲、丰隆。

以上3个方案，循环使用，每天1次。留针30分钟，使用补的手法，病人感到酸麻难忍，往往针一次就立即收缩，不再脱出，但如会阴破裂的不易巩固疗效。

（二十三）月经期腹痛和月经不调

妇女月经期的正常现象，仅有腰酸和小腹不适。如果腹痛，经前痛是血瘀，经后痛是血虚。经期腹痛，多半和月经不调相联系，因此治法也相同。

治疗方案：中极、关元、三阴交。

先针三阴交，以酸麻至膝盖为度，扩延至大腿根和腹部时收效更大。然后针中极、关元，以生殖器感到酸麻为有效。经期腹痛的，每天1次；月经不调的，隔日1次。

（二十四）尿炕

治疗方案：中极、关元、肾俞、白环俞。

每次选用二穴（一组）：中极、关元为一组；肾俞、白环俞为一组。反复循环使用。采取补的手法，留针15分钟。

儿童畏惧针刺，用艾卷灸也一样有效。

（二十五）瘰疬鼠疮

此病发生在颈部两侧，一个至数个，由小渐大，甚至化脓溃破，多年不愈。

治疗方案：肘尖。

用艾卷灸肘尖：左颈生瘰疬灸右肘尖；右颈生瘰疬灸左肘尖；颈两侧都生瘰疬时灸两肘尖。每天 1 次，艾卷距肘尖 3~6 厘米，患者说痛或说热时稍离远些，以肘尖发红、其热直传导至肩颈为度，约需 15 分钟。

（二十六）失眠

治疗方案：行间。

每天临睡前半小时针双侧行间穴，使用补法，留针 25 分钟，3 次见效。

（二十七）小儿疳证

由于小儿饮食没有节制和营养不良所引起。症状是头发打缕、头大颈细、四肢枯瘦、肚大筋青、面色苍白、精神疲惫、食少懒惰、大便或秘结或溏泻。

治疗方案：四缝。

一人以拇、食两指放在患儿手指的上下，从手指往穴位推，推两三下以后，在穴前捏紧。医生同时也用相同方法，从指根推至穴后捏紧。然后以 26 号不锈钢针向穴位轻轻旋捻刺入，冒出白稠黏液，状如鼻涕，挤净，以微见血为度。7 天 1 次，最多 3 次可愈。

针刺时避开血管，如不出黏液者无效。

（二十八）时疫

此病夏天容易发作。得病的人，四肢发凉，头昏腹痛，又吐又泻，心烦心闹，苦不可言，甚至抽搐。

治疗方案：十宣穴。

将穴位用酒精棉球擦净，然后将每个手指从根到梢用手指推几下，用力捏住指尖，以粗针快刺，点一下挤出血液。病越重，血色越淡，最后挤出紫血则症状立即减轻。

（二十九）乳汁不足

治疗方案：膻中。

用艾卷灸膻中，1 日 3 次，每次 10 分钟。初产妇未满月时，效果最佳。

（三十）心焦心烦

这是一种神志病，白天坐卧不安，夜间睡不好觉，睡着以后多作怪梦。整天神魂不定，情绪苦闷。

治疗方案：神门。

每天 1 次，连续 7 次，休息 3 天，如病未愈，还可继续治疗。使用补的手法，留针 10 分钟。

（三十一）身体虚弱

因为身体虚弱，专为增强体质而用针灸；或者有其他疾病，但身体很弱，也需要同时增强体质而使用针灸。

治疗方案：大椎、陶道、足三里。

足三里又名长寿穴，时常灸能增进食欲，使人强壮。

大椎、陶道二穴，能治身体虚弱。三穴配合，效果较好。大椎、陶道不用手法，足三里使用补法，留针 10 分钟，隔日针 1 次。

（三十二）遗精

治疗方案：中极、关元、肾俞、太溪。

第一次针中极、关元；第二次针肾俞、太溪。每天 1 次，两方循环使用。采取补法，留针 15 分钟。肾寒者亦可用灸法。

（三十三）疝气痛、睾丸偏坠

疝气痛多由于肝肾两虚，寒气或湿热下注引起。一侧睾丸坠痛的名为偏坠。

治疗方案：太冲。

针刺得气，用手不断旋捻针柄，左右平均旋捻，约 1 分钟，如患者感到酸麻直到腿根和睾丸，则效果显著。留针 40 分钟，每隔 5 分钟旋捻 1 次。

（三十四）泄泻

泄泻俗称泻肚，常见的有受凉作泻和伤食作泻两种。泻几次以后，患者感到周身疲倦，精神萎靡，必须急速加以治疗。

治疗方案：中脘、委中、承山、足三里。

第一次针中脘、足三里，第二次针委中、承山。二方循环使用，留针 40 分钟，使用补法；受凉作泻，亦可用灸。

（三十五）不思食

吃饭不香，或者见饭生厌，日久就发生营养不良，形体消瘦。

治疗方案：承山。

针刺以后，用左拇指压在穴位下方，用右手向上捻针，一顺捻，病人感到酸麻直到腿根才能有效。

（三十六）呕吐

呕吐有急性慢性、寒热之分，病程越长，越不好治。

治疗方案：内关、中脘。

内关是治胸腔疾患的主穴，又是止呕吐的有效穴位，中脘是治胃病的主穴；两者配合起来，先针内关，后针中脘，效果更好。每天 1 次，病情较重的也可以一天针两次。属寒证的，大便溏泻，口不渴，用补法，留针 20 分钟；属热证的，大便燥结，口渴，用泻法，留针 40 分钟。

（三十七）疟疾

疟疾有一日一发和间日一发的区别，忽寒忽热，大量出汗，最容易使人消瘦。

治疗方案：大椎、陶道、合谷。

在发作前两小时，针此 3 次，合谷使用泻法，留针半小时，3 次痊愈。病程过久的，也可以用艾灸之。

（三十八）羊痫风

医学上名为痫，痫有 5 种，羊痫是其中的一种。有的属于先天性，有的因为在幼儿时期常发惊风，生痰、生火、牵动脏腑、闭塞有关经脉，精神受到刺激就易发抽风。抽的时间一般不长，口吐泡沫，有时咬破舌尖。此症不易根治。

治疗方案：百会、神门、太冲。

在痫风发作时，立刻针此数穴，能迅速止抽。平时针刺此数穴，也能推迟发作时间。太冲、神门用泻法，抽不止时多用几遍，留针时间长些。

（三十九）中风忽然摔倒

中风病有中经、中络、中腑、中脏的区别。得病时多是突然摔倒、不省人事。有的能治好，有的虽然能治好，但遗有口眼㖞斜、半身不遂等症。发病时有脱症、闭症的不同。脱症撒手、遗尿、出汗；闭症握拳、牙关紧闭。脱症应该用药，闭症可以先用针法救急。

治疗方案：十宣穴。

在突然摔倒人事不知时，急速在十宣穴放血，可以清醒，然后进行对症用药。

（四十）感冒咳嗽

此病多由不慎偶受风寒引起。有的发冷发热、头痛鼻塞。经过治疗，感冒治好，遗有咳嗽，或感冒后当时发生咳嗽，数日不愈。

治疗方案：膻中、丰隆。

有汗的是虚证，无汗的是实证。虚证膻中穴针尖向上横刺，实证膻中穴针尖向下横刺；丰隆穴均直刺。得气有效。虚证留针10分钟；实证留针20分钟。

如果是一般的慢性咳嗽多痰、哮喘，可针刺膻中、中脘、足三里。每天1次，留针15分钟，不用手法，针刺得气就行。

（四十一）脚气

脚气表现为脚趾缝发痒，掉皮，甚至流水，经久不愈。

治疗方案：三阴交、足三里。

脚气发作时，针此2穴，每次用1穴，轮换使用，1天1次。针刺以后，患者感到发麻发酸，这时用左手拇指按压在针穴的上边，用右手把针向下边旋捻，使麻酸一直传到脚趾才能有效。

（四十二）白浊、痛淋

排尿时混有白色液体，膀胱和尿道常感到不舒服，叫作白浊。排尿时尿道疼痛，不能通畅，有时带血，叫作痛淋。两种病都是由于肾虚和膀胱有热所引起，治疗方法相同。

治疗方案：关元、三阴交；中极、太溪。

每天1次，关元和三阴交是一组，中极和太溪是一组，轮换使用。留针时间，痛淋留10分钟，白浊留40分钟。排尿痛得厉害时加刺列缺穴。手法都用平补平泻。

（四十三）皮肤瘙痒

治疗方案：曲池、内关。

先针内关，后针曲池，使用泻法，每天1次，留针40分钟。病情严重时亦可每天针刺1~3次。

（四十四）阳痿不举

阳痿不举，由于肾气太虚，病程越长越不好治。

治疗方案：关元、足三里；白环俞、肾俞。

关元和足三里是一组，白环俞和肾俞是一组，循环使用。隔日1次，使用补法，留针10分钟。

（四十五）脱肛、便血、痔疮

三种病同属肛门疾患，治疗方法也都一样。

治疗方案：承山。

只取此一穴，针一穴，灸一次，相兼使用。针刺时留针 10 分钟，使用补法；艾卷灸 15 分钟。找穴要准，灸时温热感直传到肛门方能速效。

六、找穴配穴歌

两耳无闻终成哑，治哑应须先治聋，
耳门翳风加腕骨，阳池瘖脉到听宫，
听会阳溪与瘖上，三方轮换用之灵；
耳聋渐愈仍难语，哑门妙穴用针攻。
子宫脱垂苦不堪，子宫维胞配曲泉，
再加气冲丰隆穴，太溪中极与关元。
头痛百会刺太阳，头顶正中与眉旁。
眩晕一症寻何穴，针刺眉心找印堂。
牙疼难忍针合谷，拇食二指尽伸张；
左痛取右右取左，下关颊车止痛良。
口眼㖞斜宜速治，太阳颊车与地仓；
颊车耳下八分取，地仓四分口吻旁。
音哑须刺哑门穴，脑后发际五分上，
此穴由来宜浅刺，五分以内即相当。
咽喉疼痛针合谷，精神错乱刺内关，
内关掌后二寸取，呕吐还须配中脘，
中脘脐上四寸寻，泄泻委中加承山，
委中腿弯中间找，承山腿肚伸脚看。
臂痛曲池与合谷，曲池拱手在肘弯。
久寒风湿腰疼痛，速刺肾俞与白环；
肾俞第二腰椎旁，白环俞平骶骨端。
腿疼风市齐中指，膝痛膝眼足三里；
三里膝眼下三寸，膝眼就在膝盖底。
太溪承山加丰隆，三穴专医小腿疼；
丰隆外踝上八寸，依法取穴见奇功。
膻中乳间灸乳少，感冒咳嗽亦有灵。
抽风百会与印堂，再加合谷与太冲，
不效十宣宜放血，太冲大趾二寸中。
消化不良如何医，中脘三里功最奇。
抽筋委中与承山，针刺得气病如失。
尿炕中极配关元，肾俞白环俞相宜，
四穴使用分两组，二方循环使用之。

脐下三寸关元穴，脐下四寸找中极。
内踝三寸三阴交，此穴能令月经调，
配上关元中极穴，赶前错后能见效。
鼠疮不愈肘尖灸，失眠金针刺行间，
行间大次脚趾缝，依法取穴病能痊。
中风摔倒与吐泻，针刺十宣手指尖。
面黄肌瘦小儿疳，肚大筋青实可怜，
手指四缝轻轻刺，挤出黏液自然安。
心焦心烦做噩梦，神门二穴功效多。
痫风百会配太冲，神门掌后纹头窝。
身体虚弱实堪怜，大椎陶道穴相关，
第一胸椎从头数，大椎居上陶下边，
配以合谷治疟疾，针下能令身体安。
食欲不佳承山取，针到饮食顿香甜。
中极关元治遗精，肾俞太溪亦相同。
疝痛偏坠是寒证，急取金针刺太冲。
瘙痒曲池内关配，脚气三阴三里同。
中极关元三阴交，太溪浊淋亦有灵。
舌缓不语哑神门，扭腰人中共委中。
耳屏尖瓣前何穴，耳鸣耳聋刺听宫。
小便淋浊从何治，太溪中极可用针。
三阴交与关元穴，交替使用莫因循。
阳痿不举足三里，肾俞强精妙入神。
脱肛便血须何穴，痔疾承山仔细寻。

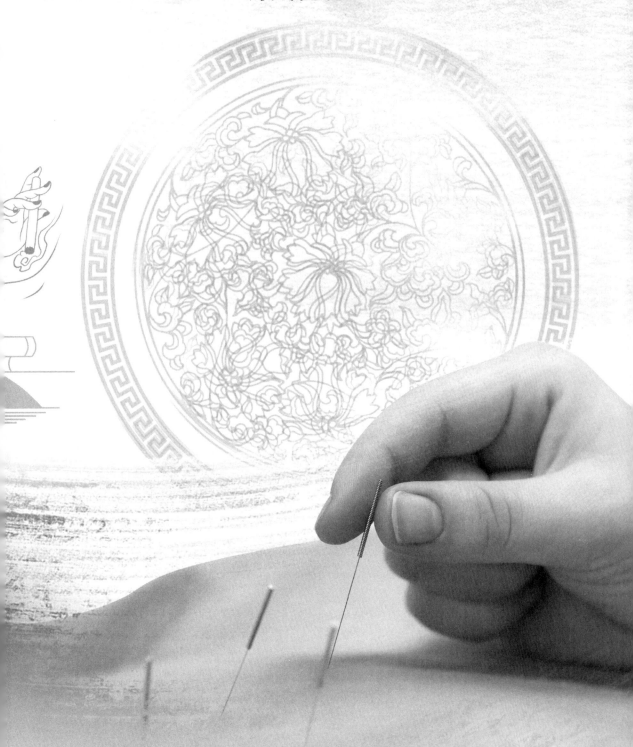

第四篇

针灸秘验

序　言

1951 年 3 月 7 日《人民日报》报道卫生部召开针灸疗法座谈会的消息说："针灸疗法为我国医学上的遗产之一，已有很长的历史，在实验证明，确实有它独特的效能，而且在民间广泛流行。""对这在实践中已经取得的一定成效的针灸疗法的研究工作，政府是十分重视的。"参加座谈会的有在京的中西医 20 余人。有的西医说："以前也听到过针灸疗法，但不懂得它的实际内容……以往的实践向我们证明，针灸是有医疗效能的，但今天在推广之前，我们一定还要深入地研究。"有的西医说，某些疾病在远处施针比在疾患处施针作用强这一点，他还有怀疑。

在那个时候，许多西医对针灸还不理解。笔者于 1951 年参加某医院研究针灸疗法，全院只有我一名中医。为了研究，规定先由其他各科确诊然后介绍到针灸科治疗，治愈以后再由原科复查。病人不能直接挂针灸科号。由于西医对针灸不了解，甚至抱怀疑态度，开诊十多天，也没有病人，我感到很苦闷。一天一位大夫匆匆地来到针灸科对我说："老大夫！偏头痛你能治？"我说："领来看看。"这个病人是瘀血头痛，左太阳穴附近静脉怒张，俗称"蚰蜒瘤"。病人疼得不能忍受，已经用过多种镇痛药物都不见效。我用三棱针放血，疼痛顿止。西医感到惊奇。从此针灸科病人越来越多，忙得不可开交。院内并组织了"针灸疗法研究委员会"，各科主任全都参加，做了种种实验研究，这里不暇细说。

1953 年初冬的一天，我正在忙着的时候，有一位腰疼的病人被抬进诊室。他说 7 天前受凉发生腰疼，治疗不见效，越疼越重，不敢弯腰，不能走路。诊脉沉迟有力，是属于寒证，可以针灸。病人要求先治，因为处置床都占满了，护士说："还得等一等！"陪护人员说："咱们能等，雇的马车不能等怎么办？"我安慰他说："新得的病，往往针完就好，也许就不用坐马车，自己可以走回去。"他们虽不相信，但也只好等着。病人躺在候诊走廊的担架上不断地呻吟。过了 15 分钟，下来空床，检查他痛的部位在第二腰椎一带，并向两旁扩散，就是西医所说的腰肌膜炎。寒伤于肾，腰为肾之府，循经取穴，在肾俞、志室扎了 4 针，使用泻的手法以祛寒止痛。起针以后，病人自己下床，不但直起腰来，而且可迈开大步。他兴奋地高声说："谢谢大夫，我真可以不坐马车走回去了。"这时坐在门外候诊的病人欢腾起来，顿时响起一片掌声。从此针灸病人一天比一天多，治疗的奇迹也是层出不穷。

有一位 60 多岁的老大娘，因为生气，发生昏厥，上午 11 时抬进急诊室，经过各种方法抢救，直到下午 2 时，还没有苏醒。这天是星期五，下午业务学习，大家先讨论这个病例。有的同志提议可否用针灸治疗，我说："试试看。"有的同志问："估计得多长时间能够苏醒？"我说："过去治这种病，大约需要 5 分钟。"这时全体同志都兴奋起来，大家都要跟去看看。我们来到急诊室，诊其六脉和缓，望其面色红润，听其呼吸均匀，像睡觉一样，只是没有办法让她醒过来。我先针了百会、印堂二穴，毫无反应。又针人中，稍微动了一动。继续针合谷，有缩手现象。又针太冲，病人缩脚哼了一声，两眼睁开，如梦初醒，一共只用了2分钟。同志们感到惊异，纷纷要求学习针灸，学习中医。医院领导支持群众的学习热情，立即把每星期五的业余学习改为学习中医和针灸。这个病例，《辽宁日报》记者曾经进行了报道，医院也被辽宁省卫生厅奖励为西医学习中医的典型单位，通报全省。

针灸疗法的特点可概括为三句话，就是民族的形式，科学的内容，大众的方向。

民族的形式　针灸疗法是我国人民长期和疾病做斗争所积累的宝贵经验。我国是针灸的故乡。在现存的最早的中医典籍《黄帝内经》里，对经络和针灸的记载就很详尽精辟，那是距今2500年的著作，可以想见针灸的历史是多么悠久。这是中华民族在医学上对人类所作出的重大贡献之一。

科学的内容　针灸疗法已在世界许多国家开展起来。针灸的疗效是非常显著的。对针灸的机制、经络的实质，国内外都在运用现代科学方法进行深入的研究和探讨，并已取得了不少可喜的成果。

大众的方向　针灸是人民群众喜闻乐见的医疗方法之一。"扎针拔罐子，不好也去一半子"，这是广大群众早已给针灸疗法给予的恰如其分的评价。

针灸疗法的优点很多。它是祖国医学的重要组成部分，治疗疾病的范围非常广泛，包括内、外、妇、儿、五官各科疾病；能治慢性病，也能治急性病；可以医治疾病，也可以增强体力预防疾病；可以单独使用，也可以和药物配合。

它可以适应各种环境。不论是在城市还是在农村，在工厂还是在田间，在车船上还是在飞机里，都可以用针灸治疗突然发生的疾病，随时随地为人民解除痛苦。

它设备简单，操作方便。只需几根银针，一盒酒精棉球，就可用来治病。

它容易学习。针灸的理论和实际操作并非神秘莫测，只要下功夫用心学习是不难学会的。

本书是我和费久治医师合著，主要是总结我们多年的临床治疗实践经验。我们各有自己的经验，各有自己的心得。不同的经验、不同的心得体会加在一起，就比较丰富了。这也就是本书的特点吧！

彭静山
1980 年国庆节于沈阳

上卷　针灸要旨

第一章　针灸六要

针灸是一种验、便、廉的理疗方法。对某些病有特效，对某些病可以减轻症状，对某些病可以取得一时的效果，对某些病则根本无效。即或同样的病，同样的穴位和手法，其效果有的相同，也有的不同。之所以会出现这样不同的结果，其原因要从医患两方面来分析：从患者来说，病程有长短之别，病势有轻重之异，体质有强弱之殊，生活条件有优劣之差，思想境界有忧乐之分；生理方面，经络敏感度不同，耐力与恒心不同，因此方法虽同，但疗效各异。从医生方面来看，应该坚持经络学说，仔细地辨证施治，准确地配穴找穴，适当使用手法，方能取得预期的效果。根据上述原则，归纳为针灸六要如下：

辨证精，取穴准，手法明，善妙用，病适应，贵于恒。

一、辨证精

临床中，针某穴治某病，有时有效，有时无效。细究其理，不出辨证。例如：侠溪是治疗眩晕的名穴，对肝阳上亢的眩晕有效，对血虚与痰浊的眩晕则少效或无效。简单的牙痛，若不仔细辨证，仅凭合谷与内庭，有时就要失败。如下牙痛，因齿龈炎或牙髓炎而发，若不取脾经或肾经的穴位，只针合谷是治不好的。看来，验方取穴，只不过是取穴方法的一种，不能随意滥用。只有辨证施治，方可提高疗效。

辨证施治是针灸的精华。理想的治疗与效果，来源于明确的诊断。临床上取穴配方要符合治疗"法则"。治疗"法则"的确立，离不开辨证施治的理论指导。因此，正确地掌握和运用辨证施治是针灸治病的关键。

辨证的过程中，首先要解决辨证与辨病的关系。两者看来是吻合的，有这样的病，就有这样的证。但不同的病往往也有相同的症状。如因系腰痛，有因肾虚而致，有因外伤或风寒湿与其他疾病所引起。若诊断不清，就提不出有效的具体治法。仅靠委中穴，疗效不能满意。因此，既要辨证，又要辨病。辨证，既包括诊察所见，又包括内外致病因素及病位，因此，要全面而又具体地判断疾病在这个阶段的特殊性质和主要矛盾。辨病，就是按辨证所得，与各种类似的疾病鉴别比较。这样，才能正确深入地掌握疾病的实质，抓住和解决主要矛盾，不至于被表面假象所迷惑。另外，还要灵活掌握标本缓急的关系，密切注视症的转化，为治疗提出可靠的依据。

二、取穴准

取穴不准，未得其真或偏离经络，恐难获预期的针感和效果。未刺中穴位，即或选穴配方再妙，手法再纯熟，也无济于事。有些穴位，非采用特殊方法不能取到。如取膏肓穴时，肩胛骨不展开就取不到正穴。取养老穴时，不转手向胸，也取不到正穴。背部腧穴，若不认真数摸椎骨也找不准，只凭肉眼观察容易有误。因此，一定要熟知和掌握经络的循行和经穴的部位及一些经穴的特殊取穴方法，这是针灸医生的基本功。

　　选穴配方，应力争少而精，不应繁杂。必要的取用，不必要的不用。一针能治愈最为理想。但对疑难病有时亦取七八穴或更多，这是因病情而例外。假如盲目乱针，就有导致病情恶化的可能。如三叉神经痛，在患处乱刺，会使疼痛加剧。针次髎手法不当时，会使坐骨神经痛的疼痛更重。

　　另外，对左右穴的筛选，取双穴还是取单穴，取健侧或患侧，皆应准确恰当，方为有效。左右穴位的选取时，必须依该病所出现的经络失调情况，选取最易促使经络恢复相对平衡的穴位。如右腿痛，检查经络，发现右足少阳经为实证，左侧为虚证，那么取阳陵泉时，若单施补法，可取左阳陵泉；单施泻法，可取右阳陵泉。若取双穴时，可左补右泻。

　　在病情复杂的情况下，出现多经病变，或假证，或同一症状而不同经病，此时，决不能草率地随病取穴。一定要仔细进行经络检查与辨证，为选穴配方提出依据。

三、手法明

　　针刺时，要施以正确的补泻手法，才能调整阴阳、气血、经络虚实使之平衡，达到治病的目的。若手法不明，即补泻不清，难取良效。

　　针下得气，是施行补泻手法的首要条件。针下不得气，就不能运用手法，需要查明原因。如属取穴不准，要及时纠正针刺方向、角度与深度；属病者体质或病情的缘故，可用手循经点按，以催气至。有的病者对针感反应不敏感，这需医生凭持针的指腹来感知针下的情况。如针下沉紧，即谓得气。

　　施术时，医生要聚精会神，掌握运针时机、针感、刺激量和病者的反应，不可草率从事，也不可机械盲目地做些无用的手法。

四、善妙用

　　临床中，选穴配方，贵在随机灵活，加减配合。如胃脘痛处方：中脘、足三里、内关。当痛及少腹与胸胁时，即要选配肝经穴位；若出现腹胀满、纳呆、消化不良时，要选配脾经穴位。这样按病机加减用穴，比单守主穴效力显著。对于验方，也不可机械地搬用，既要符合辨证，又要符合病机。如：人迎、太冲、合谷是治疗肝阳偏亢而眩晕的一张良方，但对肾阴虚或痰浊的眩晕即不易获效，即便症状有所缓解也是暂时的。

　　另外，取穴的多少，先后次序，刺激量的大小，都要细心推敲，才能发挥治疗效应。每次治疗前后，都要细心检查经络的失调变化，为治疗提出可靠的依据。这是提高疗效不可忽视的一环。

五、病适应

　　针灸治病虽广，但有其适应证。对非适应证或禁忌证，盲目地乱针妄灸，不但不能发挥针灸的治疗作用，反而会影响针灸的信誉和损伤其真正的价值。

　　适应证的选择，是取得疗效的基础。疗效的程度随其病种与病情等出现差异。针灸适用于功能失调的疾患。对某些器质性疾患亦有一定的疗效，如视神经萎缩、小儿麻痹后遗症等。对一些慢性炎症，传染病如菌痢、百日咳、肝炎等，寄生虫病如疟疾、蛔虫等均有一定疗效。

　　非适应证：有严重器质性病变、恶性皮肤病、血友病、败血症、失血或过敏性休克、急性腹膜炎、坏疽、恶性热性病等。但在治疗需要或可能的情况下，作为一种整体疗法或辅助治疗，亦未尝不可选用。如在气血虚弱而津液未全衰竭的情况下，施用灸法，还有一定的效果。

六、贵于恒

"针多少次能好？能不能治好？治好了能不能再犯？"临床中经常听到患者这样的问话。做出准确的回答实在困难。倘若再不综合掌握正邪双方的关系、病者的内在与外在条件、恰如其分的治疗方法，医生就更难回答了。疗效的取得，需要医生和病者付出辛勤的劳动。尤其是对疑难病症、慢性病的治疗，不能一蹴而就，急于求成。贵在持之以恒。针灸治病，在于调整和激发体内的抗病能力。而这种抗病能力的产生或增强，需要一定的时间和条件。因此，医生和病者都在为激发抗病能力创造良好的条件。激发得力的，疗效就好；激发不得力的，疗效就差。医生要精研于技术，热心于病人。病者要密切配合，遵照医嘱，接受治疗，加强锻炼，增强体力。不能因为暂时的无效而停止治疗。当经过几个疗程不见好转时，要重新审查治疗方案，看是否正确。不正确要进行修改，正确要按方坚持治疗，待抗病力增强，方见效果。

第二章　选穴准则

合理地用穴，来自精确地辨证。针灸临床的辨证，必须掌握经络之虚实、病位之所在、病因的特点、病机的转化、主症的分析，方可为选穴配方提供可靠的依据，从而制定选穴准则。

一、虚实

《灵枢·经脉》篇说："经脉者所以能决死生，处百病，调虚实，不可不通。"《灵枢·九针十二原》篇说："凡用针者，虚则实之，满则泄之，菀陈则除之，邪胜则虚之。"可见古人以针灸治病，十分注重明察经络，补虚泻实。现时，亦应遵循这一原则。

虚实是指正气与病邪的强弱关系。疾病发生后，相关的经络、经穴出现了异常变化。可视为病经与病穴。倘若诊察出病经与病穴，治疗问题就不难解决了。所谓治病难，难在识症。辨证施治是针灸治病的精髓。

经络诊察的几种方法如下。

（一）经络虚实的病候

经络所主病候，诸书详备，不再赘述。此法虽系主观诊断指标，但能准确地反映经络虚实的病理变化。诊病候所属经络，进行辨证施治，在临证中，应用极广，比较实用。倘若医生熟记经络病候，只要病者说出症状，医生即可初步了解病在何经络，属虚属实。再结合四诊八纲，很快即明确诊断，立法施治。因此，熟记经络的主病，是针灸医生的基本功。对于"是动病"与"所生病"，不必详分，只要明确病在何经与其虚实即可。

（二）经络的触诊

借医生指腹的感觉察知经络和经穴的异常反应，此法简便易行，准确实用，是针灸临床不可缺少的诊法之一。

方法：循经触摸，体表见热、肿，弹性强，压痛显著，皮下硬结等，可知为经气实；体表温度低下、无弹性、按之酸麻不痛、陷下等，可知为经气虚。

触摸时，见有硬结、压痛、敏感、快感的反应点，此点即为病穴。压痛强烈，多属实证；压有快感，多属虚证。病穴有助于明确诊断，刺针病穴常获良效。

触诊的顺：背俞穴、募穴、郄穴、原穴、络穴、特诊点、过敏点和过敏带等。可疑病经要详细触诊。

十二经病的触诊要点：

肺经：肺俞、中府、孔最、膏肓、尺泽。

肺经实热时，胸椎 1~3 旁开 0.5 寸处有压痛，滑肉门和大巨亦有压痛。肺经经气不畅时，膻中有压痛。肺经虚寒：风门和大杼有酸沉感。咯血或便血：孔最有压痛或压时有酸沉感。经气虚衰时，膏肓呈高肿或弹性、皮温低下。

大肠经：大肠俞、天枢、温溜、曲池、合谷。

大肠经气实热或排泄障碍时，曲池、膈俞、天枢、骑竹马有压痛。经气郁滞时，大巨有压痛。肠炎时，手三里、上巨虚、天枢压痛明显，皮温高于邻穴。慢性肠炎时，皮温低下，触有快感。

胃经：胃俞、中脘、梁丘、足三里、丰隆。

胃经有实热：中脘、梁丘有压痛。胃酸过多：巨阙、不容呈压痛。胃经虚寒：按压中脘、足三里有舒服感。胃溃疡：胃俞、与其外侧有过敏点，再按压臀端时，压痛放散至膝以下者。胃痛剧烈：天宗有明显压痛，按之可止痛。

脾经：脾俞、章门、地机、大包、膈俞。

消化不良或运化失常时，脾俞、章门、大包均有压痛。血行失和：膈俞呈现绷紧或压痛。脾热、经气阻滞：地机穴有明显压痛。脾虚作胀：脾俞穴按之酸沉或皮温低下。

心经：心俞、巨阙、阴郄、少海。

心经火旺：心俞内侧有压痛。心脏瓣膜疾患：巨阙发胀，心俞外侧至膏肓处有过敏点。经气虚、功能低下：三阴交、水分、肾俞均有压痛。

小肠经：小肠俞、关元、养老、小海、下巨虚。

小肠经病：关元、养老有反应。被风寒所侵时，天宗、风门、小海均有压痛。小肠经病移于心经时，取关元是有效的，如灸关元治心律不齐。小肠经气受阻的肩胛痛时，下巨虚呈压痛，针之有效。小肠俞部位的腰痛，养老有明显压痛，针之有效。

膀胱经：膀胱俞、中极、金门、委中、昆仑、天柱、八髎。

经气实热：委中穴皮温高，络脉充盈。湿热下注，经气受阻：中极、金门、膀胱俞有压痛。被风寒所侵，天柱、八髎、承山呈压痛。经气虚时，按中极、膀胱俞有快感。

肾经：肾俞、京门、水泉、水分、肓俞。

肾经为病：水泉、水分、肓俞均见压痛。

肾脏为病：肾俞、京门有压痛。当肾排泄功能受累时，筑宾穴呈阳性反应（硬结、压痛）。因此，灸筑宾有解毒之效。泌尿系有故障时，八髎穴有压痛。

心包经：厥阴俞、膻中、郄门、大陵。

情志不遂、哭笑不定：膻中、郄门均有明显压痛。妇女月经失常、痛经或少腹有瘀血时，间使至郄门处绷紧或压痛，针之可调经止痛逐瘀。心悸动，按压厥阴俞、膻中有缓解之效，灸之亦效。

三焦经：三焦俞、石门、委阳、会宗。

经气受阻，会宗、委阳、石门均呈压痛。经气实热，三焦俞一带绷紧，会宗压痛强烈。尿闭，属三焦经气不宣者，石门呈胀满。

胆经：胆俞、日月、天宗、京门、阳陵泉、外丘。

胆囊炎时，日月、京门、天宗有压痛。胆经实热：外丘皮温高。经气虚：按胆俞、日月有舒适感。

肝经：肝俞、期门、中都、曲泉。

经气郁滞（失眠、易怒、高血压）：肝俞多见高肿、压痛，中都呈强压痛。肝炎（经气实热）：内踝上2寸至中都处呈过敏带，阳陵泉与外丘有时亦呈压痛。性功能失常：曲泉按之痛或酸麻。

按上法找出病经病穴，结合四诊八纲，决定病因、病位、病性，为治疗提出有效的方案。

（三）经络的电测定法

利用"经络测定仪"探测经络穴位皮肤导电量（或电阻）的变化，来分析判断经络虚实、盛衰的变化。

通常在经络的井穴、原穴、背俞穴进行测定，亦可寻找过敏点或过敏带。

测定结果的判定：

（1）左右侧明显失调，成倍数地高于或低于正常值，左右侧出现成倍数的差度，均可视为病经，其中最高或最低数为主要病经。高值为实证，低值为虚证。

（2）左右侧虽无失调，但高于或低于正常值的1/3，均可视为病经。高者为实，低者为虚。

注意事项：

（1）所用测定仪器不同，其正常值亦不同。电源的电压要保持在一定的水平。

（2）被测定的皮肤保持均等的干湿度。测定前，被测定的部位用蒸馏水擦洗，这样既可保持相同的干湿度，又可溶解皮肤上的矿物质（盐类等）和附着物，以减少误差。

（3）测定极的金属棒接触皮肤时压力要均等，时间要一致，避免在皮肤上摩擦。

（4）注意个别的差异（青年、肥胖、儿童，皮肤导电量略高）和部位的差异。

（四）知热感度测定法

此法是以温热感来检查经络变动的方法。以线香燃着后，在井穴的指甲边进行上下移动，以热到不能忍受为止，以秒为记数（一秒钟2次）。这样可测出各经络对热的敏钝程度，来判断经络虚实情况。对热敏感者为实证，迟钝者为虚证。此法检查起来虽较费事，但误差较小，对经络的变动有特异的诊断意义。

测定结果的判定：

分析左右两侧以及各经的差数，凡差数高低相差一倍者均为病经。偏低者（敏感）为实证，偏高者（迟钝）为虚证。若左右两侧均高或均低，可认为两侧经俱实或俱虚。同样要取差数最大者为主要病经。

注意事项：

（1）测定井穴不便者，可改为测定背俞穴。

（2）测定中断时，先测他经，片刻后再补测。

（3）严寒季节，待手足温暖后再行测定。

（4）火力要均匀，距离要一致。移动频率要以秒为准，否则影响测定的准确性。

（五）经络脉诊

针灸临床中，由脉象辨经病，多以三部九候为实用确切。经络脉诊可直接候本部所属经络之盛衰变化，其法：找准经穴，以食指压在穴上，毫不用力，另以中指压食指，中指用力，食指感到反应现象。

委中候足太阳膀胱经。

颔厌候足少阳胆经。

巨髎候足阳明胃经。

天窗候手太阳小肠经。

耳门候手少阳三焦经。

曲泽候手厥阴心包经。

太渊候手太阴肺经。

合谷候手阳明大肠经。

神门候手少阴心经。

太冲候足厥阴肝经。

太溪候足少阴肾经。

冲阳和箕门，前者候足阳明胃经，后者候足太阴脾经。

若某部脉有失常者，均为本部所属经络为病，并可运用寸、关、尺切诊以对照之。

（六）望诊

通过望色、望舌判断病之所在经络。舌质之五色应五脏，舌苔则辨表里、虚实、寒热。《中医诊断学》有详细描述，不再赘述。

（七）针刺效应检查

在诊察中，对未明确病在何经时，可施针刺检查，通过针刺后的效应，来判断病之所在。

（1）针刺郄穴与其所属背俞穴的第一行时，症状见缓解或消失者，可视本穴所属经络为病。此法对急性病尤有效验。不见效者，可考虑病在他经。

如胸痛，不知病在何经。曾按肝经病（肝郁气滞）治之不效。又按胸阳不振，肺气不宜治之，亦不效。后转经用此法，当刺心包经郄穴（郄门）和厥阴俞内侧 1 寸处，胸中顿觉舒畅，胸痛减轻一半。定诊为心包经病，续针 3 次而愈。

（2）针刺经络的起止穴，症状见明显缓解，多属本经为病。

如：一妇患腹痛，从胃脘至脐时常窜痛，半年余。经医按脾胃虚寒治之不效，后又经医按肝胃不合治之亦不效。前来针治，经络检查无明显失调，唯胃经略有所差。对症治疗：针中脘、天枢、足三里、公孙、胃俞等，经数次不见好转。此时，不知病在何经，便试用起止穴验病法。经 3 天试验针，病者自感针涌泉、俞府有效。即定诊为肾经病，按肾经病谓治半月余而愈。

（3）针刺人迎和太渊，可辨病之阴阳。刺人迎后，症状改善，可视为阳经病。如阳亢型的高血压，刺人迎后，血压下降明显，一般可降 20 毫米汞柱以上。阴虚型的高血压，刺人迎后，仅降 10 毫米汞柱左右。

刺太渊后，症状改善，可视为阴经病。

如头痛，胸、背痛、胸满气逆、咳嗽，不知病之所苦，在阴在阳，取太渊有一定的鉴别价值。

（4）鉴别脾阳虚与肾阳虚的灸法。灸昆仑有效者为肾阳虚；灸梁丘有效者为脾阳虚。

如慢性腹泻，多属虚证，病程较长，病情复杂，一时难辨。命门火衰，不能温脾化温而致腹泻者，为"肾泄"。脾阳虚弱，不能运化而致腹泻者，为"脾泄"。当两证之脉证相似不易分辨时，按上法施灸，既可鉴别，又可施治，一举两得。

（5）针刺阳性反应点，过敏带的中点，见效者，可考虑本部所属经络为病。

（6）针刺后，得气缓慢或不得气，多属此经气不足，预后不良。

注意：此种针刺验病法，要求取穴准确，手法纯熟。否则无诊断价值。

二、病因

治病必求其本，一则病因为本，二则正气为本。按病因选穴配方，治疗不易迷失方向，实为一种重要的选穴方法。

外因的选穴规律：

风寒：风寒之邪多由表入里。亦有因阳虚，且阴经无阳气所主，寒邪直入阴经或脏。风多犯上焦，寒多犯下焦或中焦。

治风多取：风门、风池、风府、风市。灸大椎旁开2寸、3寸处可祛风疾。

治寒多取：肾俞、关元、三阴交。

暑：热邪所伤，宜"热而疾之""菀陈而除之"。急于十宣、十二井穴点刺出血，于委中、曲泽、鱼际、然谷等穴位，视赤络者点刺出血。

湿：湿邪多伤足太阴经，致脾失健运。宜取脾经、胃经穴位调治。取阴陵泉、足三里、太白、冲阳。再激发肾经，行水逐湿，可取：复溜、太溪等穴。

燥：燥之为病，热亦能燥，寒亦能燥。热能消液，寒主收敛。但不外乎精津血液枯竭而发病。此病以虚为本，热与寒为际。因此，治燥随各脏腑经络之虚实而调治。燥邪多伤肺经。取穴：鱼际、尺泽、合谷、曲池、肩髃、肺俞、膈俞、血海、金津、玉液等穴。

火：气有余，便是火。用针选穴，多取阳经，为治其标，济其阴，培其本。

取穴：阳经如大椎、曲池、内庭、外关、阳池（均施泻法）；阴经如照海、复溜、阴谷（均用补法）。

内因的取穴规律：

怒则气上：行间、中都、曲泉。

喜则气缓：神门、大陵、心俞。

悲则气消：太渊、肺俞、尺泽。

恐则气下：太溪、肾俞、俞府。

思则气结：太白、阴陵泉、脾俞。

惊则气乱：内关、通里、丘墟。

若七情损伤，久而不解，可转致郁证。

气郁：胸胁痛，脉沉涩。宜取行间、膻中针之。

血郁：四肢无力，能食，便红，脉沉。宜取血海、大包、曲泉、期门针之。

湿郁：周身走痛，遇寒则发，脉沉细缓。宜取公孙、三阴交、足三里针之。

火郁：心中闷乱，尿赤，脉沉而数。宜取劳宫、少府、鱼际针之。

食郁：纳呆胀满，人迎脉平，气口脉盛。宜取中脘、建里、公孙或灸里内庭。

痰郁：动则喘满，寸口脉沉滑。宜取大都、列缺、丰隆、中脘治之。

内风：多因肾阴不足、肝阳偏亢、情志失常为诱发。取穴：太冲、侠溪、曲泉、风市、太溪、阴谷。

内寒：多见命门、肾阳亏损。宜温肾壮阳。取穴：关元、肾俞、命门、神阙、中脘、足三里，均灸之。

气陷：灸百会、中脘、气海。

精伤：照海、肾俞、京门、中极、会阳。

若情志抑郁、胃气不行，劳役饮食不节，损伤原气，当补足三里，以引原气，并灸气海、建里。若原气不足，应取诸腑经之募穴。若传至五脏为九窍不通，随各窍之病，取其各脏之募穴。

《针灸大成》有看部取穴：

《灵枢·杂症论》："人身上部病取手阳明经，中部病取足太阴经，下部病取足厥阴经，前膺病取足阳明经，后背病取足太阳经。取经者，取经中之穴也。一病可用一二穴。"

三、病机、病位

经络具有输送气血和营内卫外的作用。一旦这种作用受某种因素的破坏，致邪由外侵或病由内生。而病邪的传注无不通过经络。因此经络可视为疾病的反应系统和传导系统。

外因（六淫）先侵皮毛→孙络→络脉→传经脉入脏腑。

内因（七情）先损脏腑，后传经脉→络脉→孙络→皮毛。而病邪在经络之间还互为传递。因此，不掌握病机的变化和病变的部位，仅随症选穴是不够的。

《灵枢·邪客》所载："肺心有邪，其气留于两肘；肝有邪，其气留于两腋；脾有邪，其气留于两髀；肾有邪，其气留于两腘。"

掌握病机的变化和病变的部位，选穴配方有所依据。一则按病位取穴，一则进行阻断病传递的治疗，则"上工治未病""治肝先实脾"。

根据病因和病机转归，在脏在腑，在经在络，选穴各有准则：

在脏多取俞、募、原。

在腑多取郄、募、合。

在经依巨刺法选穴。

在络依缪刺法选穴。

病在营血要深刺；病在卫气要浅刺；病在气分，走游不定，可上下取穴；病在血，沉著不移，可随病所取穴。八会穴各有所主，临证时随症取之。

四、随症取穴

根据腧穴主治的特异作用，选取特效穴，进行对症治疗。此法在临床中，灵活实用，易于掌握，见效显著。

依据上述辨证与随症选穴，组成治疗处方，概括如下：

针灸处方＝病因治疗的主穴＋病机、病位治疗的主穴＋调整经络平衡的主穴＋症状治疗的主穴。

每个穴均注明：针刺深度、方向、补泻手法、针具、留针时间、灸的壮数与时间等。

第三章　配穴纲要

第一节　七方十剂

方剂学讲"七方十剂"，以后又发展成为"七方十二剂"。针灸配穴处方也要讲"七方十剂"。

一、针灸处方的七方

（一）大方

（1）大方的条件：①取穴多。②用针粗。③手法重。

（2）大方的适应证：①脑出血。②多发性风湿性关节炎。③脊髓前角灰白质炎后遗症（此症多侵犯小儿，用针宜细，随刺即起，谓之小儿针法。唯取穴宜多，有时多至三四十穴）。

（二）小方

（1）小方的条件：①取穴少。②用针细。③手法轻。

（2）小方的适应证：应用在新病、轻病、身体虚弱的患者。

（三）缓方

（1）缓方的条件：①取穴少。②留针时间短。③间隔日期长。

（2）缓方的适应证：应用在许多慢性而轻微的疾患，如神经衰弱、习惯性便秘等。

（四）急方

（1）急方的条件：①穴位明显好找。②操作简便迅速。③针灸后立刻见效。

（2）急方的适应证：取穴不拘多少；随时随地都可以应用。例如：抢救晕车、晕船、急性胃肠炎、癫痫发作、小儿惊厥、晕针较重等。

（五）奇方

只取一穴，中病而止，叫作奇方。例如：牙痛针翳风，癫痫取太冲，头昏针百会之类。另外，只用一穴，屡次使用，病愈为度，也叫奇方。例如：因怒气失眠，屡刺行间；消化不良，屡针中脘；腰痛常用委中之类。

（六）偶方

（1）同名穴两侧都取用，或穴位数目相等，都叫作偶方。

（2）偶方多用于全身病，使左右经络达到平衡。例如：四关穴，两合谷、两太冲同时并用，或不论采用何穴，必须两侧同样针灸。

（七）复方

复方有三种形式：

（1）配合法：先取一穴，恐怕力量不足，再加上同样效力的另一穴。例如：头项强痛，取了风池，又加天柱。腰腿疼，取了环跳，又加委中。

（2）并进法：同时患有两种病，例如：膝关节炎，还有消化不良，针膝眼治膝关节炎，加中脘治消化不良，再配上胃经的合穴足三里，如膝关节和胃病都起作用。三穴同时并用，对这两种病都能收到效果。

（3）分治法：同时患有两种不相连属的病。例如：已患面神经麻痹，又起了荨麻疹。

取颊车、地仓、四白、翳风治面瘫，同时又取曲池、臂臑治荨麻疹。分别治疗，不相关联，而两种病同时收效。

二、针灸处方十二剂

（一）补可扶弱

例如：大椎、陶道治阳虚而兴奋督脉，使腰脊强壮。灸膏肓治肺病虚衰，常灸足三里以健胃而进食增加强壮。或用各种补的手法，而使身体转弱为强。

（二）重可镇逆

例如：膈肌痉挛，气上逆而打嗝不止。取内关以治胸中带气，加膻中为八会穴的"气会"穴，再加日月斜向上刺接近膈肌的附着部。重用泻法，即可止其痉挛。

（三）轻可去实

例如：肝阳上亢，血压上升，头目眩晕。采取八会穴的膈俞为"血会"穴，找准穴位，双侧各埋皮内针一支，10秒钟后，血压下降，屡用屡效。

（四）宣可决壅

例如：痰涎壅塞喉间，吐之不出，气被痰瘀，呼吸困难，郁闷难忍。用手指抠天突穴，一抠一抬，连续数次，其痰自然吐出。

（五）通可行滞

例如：痢疾便、脓血便，里急后重，总像有粪便欲出不出，令患者不可忍受。祖国医学多叫"滞下"。取用三焦经募穴石门，配以大肠经募穴天枢，运用泻法，即能消除瘀滞，减轻症状，数次可愈。

（六）涩可固脱

例如：脱肛，针长强、二白，灸百会，可使已脱出的肛门较快地收缩还纳。百会、长强都是督脉上部穴，灸百会是"病在下而治上"，针长强是"局部取穴"，刺激肠壁，自易收缩。二白穴靠近大肠经，通过经络"内联脏腑"的功能，可以收涩已脱的大肠末端。

（七）滑可去著

例如：腱鞘囊肿，因扭伤闪挫，多在手腕上起一小包，按之柔软，但不能移位。"著"字同"着"，如"着落"，固定在一个地方。用左手按紧囊肿的包块，以毫针在囊肿的根部，四面横刺，随针挤出黏滑液体像鼻涕的样子。几次以后，囊肿自消。又如针四缝，治小儿肚大筋青。挤出黏液，其腹渐消故饮食日增。

（八）泻可去闭

例如：大便闭结，有因胃肠实热的，有因饮食积痰的，有因津枯便秘的。《针灸大成》有下法，针三阴交，用呼吸泻法，可通大便。如果在左侧腹结穴埋藏皮内针一支，穴位找准，可以当日排便。

（九）湿可胜燥

燥病发于外的，皮肤干枯，皱纹堆累；发于内的，无故悲伤，精神失常，叫作脏燥。内则消耗津液，而使便燥。虽有风燥、火燥、热燥的区分，原因总是气虚血少，则生热而成燥病。治疗方法，当求病因。补气生血，滋养津液。气会膻中，血会膈俞。取膻中以行气，选膈俞以养血，采太溪以生津。津液充分，燥病自除。

（十）燥可胜湿

《黄帝内经》说："诸湿肿满，皆属于脾。"可以发生中满、浮肿、尿闭、皮肤湿疹等症，病源在脾和其表里胃经。选用脾、胃的合穴、原穴如阴陵泉、足三里、太白以及肾经的水泉等穴，均可通经活络，使脾胃旺盛，肾阳充足，自可胜湿而祛病。

（十一）热可祛寒

《黄帝内经》说："诸寒收引，皆属于肾。"所以肾为一切寒病的根源。除寒主要在于脏腑的功能，王冰说："益火之原，以消阴翳；壮水之主，以制阳光。"前者是扶阳抑阴以祛寒，后者是补阴抗阳以除热。祛寒的主要穴位为肾俞、关元。

（1）肾俞：祖国医学认为，"肾为先天之本"，凡腰以下腹腔内脏和下肢的疾患，痛不移处，无力，不能屈伸、疲倦。尤其是下腹部的肾脏、膀胱、生殖器、大肠、直肠等寒证，针灸肾俞，可见功效。

（2）关元：又名丹田，先天之原气，即先天之生命力，在于此处。手按之时觉有活动之气，以不强不弱，平静者为佳。主治妇女病、男子生殖器、泌尿器疾患有卓效。尤以下腹部常感虚冷、小便白浊、淋疾、遗精、阳痿等症，灸关元可祛寒而补元阳。

（3）体温过低，属于虚寒的。灸治神阙、气海、大椎、足三里等穴最妙。

（4）回阳九针："哑门劳宫三阴交，涌泉太溪中脘接，环跳三里合谷并，此是回阳九针穴。"治疗四肢厥逆，即手足冰冷，皮肤㿠白，甚至神昏。治疗时，九穴不必全用，选用3~4穴，或针或灸，至寒退渐温，祛阴回阳为止。

（十二）寒可制热

经穴有许多制热的方法，略举数端如下：

（1）常用全身退热穴：大椎、陶通、身柱、风门、肺俞、曲池、合谷、足三里。

（2）急性高热的发汗退热穴，十宣穴、十二井穴、复溜、合谷、涌泉。

（3）治急性高热穴：风府、风池、合谷、复溜、太白、内庭。

（4）治慢性微热穴：间使、鱼际、涌泉、复溜、足三里。

（5）间歇热：风府、风池、外关、阳池、液门、侠溪。

取穴方法，每次选用2~3穴，轮换使用，辨证施治，发现某经的症状明显，选用某经的穴更好。

第二节 我们常用的配穴方法
一、点面结合

医生的工作，是解除病人的痛苦。长时间的候诊已使病人心情焦躁，针灸治疗如取穴过多，再加上针刺时的微痛和心理上的恐惧，就会使病人在原有的疾病痛苦之上又增新的痛苦，这是值得医生深思的。孙思邈在《备急千金要方·大医精诚》一节里，反复论述。"凡大医治病，必当安神定志，无欲无求。先发大慈恻隐之心，誓愿普救含灵之苦。若有疾厄来求救者……皆如至亲之想，亦不得瞻前顾后，自虑吉凶，护惜身命。见彼苦恼，若己有之，深心凄怆，勿避险巇，昼夜寒暑，饥渴疲劳，一心赴救，无作功夫，形迹之心，如此可为苍生大医。"孙思邈这种高尚的医德，应该作为每个医生的座右铭。我们久用针灸治病，深切体会到了病人的心理。因此主张少取穴，如能扎一针治好了病就不再扎第二针。著名的《扁鹊神应针灸玉龙经》着重提出："补泻分明指下施，金针一刺显良医。"

我们在先贤启发之下，积累有效穴位，研究一针治病的有效方法叫它"一针疗法"。

一针疗法，就是只扎一针，一针并不等于一个穴。在十四经里除任脉、督脉前后正中线以外，十二经都是左右两穴，因此一针和一穴不同。俞穴又名刺激点，把只扎一针的叫作一点。十二经的穴都是左右同名两点，只用一侧的也叫一点。经外奇穴四缝、八邪、八风都是八个点；十宣穴是十个点；十二井穴是十二个点；这都不在一点的范围内。但是如只选用四缝、八邪、十宣、十二井里的一个部位，仍然可以叫作一点。

（一）一点举例

任脉和督脉有很多只取一穴可以治病的特效穴位。

1. 督脉

（1）长强：可增加全身强壮。痔疣，在疣根小壮周围灸，急性的一次可愈。痔痛、脱肛、出血，第一次刺后，血量可能增加，以后逐渐减少。

青年肾虚遗精，妇女带下不止，小儿遗尿，老年肛门及膀胱括约肌弛缓，常患屁多或二便失禁，长强穴均可施治，有效。

针法：采取侧卧位，两膝向胸前弯曲，使臀部后耸，以针向脊椎方向刺入 2~3 寸，刺入深点，效果更好。

（2）阳关：治疝气痛，腰膝痛，坐骨神经痛，中风先兆，运动肌麻痹。

（3）命门：人的元气，保存在命门。前方与脐相对，具有维持个体生存作用及生殖作用，乃性命的门户，故名"命门"。

主治：男女精力减退，女子子宫功能性出血，赤白带下。

又治各种出血如痔漏、肠风、咯血、衄血等证。

又为治腰疼的名穴，腰痛缪刺以命门作为找穴的标志。

（4）至阳：由于肺病、气管病引起的衰弱症，因胃病发生的食欲不振、消化不良、形体瘦弱、形容憔悴，均可采用此穴。

命门治脊髓性麻痹引起的手足牵动疼痛。

（5）神道：穴在心俞内，与心俞、神堂呈水平。心主藏神。神道穴治神志病，心脏病，头痛，健忘，心律不齐，神经衰弱，癔病，小儿抽风。

（6）身柱：感冒发烧，针身柱可以退热。主治癔病、癫病，小儿疳疾，为小儿保健穴，可针可灸。预防感冒及一切传染病，针刺得气，行补法，留针20分钟，每天1次，连续3天。

（7）大椎：增加强壮，激发周身的阳气，振奋精神，补虚扶弱。

为治疟疾的名穴，亦治呕吐，鼻衄，还治因肺病引起的发热。鼻炎可灸此穴。用粗针刺大椎，针感至两肩臂，可治脊髓空洞症。

以上7个穴，长强在尾骶前方，其他6穴都在脊椎两个棘突之间。找穴要准，持针要正，指力要强。刺入深度，因人之瘦胖而异，以得气为主。针感有的往下麻，有的往前方麻，亦可根据需要而调整之。

（8）强间：主治癫痫、狂症。高血压、低血压等所引起的各症，如项强、呕吐（脑膜刺激症状）、头痛、眩晕均有效。

（9）百会：阳经的总穴。凡属脑系神经系的病均有效。痔疮，脱肛，心脏病，灸百会多效。瘀血性头痛，可用三棱针刺百会使出血如豆许。

（10）人中：抢救休克，因在三角区，刺时宜特别慎重，有上唇动脉，用针宜细小，刺入点在人中沟上 1/3 处，用一手捏起上唇用 45° 角斜刺。

亦治水肿、糖尿病。治腰脊作痛有"人中疗法"。

2. 任脉

（1）关元（小肠募穴）：又名丹田，藏先天的原气，为足三阴经任脉之会，练气功时所说的"意守丹田"即是此处。用手按之觉有活动之气，不强不弱，平静为佳。如果按蒸饼一样，毫无反应，为先天之气虚衰之象。

灸关元可补元气。治妇女病，男女生殖、泌尿系统疾患；下腹部常感虚冷的小便白浊、淋溺、遗精等症，均可灸之。亦可针刺。

（2）石门（三焦募穴）：治肠疾患，肾炎水肿尤其是对腹水有效。《针灸大成·禁针穴歌》："石门针灸应须忌，女子终身孕不成。"虽不尽然，但石门穴却有避孕之效。其法：用骨度法找准穴位，针刺得气，用泻法，留针 20 分钟，每 5 分钟行手法一次，连针 3 天。每次月经后如法针 3 次。

石门穴可以避孕，其旁 5 分为肾经的四满穴，可治不孕症。石门属任脉，任主脑胎，故有避孕之效。肾为先天之本，针四满则使先天强壮，故治不孕症。两穴仅相距 5 分，其效果截然不同，为颇有兴趣的问题。

（3）神阙：穴在脐中，通常不能针刺，可施间接灸法。中风脱症、内脏下垂、脱肛等均可灸之。先用薄绵纸放在脐上，以手指压成凹陷，陷中填满盐末，艾炷如红枣大，一般灸 7 壮，中风脱症有时灸至数十壮，至汗收，肢温，神识清醒为止，可以救垂危之症。

（4）中脘（胃募穴）：据其部位，在胃的中部，是治胃病的名穴。亦治蛔虫入胃中，产生剧痛，欲吐之不出，针中脘久留，虫即由口中出，亦为临床往往遇到之事。

（5）巨阙（心募穴）：募穴是慢性病常用的配穴。可治心区经常不畅的冠心病，对膈肌痉挛、神经性呕吐、慢性胃炎的消化不良，均可使用。

鸠尾穴在胸骨剑突下，与肝圆韧带及膈肌相近，刺入的难度较大。治精神病，初次用孙思邈十三穴，第二次用鸠尾，可以巨阙代之。

（6）中庭：由于其穴的部位，对心脏病、胸中郁闷、食管病使食物不能咽下、呕吐不止等症，均可使用。

（7）膻中（心包募穴）：八会穴气会膻中，凡一切气病，如气滞、气郁、气促、气喘、呼吸困难、胸痛、胸中胀闷均可使用。需从四诊辨明虚证、实证，虚证则针尖向上，实证则针尖向下，叫作迎随补泻。

妇人产后乳汁不足，灸膻中有效，初产妇比经产妇效果更好。

（8）天突：风寒咳嗽、老年慢性气管炎、扁桃体炎针天突均有效。找准穴位，先用手抠十余下，以免针时咳嗽。

痰涎壅塞咽喉，吐之不出，闷塞危急，可用手指抠天突穴，其痰自易咯出。

（9）承浆：面部疾患、三叉神经第三支疼痛、下齿作痛、面瘫口歪较甚、中风初期不能言语，均可取用之。

以上略举"一针疗法"的常用十九穴，是属于督脉和任脉的经穴。十二经中，只取一侧穴而取效的尚多，详在《针灸秘验》下卷中。

（二）二穴举例

每次治疗，只取二穴，就是只扎两针。在古人名方中，此例极多。

（1）四总穴取双穴时，谓之二穴。

（2）八会穴除膻中、中脘以外，其他六会，均属双穴。

（3）马丹阳十二针，为著名配穴法，每次均取两穴，互相配合，效果良好。

（4）原络配穴法，采取病经的原穴配以表里经的络穴，疗效甚佳。

（5）俞募配穴法，久病取相应的背俞穴，配以有关募穴有效。

（6）八脉交会，即灵龟八法八穴，分属奇经八脉，都是两穴相配，互相为用。

（7）《标幽赋》："肩井、曲池，甄权刺臂痛而复射。"

（8）《席弘赋》："但患伤寒两耳聋，金门听会疾如风。"

（9）《玉龙赋》："老者便多，命门兼肾俞而着艾。"

（10）《百症赋》："颊车地仓穴，正口歪于片时。"

古人给我们留下很多二穴治病的良好经验，针灸疗法是丰富多彩的祖国医学宝库中的一宝，我们临床使用，颇有得心应手之乐。

我们日常临床治疗中，只用二穴治病的例子，不胜枚举。例如：大赫两穴治阳痿，针感直达外生殖器；志室两穴或阴谷两穴治遗精；中极、关元两穴治尿床；风池两穴治头痛；左右天枢治痢疾；人中阳关治腰脊痛；带脉两穴治赤白带下；子宫两穴治附件炎；维胞两穴治子宫脱垂；胃俞两穴治胃痛；神堂两穴治失眠；效果良好，只扎两针治病的例子是说不尽的。

（三）三线举例

根据治疗需要，所取穴位在 3 个以上时，纵横斜围，都可以连成一条线。

（1）直线：多属同经穴，例如：肺疾患取肺经的中府、侠白、经渠。心脏病取心经的少府、神门、通里、灵道，以一针由神门直透灵道，沿皮一针透四穴，治失眠、心悸，时常用之。

（2）横线：横线多系几个经配合的穴而连成一横线。例如：神志病取神道、心俞、神堂。神道是督脉穴，心俞是膀胱经第一行，神堂是膀胱经第二行，5 个穴横看是一条水平线。《黄帝内经》说："心藏神。""心者君主之官，神明出焉。"神道在心俞以内顾名思义就是治"神"的疾病。心俞的外边名"神堂"由心俞而取的穴名，这几个穴同用，有集中火力、攻打重点的作用。但是首先要求取穴要准，这 5 个穴针完必须成一整齐的横线，方可谓之找穴准确。

腰痛取命门、肾俞则呈一短横线。

（3）斜线：

前头部：上星、本神、率谷，成为拐弯的斜线。

胸部：膻中、云门，成由胸骨至腋下的一条斜线。

腹部：左期门、滑肉门、右大巨、居髎 4 个穴，成为由左胁下行经腹部，横行至右小腹，而终于右髂部的一条弯曲斜线。

（4）周围线：腕关节、肘关节，均可由手六经的原穴与合穴连成周围线。经络测定采取原穴或合穴，甚为方便。

膝关节、踝关节的周围亦可连成周围线，须在膝踝上下 2 寸范围以内，因膝踝周围的穴位，上下错落，不如腕肘穴位的排列整齐。

胸、腰、腹各部均可连成周围穴。随指一穴，联想其周围线各穴，亦是复习经穴的好方法。周身穴位就是和疾病做斗争的重要据点，好比战争时的军用地图，不熟悉地理，无法指挥作战。用药如用兵，古有明训，用穴亦不例外。

（四）四面

四面就是把所取的在一个不太大的几个穴，用虚线可以连成各种形式的面积。例如：四神聪成方形，前顶、通天成三角形；大椎、大杼成小三角形；身柱、神道、一侧心俞，成斜三角形；两脾俞、两胃俞，成扁方形；两肝俞、两肾俞，成长方形；长强、会阳，成小倒三角形；阳关、志室，成大倒三角形；中脘、期门、大巨、名大五柱，水分、肓俞、大巨，成雁塔；滑肉门、肓俞、气海，成倒雁塔之类。周身附近穴位，均可连成多种多样的形状，谓之四面。总的称之为"一点二穴三线四面取穴法"。

有人提出问题说："我不懂针灸，你提出来点线面这些名称，稀奇古怪，是不是故弄玄虚，令人莫测其高深呢？"我郑重地回答说："不是的。针灸有几个关键，头一个就是经穴，首先弄清经络走行，然后把十四经三百六十几个穴要了如指掌。循经找穴法要熟悉哪一个经多少个穴，顺数逆数，如掌上观纹，可以闭上眼睛找穴分毫不差，并对附近的经穴能够横排、斜排，随便说出某穴，能够应声找到，并且把附近的其他经穴也能准确指出。正像《标幽赋》所谓：'取五穴用一穴而必端，取三经用一经而可正'。就是让针灸医生先把经络和经穴弄熟，作为坚实的基本知识。又如出去参观针灸临床实况，看什么？首先看他的针具，即所谓'先令针耀，而虑针损'。所用的针耀眼明光，不锈不弯，就先给人一种赏心悦目的感觉。其次看他找的穴准不准，针刺以后，针的角度正不正，几个穴连在一起，是否一穴成点，二穴成对，三穴以上成线，近距离的穴成面，从这里能看出基本功是否过硬。这里是总结经验，并启发人如何锻炼基本功，你以为如何？"客点头者再，含笑而去。

二、循经取穴

经络发源于脏腑，它的走向在脏腑之间的那一部分叫作"体内循行"。从体内延伸到体表，在体表面的走向叫作"体外循行"。脏腑和体内的走向比如树的根本，体外的走向比如树的枝叶，所以脏腑与体表通过经络作为纽带而内外沟通，彼此反映。能够表里相通，内外呼应，前后左右，互相影响，从而联系成为一个统一的整体，故叫作"内联脏腑，外络肢节"。

经络的个性（特异性）：经络的个性有三：一是每条经脉都有自己单独的体内、体外循行路线；二是每条经脉都能反映出与其密切相关的疾病和症状；三是每条经脉都有其特效的穴位。

经络的共性（普遍性）：经络的共性亦有三：一是"内联脏腑，外络肢节"；二是前后左右，互相对称，而彼此呼应；三是十二经脉、奇经八脉都分别以头面、五官、手足终末为集散之地和首尾之端。

现将几种循经取穴的治疗方法介绍如下：

（一）辨证循经取穴

辨证施治是中医的精髓。每治一病，必须审证求因，立法施治，如矢中的。例如失眠症，原因很多，认清病因，循经取穴，可以收到满意的预期效果。

失眠症的辨证施治，循经取穴：由于精神刺激而引起的属于心，取心经神门穴。怒气伤肝所致的取肝经行间穴。忧思伤脾所致的取脾经三阴交穴。悲哀伤肺所致的取肺经列缺穴。惊恐、受寒或房劳伤肾所致的取肾经太溪穴。

病例：

刘××，女13岁，沈阳市柳条湖小学学生。

1974年7月14日来诊。主诉：失眠达4个月之久，每夜长时间不能入睡，好容易睡了而又片时即醒。曾经服用各种催眠、安神、养心、补血等中西药均告无效。

诊见：神情疲倦，面色青黄，形态瘦弱，脉来沉弦，左关明显。询问其母，言平素脾气暴躁，经常发怒，怒后则失眠更甚。

诊断：肝阳上亢失眠症。

治疗：实证宜用泻法，应刺大敦。但大敦为井穴，不能使用手法，乃以荥穴行间代之。

效果：每天1次，连续针刺4次，睡眠可达8小时，从此痊愈。

（二）首尾循经取穴

即病在经脉的起端穴，针其止端穴；病在经脉的止端穴，针其起端穴。起端为首，止端为尾，所以叫"首尾循经取穴法"。此法治疗经脉首尾穴局部疼痛、麻痹，而对疔毒尤为特效。

疔毒的好发部位为面部、口唇及手足，且往往生在穴位上。主要症状：疼痛，发热，恶寒，恶心。亦有出现红丝者名曰红丝疔。可在红丝尽头处，以三棱针点刺出血。

病例：

王××，女，16岁。沈阳市某中学生。

1974年10月20日来诊。主诉：突然右颊红肿疼痛，在鼻骨旁起一水疱，曾经呕吐一次，心烦特别厉害。舌质干、色赤，脉象沉数，右关更为明显。血常规化验：白细胞 15.4×10^9/升，分叶粒细胞0.90，淋巴细胞0.10。

辨证：从脉症分析，属胃中积热，发于面部，水疱正起于胃经四白穴处。

诊断：面疔。

治疗：采用首尾循经取穴法，选用胃经右足次趾骨的厉兑穴。以28号5分长的不锈钢针，急刺重插，不用手法。因为粗针重刺井穴，就是泻法。

效果：针入以后，留针20分钟，心烦减轻。术后血常规化验：白细胞 8.1×10^9/升，分叶粒细胞0.70，淋巴细胞0.30。次日复诊面部水疱已无，除右颊微赤外，一切症状消失。

（三）两端循经取穴

确诊为某一经的疾病后，即采取某经的起止两端穴位，由两人持针齐刺，同时进针，同时用手法，得气后同时起针。例如：胁痛，属于胆经的经脉循行部位，即取足窍阴、瞳子髎两穴。本法对于一些以疼痛为主的疾病如痛痹、胃痛以及运动功能障碍导致走路、举臂受限等，颇有效。

病例：

王××，男，34岁。沈阳自行车厂工人。

1975年1月31日来诊。主诉：近半月以来，左臂由肩到手发麻，第四指知觉迟钝，举臂困难，手不及头。

诊见：精神疲倦，面色萎黄，舌质润，尿少，下肢微肿，六脉沉细。

辨证：沉潜水蓄，四指不灵，经属三焦，决渎不利、尿少微肿。而左侧三焦经发生阻滞，气血不充，故而麻木。

诊断：肌痹。

治疗：采用两端循经取穴，针其左侧关冲、丝竹空。

效果：针后左手可以上举，麻木亦轻。针2次麻木止，3次一切症状均愈。迄今无恙。

（四）远端循经取穴

本法与首尾循经取穴法不同，首尾循经取穴法只限于一经，此法为多经的。取手三阴经的起穴和手三阳经的止穴。也不必拘泥首尾穴，距首尾穴附近的穴也一样有效。

病例：

王××，女，19岁。辽宁省新民县梁山公社下乡青年。

1975年10月30日来诊。主诉：近一个多月由于受凉，手指抽筋，1日数次。近3天手指拘挛，握固难开，强力扳动，则呼痛而仍不能伸。曾经服药、针灸治疗均无效。

诊见：形体尚壮，面色㿠白，手指僵硬而冰凉，舌润无苔，六脉沉迟。

辨证：从形色脉证，均属寒致血凝，经络受阻而瘀滞。

诊断：鸡爪风。

治疗：局部取穴，针八邪、三间、大陵等均无效。邻近取穴，曲池、手三里、天井等亦无效。遂采取针刺手六经的远端穴，或首穴或尾穴，随其循行走向而定。

效果：远端首尾穴，对手指疾患效如桴鼓。针刺中府则大指开，针迎香则食指伸，针天池则中指松弛，针丝竹空则无名指灵活，针刺极泉须抬肩露腋，可改为青灵，则小指伸直。小指属心与小肠二经，表里相关，刺一经而两经共同有效。针后遂愈。

（五）表里循经取穴

经络"内联脏腑"，脏腑各有表里关系，经络亦随之变应，表病治里，里病治表，谓之表里循经取穴，但须以辨证取穴为原则。

病例：

贾××，男，46岁。沈阳薄板厂工人。

1975年9月9日来诊。主诉：从1966年开始胃痛，由于饮食停滞而发生，时轻时重。近数月经常作痛，大便溏泻，四肢倦怠，肌肉消瘦。其痛甚苦，服药针灸，治疗不愈。

诊见：面黄肌瘦，手足发凉。舌润无苔，舌边有齿痕，脉沉迟，右关尤甚。

辨证：胃主纳谷，脾主运化，脾虚不能化谷则便溏。脾主四肢，则手足冷；脾主肌肉则形体瘦；其脉沉迟则主里寒。

诊断：虚寒胃痛。

治疗：其痛在胃，病因在脾。虚寒则宜灸之，用知热感灸，艾炷小如麦粒，灸脾之络穴公孙。每次灸10余壮，以知热为度。

效果：灸1次痛减，共12次，手足渐温，大便成形，肌肉渐丰，胃痛痊愈。1年后随访，并未复发。

（六）原络循经取穴

原络循经取穴，应认病之原，循病之络，原络辨证取穴之法，颇有效应。

病例：

杨××，男，35岁。人民解放军某部队。

1976年7月6日来诊。主诉：上睑不能闭合，不能眨动，久视发酸，时或头痛，逐渐发展，久治无效。

诊见：体壮神疲，面色红润，有悒郁之状，颇以眼睑之病为苦。舌无苔，六脉沉缓，右关左尺均无力。

辨证：《灵枢·经筋》篇："太阳为目上纲，阳明为目下纲。"今病已数年，病灶在太阳，当治其足太阳，并治足太阴，五轮八廓，眼睑总属于脾经。

诊断：上睑麻痹。

治疗：取足太阳之原穴京骨，并其表里经足少阴之络穴大钟，针刺此二穴，灸眼睑总属之足太阴脾俞穴。

效果：应用此法，治疗15次，能做瞬目运动，亦无视力疲劳，治20次而恢复正常。

（七）募穴循经配穴

为什么上述六法都叫取穴，而及七法则称配穴呢？因为治疗久病，循经取穴以外，必须配以募穴，方能收到预期的效果。

病例：

王××，男，67岁。五三工厂家属。

1976年10月3日来诊。主诉：咳嗽喘息多年，痰亦甚多。夏季轻，冬季重，久则不分季节，发病时则重，不发病时则轻。曾用各种方法治疗无效。

诊见：体衰神疲，而色微白，气息急促，喉有痰鸣，随呼吸而发。苔黄，脉数。

辨证：脉症合参，属于肺热，气促痰鸣，有如喘息。体衰神疲，病久则虚。

诊断：痰喘。

治疗：循经取穴，以肺经的募穴中府为主。对症配天突治痰鸣，膻中治气喘，丰隆以化痰。

效果：针刺9次，症状消失。以后又发作几次，间隔期较长，症状较轻。用上述方法，每治必效，但未能彻底根除。

（八）郄穴循经配穴

久病用募穴，新病用郄穴，是针灸治疗配穴的法则。

病例：

丁××，男，16岁。辽宁省辽阳市小屯公社下旭大队。

1970年我们学院组织医疗队下乡治病。路过一家门口，由院里跑出一位40多岁的妇人，截住我惊慌失色地说："大夫快请到我家救我孩子的命！"我立即跑步进了她家。据说她儿子每年春天发生衄血，今天忽然大量流血不止，用棉花堵上鼻子，血由口里出来，无法可止。

诊见：仰卧炕上，鼻孔塞以棉花，血从口出。面上血迹模糊，地下血水狼藉。精神疲倦，面色苍白，口唇色淡，声微息短。自述头晕心悸，舌色赤而无苔，如去油猪腰子，所谓"阴虚舌"，六脉皆扎。

辨证：四诊合参，证属阴虚。肺开窍于鼻，肺虚血虚之候。

诊断：衄血。

治疗：失血过多，脉症皆呈虚象，气弱血亏，宜先止血，以防虚脱。为急救之计，先用线紧缠其两中指第二、三节缝横纹处，为止衄血的有效验方。然后急刺双侧迎香，其血稍止。又刺双侧孔最，得气后使用补法，其血立止。

效果：孔最为肺经的郄穴，郄穴为治新病的特效穴。肺开窍于鼻，患者平素血虚肺热，每春衄血，于今为重。此次失血过多，所以能速效的原因，主要是先用线紧缠中指以急救止血。次针迎香，使局部血管收缩。急病配郄穴，用以循经补肺，从而衄血得以速止。

三、验方取穴

古人所留的四总穴、八会穴、马丹阳十二穴以及前人的取穴经验如《百症赋》《玉龙歌》《肘后歌》等共有80多种，都是历代医疗经验的结晶，谓之验方取穴。

四、表里取穴

脏腑各有表里关系，由经络相联。针灸治病表里互相取穴，疗效显著。例如肺有病治大肠，肺热喉痛针大肠经的三间、合谷；大肠有病治肺，泄泻针肺经尺泽。其他各经都是一样：心病怔忡、健忘、心烦，针小肠经的少泽；小肠经循行路线如某部位疼痛或麻痹时可刺心经少海穴。肝主筋，筋有疾病可针胆经的合穴阳陵泉；胆经实热胁痛、耳聋，可针刺肝经的期门。脾虚不能化谷，针胃经合穴足三里；胃痛不可忍，针脾经的络穴公孙。肾虚腰痛，针膀胱经的肾俞、次髎；膀胱突然蓄水，针肾经大赫、肓俞。

至于表里原络配穴法，为针灸界所共知，不再赘述。

五、五行生克取穴

心于五行属火，肝于五行属木，木能生火，肝为心之母，心为肝之子。按五行治疗原则，"虚则补其母，实则泻其子"，如怒气伤肝，肝实不得眠，泻其心经神门穴即可入睡。如因心阴不足，失眠多梦，心悸易惊，补肝经的期门穴有效。姑举一例，余可类推。

六、交经缪刺

针灸取穴，利用经脉左右相通、前后呼应、互相制约、互相调节的特点，早在2000多年以前就有健侧行针法，刺络的称为缪刺，刺经的称为巨刺。以后不分刺经刺络，凡属在健侧取穴的都叫作"交经缪刺"。我们研究这种取穴方法，经过长期实践，使"交经缪刺"古为今用，发展为五种方法：

（一）局部缪刺

适用痛处只是很小一块，在直径1厘米以内的。找准痛点，画上记号，在对侧相同的部位刺入，按虚实而使用补泻手法，以痛点消失为度。验证方法，以手指按压画好的记号。

（二）左右缪刺

可以使用各种取穴方法，选定穴位以后，左病刺右，右病刺左，在健侧同名穴位针刺。

（三）平行缪刺

适用于胸腹部和背部，前后两侧的经穴遥遥相对。任脉与督脉，肾经腹部穴与华佗夹脊穴，胃经腹部穴与膀胱经第一行，脾经穴与膀胱经第二行，都是前后相对的。除任脉和督脉是单行穴，其他十二经都是左右分布的。例如痛处在左期门，则刺右期门；痛处在右大巨，则刺左大巨。阿是穴亦可如此使用。肩周炎的患者，腋窝上、锁骨下方往往出现明显的压痛，找准痛点，画以标记，在健侧相同部位针刺，针后即手压痛点，痛点有个中心，对侧亦有，不一定一针即打中要害，有时需要三四针才能使患侧之痛点消失。

（四）前后缪刺

凡痛必有一中心痛点，寻得以后，在对侧正相对处针刺，即胸痛刺背，背痛刺胸，腰痛刺腹，腹痛刺腰。对得越准，效果越好。前后均有标志，可以据此上、下、左、右寻取。胸部鸠尾对至阳，腹部脐对命门。我们用缪刺法治腰痛，找到痛点，再量其与命门的距离，例如痛点在命门下5厘米，再向左6厘米，即于脐下5厘米，再向左6厘米处针之，针后其痛即止。胸部以此类推。但如痛处恰当至阳，应针鸠尾，切记按针刺常规，不可过深。

（五）上下缪刺

适用于四肢小面积疼痛。其与上述四法不同之处，在于针刺患肢的另一面。例如上肢痛点在屈侧则针伸侧，痛点在伸侧则针屈侧。针刺的关键在于选位的准确。下肢依此类推。

说明：

（1）左右缪刺适用于各种疾病，其他四种缪刺，均适用于疼痛。

（2）前后缪刺的另一方法，亦可循经取穴。例如胃痛针胃俞，胆道蛔虫针胆俞，心悸针神堂，遗精针志室之类。随症灵活运用，不可拘泥于一法。

七、前后取穴

前后取穴和前后缪刺不同，前后缪刺必须前后痛点遥遥相对，分毫不错。前后缪刺限于治疗疼痛。前后取穴则能治疗各种疾病，也不必前后穴位准确相对。例如：《长桑君天星秘诀配穴法》就是记载前后取穴的一首歌。

前后配穴举例：

胃中停有宿食：璇玑配三里。

脏躁：间使配肺俞。

腿肚抽筋：承山配三阴交。

疝气：长强配大敦。

足缓难行：绝骨配冲阳。

胸腿痞满：阴交配承山。

冷风湿痹：环跳配阳陵泉。

八、上下取穴

举例说明：

头面疾病：刺至阴。

腰腿疾病：针风府。

足跟痛：取风池。

脾病血气瘀滞：合谷配三阴交。

脚气酸痛：肩井配足三里。

绕脐腹痛：阴陵泉配涌泉。

耳鸣腰痛：地五会配耳门。

牙痛或喉痛：二间配足三里。

伤寒过经无汗：期门配通里。

寒肿面肿肠鸣：足三里配内庭。

第四章　针刺手技

针刺手技要达到进针不痛，起针不觉。要求八个字叫作：准确，迅速，不痛，有效。手技公式：准确＋迅速＋不痛＝有效

准确包括诊断，配穴，找穴，针法各个环节无一不准确，丝毫不错，迅速和不痛，须得下一番苦功夫练习。

第一节　手技训练
一、练习针刺方法

练习针刺，首先要锻炼身体，只有强壮的身体，才有饱满的精神，精神充足，气血通畅才能从气功入手结合练针。

（一）练臂运掌

练臂运掌是运气练指的基础，既是一种运动方法，可以强健身体，又是运气练指前的基本练功阶段。这一阶段很重要，必须合乎练功的规律，每天按规定时间练功，不可间断。

练功方法：身体直立，两脚分开，与肩同宽，两腿用力，稳如柱石，不使身体动摇。共分三个动作。

（1）臂与肩平，向前平举，两手屈于胸前，手心向下，手指端相接，然后由内向外画圆圈 32 次。

（2）两臂向两侧平举，手心向下，由外向内画圆圈 32 次。

（3）两手向前平伸，手腕及手指摆动；两手同时由左向右画圆圈 16 次，目视手梢，随手转目。再如上式，由右向左，动作相同 16 次。

口诀：身如柱石，足与肩宽，屈伸旋平，意守丹田。

（二）练气运指

运气气功呼吸法，先使全身放松，端坐在床上或垂足坐在椅子上，呼吸用鼻子，不用口，练习腹式呼吸。先从鼻孔吸气，舌卷起使舌尖舔上腭，让空气充分吸入肺中，放下舌头，尽力使膈肌下降。这时小腹鼓起来了，试用手摸，感到坚硬。然后慢慢呼出，使膈肌上升，手摸小腹已经柔软缩回，把肺中的气再从鼻子呼出去，这算呼吸一次。越慢越好，练到了火候，每分钟只呼吸四五次。比较困难的是心无杂念，精神集中在小腹中间的丹田，叫作"意守丹田"。

周学霆"练奇经八脉"主张"撮起督脉，循尾闾，夹脊双关，上行腋顶，下通乎任，循环无端……阴阳维矫，随督而升，随任而降，一升一降，亦得为之舒畅"。这是练气功的捷径，先闭气缩肛，使督脉上行入脑，再通过上丹田而下达任脉。但是结合气功练针法，还得用气功呼吸法，不练针时练奇经八脉法则效果更佳。

（三）刺入法

按拇、食、中三指常规持针，虎口呈"龙眼"时，针尖指向穴位。然后继续动作，待虎口呈"凤眼"时轻轻刺入穴位（图 1~图 3）。

口诀：持针旋捻，全神贯注，龙眼运针，凤眼刺入。

（四）提针法

拇指向前，食指向后，虎口再呈圆形时把针轻轻提出体外。

口诀：拇前食后，形呈龙眼，轻巧提出，宁近勿远。

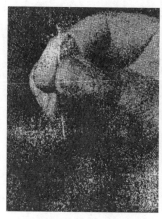　　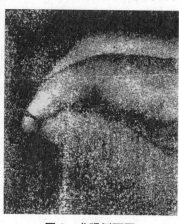　　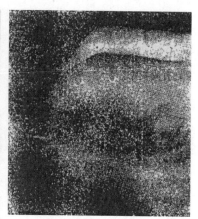

图1　持针龙眼图　　　　　　图2　龙眼侧面图　　　　　　图3　持针凤眼图

二、气功练指的练习方法

（1）特制练针枕：用白布缝成中实以棉花的练针枕，长八寸（24厘米），宽三寸（10厘米），高五寸（15厘米），下边圈定在厚木板上。

（2）练习方法：每天清晨，端坐床上或垂足坐椅上，练针枕摆在面前，用气功呼吸法配合刺入法和提针法。双手持针，在吸气时进针，呼气时提针，针体宜直，刺入不可过深。这样反复练习半个月，再改为呼气时进针，吸气时提针，使呼吸与刺针提针相一致。半个月以后，再用前法，如此反复练习，每天半小时，终身练习，越久越能出神入化，登峰造极。

（3）运气与针的结合：气功纯熟以后，使气通过经络达到手指，丹田之气，从下而上通过手三阴而到手指，再由手指通过手三阳而上头面，由上丹田而达下丹田（上丹田即百会，一云印堂，中丹田即膻中；下丹田即关元），从任脉、督脉而通乎十二经及奇经八脉，医生的气，由生物电通过金属这种良导体而达到病人的穴位，容易"得气"，然后根据病情而使用适宜的手法。针时病人自有一种特异感觉，针后始有明显疗效。练功越久，其效越高。

三、各种刺法的锻炼

1. 轻刺的基本技能训练

练习各种刺法应先从轻刺入手，轻刺、点刺、浅刺，深刺是进针的深度；快刺、慢刺是进针的速度；直刺、斜刺、旁刺、横刺是进针的角度；反刺、倒刺、多刺、少刺、重刺是针刺的作用。以上各种刺法因人因病而异。

轻刺最佳，练习一切刺法都应从轻刺入手。

轻刺的练习分为4个步骤，在练针枕上运气练指练熟以后，即着手练轻刺，轻到似有似无之间。开始在水面练针，即所谓4个步骤"水面练针"：

（1）轻刺棋子。用象棋棋子一枚，直径5厘米，厚度2厘米。放在水碗里，让它静止不动。水面练针要单手持针，右手练完，再练左手。针体宜直，刺入要轻，针尖到棋子边上，稍重一些，只重毫忽之微，就要改变平度。刺在中间，棋子立即下沉，让水进到棋子上面，刺在旁边，稍重一些，棋子就会一边翘起，然后漂漂地移动了位置。要像写字似的悬腕而练，功夫到家，不论刺在棋子某一部分只见水微动一下，而所在的位置不变。功夫纯熟，再进行第二步骤。

（2）轻刺瓶盖。用塑料瓶盖一个，大小和棋子相等。放在水碗里，瓶盖的边缘在下，像盖瓶一样，在水中稳定以后，持针在瓶盖上轻刺，这要比棋子难练，稍一用力，瓶盖翻转沉到水底，必须达到针刺微动而位不变，才算及格，这时进入第三阶段。

（3）轻刺海绵。泡沫塑料体质越轻，针刺越易浮动。针尖触到海绵上，海绵稳而不动其位，当然要微颤一下。这也需要一定的功夫。

（4）轻刺水果。水果虽然比海绵体重，但在水中最难稳定。针尖刺上如蜻蜓点水，一刺即抬，使水果在水中刺不移位是极难的功夫。一不许破皮，稍重一点，针尖就刺入水果皮里；二不许水果移位。要从练刺棋子、瓶盖、海绵循序渐进，刺水果在水中不移位，轻刺的功夫，才算达到成熟。练轻刺的过程，没有捷径，没有窍门，只有耐心练习。世界上各种技艺都是从刻苦练习而得来的。

学习轻刺就要做到"定脚处取气血为主意，下手处认水木是根基"。这两句话的原意是指能调气和血，取穴要应用子母补泻，济母补其不足，平子夺其有余，水木是代表五行生克。我却从水木二字触类旁通，悟出来这个水面练针法。先练棋子，是从《濒湖脉学》浮脉"如水漂木"来的，以后又想出了塑料盖、泡沫海绵，水浮水果，依次练习，果然收有实效。练好轻刺，再运用"左手重而多按欲令气散，右手轻而徐入不痛之因"。这时的"轻而徐入"与以往大不相同，轻到进针不痛、出针不觉的程度，并不是夸张。

轻刺是练习针刺的手法基础，只有打好基础，才能从心所欲，左右逢源，渐进而练其他手法。

2. 点刺

点刺是轻刺施用于临床治疗的一种刺法。通常用5分的短针，拇指、食指捏着针柄，使针体与皮肤呈15°角。一般是横行的，一条线，且点且退，就像用针尖轻划似的，但是点一下子即退，不许出血。例如口眼㖞斜、上睑不能闭，把上睑用左手按紧，迅速地在睑皮上点划几条线，点后上睑立即可以闭严。我们叫"点睑疗法"。小面积的皮肤瘙痒症，用点刺疗法效果也好。

3. 浅刺

只在皮内，有直刺、横刺两种。例如上睑痉挛，跳动不止，可以用1.5寸30号针，把睑皮由外向内轻轻地沿皮下横穿过去，眼睑在解剖上共分五层，穿在最外一层的皮下，叫作穿睑，临床多次使用皆效。皮内针也属于皮内浅刺的范畴。一种是直刺，用拇、食二指捏住短针针体，微露针尖半分许，对初生婴儿及3个月以内婴儿即用此法针刺穴位。至于小儿针，就要稍深一些，针入一二分许，不留针。

4. 深刺

深刺根据所取穴位，刺入应刺的深度。胸背应停在胸膜以外，腹部则达腹膜以外为度。腰部可以稍深。肌肉肥厚的地方，如环跳穴胖人可以深入24厘米。天突也有深刺24厘米的报道（技术如未达到纯熟，天突针刺过深有发生气胸的危险），其他四肢合穴之类，如阳陵泉在筋骨之间可以用"过梁针"直达阴陵泉。如在肌肉之上，穴下有骨骼则针尖将达骨膜为止。深刺的深度，因穴位的所在部位而有所不同。

5. 快刺

快刺和慢刺都是针刺时的进针速度。例如：选用十宣穴抢救吐泻食物的中毒病人，用三棱针，持针法须用食、中、无名三指为一方，拇指为一方，针尖稍露在各指桡侧外 1 分许，手心向上先向桡侧转手使针柄向下，急速翻转使三棱针尖迅速点在穴上，十宣穴在 1 分钟内可以刺完，谓之快刺。中风用十二井，肾病用涌泉，都须快刺。为了抢救中风，常取涌泉，因此穴甚痛，非快刺激不可。

6. 慢刺

慢刺是应用在重要的穴位上，如内睛明、天鼎、人迎等穴。睛明穴下深部有内眦动脉、滑车上神经，有的人眼睑上还有青色静脉，针刺宜特别仔细，不可鲁莽。内睛明靠泪腹，人迎、天鼎等靠近颈动脉，肩井下则距肺尖很近，鸠尾旁即肝圆韧带，类似这样的穴还有很多，进针时宜慢。

7. 直刺

直刺、斜刺、旁刺、横刺都是进针的角度。直刺是从上而下、从前而后、从内而外，垂直刺入，保持针体，不歪不弯，直到应刺的深度。周身大部分穴位都适合直刺。

8. 斜刺

斜刺由于经穴所在部位而决定。例如四白穴恰当眶下孔，针尖必须向下斜才能刺入孔内。人中须捏起人中沟旁的肌肉使针尖向上斜刺。膻中则根指虚实使用补泻，补法针尖向上斜，泻法针尖向下斜。列缺亦依照迎随方向斜刺。督脉和膀胱经、胆经在头顶部（即生头发的地方）的穴位倾斜刺。督脉两旁华佗夹脊则应向脊椎方向斜刺，遇有抵抗时知针尖已达脊椎横突之间，不遇抵抗不可深刺，宜拔出一些重新调整，其他应斜刺的穴很多，不再一一列举。

9. 旁刺

旁刺有几种形式：一种是依穴针刺，欲增加针刺效果，在其旁再加一针，我们叫作"双刺"，后加的可谓旁刺。一种是病邪较深而寒气或寒痹的面积较小，先在最痛处刺入，然后在其两旁各刺一针。《灵枢·官针》篇谓之"齐刺"或"三刺"。病邪面积较大，先在正中刺一针，然后在四面各刺一针。《黄帝内经》叫作"扬刺"。除了先刺一针以外的都称旁刺。

10. 横刺

横刺又叫"沿皮横刺"，即先把针放倒，使针尖沿着皮下向前进行。循着经脉循行路线，一针可刺数穴，此法亦颇有效，且可让病人少受痛苦。例如耳门透听会，治耳聋耳鸣；上脘透下脘，一针四穴，可治胃病。心脊穴横透心俞而达神堂，治神志病有效。

11. 反刺

反刺法也有数种：一种是刺穴的另一面，加里内庭；一种是找穴方法，例如：养老刺须翻转手腕，反手刺之。一种是虚人实证，应补反用泻法；一种是实人虚证，应泻反用补法，都叫作反刺。缪刺也属于反刺之类。

12. 倒刺

反刺、倒刺虽然都属于进针方向，但不同的是反刺在于取穴，倒刺在于用针。例如，廉泉穴《素问注》"低针刺之"，即针柄向下，针尖向上，谓之倒刺。《玉龙歌》："神间独治痴呆病，转手骨开得穴真。"神门和间使必须握拳使尺侧向上手背对腕而针柄向下刺之，也属于倒刺。

13. 多刺

宋代徐秋夫的鬼病十三穴，是治癫狂的，单穴五，双穴八，实际是 21 个穴，取穴虽多，但有实效。治小儿疳病的四缝穴，对喘息、蛔虫病也有效，虽名为四缝，两手实系八穴。八邪八风八穴，中风七穴，十二井，十宣都属于多刺法。

14. 少刺

牙痛只刺患侧翳风，如非龋齿，无不应手取效。预防感冒及其他传染病，独取身柱。妇人透孕针石门，难产灸右至阴。小儿抽风取印堂，中风脱症灸神阙。一穴治病的穴很多，不须赘述。

15. 重刺

我们扎细针，少取穴，提出无痛扎针法"一针疗法"，目的在于让已经为病魔困扰的病人少受一些痛苦。但是有些病人，皮坚肉厚，扎一针嫌不解渴，要求多取穴，扎粗针，扎火针，非如此不减其苦，只好重刺。使用手法，不麻不胀，反应迟钝，非重刺不可。惯用梅花针的患者非重刺见血不能去其症状，这是经常遇到的情况。

第二节　进针手技

《难经》说："知为针者信其左，不知为针者信其右。"意思是说针刺时候，左手比右手的作用要大。左手叫作押手，可以在刺入时，指切针穴，需要长针时，针刺的过程要用左手的手指扶持针体，以防针弯，并保持针的方向准确。在针刺前，左手拇指要在已选好的穴位所属经脉上由首至尾，轻轻按压，或用左手食、中、无名、小四个指头比齐，在经脉循行路线上，应针穴位的上下轻轻叩打，叫作循。当病人身体活动时，左手立即按扶保持体位不变。押手的作用有这么大，任务这样多，不是非常重要吗？在双手针刺时，左手也同右手一样，可以随便刺入应刺的穴位。右手叫刺手，持针，刺入，提插、旋捻、探索、摇刮，种种手技加以左手共同互相配合而收到预期的效果。

进针手技就按照长针手技训练的方法，押手放在穴位两旁，拇、食二指的中间是穴位，刺手持针按照上述方法刺入，使病人达到得气。

这种龙眼旋捻、凤眼刺入的旋捻进针法，刺入穴位达到应刺的深度以后，不用任何手法，病人会感到针刺处有酥酥的一种愉快感觉。我们在自己身上实验，旋捻刺入法，都有这样感觉，不旋捻刺入时，则针入以后，就没有什么反应。从进针手技来讲，前者比后者的疗效高。

第三节　起针手技

起针时左手先拿一个消毒干棉球，放在针穴，放而不压。右手把针柄活动几下，不快不慢，轻轻拔出。如果感觉针很牢固，拔不出来，可以再往深刺点，然后顺势拔出。所以在针刺时必须在针柄下留有余地，不能深入到使针柄的根部和皮肤贴紧，一者为了拔针不出，可以再深刺一点。另外防止折针，以便取出。如深插以后，还是拔不出来，这种滞针的情况较重，可用押手在针穴的上下沿着经脉循行路线轻轻敲打循按，使血行通畅，自易拔出。如果不顺利的话，仍然拔不出来，只有在附近的穴位再扎一针，应拔的针自然容易拔出，后扎的针也不会再滞。

起针也不是容易的事，学扎针，必先学起针，如果冒冒失失，一下子拔出来，针孔会出血。只有不快不慢，在针尖将出未出的时候，少停几秒钟，这时用棉球按压，遂即起出。

留针过久，起针时要特别注意，尤其是行针时使用过旋捻补泻手法，更要慎重。因为留针过久，又用过旋捻手法，使皮下结缔组织缠在针体上，拔得太慢，当时微痛，拔出来以后不觉痛。拔得太快，当时不觉痛，拔出以后却有微痛。这是因为皮下组织缠住针体，缓缓拔出，组织和针体分离时自然要痛。迅速拔出时，一下便将针体由组织纤维里抽出，当时虽不太痛，可是组织难免受到轻微的撕裂，自然要稍痛一些。由于针体过细，这种疼痛是很轻微的，并无不良后果。手法纯熟时，则完全无痛。

针刺以后，病人的体位，偶然移动一下，这时露在体外的部分针柄的方向就改变了角度，可知体内的针已经弯曲，急速把病人的体位矫正使之恢复原来的位置。如果针的角度改变过来，直到针体已经直起，慢慢拔出来就行。如果体位恢复原状，而针柄仍然不正，那是针体已经弯曲，可由针柄倾向的这一边慢慢拔出，越慢越好。针拔出来，有时屈成两三个弯，宜急速揉按针孔，病人要痛一些，亦无大妨碍。

起针不慎，有时皮肤起个小包，这是血管在内部被刺破，皮下出血，无法流出，瘀在里边。第二天会出现皮肤青紫，尤其是眼睑上更容易出现，可先给病人冷敷，使血管收缩，以免继续出血。回家后再热敷，促使瘀血消散。过几天就会吸收而愈。

第四节　补泻手技

补泻手技，速常叫作补泻手法。《金针赋》里就有一切、二摇、三退、四动、五进、六循、七摄、八努、九搓、十弹、十一盘、十二扪、十三按、十四提等手法。这都是很简单的。以后手技逐渐增多，层出不穷，而且花样翻新，什么青龙摆尾、白虎摇头、苍龟探穴、赤凤迎源等，光怪陆离，令人眼花缭乱，莫名其妙。实际这是一种烟幕。正像明·汪石山所说："字虽异而法实同，言虽殊而意则复。"尤其是飞针引气、提针运气等，这本来是很普通的现象。

明·杨继洲在《针灸大成》里直接引用《医统·附辩》五条。第四条是："或问：'今医用针，动辄以袖覆手，暗行指法，谓其法之神秘，弗轻示人，唯恐盗取其法者。不知果何法耶？'曰：'金针赋十四法与夫青龙摆尾等法，可谓已尽之矣。舍此而求他法之神秘，吾未之信也。今若此者，不过为诡妄以欺人耳。'"这段话指出那时候针灸医生的故神其技。在针刺入以后行实泻手法的时候，先把袖口放下（明代以前衣服是圆领大袖），手在里边鼓捣，不让别人看见，以保持其神秘，令人莫测其高深。这是一种自欺欺人的伎俩，是不足取的。

关于古代针灸的补泻手法，总计有44种，其中重复的、自相矛盾的为数不少。或者写的让人看不懂，经过研究，弄懂了，依法使用，效果也不理想，这是针灸界都知道的。

在20世纪50年代初期，普及针灸，使十四经穴得到考证，许多经外奇穴，不断发展。然而对补泻手法，却一笔抹杀，以轻刺激、重刺激、中等刺激的名称替代，补泻二字，根本不提。这是一种倾向掩盖另一种倾向。得到纠正以后，仍然把古代的一些手法搬出来，或者加以整理，或者作浅近解释。这虽然在继承古代针灸手法上进了一步，但是缺乏实用价值，使初学的人无所适从。为了继承发扬祖国医学遗产，我们应该把这个问题弄清楚。

一、补泻真谛

补泻手法是针灸学中一大秘密，古今的针灸书上都没有直截了当地说明补泻手法究竟是怎么回事。我们认为补泻手法应从三个方面来说明：

（1）经络虚实："虚者补之，实者泻之"是补泻的主要意义。首先要察经络虚实。十四经各有虚实之不同，即或一经，除任、督以外，十二经各有左右虚实之差别，或左虚右实，或右虚左实。《黄帝内经》说："左盛则右病，右盛则左病。"即已说明经络虚实变化与疾病的关系。

检查经络虚实的方法很多，已在上卷第四章里详述，可以参看。补泻手法，要以经络的虚实，作为补泻的依据。

（2）经穴虚实：经穴的特异性，有虚实之分。例如：大椎、陶道、身柱、神道、命门、气海、关元等穴，针刺不用手法也会起到补虚的作用。八邪、八风、十宣、十二井等穴，针刺不用手法，也会起到泻的作用。

（3）疾病虚实：根据四诊八纲，辨别病位，检查病穴虚实。手指按压，无异常感觉，是正常穴。有不寻常的感觉，则属于病穴。按压病穴，自然辨别虚实，如按之虚软，无反射弹力，皮肤发凉，穴位下陷，按压之觉舒服等皆属虚状。按之坚实，有反射弹力，或有硬结、强压发痛等，皆属实穴。

以疾病虚实，身体虚实，经络虚实，经穴虚实，针刺得气，针感觉强，传导灵敏，针刺入以后，随得气而症状减轻时，尤其是针感直达病所时，可以不用手法。如果得气以后，仍然不见效果，即可施行适宜的补泻手法。

二、针刺与得气

针刺入一定的深度，病人在穴位处会产生一种酸、麻、胀、沉的感觉，最明显的像触电一样地发麻，其次是局部很难受地发酸，再次的感觉是发胀，最次的感觉像压迫似地发生沉重。凡属有上述感觉的一二种，都叫作"得气"。

《黄帝内经》的刺针法，必须达到"得气"。如果针刺以后，没有得气，应该停针待气。得气以后，可以起针。因此，留针的时间，以得气不得气为标志，并没有固定时间，也不可千人一律。针后一概留针多少分钟，留针时得气不得气不去管它，到了起针时候，也不管得气不得气，一律拔掉，这都是违背针灸操作常规的。

元代著名针灸家窦汉卿著的《标幽赋》里描写得气的情况很细致。窦氏主张：十二经各有气血多少，因为气血多少不同，得气的情况也有快有慢。针刺以后手下有轻浮、滑虚、迟慢的感觉，这是没有得气。如果是沉重、涩滞、紧实的感觉，就是已经得气。得气以后，病人感觉症状减轻，就可以起针，否则再多留一会。气来到的情况，感觉针下沉紧，就像钓鱼的时候，钓饵被鱼吞下，手里的针又沉又紧，不稍微用力就拔不出来，那是真正得气的现象。张景岳说：针扎下去，好像扎在豆腐里一样，轻轻一拔就拔出来了，那是没有得气。得气快的，病好得快；得气慢的，病好得慢，始终不得气的，说明这个病很难治愈。

针刺疗效的关键，在于得气不得气。验证得气的方法有三种：一种是用眼睛看，病人有难受强忍的表情，感觉麻、酸、胀、沉，就是已经得气。一种是问，有没有发麻发酸或者发胀发沉的感觉。一种是医生手下的感觉，针下沉紧，"气至也如鱼之吞钓饵。"如果需要用补泻手法，必在得气以后，才能使用。若是不需要用什么手法，得气后就可以起针。医生针刺时，自始至终，从刺入到起出，应该针不离手，手不离针，直到针完为止。往往作针灸的人，把针扎完，不管病人得气不得气，一概留针，就去治另一个病人，或者去干别的事，也有喝茶、看报、闲谈的，到一定时候，也不管得气不得气，起下针来，完事大吉，我的任务完成了。至于病人有效没效，不闻不问，凭他自来自去，这是很不应该的。

三、针刺得气手法

（一）探刺寻找

解剖学记载，有的人畸形，如肋骨中间生一支横肋在两肋之间，或者血管、神经的走行和别人有差异。经络也是一样，有的人经络循行有差异，例如脉有反关脉，寸关尺的部位没有脉，在阳溪、列缺两穴之间有脉，叫作反关脉。因此，虽然依照常规取穴，有的人穴位或经络稍偏一些，相差毫厘，针刺入却不能得气。只有把针提出 1/3，再向前后左右，反复提插寻找，终究会找到穴位的中心而达到得气，只要耐心地轻微仔细地寻找，一定会找到，病人也无痛苦，这叫探刺寻找。

（二）上下按压旋捻

针刺以后，没有得气，可以用刺手捏住针柄，上下按压旋捻，按压提插也叫捣法。这种手法，是寻找得气的另一种方法。

（三）催气手法

（1）旋捻催气法：右手拇、食二指，捏住针柄，另用中指第一节在食指后回顶住针体，运用左右轻度旋捻，使针体旋入旋出地进退提行。3~5 分钟，即可得气。

如患者感觉迟钝时，可另加雀啄术，即加重捻转力量，将针频频向下捣按，如雀吸食，再向上引提，反复施行。此法须有指力，方易成功。所以针灸医生，必练指力。

（2）刮针催气法：左手拇指端压按针柄头上，略向下用力，两手食指弯曲，指背相对，夹住针体。另用右手拇指爪甲在针柄上频频上下刮之。经过数分钟，即可得气。此术需在平时练习纯熟，临用时方可得心应手。

旋捻与刮针二法，可交互使用之。

（四）使针感上下传导法

针刺得气以后，发生的麻、酸、胀、沉叫作"针感"。根据病情需要，使针感上下传导，其法有二：

（1）探刺感传法：将针对准穴位刺入，随意轻微旋捻，其感传自然向一个方向传去，如果这个方向不是所需要的，则把针提出一部分，再向稍偏的部位刺入，加以旋捻，如此几次，自能传达到预期的方向。有时一两次，即可寻到，如果寻不到，耐心多找几次，可以成功。

（2）按压感传法：得气以后，欲使针感向上传导，可用左手拇指在穴位下边用力按压，右手向上轻轻旋捻，自然向上传导。欲使针感向下传导，可用左手拇指在穴位上边用力按压，右手轻轻向下旋捻，针感自可下传。

四、补泻手法六种

现在针灸界通用的，有六种手法：

（一）迎随补泻

"迎"是迎接的意思，向着经脉循行路线，从尾端往首端叫迎。"随"是随从的意思，顺着经脉的循行路线，由首端往尾端叫随。

迎随补泻在开始针刺时使用。针尖沿皮斜刺，以 30° 角而刺入，顺着经脉循行方向针刺的是随，属于补法。迎着经脉循行方向针刺的叫迎，属于泻法。针刺角度较小，针体离皮肤接近，可以使经脉受到的影响较大。

（二）开合补泻

开合补泻是在起针时使用的。

开是泻法。起针时迅速旋捻，如觉针下空松，即快速上提，左手拇、食两指夹针，重力按压，右手快捻，急速拔出，不加揉按，并将左手拇、食两指向针穴两边扒开片刻。使病邪从针孔排出，所以叫开。

合是补法。起针时微旋针柄，徐徐上提，针尖将要拔出来的时候，用左手拇、食两指，向下轻压，右手徐捻，将针起出，急速揉按针孔。

如果在扎针时使用迎随补泻，起针时使用开合补泻，两者结合起来，效果更好。

（三）呼吸补泻

呼吸时要深而长，而且要用口而不用鼻。

补法，吸气三口，呼气一口，就是呼气要比吸气时间慢，呼气一口等于吸气三口的时间。呼气时，待已经把气呼出后，再进针，待吸气三口，腹部膨满时出针。

泻法，吸气三口，待腹部鼓起时进针，等到呼气时气已经完全呼出，腹部落下去时出针。

采取呼吸补泻，一律用卧位。让病人注意呼吸，还可以缓和病人对腹部针刺的紧张。针胸膜时按上述腹侧，注意看查病人腹部的起落，而随之进针起针。针其他部位时，也要眼看腹部，随着呼吸时腹部的起落，按腹部补泻进针、起针的原则而操作。

（四）提插补泻

重插轻提 9 次为补，插时要重些、快些，提时要轻些、慢些，但刺入的深度不变。

轻插重提 6 次为泻，插时轻些、慢些，提时重些、快些但刺入的深度不变。

病人能够耐针，毫不畏惧，欲增强疗效时，可以反复多做几次。

（五）旋捻补泻

龙眼为旋，即拇指向前、食指向后（虎口呈圆形叫作龙眼）；凤眼为捻，即食指向前，拇指向后（虎口呈扇形，叫作凤眼）。

补法，轻捻重旋 9 次为补，比如重旋为 20°，轻捻为 5°。

泻法，轻旋重捻 6 次为泻，比如轻旋为 5°，重捻为 20°。

旋捻补泻的难度，于结合迎随，反其迎随之规律则不但无效，且有副作用出现。

（六）烧山火与透天凉

（1）烧山火补法：适用于虚寒证。选好穴位，针刺得气以后，这时拇指用力向前作龙眼推旋，当拇指向前推旋完毕，左手拇、食两指用力夹住针柄上端，不使针向回松劲，急用右手拇指指甲，从上向下刮动针柄。这时病人酸麻的感觉，就变为热的感觉。这种热由针穴局部向远处传导。

（2）透天凉泻法：适用于实热证。选好穴位，针刺得气后，拇指用力以凤眼法向后拉捻，急用左手拇、食二指夹住针柄上端，夹得紧点，固定针柄，不使它向回松劲，然后用右手小指指甲，从下向上刮动针柄。这时病人已产生的酸麻感觉，就会变成凉的感觉。其凉从内向外，直透出来，颇感愉快。

五、补泻手法的适应证

一切虚寒疾病，面色黄白，脉来沉迟，气短疲乏，感觉发冷，心悸，失眠，四肢麻木，或者受限，或者瘫痪，大便溏泄，小便频多，或尿失禁，尿床，男子遗精，阳痿，妇女月经不断，带下有寒凉感等，都适用补法。

一切实热疾病，面色红赤，六脉沉数，口燥咽干，周身发热，或局部热痛，似欲生疮疡之状，呕吐酸水，关节红肿，中风闭证，眼赤或肿，咽喉、舌齿疼痛，热病，或大便秘结等症，适用泻法。

六、补泻手法的条件

（1）选择部位较深、肌肉肥厚的穴位。

（2）根据体质强弱，补虚泻实，对症使用。

（3）一般针刺，已经收效，可以不用补泻手法。

（4）因人因病而有所不同，经络的敏感度也不一样，补泻手法效果因之有所差别。感觉尽管不同，都能收到不同程度的疗效。

七、补泻疗效的检验法

补泻分明，才能调整虚实，达到扶正祛邪、治疗疾病的目的。准确恰当的补虚泻实，叫"补泻中机"。这是针灸临床最难掌握的一环，亦是取得疗效的关键。例如，哪些穴适用补法，哪些穴适用泻法？补与泻何者为先？什么情况下取双穴或单穴？取单侧穴时，取哪侧为好？针健侧有效，还是针患侧有效，各施何种手法？治疗刺激量如何计算？左右手如何配合？何种针感为好？种种问题，皆需探讨，因为这与疗效的关系十分密切。

（一）俞穴的特异作用

俞穴主治的特异性是无可争议的。在补虚泻实时，对俞穴也有不同的选择。为了提高疗效，在临床上已经习用。

（1）补虚时：多半选该经的背俞穴、募穴、原穴、合穴等。

（2）泻实时：多半选该经的井、荥、经、郄、络等穴，病穴（阳性反应点）。至于俞、募、原穴亦可泻，只因刺激量不易掌握，泻重了反伤经气。因此，取前五种穴可达泻实的目的，即不再泻俞、募、原穴了。

（3）通常于肌肉丰满、经络分布明显的穴位上，施烧山火与透天凉手法，易于成功。

（4）重刺井穴，有时起到补虚的兴奋作用。

（二）左右穴的选择

一般的针灸医生，习惯于取双穴，其目的为加强疗效。这种取穴法在病变经络的左右侧同时出现俱虚或俱实的情况下，是可以的。一旦病变经络的左右侧出现明显的失调，即一虚一实时，这种方法即不适宜。应该虚侧用补法，实侧用泻法，这样方能调整经络平衡的失调。

如心包经病变，左实右虚，若同时取内关，可补右泻左。或取左郄门泻之，比取左内关效果更佳。

临证中常可见到，疾病发生后，相应的经络出现明显的失调，待病症好转或痊愈时，失调的经络亦逐渐恢复其相对平衡。笔者曾系统观察 20 种疾病 498 例，其中查出经络失调者为 452 例。诊断符合率为 90.7%。由于病种、病位和疾病的性质不同，而经络失调的多寡和程度也有差异。一般地说，多经改变者，其临床症状比较复杂；少经或单经改变者，其临床症状比较简单，但疾病的轻重不一定与之相应。

因此，只有掌握经络失调的客观存在，才能为左右侧穴位的选择和所施行的手法提出依据。

至于取患侧穴还是取健侧穴，施何种手法？不能做硬性规定，拘泥一说。要视病情、病期与该侧经气盛衰变化而定。原则不变，即补虚泻实。如面瘫，初期针患侧，可用泻法，后期配针健侧，用补法。无效时，两侧俱用补虚扶正。

针治偏瘫患者，一般针患侧。若久疗无效或患侧失去感觉时，只应针健侧穴位，待患侧感觉功能有所恢复时，方可针患侧，易于收效。

（三）针灸刺激量的选择

临床上，针灸医生时时刻刻都在细心研究补泻刺激量的选择，这是决定治疗成败最后的一关。倘若补其有余，泻其不足，致病恶化。补泻不足，难中其病。药物治疗，对剂量的要求是比较严格的，针灸治疗也不例外。有的针者，只看到针刺具有良好的调节作用（这种作用只限于一定的范围内），即泛滥用穴，以为穴选得越多越好，手法越强越好，留针时间越长越好，这是无根据的推想和不科学的做法。有时，由于针刺之过，可致病情恶化，这点应予注意。

刺灸的目的，在于促进脏腑、经络、气血的功能活动保持相对的平衡。因此，针灸的补泻刺激量，要完全依据这种平衡失调的程度而定。

（1）计算原则：促进失调的经络恢复和保持相对平衡的刺激量，为治疗刺激量。

（2）计算方法：

①先求出病经左右失调的倍差。左右相差 1~2 倍者为Ⅰ度失调，2~3 倍者为Ⅱ度失调，3 倍以上者为Ⅲ度失调。

②按失调程度，采用轻、中、重的补泻手法。

Ⅰ度失调者，采用轻补泻：取病经的五俞穴，施轻微的补泻手法，灸 5~7 壮，或艾条灸 3~5 分钟。

Ⅱ度失调者，采用中等补泻：取病经的五俞穴、背俞穴、募穴，施较强的补泻手法，灸 10~15 壮，艾条灸 5~7 分钟。

Ⅲ度失调者，采用重补泻：除在病经穴位施强补或强泻外，还要按"虚则补其母，实则泻其子"的原则，选取其他经的穴位。采用复式的补泻手法，加烧山火、透天凉等。补量不足时，可重灸至 30 壮以上，或置皮内针。泻量不足时，可用三棱针点刺或出血，重泻病穴和郄、募穴。

③如何检验治疗量的大小：完成一次治疗后，即刻测定经络的平衡情况。经络失调有所恢复，未见平衡者，为治疗量不足。若经络失调情况比以前严重了，或为倒值，为

治疗量过大，或误施补泻。此种情况下，一定要予适当的纠正治疗，否则将会影响治疗或致病情转化。

④其他因素：治疗量的计算，还要考虑患者的年龄、体质、病因、病性、感受程度等具体情况，灵活加减。如：老年人补量可大些，青、壮年泻量可大些，幼儿刺激量小些。体壮实证宜泻，体弱虚证宜补。内因病宜多补，外因病宜多泻。虚、寒、阴证补量宜大，实、热、阳证泻量宜大。敏感者，刺激量宜小，迟钝者刺激量宜大。这些因素，临证时不可忽视。

（四）治疗刺激量的应用

不同病种和经别对治疗量的效应，各有所异。一般认为，阳经病易于调整，阴经病较难调整。新病易调，慢性病难调。经病少者易调，经病多者难调。另外，有累积数次而治疗量仍不足者，有治疗量维持效应的时间尚短。个别的有经多次治疗不见好转，诸如此类的复杂情况，说明疾病与经络之间，存在极微妙的关系和变化。因此，在计算治疗量的时候，一定要首先掌握经络的客观变化，方能有的放矢地提出治疗刺激量。

八、针感心悟

一般地说，针感明显，奏效显著。但究竟何种针感为好，这要因人因病作具体分析。

对老年人虚证者，下针后由空虚见沉紧，且针下感热，为最佳针感；对体壮实证者，下针后先由沉紧后转空虚，且针下感凉，为最佳针感；闪电式针感对痿痹证有效。沉胀的针感对属巨刺与缪刺的疾患为有效，酸麻样针感是施平补平泻应得到的针感。

九、补泻之先后

通常均以补法为先。"邪之所凑，其气必虚"，正气充实，病邪难入，针灸是激发体内抗病力的一种物理疗法。因此，补正意味祛邪。

但在急症或重症时，应以泻法为先，急治其标，速去其邪。待标已缓解，再治其本。

对一些慢性病患者，可标本并治，补泻兼施。

第五节　无痛扎针法

1928 年我随唐云阁先生学习针灸，彼时使用铁针，相当于 23 号、24 号，用火针可以减少进针疼痛。有时根据病情，不需要火针时居多。唐老扎针用爪切无痛法，即找好穴位，先手左手爪甲重切，病人呼痛，这时抬起手来说："我还没有扎呢！"病人看看并未扎针，也就不说什么。第二次再用爪甲重切，同时针刺，病人也就不感觉针刺之痛。

新中国成立后，针灸疗法皆用不锈钢针，且越来越细，痛苦不大。但是医生们都在研究无痛扎针法，略举数例如下：

一、叩击搔刮法

1959 年在上海召开全国经络针灸座谈会，会期二旬，除大会发言外，还分组座谈，互相交流经验。山东焦勉斋先生的针刺无痛法叫作"叩击搔刮"。即针刺以前，选好穴位，左手几个指头，叩击搔刮，动作灵活，令人眼花缭乱。病人注意看他手指的动作，不知不觉，针已刺入，据说并无疼痛。这当然主要在于医生的手技纯熟。

二、无痛刺入法

陆可贤先生的经验是：用左手拇指与食指，摘刺针穴处之皮肤，右手持针，使针尖触动皮肤，轻轻捻下，叫作穿皮。穿皮即终，再稍强捻下，以达目的之部位。此法练习既久，施术能不感任何痛苦。

三、快速进针法

赵润海先生的经验是进针要快，才能使病人不感到痛，易于接受。做法是用拇指、食指捏住针的下端约1厘米处，迅速进入皮下，进针后放手。针体要保持直立，然后轻轻缓慢进针，用平补平泻法，得气后终止进针。根据患者是否怕针，而采取分段进针或一次进针得气。为了提高针刺疗效，减轻病人痛苦，要少扎针，扎细针，扎轻针。他认为如果要想达到这一目的，就必须在实践中摸索一些提高敏感度的方法。如进针靠骨缘，输通接力传导，放射性针法，一针多用，找绝着穴、中同穴等，均可提高敏感度。

取穴灵活辨证用针，疗效就高。进针时采用右手拇、食指腹在敏感区找最敏感的点，必须鉴别真点和假点，一定找准点中的重点（即病穴）。

四、准确迅速法

曲月川先生的经验是：下针时先以右手大指爪甲于穴上切之，分筋错骨，以右手持针，轻轻刺入。手法迅速，取穴准确，不给患者以思索的机会，自然不觉痛苦。

操作方法有重掐疾入，重掐徐入，重掐不疾不徐入的三种手法，因人而施。粗浊体质，皮肤粗糙坚实，非疾入莫能收效。神经体质之人，皮肤细致嫩弱，用细针徐入始能不痛。介乎二者之间的人，必须不疾不徐而入，既不感痛，而又效速。手法果能如此，又能准确迅速，就是不痛之因。

以上举出几位针灸医师的针刺不痛的经验，大同小异，不外重切，快刺为主，可供临症参考。

五、怎样针刺能使患者不痛

我们在50年代初期开始推广针灸疗法时，有些初诊患者，在进针时总有怕痛的顾虑，尤其是胆小的妇女患者，刚进针时就喊疼痛，有的甚至于哭泣流泪。这时第二名如果也是初诊患者，精神上有了扎针特别痛的印象，等到刚要进针，皮肤就立刻收缩，针尖才到皮肤，口中马上喊痛，甚至肌肉颤动起来。这是条件反射的关系。以后我们想出一种办法。观察初诊病人，有怕针的表情，就让他先等一下，先选一个复诊而不怕针的病人扎，初诊病人不放心，在进针时要问他疼不疼，他既不怕针，也不感觉痛，一定说不疼，于是初诊病人放心了，等进针时果然就不害怕了。现在怕针的人是比较少的。

进针时，在针刺部位有人觉得温热，有人觉得凉爽，有人又觉得温热和凉爽交叉发生，也有人觉得特别刺痛的。因为皮肤的末梢神经有温点、冷点、触点、痛点的分布；那是末梢神经对热、冷、触动、疼痛最敏感的小点。进针时如病人感到痛，就可稍微移动一下针尖再进针，针尖躲开了痛点，病人自然不再感到疼痛。据我们研究，痛点都在毛孔的边缘，于是找到一个针刺不痛的方法！即"准确找穴，躲开毛孔，重掐快进，闻痛移针"。就是找穴要准，在穴位上针尖要在几个毛孔的空隙进针，进针要快，假如病人呼痛，就急速把针尖微微移动一个针尖的距离，就不痛了。这种无痛扎针法，大家可以试用。

不但进针宜准确迅速，手法还要极轻。所以旋捻，角度不可超过10°，只是微微一转动。如果需要多捻几次，应该捻过去，再捻回来，所以称为旋捻。若是一直往前捻，针体势必会被肌肉纤维缠住，岂有不痛之理。不但旋捻，即提插也要针刺深度不变，只是使皮肉上下微动（烧山火透天凉有多种手法，其中的一种分段提插时，即使针的深度不变，只是皮肉上下微动）。扎针不痛，补泻手法不痛，起针不痛，疗效既高，患者又不受痛苦，这应是针灸医生努力的方向。

第六节　练指力与气功的关系

针灸的效果，与医生的指力有重要的关系。因此针灸医生都应该下功夫练指力。

练指力的方法：最好在每天清晨，端坐床上，盘膝正坐。不能盘腿的人，坐在椅子上也可以。闭目屏息，往脐下关元穴用力，使全部精神贯注集中，心无外虑，叫作"留守丹田"。经过10分钟以后，坐的位置不变，保持丹田之力，以两手各持一针，同前述练针方法，往练针枕上刺入提出，动作要与气功的呼吸方法一致，随着呼气而刺入，随着吸气而拔出，如此反复练习20分钟。

练气好比树的根本，手如树枝。"本固枝荣"，丹田气功充实，指力方有功夫。这个功夫，必须保持经常。针灸医生练好气功，治疗的效果才能达到满意。

进针时先将押手置于应针的穴位上，将针尖部夹在押手的拇指和食指中间，仅露出针尖1分许，刺手持针柄，两手同时用丹田之力，随着呼气时轻捻刺入，到起针的时候随着吸气不快不慢地拔出，使呼吸与针入针出相一致。"针者，轻刺而重拔，凡百手技，皆在其中"。轻刺则无痛，重拔则针感有余不尽，都全凭气功的作用。

这是最重要的基本功，不可忽视。

第七节　针灸应注意的穴位

针灸治病，需有两个守则：第一，绝对安全；第二，针刺无痛，灸疗无瘢。笔者从事中医工作50多年，深知针灸之利弊。保证病人安全，主要在于穴位和针灸方法，叙述如下：

（一）头颈部

（1）睛明：凡针刺眼睛所属的穴位，先要检修针具，针时细看眼睑，避开血管。睛明穴是容易出问题的经穴，用针要细，进针不可太深，起针要慢，谨防皮下出血，甚至于球结膜下出血。最好以内睛明代之。

（2）人中：用针不得过粗，亦不宜深刺，避免碰破上唇动脉，有出血不止的危险。

（3）天突：找准穴位，先针入0.2寸，然后将针竖起，斜刺35°角对准胸骨正中，不可稍偏，针亦不宜过长，避免发生气胸。由穴位向后颈横刺，可确保安全，效果亦好。初学针灸，可用此法，但针亦不可太长。

（4）哑门：如深度超过1寸时，宜特别注意。采取伏坐位，低头取穴。针尖对准下唇的下方，不可超过上唇之相对处。

（5）人迎：一般针刺，要避开颈动脉，以针柄不颤为度。人迎洞刺，则必须刺在颈动脉壁上，以针柄颤动为度。不可过深，以免穿透动脉壁而出血起包。

（6）缺盆：刺入皮下0.2寸。如弹拨臂丛神经更宜刺在浅表，针入皮下，把针放倒，可见针尖的深度，过深则急速提出少许。

（二）肩部

肩井、巨骨，均宜浅刺，天髎亦不宜过深。

（三）腋部

中府、云门所居的位置，皆宜浅刺。

（四）胸背部

胸背穴皆在肋间隙，前后三行，各穴刺法皆同。胸部宜浅，背部亦不能超过 2 厘米，以不刺伤胸膜为恰好，以免发生气胸。

或用沿皮横刺以代之，向脊椎方向横刺，或针尖沿皮向下，一针可透数穴。

乳房上只乳中、乳根、天池三穴。乳中、乳头禁针，乳根、天池仅宜刺入 0.3 寸许。

脊椎可以刺到骨膜为止，穴的位置要准，针的角度要直，不可稍偏。

（五）腰腹部

从第一腰椎以下，前后各经，腰腹均可深刺。"前边深如井，后边薄如饼"，胸部前后均薄如饼，肋骨以下腰腹均深如井，但腹部亦不宜过深。有刺上脘 4.0 寸，其穴下疼痛数日的例子。

至于腹部针刺深浅，其说不一。有主张深刺有效，有主张浅刺有效。应根据病人的瘦胖而决定深浅，总以得气为主，且刺且探，有时在浅部更容易得气。

脐窝，多用灸法，必要时也可以针，但消毒必须严格。

（六）四肢

针刺深浅，随穴位的位置而异。如井穴宜浅，合穴宜深，原穴介乎二者之间。总之，以得气为目的。

如行手法，"阳经取其陷"，多在筋骨之间，宜用提插，雀啄，捣术等。"阴经取其脉"，多在血管附近，宜用旋捻、刮针等手法。阳经的穴，容易得气，阴经的穴得气较慢。

手足十二井穴，十宣穴，四缝穴，皆宜点刺，挤出少量血液或组织液（如四缝）。如需留针，不宜使用手法。

四肢手足关节部，针刺避免穿入关节腔内。

四白必须刺入眶下孔，八髎则须刺入骶后孔，久久练习，一针即能刺入。这样就需要平日不间断地练习指力与手技，并了解其解剖关系。

第五章　灸法要诀

针和灸是同种不同的治疗方法，但所取用的穴位相同。因此通常习惯地把两者统称为针灸疗法，简称针灸。

第一节　灸疗的工具

几千年来，灸法一直使用艾叶，认为这是最好的灸料。艾叶全国各地都有，以湖北蕲州李时珍的家乡所产的艾质量最好，处方称为蕲艾。采集的季节是五月，过端午节的时候，人们以蒲草、艾蒿作为端午节的点缀，"家家蒲艾过端阳"这是由来已久的风俗习惯。

艾叶含挥发油多量（1.8-桉叶素占50%以上），其他有a-侧柏酮、倍半萜烯醇及其酯。风干叶含矿物质10.13%，脂肪2.59%，蛋白质25.85%，以及维生素（A、B_1、B_2、C）等。艾叶须陈久而后使用，就是风干后内含上述许多具有医疗使用的成分。

《神农本草经》说，艾味苦而微温，无毒，入脾、肝、心、肾各经。功能理气血，逐寒湿，温经，止血。主灸百病。能治带脉为病，所以是妇科常用药。微炒以醋淋入，止血则炒成炭。

农村常取艾蒿的茎枝叶搓成绳，风干后点燃，名叫"火绳"，久燃不灭，火力常旺。平时吸烟代火柴，夏季常用以熏蚊。

第二节　艾绒的制法

李时珍《本草纲目》："凡用艾叶，须用陈久者，治令细软，谓之熟艾。拣取净叶，扬去尘屑，入石臼内木杵捣熟，箩内去渣滓取白者再捣至柔如棉。"现在则取陈艾叶，拣净去尘屑，用药碾压碎，过筛再压，使成绒状，名为艾绒。

将艾绒用手指捻成上尖下圆的小团叫作艾炷，治疗时每用一炷叫一壮、处方时"灸几壮"的意义，是以壮年人为标准的，老弱可以酌减。

艾炷大小不等，最细小的如线，如麦粒，最大的如红枣，随症适当选用。

以纸卷艾绒，名为艾卷或艾条，可燃着用手捏住对准穴位进行悬灸，根据病人的感觉而远近移动，以调节其热力。

第三节　灸法的适应证

《灵枢·经脉》篇说："陷下则灸之。"仲景说："微数之脉，慎不可灸。"微数之脉，是病有微热，陷下则属气虚。因此灸法的适应证虽然与针法相同，但是病因必须是虚证、寒证、慢性病，老年人适用。头部不可多灸，面部不宜做直接灸，以防留有瘢痕。

古法用直接灸，使皮肤化脓，结痂，痂落后再灸，谓之化脓灸，因此法痛苦很大，且永留瘢痕，今皆不用之。关于足三里，许多针灸书主张人30岁以下，不宜灸足三里，恐使胃热循经上行于目，而损伤视力。唯《外台秘要》指出："凡人年三十以上，若不灸三里，令人气上眼暗，所以三里下气也。"据我们的经验，灸足三里与年龄无关，以对症施用为准则。

《针经》说："针而不灸，灸而不针"。《针灸大成·禁灸穴歌》说："灸而勿针针勿灸，针经为此当叮咛，庸医针灸一齐用，徒施患者炮烙刑。"针灸所以不能同用的道理，因为病有寒热虚实之不同，针刺治实热，灸治除虚寒，所以不应同用。在特殊情况下，亦有针灸同用的治疗方法，如在病情复杂，虚实交错的情况下，可针灸同用，常具有独特的疗效。

第四节　灸的种类

现在通行的灸法，有艾炷灸、隔姜灸、艾条灸、温针灸等。

（一）艾炷灸

将艾绒用右手拇、食二指捻成艾炷，艾炷大小不等。上尖下圆，放在穴位上，待艾炷火焰将尽，急用镊子压灭，以不出瘢痕为度。

艾炷点燃，病人觉热时即压灭。病重者初不知热，到知热时为止，名知热灸。

（二）隔姜灸

艾炷灸叫直接灸，隔姜灸叫间接灸。虽有隔蒜、隔盐等法，但还是以隔姜灸为最多。用姜切成3毫米厚，以针穿数小孔，把姜片放在穴位上，艾炷如绿豆大，待燃烧至病人呼热时，即用镊子夹下来，另换一艾炷。应灸几壮，按病情轻重而决定。

中风脱症，鼻息鼾声，喉中痰鸣，面色苍白，多汗，撒手，四肢厥逆，遗尿，脉多细弱，可用隔盐灸。先用绵纸一小块，放于脐上，手指压下成凹，脐凹中填满盐末，艾炷如红枣大，灸数十壮，见汗收，四肢温暖，脉来有力，遗尿已止，这是病势缓解，有回阳的象征，即可停灸。灸数十壮，多至百壮而无效者，多属不治之症。

（三）艾条灸

将艾条一端撕去包装外皮，留内层绵纸，以火燃着，对准穴位灸之，病人呼热，则离开穴位远点；病人不呼热则近点。火力不旺时，用嘴吹几口气，或手持艾条晃动几次，均能使火力再旺。这种方法简便，有的穴位，可让病人自灸。

也有以灸具装艾，放在穴位上，听其燃烧，属于工具改革，也有多种式样。省人力，但不灵活，调节火力较差。

（四）温针灸

对于寒湿痹痛，其他沉寒痼疾，针刺以后用石棉板穿一小孔，套在针上，然后取艾绒捻在针柄，使不至脱落，用火燃之，叫作温针。放石棉板是防止万一已燃的艾绒掉落时，烧伤病人的皮肤或衣服。

第五节　灸法治疗心得

古人颇重视灸法，每临大病痼疾，灸至百壮以上，治验录屡见不鲜。今人或废而不谈，避而不用。其理由有三：①费事麻烦，艾烟弥漫。②灼痛，病者不愿接受。③疗效迟缓。由此，这种优秀的医术逐渐衰落，实在令人痛惜。灸法确有针药所不及之效；能治不少顽病痼疾。针灸工作者应大声呼应：复兴艾灸，为民造福。

一、灸的效能

灸疗效果显著，众所周知。尤其对一些疑难症具有独特疗效；灸至阴矫正胎位；灸关元、中脘等矫正子宫后倾、左屈；灸中脘治疗痛证；骑竹马灸治疗疔疮肿毒；附子灸疗骨疽；灸百会治脱肛、阴挺；灸风市、关元疗中风；灸命门治小儿腹泻、遗尿；灸隐白、大敦治疗崩漏；灸带脉、阳陵泉治带下；五炷灸（中脘、巨阙、下脘、梁门）治疗哮喘；灸风门、肺俞治疗外感；灸足三里、大椎防病保健等。这些行之有效的灸法，历来被针灸家所重视。

古人治大病，常用灸法。如伤寒、疽疮、劳瘵、中风、肿胀、泄泻、久痢、喉痹、小儿急慢惊风、痘疹内陷等，若能早灸，阳气不绝，多能奏效。一般多施重灸，灸至300~500壮。如果仅灸几壮，愈小疾还可，对大病则很难收效。

笔者初习针灸时，不善用灸法治病，每遇疑难病症束手无策，对一些慢性病也不能自信。十余年后，渐用灸法，屡获效验，方悟灸疗为优秀医术，值得提倡。

病例一

张××　男　54岁　锦西县东风街。

1968年7月9日来诊。左腿发咬骨疽（化脓性骨髓炎），经西医两次手术，术后形成窦道，久不愈合。拍片检查仍有死骨，不宜再次手术。经用多种疗法无效，来医院门诊就医。用化腐生肌药，调治两月余，罔效。后改用附子灸，经治半月余，即见腐去新生。将近1个月，窦道完全愈合。3个月后拍片，死骨不见，令人惊奇。随访数年，一直未见复发。

按：骨疽本为肾虚，寒邪滞经，依附于骨。治法必大补肾气，壮阳消阴，脾得阳气，自生肌肉。若泛用解毒寒凉之品，必致难治。

病例二

1971年7月初，有一位孙姓女患者，胃痛，前来门诊针灸。当针中脘时，发现腹部有五处灸痕。便问病人，是否患过喘疾。病人感到惊讶与窘态。随后叙述经过：5年前曾患哮喘，病有10余年，经常发作，不能平卧，行动十分困难，屡治无效，后来经贵院王姓中医师，为之灸治，在腹部灼灸几处，7天后，起泡化脓，为此与之纠纷。一气之下停治。事过两月余，喘病渐渐痊愈，至今一直未见发作。自愧无知，贸然失礼。曾来多次赔礼道歉，而王医师已调走了。事后，笔者找到王俊生医师核对此事，果真。共为五炷灸治哮喘有良效而欣喜。

按：五炷灸取任脉和胃经穴位，治疗胃病、喘疾颇效。考我国古医籍，灸疗喘疾的记载实在不少，亦颇精辟。《扁鹊心书》载："老人气喘及肾虚不归海，灸关元二百壮。"又载："灸天突、中府、中脘亦效。"理同而法略异，均有疗效。

病例三

张××　女　46岁　锦西旗辽西大院4栋。

1966年5月10日来诊。两年来，卧床不起，呼吸困难，只能半卧位，心跳气短，心率130次/分，严重时170次/分。经常邀医抢救。经县、市医院诊为主动脉瓣闭锁不全（排除梅毒性心脏病）。经治不见好转。时常感冒，身痛，便秘，邀余为调治此疾。

面晦无泽，形寒肢冷，心悸气短，失眠易惊，不能左卧。便秘，尿少，动则喘甚，脉细数，舌质淡紫，苔略白腻。此为心阳心阴俱虚，不宜针治。拟以艾灸防治感冒，病者畏痛拒灸。经再三劝说方允艾条灸，灸穴：风门、大椎、足三里。并嘱其夫照原穴续灸一周。

二诊（5月18日）：自诉灸后感冒愈，全身舒服，身痛减，有感意。自愿继续灸治。随为之点整体灸穴：中脘、关元、足三里、大椎、曲池、肾俞、照海。

三诊（8月20日）：自诉其夫为灸3个月余，一日未有间断。现已能离床行动，呼吸平稳，心跳减轻，略做轻微零活。多年的失眠、感冒竟获全治。面转红润，舌质淡，紫色略退，脉沉略数。出乎意料，如此重症心脏疾患，仅灸3个月，竟获如此惊人疗效。

修增灸穴：加阳池、巨阙、心俞、脾俞。并加配子午流注针法，疏通经络，推助气血。

选甲日卯时，针神门、大陵，交通心肾，令血归包络。选乙日酉时，针大敦，补肝木养心血。

经过：每逢甲、乙日必针，连续针治 6 次，自感体力增强，纳食转佳。病者与其夫不愿停灸，竟顽强地坚持 8 个月灸治。每 1~2 周调整一次灸穴。经一年余的灸疗，诸症均安，料理家务如常。随访 12 年，一直健康。

按：此难愈之症，经灸治而获显著疗效，实为艾灸有回阳固本之功。病者与家人对灸疗无比坚信，持之以恒，耐心调治，是取得疗效的主要原因。

临症中，凡遇疑难疾患，针药不及，久治未效，适于灸者，均施灸法。注重调整脾肾，先天与后天之气充实，自然疗病能力产生。其标病未病不治而愈。治顽固疾病，不宜忽此大法。

二、灸法必须对症

针与灸均有运行气血，调整体内器官功能失调的作用。艾灸另具其特殊作用，即以热和芳香两种刺激，激发体内的抗病能力，达到扶正祛邪的目的。临床实践证实：艾灸具有消炎、镇痛、增加抗体、促进营养和预防疾病的作用。

灸法的适应证较广，凡属阳气陷，沉寒痼冷、阴证、慢性久病者皆可用灸。属阳厥虚脱的危候更可用灸法。外科的阴疽、恶疮不愈、瘰疬病，妇人的气虚血崩，男子的虚羸诸损，老人阳衰多病，小儿的久泻、疳积等皆可用灸。

非适应证：凡属阴虚阳亢、邪热内炽等病，须慎用灸法。如阴虚痨瘵、咯血吐血、心悸怔忡、肝阳头痛、中风闭症、高热神昏等。

对高度贫血，传染性皮肤病，急痫症等不宜施灸。

凡面部、颈部、大血管、黏膜附近处不宜施灸。

三、灸术须知

（1）根据病症选用其他灸法：

隔姜灸：解表散寒，温中止逆。适应证较广。

隔蒜灸：清热、解毒、杀虫。适于痈疽、虚痨、腹中积块等。

附子灸：温补壮阳，适于虚证、阴证、顽固性的阴寒证。

隔盐灸：温中散寒，扶阳固脱。适于大汗亡阳、肢冷脉伏的虚脱，亦适于一般阳衰虚陷等症。

艾条灸：适应证甚广，适于灸而畏针刺疼痛者均可用。

（2）施灸的顺序：一般的规律是：由上及下，先背后腹，先头身后四肢。临症时，又须结合病情而定。如虚脱气陷之危症，必须先灸关元、神阙等穴，方可奏效。或仅灸 2~3 个穴亦不出此规范。

（3）灸与针的配合

①经过针刺 2~3 个疗程不见效者，可行针数次施整体灸 1 次，往往可提高疗效。

②施灸 2~3 个疗程后，可随主症针刺 1~2 个验穴，往往屡见速效。如脾胃虚寒，原针中脘、足三里数次而不见显效。后经半月余的灸治，亦未见显效，且腹胀痛，此时仅针足三里，胀痛全消，后调理数次而愈。此类验例不少。

③灸后有不适之感：如全身难受、发热感、头昏、乏力等，可针刺曲池、大椎、三阴交、十宣等。不但可解除上述诸症，又可加速疗效。

四、对症灸方选

（1）中风：关元、风市。

（2）哮喘：中脘、中府、膻中、关元、天枢。

（3）痛证：中脘、筋缩、身柱。

（4）泄泻：梁丘、昆仑、天枢。

（5）水肿：涌泉、水分、关元、命门。

（6）脉结代：关元、中脘。

（7）腰痛：肾俞、关元。

（8）噎膈、反胃：膈俞、命门、膻中。

（9）小便不通：隔盐灸神阙。

（10）急性肠炎：两肘尖。

（11）失眠：隐白、间使、肝俞。

（12）下血不止：于命门处寻痛点，灸之方效。

（13）淋证：带脉、百会。

（14）习惯性便秘：太乙、外陵。

（15）积聚痛：幽门、肝俞、三焦俞、气海。

（16）阴疽：骑竹马、关元、郄门。

（17）疔疮：手三里、骑竹马、郄门。

（18）皮肤病：肺俞、肩髎、曲池。

（19）肠痈：两肘尖、合谷。

（20）齿痛：肩髎、厥阴俞。

（21）血崩：石门、隐白。

（22）带下：带脉、胞门、子户。

（23）转胎：至阴。灸双穴无效时，可灸单穴。

（24）子宫后倾：关元、中脘。

（25）阴挺：百会、中脘、气海。

（26）小儿消化不良：命门。

（27）小儿遗尿：命门。

（28）小儿咳嗽：身柱。

（29）夜啼：大敦、中冲。

（30）小儿囟门不合：脐上脐下各 0.5 寸，灸 3 壮。

（31）口臭：劳宫。

（32）小儿脐肿：命门。

五、长寿灸法

自灸足三里，知热灸。艾炷如麦粒，知热即压灭。每月 1 日 1 壮，递加至 7 日 7 壮，停止。15 日再开始灸 7 壮，每日递减 1 壮，至 21 日 1 壮，乃止。每月如此法灸之，延年益寿。对老年尤佳。

第六章　针具妙用

第一节　毫针

（1）一般原则：毫针是比较最常用的针具，针体由 26 号至 32 号。实践告诉我们，过粗了当然对皮肤、肌肉、血管、神经等有损伤。但针过于细了，刺激的力量太弱，也不能达到治疗目的，应以 28 号为恰好，长短可备多种。

用毫针的手技虽有种种不同，根据每个人的习惯，不能强求一致。但是不论何种手技，必须达到：进针不痛、出针不觉、短针无钩、长针不弯的基本要求。

进针不痛，是从勤学苦练中得来的，起针不觉也须刻苦练习。通常只注意进针的练习，而忽略了起针的练习，起针也是一个很重要的环节。针灸医生最好在自己身上，经常作保健针灸，如针阳陵泉、足三里之类，可以用各种手技，让自己体会某种手技的感传，尤其是各种针具的区别。

短针刺入有力，容易碰在骨膜上，使用日久，会在针尖出一用肉眼看不见的小钩，针刺对病人不利。检查的方法，用棉花一小团，撕得松松的，用针插入拔出，如有小钩，针尖会带出棉花纤维，就应磨针修针，使之恢复原状。这叫作短针无钩。

长针即或用押手夹持，也会有时出弯，尤其是针入以后，病人体位改变，把针弄弯。如果是软弯，用手修直，仍可使用，如出了硬弯就应弃掉，另换新针。

进针的角度，直刺、横刺、斜刺、正刺、反刺、单手刺、双手刺等应练习到从心所欲，手法娴熟。

（2）起针手技：起针时候，不快不慢，起针以后，不起包，不出血。针孔不痛，皮肤没有很大变化为起针手技的标准。至于如何练习起针，在前面已经讲过，这里不再赘述。

（3）针具的保管：毫针要经常保管和修理，不带弯，不带钩，不生锈，晶光闪闪。针灸书上说："常令针耀。"经常保持针的光亮耀眼，让别人看了，产生快感，赏心悦目。如果针不但有弯，而且生锈，病人就会有一种恐惧和轻视的感觉。

现在都是以不锈钢作原料，弹力虽比钢针小，但是不折针，不生锈，优点很多。每天用后应及时修理，有弯的以手指矫正使直，实在不能直的，就扔掉另换。针尖出钩，放在磨石上，用左手食指轻按针尖，右手持针柄，缓缓旋转，并使针尖在食指和磨石中间，一进一退地磨，食指不可按得太紧，只扶在针尖稍上一点就行，太紧时不但可磨痛手指，对针的旋转也颇碍事。这样磨十余下，再用干棉团试验，不再带出棉花，是钩已磨去，仍然可以使用。

针刺入机体组织中，血中若有细菌和病毒都能污染针体，起针后，应予消毒处理，用过氧乙酸浸泡，高压灭菌。因此，针必须多备，以便周转。穴位皮肤消毒，也须严密地用酒精棉球，以穴为中心由内向外涂搽，必要时还可以搽两遍。不要拿一个棉球随便反复乱抹，这样是不能起到消毒作用的，手也要保持清洁干净。夹针和消毒棉球时要用消毒镊子，不要直接用手去拿。加强消毒观点，以防交叉感染。

第二节　圆利针

圆利针是一种比较粗的短针，24号或26号，1寸到1.5寸长。圆利针的第一种用途是点刺，如十宣、十二井、四缝等穴，点一下就急速抬起来，把血挤出适量，用干棉球擦净即可。

第二种用处是截根，如疔毒、瘰疬、良性肿瘤、痤疮、疖肿、发际疮、湿疹等有在后背截根法，可用圆利针。

方法是：用皮尺量两乳头，松开末端，将皮尺从颈后绕过，再放到松开的乳头处，将皮尺两端比齐，再由颈前向后围，两下端合在一起，达到脊椎某处，再旁开1.5寸，其穴因人而异，大约在肝俞、胆俞附近。捏起皮肤，以圆利针，快速刺入，约1.0寸许，留针20分钟，不用手法。起针时，快速拔出，急以消毒干棉球按压轻揉。每隔四五日，见针孔已平复，只留小小黑点，仍可再刺，进针处略移一针尖许。最多可针5次，颇有效果。

第三种用处是在四缝针刺，三棱针太粗，毫针太细，圆利针恰好适用。

第三节　三棱针

三棱针在针灸临床中颇常用，且有独特的疗效。

1. 操作方法

用三棱针对准应刺的部位，刺入0.5~1.0分深，以出血为度，不按针孔，可轻轻挤压针孔。有点刺与散刺之分，还有挑刺，应把挑刺列入截根疗法为好。点刺有缓刺、速刺、密刺之分，可根据病情酌用。

2. 应用范围

本法适用于络脉壅滞、血瘀不通的疾病，急性热病、局部充血、闪挫扭伤、痈肿、疔疮引起的全身症状和剧烈吐泻，风寒湿引起的疼痛、麻木等症。对由经滞络、久病入络的慢性病患亦有效。点刺法多用于高热、惊厥、中暑、昏迷、喉痹、扭伤；散刺法多用于静脉曲张、丹毒、痈疮、外伤性瘀血疼痛等。

3. 常见病的点刺部位

（1）高热：十宣、大椎、曲泽、委中缓刺出血。

（2）顽固性头痛：至阴、大敦、少泽、中冲点刺出血，并用毫针补长强。

（3）麦粒肿：患侧耳尖用三棱针速刺出血，肝俞或胆俞用三棱针挑刺放血。

（4）暴聋：关冲、商阳点刺出血。

（5）呕吐：尺泽、曲泽点刺出血。

（6）喘息：膻中、内关。

（7）小儿惊风：十宣、十二井、人中。

（8）中风闭证：十宣、十二井。

（9）急性胃肠炎、吐泻：十宣放血。

（10）尿闭：至阴、大敦。

（11）热病汗不出：少泽、中冲、商阳、关冲。

（12）脐周痛：命门、照海。

（13）腰背痛：委中。

（14）黄水疮：肺俞、耳背静脉放血。

（15）腰扭伤：阳陵泉、龈交（口内）。

（16）十指麻木：十宣、十二井。

（17）皮癣：耳背静脉点刺出血，局部用梅花针叩刺。

（18）湿疹：委中出血，点刺曲池、血海。

（19）中风不语、舌强、舌歪、舌短：金津、玉液放血。

点刺出血刺法，看起来很简单，但用得恰当，适时，疗效尤为可观。

4. 注意事项

（1）常规消毒，以防感染。

（2）点刺动作要准、快，勿刺深部动脉。

（3）血液系统疾患、气血双亏的虚证忌用。

5. 具体操作举例

（1）中风不语、面瘫舌歪、舌头肿痛、神经性呕吐等，可在金津、玉液放血。如重舌，可在舌下肿处刺之出血。

做法：在金津、玉液放血，先用纱布垫唇上，以左手指捏住舌头，将舌抻出口外，向上翻转，舌下有两条紫色静脉，右手持三棱针准确而快速地点在静脉上。吐出紫血，以净为度。如血出不止，可用干棉球压迫止血。

（2）扁桃体炎，疼痛较重时，把三棱针绑在筷子上，令病人大张口，以舌压板压住舌头，用三棱针在扁桃体上点刺一下，流出血来，会很快痊愈。

（3）尺泽、委中等处放血时，可用止血带在穴位上边扎紧，使静脉怒张，用三棱针点在静脉上，流出紫血，血色渐流渐淡为止，用干棉球揉按。

（4）百会或四神聪放血，右手拇、食、中、无名两指比齐，三棱针尖比无名指略长出少许，先将手背向下，急速翻手向穴上点一下，过一会出血，不欲出者，可用手挤出擦净。主治头项痛、眩晕等症。

（5）口眼㖞斜，在口腔放血时，先用纱布垫上，左手拇指放在病人口内，其他四指放在腮边，将口唇撑开，右手持三棱针，点破腮内黏膜，从黏膜外看不见血管，有时须多刺几下，看见有血流出，把针放倒在黏膜上按压并往下刮，使血多流出一些，并令病人用力缩腮，把血吐净，口㖞立即轻松，对咀嚼恢复有利。每隔五六天1次。

第四节　梅花针

梅花针，又名七星针。可以自制，用圆筷子，在下端钻一小孔，插入五根缝衣针，用线缠紧即成。使用时，右手持针，筷柄在小鱼际处，食指放在筷上，将筷捏紧，在穴位上叩打，全凭腕力灵活，一举一叩，如鸡食米。叩打时，用手指和手掌捏紧针棒，运用腕力，旋行弹跳式地叩打，如蜻蜓点水，旋落即起。分为轻刺法，在皮肤上轻轻地叩打；重刺法，叩打时比轻刺为重；正刺法，叩打时不轻不重，适中的刺法；平刺法是最轻的，不用叩打而用针尖轻轻在皮肤上一条一条沿着经络划去，虽没有刺痛的感觉，却也能调整经络，起到治疗的作用。

叩打的部位，周身各部，都有穴位，各处都可以叩打。简单的方法，只叩打脊穴就够了，也可以单叩打一穴，连打数下。面病配穴，叩打脊穴的某一段，或者脊穴两行全部叩打。

筷子制的梅花针，须得练习腕力。曾经有人制造铁把梅花针，因为重量大，更难掌捏，颇不适用。现在多用牛角或塑料为把的，用手指捏住，自然就颤动。用力小就呈轻刺法，用力大就呈重刺法，不练习腕力也能操作。掌捏准经络线就能够使用。

梅花针的用法，一般先用轻刺法，逐渐加重，最后适应的情况随着治疗次数而改变，必须重刺，才觉得有效，甚至有些人必须叩打见血才能感到症状减轻。

第五节 皮内针

皮内针有治标和治本两种方法。祖国医学的治疗法则是"急则治其标，缓则治其本"。

1.治标法

经过诊断，审证求因，辨证取穴，直接向选好的穴位埋藏，这叫"治标法"，可以取得神效。例如：高血压用双膈俞穴。穴位准确时，可在10秒钟后降压。

失眠用安眠1或安眠2，往往当夜即可熟睡。

习惯性便秘用左腹结，当日即可排便。

遗尿用中极，数次可止，有的一次即效。

食欲不振用中脘，针后感到食欲逐渐旺盛。

1度冻疮，直接埋藏痛面中央，3日渐愈。

一切疼痛，"以痛为输"，不论是否穴位，取最痛点埋藏，可以止痛。

膝关节痛，在膝上埋皮内针最效。其方法是：裸露膝关节上缘再上2寸这一部分，屈膝，以手抱膝使皮肤绷紧，用指普遍按压，找出最痛之处，埋藏皮内针一支，当时止痛，不能上楼的立即能够上楼。但找不到痛点的不宜用此法。

2.治本法

即调整经络平衡，其症逐渐减轻，直到痊愈。先用知热感度测定，或用经络测定仪，查出经络虚实，在虚的一侧相应俞穴埋藏皮内针一支，再测定两侧平衡，症状亦渐减轻。一周后再次测定，或出现另一经不平衡，则治另一经，直到十二经左右平衡为度。

3.埋藏法

选好穴位，用镊子夹住皮内针，左手拇、食二指在穴位两侧扒紧，将皮内针的针尖向脊椎方向刺入。限于皮内，不得深入皮下。先把针尖刺入少许，用手压迫针柄附近，则针尖翘起，继续刺入1/2，手压针柄以针尖不再翘起为恰好。然后测定经络平衡，用胶布固定，可持续埋藏到十余日。

选用穴位最好是背部、胸腹部，四肢须离关节较远的穴，以免受关节运动的影响。

第六节 揿针

揿针是用于极小痛点的，例如，面肌痉挛，抽缩次数较频。先用梅花针轻叩患侧面部，普遍叩到，某处反应过速，一叩即抽缩，即是主要的点。在此点埋藏揿针一个，胶布固定。隔三五日去掉揿针，再以梅花针重新寻找主点，再埋揿针。

第七节 芒针

芒针用两手操作，左手拇、食两指持针刺入穴位，右手持针柄，两手同一步调，一节一节地刺入皮下，沿皮保持一定深度，不宜过深。

在四肢和腹背均可适用，必须经过练习，手法纯熟。

三垂疗法（胃下垂、肾下垂、子宫下垂）也叫挂钩疗法，即由芒针发展而来。

芒针的原理是，一支针沿皮刺入，连贯许多穴位，起到一定的治疗作用。

第八节　角针

角针先用牛角，后改用塑料制造。形如绿豆大，上尖下平，好像艾炷的样子。

主治关节僵硬强直，例如，一指不能弯曲，可以用角针的尖端，对准关节处，以胶布固定，一周后，往往运动自如。屈而不伸，亦可应用此法。

第九节　陶针

在广西壮族地区颇流行陶针。制法，取碎陶器若干片，以砂锅煮沸半小时，取出用消毒纱布包好，以斧击碎，拣取最锋利的和针相同，选好用酒精浸泡，以代毫针，名叫陶针。

选穴、针刺法与毫针一样，但不能刺入过深。效果比较好。

治病的方法，分为物理疗法、化学疗法两大类。药物皆属化疗，针灸等则属理疗。陶针在通行针术中颇有特异之点。因一般金属皆为电之良导体，仅陶针为绝缘体。我们知道，当金属针刺入人体时，由于金属元素电子最为活跃，在体液的不同酸碱度中，常起微弱的电离现象。金属针严格说来，都是属于合金（合金钢、特种钢、金针及银针均非单质），因此刺入人体后，亦会起热电偶作用而产生微弱的温差电流。当然这些微不足道的电现象在实用中可略而不计。但医用电学所讨论的往往要求精密到与理论电学一致，特别是作为调整经络以及神经的刺激因素，对电性作用于经络或神经机理，亦有深入研究之必要。因此，如果用物理学来评价绝缘针的陶针疗法，它在理疗领域中，仍具有科学研究价值的。

第十节　火针

五六十年以前，尚流行火针，因为彼时针粗，直接刺入稍觉疼痛。用香油灯将针烧红，趁热刺入，病人无何痛苦，适用于沉寒痼疾、瘰疬等症。自从不锈钢针流行以来，针灸渐趋无痛，火针已不甚流行。但对沉寒痼疾，效果较好。

针法亦有所不同，用酒精灯、钨制针、焊条针，不怕火烧。可以刺入一般穴中，亦可刺瘰疬，刺乌痣。但流行较少。

第十一节　锓针

《灵枢·九针十二原》"三曰锓（dī音低）针，长三寸半"，叙述其形状又说："锓针者，锋如黍粟之锐，主按脉勿陷，以致其气。"《灵枢·九针论》描写锓针"必大其身而员其末"。在过去一个相当长的阶段，锓针失传。最近又再度进一步研究起来，就是针的另一端不是针尖，而是一个圆珠，像米粒大小，在穴位压下去，不使深陷肌肉之内。气血虚的人，怕针的人，或者儿童均可使用。

以后又逐渐改进成为马镫形，下面一段粗针，针端呈圆形如绿豆大小。使用时候，对准选好的穴，右手拇指伸入马镫中，针端的圆珠，压入穴位，使用补法，略为轻些；使用泻法，略有重些，不伤皮肤，不出血，病人乐于接受，也有一定的效果。

第十二节　小儿针

小儿体质薄弱，儿科称为"纯阳之体"，又说"稚阳稚阴之体"，总之儿童是柔弱的。针刺时，使用 30 号或 32 号极细 5 分针，以右手拇、食两指捏住针体，微露针尖一分许，在穴位上一穴可针一下，必要时亦可连刺数下，迅速敏捷地刺入一下，立即提出，数下就是点几下，并无很大痛苦，使小儿容易接受，叫作小儿针。

第十三节　挑刺法

挑刺法亦称截根法，是用针或刀割断皮下纤维组织来治疗疾病的方法，也是古代刺络法的发展。

1. 操作方法

挑刺的穴位、用具均常规消毒。穴位可用 1%~2% 普鲁卡因局麻，三棱针在 75% 的酒精中浸泡 15 分钟，刺入 0.3~0.5 寸，将针上下划拨数次，或采用局麻用刀切口，用针尖挑断纤维组织亦可。术毕，盖上消毒纱布，胶布固定。

有时不用局麻，用锐利的三棱针挑开皮部，刺入 2~3 分深，挑断纤维组织，亦可收到效果。只要手法轻，动作敏捷，并不甚痛，患者易于接受。

2. 适应证

痔疮、疔疮、疔肿、淋巴结核、哮喘等均适于挑治。

3. 选穴

（1）痔疮：在腰骶部寻找痔点。痔点特征：略突出于皮肤，大头针帽大小，压之不变色的灰、红、褐色等血疹。上唇龈交线处的丘疹。

（2）疔疮：在肩胛部、心俞至肝俞之同脊柱旁，寻找丘疹样突起点。若找不到，可取心俞、身柱、灵台。

（3）疔肿或麦粒肿：胸椎两侧、肩胛区内的反应点。可挑断皮下纤维组织。找不到反应点，可于大椎旁开 0.5 寸、骑竹马穴挑刺，亦效。

（4）淋巴结核：百劳（大椎上 2.0 寸，旁开 1.0 寸）、结核穴（大椎旁开 3.5 寸）、肝俞、膈俞。

（5）哮喘：膻中、肺俞、定喘。

第七章　鼻针疗法

在 20 世纪 50 年代，有一种鼻针疗法。我们经过实验，治病迅速有效。但对病人刺激性较大，耐力小的人颇生畏惧。因而传播不广，各针灸书很少记载。为了发扬针灸疗法，特介绍出来，以供针灸界同仁参考。

一、理论根据

鼻为肺之窍，乃是呼吸门户。五脏之气，均达于鼻。脏腑有表里关系，六腑之气亦间接达于鼻。在内肺为五脏的华盖，在外鼻为五官的华壁。

《灵枢经·五色》篇认为鼻占主要位置，与脏腑有内外联系。两眉中间的印堂属肺；两眼中间叫作"山根"，属心，其旁则属胸膺和乳际；鼻骨上边中间叫作"年寿"，属肝，其两旁属胆；鼻端名"准头"，属脾，两旁鼻翼则属胃。

从经络走行来看，督脉从头顶向下直通过鼻正中线。大肠则经人中互相交叉分别上至鼻旁迎香而终。胃脉起于鼻交频中，面上行分别入眼中起于承泣，经鼻旁向下循行。加上表里经，就有六个经直接、间接和鼻有密切关系。

二、九穴十九点

鼻好像一个人的整体，面朝里，背向外，盘腿坐在面部中央一样（图 4）。

其穴位的分布则根据背坐的人体各部而划分，但是也有例外的，比如神志点则恰当于人的腰俞附近，腰俞属于督脉之第二号穴位，上通于脑，督脉是诸阳经的总纲，有振奋阳经的作用，也有调整阴经的功能，亦颇合理。

鼻针的穴，称为点，因为有一穴一点、两点、三点的，所以不叫穴而叫作点。每穴几点，不是完全相同，因此称为九穴十九点。计一点的一穴，两点的六穴，三点的两穴。穴的位置及其作用如下。

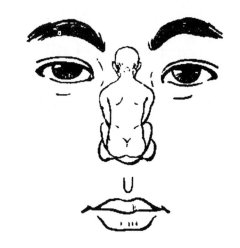

图 4　背坐鼻中模拟图

（一）降压上下两点

上点即印堂穴，下点即素髎穴（图 5 之 1、2，此两点为原有的穴位）。能使血压迅速下降，并可解除头昏目胀、两太阳痛、视力模糊、心悸亢进等症，亦能使低血压上升。

（二）颈点

在鼻骨上端的两侧各一点，凡属鼻针穴必须在鼻子的范围以内。对颈项痛、肩背痛以及扭伤所致的斜颈有显著的止痛作用（图 5 之 3）。

（三）肩点

相当于额骨鼻突之中段（泪骨之鼻侧），左右各一点。对肩胛痛、肘、腕关节间以及上肢软组织酸痛有良好的止痛作用（图 5 之 4）。

（四）肘点

相当于上额骨鼻突之下段（鼻翼外上1厘米），左右各一点。治疗作用同肩点（图5之5）。

（五）腰三点

相当于鼻骨下端之中央一点，鼻翼上方左右各一点。对腰痛、腰酸有显著效果（图5之6）。

（六）胃肠三点

相当于鼻尖上1.5厘米处，中央一点，鼻翼内侧上左右各一点。适用于胃、十二指肠溃疡、急慢性胃炎、胃神经痛等，能使疼痛迅速缓解或消失（图5之9）。

（七）阑尾点

相当于鼻翼外侧中段，左右各一点。对急、慢性阑尾炎有消炎止痛作用（图5之7）。

（八）膝点

相当于鼻翼下左右各一点。对臀部及下肢关节痛有良好的止痛作用（图5之8）

（九）神志点

相当于鼻尖上0.5厘米处之中央。适用于头痛，以及神经衰弱所引起的健忘、失眠、食欲不振、疲倦等（图5之10）。

作用：止痛、镇静、消炎、解痉。

适应证：高血压、颈项痛、肩背痛、上肢关节及软组织痛、腰痛腰酸、胃、十二指肠溃疡、急慢性胃炎、胃痛、急慢性阑尾炎、臀及下肢关节痛、神经衰弱症。

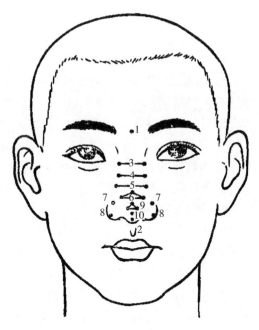

图5　鼻针穴位图

三、针法

确定穴位，用点眼棒或三棱针柄在穴处附近平均用力点压，出现小坑处是穴。或用经络测定仪找穴。

找准穴位，用32号5分针。降压上、下两点，均用45°角斜刺，针尖向上。其余17点一概直刺，不可穿透鼻软骨，必须扎在鼻子上。

四、注意事项

（1）鼻针刺激强，预先做好思想工作。

（2）一概采取卧位，以防晕针。

（3）刺入后有强烈的酸麻痛复合感觉，尤其是在行针时间，病人难以忍受，流泪，打喷嚏，则效果更佳。

（4）针后无任何感觉的叫作"不得气"，效果不明显。应将针拔出1/2，改方向探索穴位。

（5）留针时间，由5分钟到1小时，以症状消失为度。留针时间，每隔5分钟，轻轻地用平补平泻手法1次。针的旋转角度，不得超过15°。

（6）也有调整后仍"不得气"的，这是因为经络感觉迟钝，或者是顽固的慢性病。不宜连续反复调整，因刺激力强，病人有痛苦，要适可而止。针刺后，不一定每次都能"得气"。

五、鼻针医案举要

1. 扭伤腰痛

韩×× 男 40岁 辽宁省物资局工人。

因做装卸工作，有扭伤腰痛史。1972年11月4日忽然腰痛难忍，不能活动。这几天我正研究鼻针穴位，亡儿立人为骨科医师，在家休假，协助考证鼻针九穴十九点的解剖部位，从而学会鼻针并且有所改进。韩某来家求治。立人诊断为扭伤腰痛。因痛处偏下，采用鼻针膝点，留针3分钟，不断使用旋捻手法。起针后腰痛即止，活动如常。我晚间下班，看见韩某在院中抱孩子玩，与平时无异。

2. 热痹腿疼

王× 男 55岁 干部。

1972年10月11日来诊，主诉：10月5日在院中读报1小时，晚间又开会学习2小时，住的宿舍，有些潮湿。于半夜间忽觉右膝酸痛，尚能屈伸，翌晨则剧痛不止。服用活络丹、安乃近均不效。拔火罐亦未好。继则疼痛剧烈，行走不便，遂来我科求治。

诊见：由二人搀进诊室，行步微呻，表情痛苦，形体健壮，面色赤，舌质干而赤，脉来沉数。

辨证：由风湿引起，无热者当出现濡脉。而体壮，面赤，脉微，是必平素有热，又受风湿，经络阻滞，气血不畅，则其热急炽。所以服活络丹、拔火罐均不见效，此为两种疗法皆不能去热之故。诊断：热痹。

治疗：采取鼻针膝点，重刺之后，感到酸麻，由鼻直至病所。久留频捻，使用泻法。

效果：针后右腿剧痛立刻减轻，自己能缓步行走，不需别人搀扶。连续做鼻针3天，疼痛逐减，可自由行走。因急欲回本单位，要求带药。遂投以朱丹溪上中下通用方汤剂3剂，回家煎服。

11月3日来信说：疼痛完全消失，不但走路不痛，而且每天练习长跑1千米。

3. 虚证胃痛

杨×× 女 50岁 干部。

1972年11月6日来诊，主诉：患胃痛十余年，时常发作，食后更痛。现正发作期间，经治不效。近几日疼痛难忍，而来求治。

诊见：神疲，面色黄，略呈浮肿，舌有黄苔，六脉沉而无力。腹软喜按。

辨证：面色黄而胃病特征，浮肿，脉无力，中焦失其运化，决渎失灵，发为剧痛。诊断：虚证胃痛。

治疗：先用俞募配穴法，刺中脘、胃俞，得气后行补法，其痛少止，起针仍痛。又补双足三里，其痛不除。乃用鼻针胃肠三点，补法。

效果：鼻针以后，疼痛乃止。复诊数次，继续使用鼻针，不但疼痛减轻，而且发作次数渐少，接近治愈。因其对鼻针刺激过于酸麻有畏惧之意，乃改用体针，循经取穴，针刺足三里、内庭，数次痊愈。

4. 高血压

史×× 男 24岁 沈阳汽车电器厂工人。

1972年11月初来诊，主诉：面肌痉挛数年，左眼附近，无日不抽缩数次。用局部取穴，承泣、四白、瞳子髎等，针刺得气久留，并运用泻法以镇痉，数次即愈。

11月13日复诊，主诉：面肌痉挛已愈，平素"神经"不太好，忽而眩晕，头部发胀。观其面色赤，诊其脉则弦。量血压150/90毫米汞柱。

辨证：左眼抽缩，肝开窍于目，肝气行于左。"诸风掉眩，皆属于肝"，面赤脉弦，肝阳上亢，血压上升。诊断：肝阳上亢。

治疗：采用鼻针降压上、下两点，针尖向上斜刺，留针5分钟，行重捻泻法。

效果：起针后眩晕、头胀均消失。再量血压为130/90毫米汞柱。

5. 肩痛

杨×× 男 40岁 沈阳某工厂干部。

1972年11月9日来诊，主诉：近3天右肩疼痛，连及臂痛，越痛越重，难以忍受，呻吟不绝。已经医治数次，均无效。

诊见：愁眉苦脸，呻吟呼痛，面赤舌赤，脉来沉数。视其痛处，外观无阳性所见。亦无压痛点。

辨证：面赤舌赤脉数为热，痛处在肩臂外侧，病在手之三阳经。诊断：热性痛痹。

治疗：因无压痛，不宜局部取穴，采用远端循经取穴，针其手阳明之合谷、手少阳之外关、手太阳之养老三穴，得气后用泻法，泻热止痛，其痛暂止。数分钟后，疼痛复作。改用邻近取穴，用手太阳之合穴小海，此穴针感最强，上肩下腕，均可感到，但针后痛止，几分钟后又复痛甚。遂用鼻针肩点，使用泻法，针入以后，其痛立止，久坐未痛，室中候诊病人称奇不已。

效果：复诊时主诉，肩臂虽有疼痛，但能忍受。共做鼻针3次痊愈。

下卷 针灸秘验

第一章 病位分部针灸疗法

一、头部

头痛

头部通六阳经，按疼痛的部位辨别属于何经，循经取穴，或用其他取穴方法，亦必与经络关联。

头顶痛，有压迫感，多属神志病，一般叫作神经衰弱，多伴有失眠、健忘、强迫观念等症状。

（1）针刺百会穴，虚证则由后向前，随经而刺，沿皮刺入1.0~1.5寸。此谓一点取穴法。

（2）实热证可点刺四神聪，找准穴位，消毒，以三棱针点刺，有的立即出血，有的过一会才出血，有不出血的，可用手挤出。出血量不必过多，头目立即清快。

1. 偏头痛

（1）偏头痛属胆经和三焦经。局部取穴可针瞳子髎、悬颅、悬厘，成一斜线。

（2）远道取穴，则取丘墟、中渚。

（3）急症则配胆和三焦经的郄穴，慢性久病则配此二经的募穴，谓之二穴配穴法。

2. 前头痛

前头部属胃经，实热证可在厉兑点刺放血。虚热证可补足三里。局部取穴，宜针印堂、阳白。新病配胃经的郄穴，久病则配募穴。

3. 后头痛

后头痛属膀胱经。实热证可点刺至阴，使微出血。虚热证则取胆经的风池加大椎，呈倒雁塔形。痛甚则取督脉的强间，配以胃经的丰隆，呈大雁塔形。新病配膀胱经的郄穴，慢性久病则配募穴。

两太阳疼痛甚剧，脉数面赤，口燥舌干。颞部静脉怒张，俗名蚰蜒蟠。宜三棱针放血，用毛巾一条，搭在病人脖子上，两端放在一起，用手使劲拧，则静脉更为明显，急用三棱针点刺数下，血出痛止，松开毛巾，用干药棉擦拭。有的病人，刺后血似箭穿出，事先应有所准备。有的病人，出血很少，或不出血，可用小火罐吸血出来。

常有头痛剧烈，不可忍受，按平时常用循经取穴，验方取穴均不能完全止痛，可以用调整经络的方法。

病例

王×× 女 30岁 某部干部家属。

1973年7月23日来诊。主诉：近5天全头痛，如刺如灼，如裂如破，痛不可忍，昼夜不止，眠食俱废。平素并无此症，由荨麻疹引起，荨麻疹愈，而头痛不除。经多种方法治疗，均不见效。

诊见：精神疲倦，痛苦呻吟，不能坐起，面色黄赤，舌质干有黄厚苔，六脉细数。

辨证：荨麻疹之严重者，多出现胃肠症状。面黄而赤，舌质干而舌苔黄厚，为胃热之征。胃脉起于鼻之交频中，上于额及侧头部，胃热上壅，阻塞经络，发而为上痛，眠食俱废，体力日衰，脉沉而细数，病邪入里，发为虚热。

诊断：虚热头痛。

治疗：循经取穴针丰隆配以局部强间穴，得气后运用补法，其痛未止。见太阳穴附近静脉曲张，知瘀血所致。虚人实证，针经络与督脉补其虚，仍须刺局部散瘀血而泻其实，乃行太阳放血之法，出紫血渐出渐淡。静脉亦归平复。

效果：7月24日二诊，主诉：头部仍痛，但可以忍受，睡眠易惊而醒，不进饮食，不能起立，脉仍沉细。分析此症，不独为胃经之痛，其他经络，不可不查。乃进行知热感度测定手六经：肺1/2，在右肺俞埋藏皮内针后2/2；心1/2，在右心俞埋皮内针后2/2；三焦1/2。在右三焦俞埋皮内针后1/2，并于左三焦俞针刺，运用泻法，再测则为1/1。

7月25日三诊，疼痛全止，唯有周身无力。因6天未进饮食，当然异常疲倦。头痛消失，精神愉快，能坐能立。脉象沉缓，将愈之兆。针大椎、陶道以增强壮，针足三里以开胃进食。嘱其善为调摄，饮食自进，健康自复。

二、面部及五官

（一）三叉神经痛

三叉神经是第五对脑神经，根源在脑，所以不易治愈。治愈仍然复发，很难除根。另外，此症与最初发病的时间有关，何时第一次发病，每值此时，则易复发。我曾经治一中学教师，于春节时得病，以后每逢春节则痛，不能说话，不能吃饭，痛甚流泪，以至全家都不吃饭，痛苦异常。我曾经给他治好两次，以后未来，不知是否复发，常常忆起。

针法：以足三里为主，第一支痛配上关，第二支痛配颊车，第三支痛配大迎。刺入足三里，细心寻找，向四周探刺，使针感传到面部，直达病所。这时不放弃机会，用手轻轻地平补平泻，使针反复旋捻，均不得超过15°角，耐心旋捻，以痛止为度。仍须久留半小时至1小时。用此法治愈多人，但难免复发。

（二）牙痛

牙痛可分三种：一是龋齿，俗名虫牙，牙釉质因食物残渣发酵，产生乳酸，久而腐蚀成小孔，龋齿的疼痛，不是自发的，每遇到理化刺激如冷、热、酸、甜、咸等立即疼痛，去掉刺激，疼痛也就消失。二是齿根膜炎，疼痛是自发的，但是连续地疼，用物敲打牙齿时，疼痛就更剧烈。三是齿髓炎，则由细菌感染，从龋蚀的部分深入髓腔。这种痛是阵发性的，遇到刺激，可引起疼痛，去掉刺激，仍然疼痛，或沿着三叉神经分布区域呈放散的痛，即同时有偏头痛或前额痛，或耳内痛等。

针灸对齿根膜炎有特效，中医属于胃火牙痛。针健侧足三里，使针感达到牙齿，并用泻法，手法的时间要长点。局部取穴上牙痛针下关，下牙痛针颊车或患侧厥阴俞。不分上下牙，只针患侧翳风，效果最快。

对于龋齿和齿髓炎，针后或能止痛一时，或根本无效，宜到牙科处理。

（三）目赤痛

针灸治目赤痛效果良好，针瞳子髎、阳白、四白等穴，泻行间。多属急症，可配肝经郄穴。

（四）近视

近视有先天性的，针灸效果不大。后天的由于在光线不足的地方，看小字书过多，渐成近视，谓之假性近视，针内睛明，深入1.0寸，随即取出，当时检查，则视力上升。再针肝俞，以求巩固。第二个方法，针翳明，配以光明，谓之二明。

（五）眼睑下垂

眼睑属脾，取脾经的原穴，或三阴交、阴陵泉、脾俞等穴，交替使用，见效颇速。

（六）针眼

针眼，即麦粒肿，在眼睑缘肿，如麦粒，数日渐愈。有的此愈彼起，连绵不断。一患者经常好起针眼，有一次越起越重，无休无止地起了数月，灸脾俞3次，从此不再起而渐愈。

眼科疾病，应根据经络学说结合五轮八廓，循经取穴。如瞳人属肾，黑睛属肝，白睛属肺，上下眼睑属脾，内眦属膀胱，外眦属胆，膀胱通目系上入脑，阴跷、阳跷属内、外眦，总属于肝。因部位不同循经取穴，辨证取穴，均可治疗。

（七）电光性眼炎

工人被电焊弧光刺激，发生眼炎，赤肿流泪。可针承泣、四白、瞳子髎等穴。配以光明、交信，数次自愈。

（八）喉痛

扁桃体炎，咽喉肿痛甚剧，甚则不能饮食。可用圆利针一支，用线紧缠在筷子上，张口用舌压板压住舌头，伸进筷子，针尖对准扁桃体，见血即消。

（九）舌病

舌病有舌短缩，致不能吞咽。或舌痛，久治不愈。中风舌短语謇、舌肿舌破、重舌等症。

舌短舌痛，用纱布垫上，以手捏住舌尖：把舌伸出口外，向上翻转，见舌系带两旁，各有静脉，明显露出，急以三棱针点刺，必须准确迅速，吐出瘀血，立即见效。其穴左名金津，右名玉液，用此穴，往往取效。

一患者舌痛3年，各种方法治疗无效。在金津、玉液放血，第二天仍痛，第三天痛渐止。病人高兴地说："三年痛苦，一旦解除，针术妙哉！"

一老年妇女，中风不语，牙关紧闭，用开口器撬开牙齿，抻出舌头，在金津、玉液放血，立即能说话。又针其他穴，数日能离床，十余日后，行走如常，惟言语謇涩，第二次刺金津、玉液，血出半茶盅仍不止，急以干棉花压迫止血，从此痊愈。

一患者大脑积水，忽一日不能吞咽，各种方法均无效。在金津、玉液放血一次，即能进饮食。大脑积水，虽不能除，由此可以吃饭。

金津、玉液放血，并可治口疮，舌肿，呕吐。放血时宜用小尖三棱针，磨得锋利尖锐，手垫纱布，抻出舌头，看准较粗大、最明显的静脉上，稳准点刺，以一次出血为最好。如一次未成功时，须使静脉逐渐恢复，方可进行第二次。"舌为心之苗"，静脉血多放一些，可以散瘀清心热，如血出不止时，急用药棉压迫止血。

重舌、木舌：在舌下肿出一块，恰如二舌重叠，名为重舌。木舌则舌发板发硬，动作不灵，知觉不敏。木舌可针舌心聚泉，重舌针刺下边重舌患处即可，病势较重的，可刺重舌尖部使其出血。

曾治一舌头伸出口外、不能缩回的病人，用 26 号针，点刺其舌尖，经刺多针，渐针渐缩，应手而缩回口内（此法亦属散针范畴）。

（十）腮内紫疱

这虽不算什么大病，但很痛苦。或因吃饭过急，或因吃硬东西，腮内出紫疱，俗名"打疱"。再吃饭即痛，腮动亦痛。用手翻开口唇，以圆利针由紫疱根部刺入，流出紫血，半日即愈。

（十一）耳聋、耳鸣

实证多属胆和三焦两经，虚证多属肝肾两经。实证针听会、瘈脉，新病取胆和三焦的郄穴，久病配此二经的募穴，宜用泻法。虚证取耳门、翳风，新病配肝肾两经的郄穴，久病配此二经的募穴。宜用补法。

（十二）音哑

声音嘶哑，令人听不清楚。新病多属肺热，或高声呼叫过久，可取天突、廉泉，配肺经的郄穴。癔病性失语，往往一句话也不会说。

病例：

常×× 女 24 岁 沈阳长途电话局干部。

1975 年 1 月 31 日来诊，由其同志代诉：患者系新提拔的青年干部，过去曾经有过两次突然失语，在其他医院用直流电治愈。5 天前，正在研究工作时，忽然又发前症，不能说话。因为对强电流刺激颇感畏惧，改用针灸数次不效。

诊见：神情发痴，面色黄，舌质赤，脉左寸独数甚。意识明了，发音嗳嗳，不能听见。

辨证：舌质赤，两寸独数，心肺热盛。研究工作，极度思考则伤心，急躁善怒则伤肝，气郁不舒则伤肺。《黄帝内经》曰："心主言，肝主语。"不语当责之于心、肝。

诊断：癔病失语。

治疗：循经取穴之法，《百症赋》："天鼎间使，失音嗳嗳而休迟。"天鼎为手阳明大肠经第 17 号穴，大肠与肺相表里，可通肺气，有助于发音。其穴在结喉之旁，主治喉痹暴瘖。间使为手厥阴心包经第 5 号穴，心包为心的外围，治心包就起到治心的作用。这两穴是循经兼局部取穴。针刺得气，运用泻法。

效果：针后患者精神觉爽，面色转为红润，表情逐渐活泼。我故意问她扎针疼不疼，她爽朗地笑着说："我好了。"

（十三）头部五官病例举要

1. 唾液分泌过多症

张×× 男 25 岁 某机关工作人员。

1957 年 5 月 3 日来诊。主诉：每夜睡眠以后，唾液充满口腔而醒，吐出以后，再睡又复唾液满口，每夜 5~6 次，干扰睡眠，不得充分休息。已 3 个多月，久治不愈。

唾为肾之液，当以治肾为主。用梅花针弹刺两侧夹脊穴，反复轻弹 3 次，又叩打人迎、太溪各 7 下。

一次见效，睡眠一夜，仅吐唾液 3 次。连续如法治疗 5 次而愈。此为稀有症，余行医 50 年，仅遇此一例，医书所不载，姑以此名之。

2. 音哑

李×× 女 40岁 沈阳市副食品公司工人。

1973年2月28日来诊。由陪护者代说："因其舅父病故，哭泣过度，从而音哑。每逢上火，即说不出话来。今又三日不能讲话。"

脉来细数，属虚热。缘悲伤肺，病程已久。局部取穴廉泉，配以肺之募穴中府，大肠之原穴合谷。共针5次痊愈。未再复发。

3. 鼻炎、感冒鼻塞

武×× 男 35岁 辽宁试验设备厂工人。

1974年11月1日来诊。主诉：鼻子不通气已6年，鼻科诊断为单纯性鼻炎。因其症状简单，采用对症疗法。

上迎香点刺出血，通天旋捻泻法，针感直达鼻孔。1次通气，3次痊愈。

丛×× 男 17岁 沈阳第四十中学学生。

1974年12月13日来诊。主诉：经常好感冒，感冒的主要症状是鼻塞。当去其原因，先刺身柱，增强抗力，预防感冒。加点刺上迎香以治鼻塞。共治2次，从此感冒不再发。鼻塞亦愈。

4. 眼血管栓塞

张×× 男 63岁 沈铁苏家屯机务段。

1973年5月8日来诊。主诉：去年患高血压，今年2月28日正走路之时，突然右目失明，只能看见眼前手动。眼科诊断为眼血管栓塞。

先去其原因，量血压196/100毫米汞柱。

取八会穴血会膈俞，在膈俞左右各埋皮内针一支。再量血压174/100毫米汞柱。

5月11日二诊，主诉：针后头目清爽，由右外眦角能看见手指。

去掉皮内针，刺右眼内睛明。针后视力清晰。共针5次，右眼能看半尺（16厘米）远。治病必求其本，血瘀得调，眼目自明。

5. 重舌

苗× 女 6个月 某部家属。

1975年5月15日来诊。主诉：发育迟，形体瘦小，因地震时受惊发生重舌，吮乳困难。舌下又如新生一舌，流涎。

在舌下的重舌尖端以圆利针点刺，外上冰硼散，一日数次。针1次，重舌消一半。4次恢复原状。

6. 咽下麻痹

陈×× 男 28岁 沈阳铸件厂工人。

1975年3月24日来诊。主诉：3月8日开始咽东西噎塞，喝水即呛。回忆原因，由于2日喝酒过急，当时感觉不适。喉科诊断为左侧9、10、11脑神经麻痹。神清形瘦，脉来沉细。

针刺天顶、扶突、左旁廉泉，局部缪刺，配以双合谷，用补法。

复诊主诉：饮食微呛，咽下好转。依法针之，7次痊愈。

7. 颌关节炎

高×× 女 22岁 沈阳3505厂工人。

1974年10月8日来诊。主诉：西医诊断为颌关节炎，口噤，仅能张口2横指。2年前每逢张嘴有声（摩擦音），且微痛，现在吃饭都困难。

关节炎，周身关节都能发生，发生在颌关节则饮食困难，宜急救之。针上关，下关二穴，针7次，张口如常，亦无声音。

8. 迎风流泪

阮×× 男 24岁 辽宁省昌图县朝阳公社社员。

1974年2月18日来诊。主诉：左眼发胀，有时流泪，见风更甚。眼科检查，眼球外展困难，有斜视。

针其内睛明，7次，流泪痊愈。

9. 胃火流涎

王×× 男 67岁 沈阳市苏家屯沙河公社社员。

1974年3月28日来诊。主诉：上牙是义齿（假牙），每逢摘掉以后，即流口涎甚苦，带牙吃饭，亦有苦味。便秘、脉数。属于胃火流涎。针灸过14次未效。

针下关、地仓、颊车，均取左侧及双合谷。使用泻法3次，基本治愈。去掉义齿，亦不流涎，吃饭亦不觉苦。

10. 嗅觉失灵

程×× 男 39岁 沈阳铁路局政治部干部。

1973年7月12日来诊。主诉：1966年感冒以后，嗅觉失灵，不闻香臭，但常鼻塞不通气。

针迎香、通天，针3次以后，鼻塞已通，但仍不闻香臭，又针5次，亦未效。

按：嗅神经麻痹，发源于第一对脑神经，颇难治愈。曾治多例，效果均不佳。鼻塞则比较易治。

11. 慢性喉炎

张×× 女 34岁 沈阳日用陶瓷厂小学教师。

1974年7月22日来诊。主诉：过去有过音哑病，今年5月16日又发生此症。喉科诊断为慢性喉炎，曾用喷药及眼中药，有效，但发音微小难辨。咽干、有痰，甚则喉痛。

针天突、双合谷，用泻法。

针刺7次，声音逐渐恢复，其他症状亦消失。

12. 慢性咽炎

董×× 男 40岁 沈阳冶炼厂工人。

1973年8月28日来诊。主诉：近5个月以来，咽中赤痛，不能多讲话。喉科诊断为慢性咽炎。

针廉泉、双合谷，计10次治愈。

13. 牙宣

关×× 男 59岁 辽宁省抚顺运输公司工人。

1974年6月19日来诊。主诉：有痔疮，腰胁常痛，睡不好。近半月以来，右下齿龈肿痛，夜间不能入睡，白天约 10 分钟疼 1 次。

面赤，舌质干，脉数。诊断：牙宣。证属胃火太盛所致。

针右翳风，并在局部点刺。

一次疼痛减轻多半，即上班开车。又针 2 次而愈。

治疗牙宣，非在齿龈局部，即红肿疼痛之处，用圆利针点刺，令微出血，不能通愈。点刺出血，属于泻法。

（十四）面瘫

面神经麻痹，简称面瘫。《金匮要略》："正气引邪，喎僻不遂，邪在于络。"祖国医学属于中风范畴，一般称为口眼喎斜，病在面部，不涉及四肢。主要症状为患侧额纹消失，眼睑不能闭合，口唇喎，舌喎，鼻唇沟变浅，不会吹口哨，闭口鼓腮透气，不能咀嚼，流涎，漱口漏水。多以受风寒为诱因。症状表现，有轻重之别。并有阴证、阳证之分。从四诊可以鉴别。阳证易治，阴证往往迁延日久，或数月不愈。早期治疗，得病不超过半月者易于恢复。多数有后遗症，或眼裂变小，或口角一侧下垂，或额纹靠眉处消失，但无大妨碍。

亦有一侧痊愈，过一段时间，又在另一侧发病的。

平日临床，此症颇多。有的缠绵数月，甚至一年，但不能治愈的很少。青年有后遗症者亦较老年为少。

有双侧麻痹，全部面瘫者。而无表情，双睑不能闭，口不能合，和戴假面具一样。双侧全瘫者极少，数十年来，仅遇 5 例，但皆治愈。

检验面瘫属于阴证、阳证的方法：

在患侧下关穴，找准穴位，用 1.5 寸针刺入，如不能深入者即为阴证，可刺入应刺的深度毫无障碍者为阳证。

由于患侧不能咀嚼，颌关节不能与健侧同时活动，时间较久则发生运动障碍，颌关节紧张使针刺不得深入，谓之阴证，不能速愈。

面瘫十法：

（1）甩针挂钩疗法：用 5 寸长针一支，由患侧颊车穴进针，进针处稍深，以后渐浅，由颊外可以看见，针尖直对口唇角，将到口角。在距针尖处 5 分左右，以一指按压皮肤，另手捏住针柄向一个方向旋捻几下，持针的手猛力向外一甩，则面颊堆累皱缩，使口唇及颜面渐趋于正常。甩针次数，根据患者的耐力、瘫痪的程度而酌量，5~6 次至 10 余次。经过 5 分钟，被缠绕的面肌渐渐松散，轻提针，即可拔出。病情严重，在甩 10 余次以后猛将针掣出，针尖上缠有肌肉纤维则效果更好。向外扯甩数次，将针向耳部拉紧，使面容恢复端正，让患者自己手捏针柄 20 分钟，效果更佳。

（2）睑唇点刺：在患侧上睑用 5 分钟，一手按紧睑皮，一手持针轻轻斜刺，动作要快，像用针划似的，但是一针一针地点着前进，切勿出血。再用一粗针，左手按紧口唇，右手点刺数十下，以微微见血为度。

（3）三睑疗法：

适应证：恢复眼睑功能。

操作方法：

①落睑：用左手拇指按压耳后乳突边缘，到受了阻力不能再向下滑落时，此处是穴。用1.5寸针，针尖向眼睛方向刺入。穴位准确，针刺得气时，眼睑可自然闭合。

②点睑：见睑唇点刺的点睑法。

③穿睑：上睑麻痹或痉挛，久不愈时，可用穿睑法。用1.5寸30号~32号针，从上睑内穿过，由内眦到外眦，或由外眦到内眦，必须穿在眼睑皮的中层。手法不熟练时，宜慎用之，以防睑肿。

三睑疗法，有时只用一种，有时全用，由病情轻重来决定。

（4）口腔泻血：口唇麻痹较严重时，可垫上无菌纱布用三棱针按常规操作，将口腔黏膜刺破。这个操作也须十分注意。用三棱针尖点刺，不欲出血时把针放倒在针孔上压住往下横着推几下。出血量多点好，任其出净，不用漱口，以防感染，每周可泻血一次。

（5）两点四围：在患侧针四白、翳风二穴。口唇㖞得厉害时加两地仓透人中及承浆，口唇周围共4针，针尖互相接触。

（6）眼针疗法：上焦区。穴位在左眼外眦角距眼眶边缘2分许，向上呈弧形线刺入5分达皮下。右眼在内眦角的内1/4处，刺法与左侧相同。

（7）交经缪刺：在面部取穴，攒竹、丝竹空、阳白、四白、下关、颊车、迎香、承浆、大迎、地仓、合谷等穴，每次根据症状取穴3~4个，于健侧针刺。

（8）梅花针：口眼㖞斜，面部知觉迟钝者，可以用之。

（9）古经验方：

《标幽赋》：申脉、金门、光明、地五会。

《通玄指要赋》：风池、头临泣、二间、听会、迎香、太溪（牙齿）。

《百症赋》："颊车地仓穴，正口㖞于片时""太冲泻唇㖞以速愈"。

《马丹阳十二穴》：流涎、口噤、列缺、合谷。

《资生经》：承泣、四白、巨髎、上关、大迎、强间、水沟、禾髎、迎香、颧髎。口噤不能进水，㖞僻：水沟、龈交。口眼㖞：上关、下关。

口㖞头痛：承光。

口㖞衄血头重：通天。

口面㖞：完骨、列缺。

口噤不能食：翳风。

（10）调整经络：测定十二井穴旁的爪甲，用测定香。背俞穴，隔带小孔的厚纸测之。以测定仪测十二原穴。测出经络虚实，用以下两法调整：

①皮内针埋藏于虚侧背俞穴。

②毫针循经取穴，补虚泻实。

（十五）面神经痉挛

面神经痉挛发病率很高，且不易治愈。面部肌肉阵阵收缩，发作无定时，也不是自觉的，有十年八年不愈者。我们曾经采用多种方法，效果均不佳。只有撳针疗法，比较满意。其法：先用梅花针轻轻叩打患侧面部，采取浅表弹刺，手法轻灵，按部位由上至下，患侧面部，全都打通，至某部位，针尖一触，立发痉挛，连试几次，都是这种反应，即在其处埋撳针1支。3日后，去掉撳针，如前述方法叩打，其反应点也许另变一处，或仍在原处，按其反应点再埋撳针，往往收效。甩针挂钩疗法亦有效。

病例：

黄×× 女 45岁 沈阳机床厂工人。

面肌痉挛，得病一周，主要是眼睛周围收缩跳动，每天发作无度。采用撳针疗法，7次治愈。早期治疗，效果最好。

（十六）眼肌麻痹

杨× 男 35岁 某部工作人员。

1974年4月23日来诊。主诉：1969年9月发生上睑不能眨动，久视则眼发酸，时或头痛。逐渐发展，不能做瞬目运动。闭目才觉舒服，所以每天经常闭眼，不能工作。

眼睑属脾，针脾经原穴，久病配募穴，面部则取鱼腰、内睛明穴。

针3次，上睑能微动，7次以后，能做瞬目运动，也不必经常闭目了。

三、颈部疾患

（一）项强

孙×× 男 17岁 沈阳市146中学学生。

1975年6月21日来诊。主诉：6月3日患流脑，在市传染病住院12天。后遗有颈项强直，疲乏无力。

局部取穴；针崇骨、百劳、哑门下1.0寸。针两次渐好，共针10余次，恢复十之七八。

（二）点头痉挛

张× 女 10岁 某部家属。

1974年4月23日来诊。主诉：近1个月以来，发生颈部抽缩，不住点头，不能稳定。原因不明。

诊见：面黄、形瘦、舌无苔、脉沉细。

按督脉为病，针大椎、陶道、百劳。

3次症状减轻，针17次治愈。

（三）震颤斜颈

王×× 女 25岁 沈阳五三工厂工人。

1975年10月18日来诊。主诉：睡眠不到10分钟，因头靠窗户受风，发生颈向右歪，头部震颤。

因由受风而致，针风池、崇骨、左肩井。

针7次，症状减轻。改为左天顶、百劳、双列缺，共针20次，颈部震颤已止，头已正。由于视力下降，转眼科。

（四）颈部痿软震颤

王×× 女 38岁 沈阳第一木制品厂工人。

1973年7月23日来诊。主诉：平素神经衰弱，一个月前赴油库工作过久被熏，遂发生颈部震颤，不能抬头，频频点头，血压偏低。

针崇骨、百劳、天柱、大椎、陶道、风门等穴，每次2~3穴。治疗两个月，震颤减轻，不用别人背，自己扶墙能走。收入针灸病房，又治疗3个月，痊愈出院。

治疗须有耐心，病人须有信心。此患者我们认为不能根治，而病人坚决要求，信心很大，终于治愈。

（五）颈项强痛

尹×× 女 42岁 沈阳皇姑蔬菜站工人。

1975年6月12日来诊。主诉：1周前睡觉落枕，发生颈项强痛，不敢低头，不能左右回顾，渐至两肩。且逐渐加重。

脉来浮数，主于风热，风热入于太阳经则头痛项强。足太阳在颈旁之穴名为天柱，后通督脉之风府穴，前连三焦经之天牖穴，其上则为胆经之完骨穴，其前为小肠经之天窗穴，再前为大肠经之扶突穴，更前延伸连接胃经人迎穴，达于胸骨窝任脉之天突穴。小肠、大肠、三焦都过肩而上行交颈项。所以，风热袭入人体，首先伤及最外一层太阳经，内传则入阳明胃经，很快牵涉少阳附近经脉而达肩臂，发生颈项甚至连及肩臂不适，波及至为广泛。

看眼双上焦区血管弯曲而颜色鲜红，决定用眼针治疗，针其双上焦区。针后颈项立即轻快，敢于低头和左右回顾。针2次痊愈（针双腕骨也有效）。

按：颈项强痛，俗名"落枕"，为常见病，针双腕骨有效，当时见轻。眼针双上焦区治疗落枕，效果很好，恢复很快。

（六）甲状腺功能亢进与甲状腺肿大

甲状腺功能亢进，则心跳气短，口渴，食欲亢进，甚则眼球突出。而甲状腺肿大，则上述症状不显，俗名气脖子，两者都是甲状腺肿大。治法亦相同。

治法：用1.5寸针，手按肿块，刺入肿块的1/2，按肿块大小，约刺五六针。留针5分钟，用轻插重提的泻法，每针提插40下，然后拔出。隔4日1次，效果较好。

（七）瘰疬

瘰疬为淋巴结核，未化脓时，可以针灸治疗。

（1）针天井或灸肘尖，每天1次。针之使针感至颈部病所，灸之使温热由肘尖、上臂至肩达项。

（2）火针疗法。用26号粗钨制针，用酒精灯烧红，一手捏住瘰疬，从根部刺入，每次刺3~4针。需手法纯熟，勿伤好肉。

（3）截根法，见圆利针部分。

（八）颈椎病

颈椎肥大增生，局部疼痛，甚则不敢回顾，影响两臂至手，颇为痛苦。治法：

（1）手压颈椎，在其痛点针刺之。

（2）如无痛点，可刺崇骨、天柱、百劳等穴亦效。

（九）颈痿

李×× 女 25岁 吉林人民大学学生。

1959年6月3日来诊。用手托着下颌讲话，吃饭也得用手托住，颈项柔软，松手则下垂，亦不觉疼痛。诊脉沉缓，亦无其他症状，但10余天不愈。

此症医书不载，无以名之，姑名颈痿。筹思治法，亦不得要领，彼时尚无眼针疗法，试以手遍压其颈，找出数处痛点，针刺之，最痛处则埋皮内针，数次竟愈。

刘×× 男 40岁 辽宁省财政厅科长。

1962年5月10日来诊。主诉：数日前颈痛，昨天忽然颈项痿软，不能抬头，须用手托着。亦用前法治愈。

10 余年后，刘××来医院，谈及此症治愈之速，一再称赞针灸医道。

此症余平生只经过 3 例，为稀有的疑难病。另一例是在我 20 多岁，时行医不久，毫无经验可言。一天有夫妇二人，怀抱 3 岁婴儿，颈部柔软，前后左右，均能垂下，两眼视物如常，亦无痛苦。走了几处，都不能治。我不但不知如何治，而且不知什么病，只好谢绝。夫妇快快抱儿去，不知其结果如何。每忆此事，为之惘然！

四、胸背部

（一）胸痛

从经脉来分析部位，胸部循行的经脉有任脉、肾经、胃经、心包经；旁及胁下还有肝经、脾经和胆经与带脉。

因此，胸痛的部位，如果是纵的，可以根据经络的所属部位，在疼痛最剧烈之压痛点取穴，并取所属经的郄穴或募穴（新病配郄穴，久病配募穴）。

眼针疗法取上焦区，对胸部疼痛有效。不论纵横和满胸疼痛均可。

如果大面积疼痛，或横线肋间隙作痛，梅花针有一定的止痛作用。

（二）心阳虚

高×× 男 45 岁 沈阳铁路局皇姑车辆段工程师。

1973 年 8 月 25 日来诊。主诉：今年 1 月，在坦桑尼亚工作时，腮内生一小瘤。回国手术后，但觉心慌，气短，睡眠有时不好，眩晕，易感冒。脉来沉细，面色㿠白。诊断为心阳虚。

知热感度测定：大肠 5/3；左侧大肠俞埋皮内针后 3/3；心包 5/2；左侧厥阴俞埋皮内针后 3/2；心经无左右差别，可知非心脏病。

复诊时说："埋针后，症状减轻，略觉心慌。唯大便溏泻，每天 1~2 次，消化不良。"因心与小肠相表里，故消化不良而便溏，非心脏器质变化，故断定心阳虚。

患者本安排去大连疗养，因用皮内针有效，故未去。继续治疗，每次皆为大肠、心包有差别，共治 4 次，两经左右平衡，一切症状消失。

（三）心阴虚

王×× 女 18 岁 沈阳铁路学校学生。

1973 年 7 月 24 日来诊。主诉：心跳半年多，每稍微活动即心跳不止，常欲睡觉。面赤，舌质赤，脉来细数，左寸尤甚。诊断为心阴虚。

知热感度测定：心经 1/2；右心俞埋皮内针后 1/1。

复诊，嗜睡症已消失，有时心中闷热。去掉皮内针。

知热感度测定：心包经 3/2，于左厥阴俞埋皮内针后 1/1。

三诊：去掉皮内针。主诉：一切症状均愈。知热感度测定，手六经平衡。

针灸对心脏功能性病变，如上述心阳虚、心阴虚之类有效。器质性病变如冠心病、风湿性心脏病等也能起到减轻某种症状之效。尤其通过调整经络平衡的方法，症状即可减轻，可等于服药，有时还能起到服药所不能起的作用。余在中央社会主义学院的同学王瑞荃，系著名纺织专家，辽宁省纺织厅总工程师。患心肌梗死，治愈后去北京疗养。每逢睡中忽醒，则心慌不安，服药无效。余上北京开会，王兄谈到这种病情，诊脉左寸虚甚，嘱其不必服药，每逢出现心慌，可伸开两臂，握拳，将小指一伸一缩 100 次，以运动心经。王兄信任此法，每逢心慌，立即运动小指，其症状即迅速消失。

（四）背痛

背痛可查知在何经络，脊中为督脉，其横突两旁 5 分为脊穴，旁开 1.5 寸为膀胱经第一行，旁开 3.0 寸为膀胱经第二行。

（1）检查痛点，属于何经，循经远道取穴，可以止痛。

（2）找出最明显的压痛点，在前胸相对处缪刺，对的越准，效果越好。

（3）眼针疗法，针刺上焦区，其效亦甚速。

（4）可用梅花针，以脊穴为主，兼弹刺最痛点。

（5）疼痛面积较大，主要是酸痛。宜拔"走罐"，使火罐在背部左右上下推动行走，效果也好。

（五）乳腺增生

妇女乳腺增生，有硬核，有压痛，病理检查无痛细胞时，可用治瘰疬量乳背部截根法（见圆利针部分），数日一次，有效。有的数次即消散。

（六）老年慢性气管炎

针灸对老年慢性气管炎有效。其法有 10 种配穴方法：

（1）定喘穴，在大椎旁 5 分，针尖斜向脊柱，可刺入 0.8~1.0 寸，针感向下传导，越远越效，酸麻感到臀部时，效果更好。

（2）针魄户、肺俞、大椎，连成二等边三角形。

（3）身柱、风门为主，每次取一穴，新病配肺经的郄穴，久病配肺经的募穴有效。

（4）天突、璇玑，有痰配丰隆，疲倦、消化不良配足三里。

（5）八脉交会穴，列缺配照海，作用于任脉和阴跷脉，可止咳定喘。

（6）气虚较甚者，以膻中穴为主，新病配肺经郄穴，久病配肺经募穴。针膻中穴时，针尖向上，随经而刺为迎随补法。

（7）兼胁肋痛者，肺俞配支沟。

（8）咳嗽寒痰，刺列缺，用补法。

（9）气嗽痰哮，针刺乳根、俞府。

（10）喘嗽，针天突、膻中。

古今治疗老年慢性气管炎的穴位配伍，有不少效果良好的经验。早期治疗，可达到预期效果。渐成慢性病，针灸能减轻症状，根治颇不容易。

五、腹部

（一）胃痛

胃痛如是慢性的，时常发作，疼痛不很剧烈，多属停食停水，积滞不消化，即慢性胃肠炎。治法：

（1）中脘、足三里，中脘是胃经的募穴，足三里是胃经的合穴，这两个穴用治慢性胃肠病，是人所习用的，效果也比较明显。

（2）胃俞、大肠俞，单纯胃病采用胃俞，单纯大肠病采用大肠俞，胃肠病则同时采用。

（3）上脘、中脘、下脘，谓之"三脘"，是治胃病的有效穴。

（4）胃脘及其附近和下方，有大面积不适时，可取中脘、天枢、大巨、滑肉门等穴，属于配穴方法"四面"的范畴。

（5）胃病而上及胸腔难受时，中脘、足三里，配内关。

（6）胃脘及上腹部膨胀取内庭穴。

（7）腹痛连脐，取阴谷穴。

（8）腹痛便结，大陵配外关，或大陵配支沟。

（9）胃中寒冷，消化不良，取魂门、胃俞。

（10）胃痛取上脘，吞酸刺膻中。

以上十法，辨证使用，效果较好。如果是胃痛急性发作，经过诊断鉴别不是急腹症，属于胃痉挛之类，用眼针中焦区，其效最速。

（二）急性胃肠炎

突发呕吐和泄泻，多由食物不洁，或饥甚吃冷东西，食物中毒等。急刺十二井穴，疗效最快。十宣穴更好。

周×× 男 22岁 沈阳机械厂工人。

1974年10月3日夜间，腹痛甚剧，吐泻数次。因系邻居，叩门求治，邀余往诊。

诊见神疲面黄，手足厥逆，舌无苔，呼渴，脉来沉迟有力。询其病因，因下班后饥不可待，吃凉饭而引起。脉沉迟有力，属于实寒，而舌干口渴者，吐泻脱水之故。

诊断：胃寒吐泻。

治疗：十宣穴放血，术后手足渐温，自述头目清明，心中舒畅，吐泻均止。第二天痊愈而上班。

十宣穴为经外奇穴，通于手之六经，所以治吐泻、腹痛、厥逆、小儿惊风抽搐，均有特效。

（三）呕吐

神经性呕吐，亦为胃病的一种，不是很容易治愈的病。但窦刺有效。

李×× 女 36岁 沈阳辽河公社。

1973年7月21日来诊。主诉：胃痉挛时常发作，已有六七年，发病时，食后即吐。夜间泛酸，食物不消化。脉来沉数。此次呕吐，久治不愈，痛苦异常，因已用过多次针灸未效，邀用人迎洞刺，一次吐减少，二次吐渐止，四次痊愈。

（四）膈肌痉挛

赵×× 女 44岁 沈阳市纺织厂工人。

1975年12月6日来诊。主诉：打嗝很厉害，每次但觉胸间似有抽搐感觉，打起来无法停止。从4月27日发病，迄今不愈。六脉沉迟。

诊断：呃逆。

治疗：病属胃经，病位则在胸腹之间，针内关、足三里、巨阙、膻中，呃逆减轻，但不能完全控制。改用眼针中焦区，两次治愈。

（五）胆囊炎

关×× 女 36岁 沈阳北四路小学教师。

1975年12月12日来诊。早有胃痛，从11月4日发生右肋下疼痛。在市第五人民医院化验白细胞为 14×10^9/升，诊断为胆道蛔虫，疼痛逐渐加重，治疗不效。诊其脉则沉细，看眼胆区血管呈粗条怒张，颜色鲜红。

针右眼胆区，其痛立止，针两次痊愈。

此类病例甚多，一次治愈者不少，不列举。

（六）胃下垂

赖×× 女 20岁 沈阳市小西街祥云北里13号。

1975年11月10日来诊。主诉：食后右侧胃痛年余，今年1月，胃肠透视胃下垂5横指，食后发生疼痛，站立时则小腹下坠，久疗未效。

用芒针挂钩疗法。令病人仰卧，以手轻扪右幽门穴，有小包可触知。用8寸芒针，由幽门沿皮刺入，隔皮可见针的活动，斜向左刺，达脐旁，以左手指在针尖上3厘米处按压，右手旋捻针柄数下，急用力上提，腹皮随即皱起。在提针的同时，另一人将其两腿屈膝，手待其足，腿提针的动作往上推至腹部，提针3次。针后最好卧床一天。

每周1次，共治8次，症状逐渐消失。

（七）拒食症

王×× 男 14岁 沈阳市皇姑区天山一校学生。

1974年4月30日下午，儿科邀余会诊。

主诉：在3个月前，同学戏以拳猛击其头，从此经常头痛、眩晕，继则饮食渐少。每天仅能吃50~100克食物。以后越来越少，竟至粒米不能入口。近半月终日卧床，呻吟不止，靠喝糖水维持生命。用过各种中西药，无效。理化检查计18次，皆无异常。排除器质性病变。

儿科诊断：癔病性拒食症。

诊见：形容消瘦，精神疲倦，不欲睁眼，面色萎黄，舌质干，无苔，四肢厥逆，六脉沉细。其病机为迁延日久，气血两亏，胃阳大虚，急宜挽救后天之本。

先刺四缝穴，出白黏液甚多，内服李东垣升阳益胃汤。

二诊（11月2日）：周身难受渐好，搀扶着可以行走。脉略有力，仍不能进食，少吃一点，即胀闷难受。根据"伤食者恶食"之原理，知胃内停积宿食。询其平日以玉米面窝头及高粱米饭为主食，乃嘱其母，以此两种各100克，共焙焦，压碎，红糖水送下。针刺四缝、中脘、承山。

11月5日能略进饮食，从此继续治疗，逐渐能吃，食量比未病时增加。

八诊（12月10日）：病已痊愈，精神活泼，本来是一般的形态，现在成小胖子。

此症极为少见，缠绵4个月，奄奄一息，粒米不能入口，达半月之久，仅能喝糖水度命。其能速愈之原因，主要辨证为"胃阳虚"，胃主纳谷，胃阳虚则纳谷功能减退，而非器质性变化，所以理化检查均无异常。其得以迅速治愈的关键有三点：

（1）针刺四缝穴，可激发手六经之脉络功能，使各个脏器均受兴奋之影响。

（2）东垣专注脾胃，其升阳益胃汤，可挽救将绝之胃阳，并抑制弥漫之胃阴，阳长阴消，饮食自进。即《黄帝内经》所说的"阴平阳秘，精神乃治"。

（3）凡饮食积滞，即以所食之物焙焦加糖吃下，虽属民间疗法，的确屡用屡效。

（八）鼻针治胃痛验案

刘×× 女 38岁 沈阳市电信局工作人员。

1972 年 11 月 3 日来诊。主诉：早患胃痛，经常发作，此次最为严重，其痛不能忍受。经治不效，无法止痛，而来求治。

诊查时不能支持，屈肘俯首在诊查桌头，呻吟不绝。精神疲倦，面黄肌瘦，六脉无力。腹部柔软喜按。

辨证：面黄肌瘦为胃病的特有形态。伏肱呻吟不止，表示剧痛。六脉无力，腹软喜按属虚证。

诊断：胃痛。

治疗：使用鼻针胃肠三点。针入后酸麻难忍，捻转数次，其痛如失，愉快而去。

效果：5 日复诊。主诉：每天只有数次隐隐作痛，谈笑自若，毫无痛苦表情。又行鼻针一次。

13 日三诊。主诉：疼痛完全消失，后遗有腹部胀。仍用胃肠三点，针后腹胀立即减轻。

（九）胆道蛔虫

孙 × ×　女　30 岁　沈阳市皇姑区松花江小学教师。

1974 年 9 月 10 日来诊。主诉：平素没有病，于 9 月 6 日，突然在心口窝右边疼痛，曾服合霉素及中药未效，某医院诊断为胆道蛔虫症，用镇痛药可以缓解，过去药劲仍痛。

看眼右胆区血管变粗面颜色鲜红。乃用眼针，针右胆区，用泻法。

9 月 11 日复诊。主诉：针后疼痛即止，看眼则胆区血管转淡。

9 月 13 日三诊。主诉：一直未痛，看眼右胆区血管淡黄，将愈之兆。针刺胆经的合穴阳陵泉，以促进恢复。内服乌梅丸，以驱除未尽的蛔虫。嘱其注意调摄。

（十）便秘

于左侧腹结穴埋皮内针一支，当日排便，屡试皆效。因便秘必有燥粪积滞在乙状结肠内，左腹结能促使乙状结肠加快蠕动，使之排便。右侧腹结则无效。病例举要：一老妇人，年 60 岁，20 天便秘，原药无效，洗肠无灵，痛苦万分。为其在左腹结埋 3 号皮内针一支，当日排便，从此竟愈。

（十一）阑尾炎

（1）阑尾点在足三里稍下，压痛点因人而异，找到最敏感之处针之。患侧有效，健侧亦有效。

（2）鼻针阑尾点，效果亦好。

针灸治急腹症，最宜在初期，并用手法，不断捻针，以止痛为度。阑尾炎如已化脓，则针灸可以配合治疗。宜服大黄牡丹皮汤、附子薏苡败酱散等。需要手术时即应割掉阑尾，免贻后患。

六、腰臀部

（一）腰痛

夏 × ×　男　43 岁　中捷友谊厂司机。

1973 年 1 月 8 日来诊。主诉：1971 年 10 月患肾盂肾炎，现在尿道痛、尿频等症均消失，唯腰痛难忍，久治未效，已 13 个月不能工作。脉数、形体颇壮，尿常规化验，蛋白（＋）。检查第四腰椎有压痛，缪刺石门穴，当时止痛。

病人说："曾经住院 4 个月，吃药 180 多剂，均未效，今天一针止痛，我还不敢相信真能治好。"10日该厂邵某来治病，说夏××的腰已不疼，开车出去了。11日夏××来复诊，自己开车来的，已经痊愈，上班工作。

此案在《辽宁中医杂志》发表以前，编辑部随访两次，确已痊愈，并且数月未反复，迄今仍未痛。

（二）尿路结石腰痛

陆××　女　25岁　辽河油田工人。

1980年8月22日来诊。主诉：今年4月15日患尿路结石，腰痛，排尿困难，还有乳腺增生，左重右轻。4月21日住院，8月18日出院。腰痛走路蹒跚，迈步受限，须以手扶着腰，才能慢慢地走。

诊其脉数，两尺尤甚，热结下焦。看眼则双下焦区血管鲜红而甚粗。眼针刺其双下焦区，针入以后，腰痛立止，可以自由走路。内服八正散，乳腺增生用量乳截根法，均有效。到9月3日，一切症状消失，高高兴兴地回盘锦工作。

（三）流产后腰痛

富××　女　33岁　沈阳市东方红阀门厂工人。

1975年8月28日，做人工流产手术后，右侧腰腹疼痛，不敢移动，伏在诊察台上呻吟，不能活动，疼痛甚剧。

用眼针刺下焦区，疼痛立止，留针5分钟，毫无痛苦，自己走出诊室，从此未再痛。

1976年来治呃逆述之，针后即愈，年余腰腹并无异常。

（四）腰椎间盘脱出

田××　男　47岁　沈阳市文教一厂工人。

1976年10月4日来诊。主诉：于8月份扭伤，发生腰痛，从而左下肢疼痛麻木，行路困难。经过骨科照像，3、4腰椎间盘明显脱出。外科检查，梨状肌损伤，用按摩手法并服药治疗，现在不能走路，必须扶着人慢行，迟迟不前，举步困难，不能翻身，自己不能上楼，由陪护人背进诊室。

脉来沉迟，两尺无力，主于下元虚冷。看眼中、下焦区均有明显变化，颜色浅淡，血管较粗。此属扭伤损及督脉，导致阳虚，而影响腰腿之运动功能。

眼针疗法，针刺双侧中、下焦区。中焦治腰，下焦治腿。

效果：直腿抬高试验，针刺前左腿抬50厘米，右腿抬45厘米；第一次针后，左腿抬67厘米，右腿抬63厘米。针二次后，疼痛大减，扶着人能走。第三次针后，自己可以慢慢行走，疼痛麻木均减。针5次以后，两腿均能抬至74厘米。自己走来治疗，扶着栏杆，可上3楼，竟毫无痛苦。7次治愈。

按：腰椎间盘脱出症，中医概括为扭伤一类，古时因科学条件所限，无X线，仅知为扭伤脊骨，使用手法复位。但严重时骨及肌腱损伤使经络受阻，腰椎间盘虽可复位，而经络仍未恢复。眼针疗法，经过长期实践，对于恢复运动功能，确有良好效果，此例系许多验例之一。

（五）腰胁痛

王××　女　22岁　沈阳市半导体实验厂。

1975年6月14日来诊。主诉：劳动出汗受风，遂发生左侧胁连背痛，波及腰部，上肢伸屈时，即痛不可忍，已经 3 天。

脉来浮数，面黄赤，舌有白苔。看眼胆区变化最明显，颜色鲜红，延伸经上焦而入膀胱。故胁痛上连肩臂，下达腰背。

针治：刺眼胆区。针后疼痛消失，身躯前后左右，弯曲自若。

按：此病颇与肋间神经痛相似，说明眼针对于止痛效果较佳。

（六）腰痛验方

临床常见的腰痛以肾虚、扭伤为多。亦有寒湿所犯与其他疾患激发者。针灸治疗效果较好，但要排除脊椎的器质性和异位性病变。

肾阳虚宜灸，肾阴虚宜针。外伤者宜刺瘀络放血或平补平泻。寒湿者针后加灸。

主穴：委中、肾俞、命脉、承山。

配穴：脊骨痛甚者：后溪、人中。

脊椎两侧痛甚者：飞扬、昆仑。

肾阴虚者：照海、阳谷。

肾阳虚者：灸命门、气海。

风湿性者：委中点刺出血，再刺风门、肺俞。

肝经病者：中都、曲泉。

扭伤者：养老、手三里外方的压痛点。

七、上　肢

（一）五十肩

50 岁左右多有肩关节周围炎，又称为"五十肩"，疼痛过久，肩关节粘连，不能抬肩的叫作"肩凝"，用针灸治愈甚难。病程较短的，容易生效。

治疗方法：

（1）在患侧腋缝内方一横指稍上的部位，以手指按压，找到其最痛处，画一记号，然后针其健侧与记号相当之处，找得越准越有效。针刺后，手压患侧记号，其痛未减，是针没有刺中其焦点，可多刺几针，终会找到。患侧压痛消失，肩痛自减。

（2）肩三针：采取患侧肩髃一针，肩前腋缝上 1.0 寸一针，肩后腋缝上 2.0 寸一针，谓之肩三针。

（3）芒针：取 8 寸长芒针，询其手指必有一、二指不适，可循其经，于肩部进针，沿皮向下，直刺深入，其效亦佳。

检查五十肩的简便方法，令病人伸臂，屈肘，一手握其腕，一手由肘内向外推，呼痛即为五十肩。

肩凝者，一方面针刺肩关节附近之穴，如肩髃、肩髎、肩贞、天井等穴。一方面嘱病人做功能锻炼，如靠墙站立，患侧的手扶在墙上，尽量往上举，每天逐渐升高。或两手指互握，使两臂上举，每天练数十次。或做前后回旋运动，亦有帮助。往往见老人肩痛，自己穿衣、脱衣颇为不便。最好是早期发现，早期治疗。最严重的，理疗科注射麻药，用手法抻开。此不属于针灸范畴。

常×× 　男　59 岁　沈阳市电车公司工人。

1975 年 4 月 22 日来诊。主诉：两个月前，开会时以手支颐过久，忽然抖动一下，遂发生肩痛。用过体针、芒针，均无效。右臂前伸、后伸均引起剧痛，运动受限。手压上肢六经，三焦经有压痛，看眼则上焦区血管深赤。针右上焦区，针后痛减。

针3次后，运动逐渐灵活，右手可横摸到左颐。按压各经，痛点转移大肠经，看眼则由上焦延伸入大肠区，而上焦颜色转淡。改针右大肠，效果较好，前伸、后伸均不甚痛，针7次而痊愈。

（二）肩周炎

杜×× 男 68岁 沈阳市东方红有色熔炼厂工人。

1974年8月24日来诊。主诉：左臂肩胛，痛不可忍，血压偏高。针刺：新设、三阳络、臂臑、肩髃等穴均未效。改用鼻针肩点，逐渐减轻，7次治愈。

（三）肩凝

薛×× 女 39岁 沈阳灯泡厂工人。

1975年8月12日来诊。主诉：因夜间闷热，开窗睡觉，第二天右肩痛，不能上举，不能抬肩，疼痛在肩胛上部，不敢低头。

在右肩腋前找到痛点，针刺其左肩。缪刺一次即愈。初起易治，延久难愈。

杨×× 男 55岁 沈阳矿山机械厂工人。

1975年11月6日来诊。主诉：左肩疼痛，由于受寒，病程月余。上举时，肘不能伸，屈肘抬臂，只与肩平。前伸后伸均受限。

采用芒针，刺肩髃，一次可伸肘，二次能上举，三次一切症状均消失。

（四）肩胛痛

王×× 男 55岁 沈阳市大东区房产局干部。

1980年4月5日来诊。主诉：左肩胛缝疼痛十余天，可以举臂但觉疼痛，上肢前伸后伸亦痛。服药不效。

采取坐位，令其挺胸，使胛缝暴露，找其压痛处，右手持针，靠胛缝刺入0.5寸，然后将针放倒，刺向胛内，使针刺在肩胛骨下、胸膜之上，穴名"胛缝"，属经外奇穴。刺此穴难度较大，刺伤胸膜则易成气胸。

针后痛止，以后一直未发。

甘×× 女 45岁 沈阳市大东区房产局工人。

1980年9月3日来诊。主诉：左肩胛缝疼痛数月，久治不愈。听王××介绍，他胛缝疼，针一次即愈，迄今5个多月，一直未犯。故来求医。

依前法，在其左胛缝刺入2针，起针后痛止，活动自如，异常高兴而去。

（五）网球肘

崔×× 女 28岁 沈阳市齿轮厂工人。

1976年7月26日来诊。主诉：从春节开始，右上臂疼痛。现在移至肘关节肘尖痛。只要一活动即痛。右手不敢用力，干轻活也不行，就是扫地也疼痛难忍。久治不愈。

看眼肺区、大肠区、上焦区均有变化，而以上焦区比较明显。用眼针上焦区，一次减轻，二次只有阵发性微痛，针6次而痊愈。嘱其活动臂部要注意，不宜用力过猛，以免复发。

按：网球肘，多由上肢用力过猛，或持重物损伤肘关节，或长时间活动不停，如小提琴家、网球运动员易得此症，因名"网球肘"。多在肘关节一小块作痛，虽可治愈，但愈后注意保护，非常重要。余曾治一位小提琴演员，每逢拉琴以后即痛，治疗可以止痛，但长时间伴奏以后，仍然作痛，即是一个例子。

（六）尺神经炎

李×× 男 40岁 沈阳市第三建筑公司工人。

1976年12月14日来诊。主诉：1971年有左臂外伤史，以后逐渐右臂运动受限。近一个月来，右臂肘关节弯曲，右手三指至五指屈伸均受限。握拳不紧，伸指不直，不能上举过头，上举时屈肘不能伸，手只与脸相平。本院诊断为尺神经炎，转来针灸治疗。

用眼针双上焦区，针刺入后，右上肢当即伸直上举，手指伸屈灵活，握拳有力，恢复正常。

按：病轻时只针患侧，病情严重时针双侧比较有效。此例疗效极为迅速，出乎医患意料之外。

（七）正中神经麻痹

李×× 男 10岁 小学生。

1973年6月28日来诊。主诉：出麻疹以后，近两旬臂痿软，五指不能拿东西，只可用拇指和食指第一指节夹取。诊见肌肉萎缩，手像猴子一样，称为"猿手"。这是比较少见的病。

针灸治疗，选用心包、三焦两经穴位。曲泽、郄门、内关。第二次，曲泽放血，配三焦郄穴。第三次针三阳络、外关、阳池，配三焦经郄穴。如此交替取穴，逐渐好转。第四次针后，已无猿手形状，手腕发软，手指还不能分开。共针10次痊愈。

（八）桡神经麻痹

桡神经麻痹的特征是"悬垂手"，即平伸手臂的时候，手背自然下垂，不能伸直，手指弯曲，小指最弯，手无握力，前臂屈曲、回旋都受限制。

在针灸病房曾治3例，都是睡觉被压过久所致。循经取穴，肺经与大肠经，原穴、合穴、郄穴，有时井穴放血。有2例2个月治愈，有1例3个多月治愈（治疗时间比文献记载为短）。

（九）骨痹

胡×× 男 28岁 沈阳电子研究所技术员。

1974年2月14日来诊。主诉：右拇指受冻，感到指尖至基节根部发麻，运动障碍。

在右拇指节背面关节处，按压掀针一支，贴以胶布，经过3天取下，手指运动恢复，由臂至手指麻木。取穴：大杼、肩髃、曲池、内关，三间透后溪，针4次痊愈。

（十）扭伤臂痛

张×× 男 37岁 辽宁地质研究所工作人员。

1975年7月29日来诊。主诉：腰椎有骨质增生。1957年曾扭伤。1958年即有反应，感觉下肢疲劳。昨天因瘙痒，不慎扭伤，右臂疼痛，其痛有数处。

选其最痛处，埋藏3号皮内针一支，3天后取出，臂痛减轻，其痛处亦只有两处，又选其最痛处再埋皮内针，如此3次而臂痛愈。

（十一）颈椎病导致手指麻木

孙×× 男 58岁 沈阳市第一建筑公司工人。

1973年8月6日来诊。主诉：右臂疼痛3年，已愈。近月余，疼痛不敢抬臂，手麻，无名指与小指尤甚。

知热感度测定：心包经 2/3，于右侧厥阴俞埋皮内针后 5/5。心经 3/4，于右心俞埋皮内针后 3/3。

疼痛减轻一半，3 日后又感到小指愈，无名指重。

知热感度测定：心包经 2/4，于右厥阴俞埋皮内针后 3/3。

三焦经 1/2，于右三焦俞埋皮内针后 2/2。

从此手指病愈。颈椎病则针灸可减轻症状，不能根治。

（十二）五年厥逆

陶×× 男 32 岁 辽宁省康平县干部。

1972 年 11 月 28 日来诊。主诉：5 年前忽然两手发凉，由腕至指尖，不论冬夏，其冷如冰。皮肤颜色苍白，两手总感不适。

大便之后，由小便有数滴白色稠状物淋漓而出，久治不愈。

诊见：面色微白，舌润无苔，六脉沉迟，扪其两手，其冷彻骨。

治疗：取两手合谷穴，针刺得气，用烧山火手法 3 次。5 分钟后皮肤渐温，津津汗出，继则两手恢复常温。

按：此例专介绍烧山火手法的效果，往往出人意料。此类验例不少，不多列举。

（十三）搐搦

金×× 女 25 岁 沈阳市郊区前进公社社员。

1973 年 5 月 10 日来诊。主诉：平素健康，但有手指搐搦的毛病，每逢生气就发作。昨天感冒，咳嗽不止，右手不舒服，左手握拳很紧，强力使之开则呼痛，且强力亦不能掰开。

采用远端循经取穴，针其右手六经之首尾穴，中府、迎香、天池、丝竹空、极泉、听宫。针刺得气，其经之指应针而开。如刺中府则大拇指动，刺迎香则食指，如线牵引，如磁吸铁，遥遥相应。此类病人，亦有多例。

（十四）拇指僵直

王×× 男 63 岁 辽宁中医学院医师。

1974 年 5 月 12 日来诊。主诉：无其他病，只是右手拇指僵硬强直，不能弯曲。

此症虽简单，但很难治。在大指节关节处做一角针，胶布固定。7 天取下，病愈。

（十五）腱鞘囊肿

仲×× 女 54 岁 家务。

1974 年 6 月 18 日来诊。主诉：右腕起一小包，按之皮肤活动，不痛，形如樱桃大，已 3~4 个月，由持重物所引起。

针刺方法：左手固定包块，右手持针从根部四边刺入，在包块中心再刺入一针。留针 5 分钟。起针后，包块立即缩小 1/4，针 4 次痊愈。

按：上肢疼痛，以"五十肩"为多见。

"五十肩"是老年人最常见的一种多发难治的病。《难经》说"诸阳脉皆上于头，诸阴脉至胸颈中而还。"《黄帝内经》说："四十而阴气过半。"人到了 50 多岁，阴盛阳衰，上部抵抗力虚，偶受风寒，易侵入经络。另外人在睡觉时，两肩容易外露，受风寒的机会多，所以"五十肩"是老年病之一。有的因为扭伤、闪挫等原因，亦容易使经络受伤，导致气血瘀滞，"不通则痛"，也能引起"五十肩"。

1978 年我让一位中风将愈的患者，自己做功能锻炼，我见他蹲的姿势不对，教他怎样蹲法，由于地板太滑，我向后闪了一下，左肩受挫而痛。我自己针刺痛止，以后经常发作，针后即愈。半年前发作比较重，针刺不效，注射药物也未起作用，只好自己举臂锻炼，越痛越练。忽然一天，肩痛很重，只有一小块最痛，不敢翻身，受压更甚，次日晨，这一小块，串至手上，自己按摩 100 多下，包块消失，疼痛亦止，而"五十肩"亦随之而愈。这是瘀血因锻炼而下行至手，经过按摩而消散，"通则不痛"。经络是可以用各种方法使之达到左右平衡而"处百病，调虚实"的。

至于风湿症，起初就治，可以治愈。迁延日久，变成慢性病，则缠绵不愈，甚至终身不能摆脱。尤其每逢季节变换，衣服未能适时增减，或劳作出汗当风，都容易引起发作。经过治疗，可以使症状减轻或消失，但遇机会仍然发作。不但风湿症是这样，凡属一切慢性病都是如此。

（十六）十宣与手麻木

手指麻木，多为中风之兆；亦有血虚与外邪阻滞经气而发麻者。

属中风之兆者，多从无名指或食指先麻，次渐累及其余三指。血虚发麻，伴随着血虚证。外邪所致，多有痛与麻兼见。

针刺十宣，对各种手指麻木，均有良效。刺前，医者用手将患肢从肘部捋至指尖数次，令其指尖充血，然后用毫针点刺出血，一般针几次即见效。不见效者，配合十二井穴。麻木消失后，再灸风市数日，以防中风。

血虚手指麻木者，取所属经络的俞募穴刺之。

外邪所犯者，"以痛为俞"，配取瘀络出血。即痛处的旁边有明显的静脉突出，放血出之即效。

（十七）指、趾痛的刺法

手指与足趾痛时，针刺效果良好。取穴方法有二：

（1）取痛指、趾所属经络的背俞穴或华佗夹脊穴。

如：手拇指痛甚，即取肺俞或第三胸椎旁开 0.5 寸处。肺俞针 0.5~0.7 寸，华佗夹脊穴可深刺 1.0~1.5 寸，常有即刻止痛之效。

足蹈趾痛时，取脾俞与其内侧 1.0 寸处针之。余者依此类推。

（2）取痛指、趾的所属经络的另一端，即起、止穴。

（十八）上臂不举的刺法

上臂不举针刺有效，伴有肩关节粘连者无效。须结合按摩等其他疗法。针刺有 3 种刺法：

（1）针条口透承山，手法要强，针感向上，施平补平泻。

（2）令其患臂上举，举至痛时，找到痛点，以针刺之。

（3）运道循经刺首尾穴。如手食指痛，取大肠经的止穴迎香。足二趾痛时，取胃经的起穴承泣。余经依此类推。

方×× 男 52 岁 汽车司机。

1979 年 12 月 7 日来诊。右手小指与无名指阵发性疼痛，夜间尤甚，难以入睡。发病两个月余，经注射镇痛药物与口服中、西药物，亦曾针灸 3 次，均未见效。

诊见：脉弦紧，舌苔薄白。辨证属手太阳、手少阳经被风寒所侵。

取穴：三焦俞、小肠俞。针后20分钟，痛减大半。患者欣喜而去。

次日复诊：昨夜仅小痛两次，能入睡。

共经5次治疗而痊愈。

又法：让健臂也上举同样高度，取与患臂痛点相对应处刺之，刺完两臂放下，再令患臂上举时，比治疗前要高。连续针几次见效。至两臂举至同样高时则病愈。

八、下肢

（一）腿痛（风湿症）

蔡×× 男 25岁 辽宁中医学院教师。

1975年5月26日来诊。主诉：有风湿病史，平时久坐后下肢发麻。今早骑车上班，走至途中忽然左腿膝关节外侧疼痛甚剧，越来越重，到学校时已不敢屈伸。上楼就诊，颇感困难，每上一阶楼梯，一步一停。

脉来沉迟，看眼双下焦区血管颜色和形状都很明显，但颜色较淡，证属虚寒。

针治：用眼针，取双下焦区。针后立刻减痛，5分钟起针，活动、屈伸，上下楼行动自如。

（二）腿痛（坐骨神经痛）

王×× 男 47岁 辽宁省新民县太阳升公社社员。

1975年5月28日来诊。主诉：10多天以前，在树下睡觉受风所致。迈步困难，须拄棍行走。外科检查，伸直抬高试验，右腿抬至40°角即痛，环跳穴有压痛。诊断为坐骨神经痛。看眼，右胆区有变化。

治疗：眼针，刺右胆区。针后，右腿抬至80°角，未感疼痛。

二诊，主诉：腿痛已止，腰部发麻，改刺中焦区。

三诊，腰腿麻和痛全止，腿仍发酸发紧，以膝关节最为明显。

膝关节属胃经循行之部位，乃针双胃区。共针6次，一切症状均消失。

（三）腿疼（肌肉萎缩）

孙×× 女 42岁 沈阳市轻工三厂工人。

1975年6月5日来诊。主诉：3个月前，开始右腿小腿外侧疼痛，逐渐臀部亦痛，走路缓慢，知觉迟钝，肌肉萎缩。有时偏头痛。经治疗无效。

诊见：面黄，神疲，脉来沉迟。看眼右胆区血管形状弯曲，颜色淡红。

治疗：使用眼针，刺右胆区，留针5分钟。

效果：针一次痛减，二次痛止。其肌肉萎缩，须服药治疗。

（四）臀部外伤疼痛

谭×× 男 30岁 辽宁省辽中县中学体育教师。

1965年，我应铁岭专区之邀，上辽中县举办针灸训练班。下午治疗，让学生实习。

此患者主诉：因上体操课，跳木马作示范表演，被木马外端垫了臀部。从此不敢坐椅子，一坐即痛，只好站着的时候多，已经3年，久治无效。

患者面色、形态、脉象均正常。臀部亦无伤痕，找左右两处压痛最明显处，从前边腿根部前后缪刺，针感直达病所，起针后，左侧压痛减轻。第二天复诊，左臀坐椅子已不觉痛。惟右侧尚不敢坐。他说能坐一半，已经很满意了，治疗3年无效，这才仅治一次。

又在右臀部，找最痛点，于腿根前后缪刺，行手法后，起针，压痛点亦消失。实习仅 3 天，其结果不详。

（五）痛痹

冯×× 男 20 岁 沈阳鼓风机厂。

1973 年 8 月 8 日来诊。主诉：左侧膝下中线作痛，而第四趾麻木，越疼越重，已将 2 年，多方治疗不效。

诊见：神疲，面色青，舌润无苔，脉来迟而左关明显，病属胆经。

采用两端循经取穴，针瞳子髎、足窍阴，均左侧。1 次痛轻，3 次痛止。

（六）腓神经麻痹

刘×× 男 12 岁 东北工学院宿舍。

1974 年 7 月 24 日来诊。主诉：平素无病，今早起床后，走路即摔倒，迈步则右膝画圈，抬腿右足下垂，趾尖也向下，脚掌的外侧向下扭，甚则形成内翻足。

循经取穴：阳陵泉、足三里、外丘、丘墟、昆仑等穴，治足三阳经。针几次，足无内翻，但仍下垂。

改用排针：即由膝关节的六合穴，绕膝成一横曲线，逐渐向下，只针膝下的外侧、后侧，每天向下一寸，将经穴与阿是穴连成一线，即一横排，故名排针。针后走路不再画圈，足下垂亦渐好转，可以走路。

踝关节以上逐渐恢复，乃针足三阳经足部有关各穴，并针八风，足经井穴点刺出血。至 8 月 29 日已完全恢复正常。

马×× 男 24 岁 辽宁省铁岭县恒道公社。

1973 年 7 月 20 日来诊。主诉：六七天以来，两足下垂，踝关节活动无力，走路很困难。由于久蹲拔草而引起。

采用芒针，沿皮向下刺，由阳陵泉、足三里、委中三穴为起点，促足三阳经兴奋，针一个疗程（10 次）渐愈。

（七）足跟痛二例

佟×× 女 27 岁 辽宁省农机公司技术员。

1975 年 8 月 13 日来诊。主诉：人工流产以后 9 天，因看电影受凉，足跟痛，膝关节尤其无力。

采用二穴疗法，膝眼、仆参。针刺 10 次，逐渐痊愈。

徐×× 女 42 岁 沈阳市辽河公社饭店服务员。

1974 年 8 月 13 日来诊。主诉：今年 4 月 13 日，从桌子上掉下来，发生头痛、恶心，后遗足跟痛，走一步即痛，治疗多次不效。

按压其双足丘墟穴均有压痛，属于胆经，"病在下面取之上"，针胆经两风池穴，针刺得气，直达足跟。起针后，试令走路，足跟已不觉痛。

（八）右腿痛痹

徐×× 男 39 岁 沈阳机电学校。

1975 年 3 月 22 日来诊。主诉：右腿痛一个半月，外科检查，第四、第五腰椎间盘脱出。其特点为每逢闭眼时则疼痛加重，平时有胃病，便燥。

经络学说（认为），足太阳膀胱经筋行于目上纲，就是上睑各经脉的总枢纽。腰椎间盘脱出，影响膀胱经，4、5腰椎接近膀胱经的八髎穴。此人平素有胃病，胃经的经脉有所改变。因此，闭眼时则疼痛加重。

循经取穴，采用四面取穴法，针次髎、中髎、胃俞，成长方形的面积，穴位则属膀胱与胃。间用适当第四、第五腰椎之气海俞、关元俞及其内的脊穴，连成正方形面积，两组穴交替使用，针刺7次，基本不痛，治疗12次痊愈。

（九）下肢痿软

金×× 女 21岁 沈阳市小东粮谷机械配件厂工人。

1973年8月16日来诊。主诉：5月24日被土筐打伤，当时神昏，苏醒后周身无力，上肢无大改变，走路时两腿无力，膝关节活动。经中国医科大学附属医院检查，神经无器质性改变。

经络测定：肾经85/90，左肾俞埋皮内针后90/90。胃经55/66，左胃俞埋皮内针后60/60。

一周后复诊。主诉：走路较好，膝关节发酸，足跟疼痛。去掉皮内针，经络测定：胃经30/20，于右胃俞埋皮内针后25/25。肾经45/40，于右肾俞埋皮内针后40/40。

如此治疗15次，走路渐趋于正常，下肢无力，经常疲倦，嘱其注意适当休息，并服药补肾治胃，以善其后。

（十）外伤性瘫

关×× 女 24岁 沈阳高压阀门厂工人。

1976年4月11日来诊。主诉：7天前在院内被三楼上掉下来的石头打伤左侧头部，头皮未破。当时昏迷两小时之久。过了6天，右腿不能走路，记忆减退，经治无效。由数人抬进诊室。

诊见：神清，语言流利，舌质淡无苔。脉来沉缓。唯右腿丝毫不能活动。看眼几个经区均有改变。

辨证：神清脉缓，脏腑无病。乃因打伤头部，伤及经络，阻滞瘀塞，影响运动，发生功能障碍。

诊断：外伤性瘫。

治疗：根据有改变的经区用眼针疗法。针刺双下焦区、胆区、右膀胱区。

效果：针后右腿略能活动，自述全腿酥酥地有上下窜动的感觉，知已得气，自当有效。配太冲以舒筋。针后能抬腿，腿上部仍痛，又针髀关、五里，由别人搀扶能够走路。

随访：针一次，以后未来。两个月后，用电话询问该厂卫生所，据说：治后回厂逐渐能够走路，并在厂卫生所治疗，已接近痊愈。

（十一）大巨与下肢不举

《铜人经》云："大巨为足阳明脉气所发。"痿证有独取阳明之说。临床中，屡用大巨治疗下肢不举、痿用、无力等，均见一定疗效。一般采用补法，针1.0~1.5寸深，以沉胀针感为佳。

当下痢，或因寒凉引起的肺炎、支气管炎、喉炎时，触大巨有明显压痛，即可刺与灸，常获良效。若大巨无压痛，不可取用，用亦无效。

第二章　内科疾病

一、针灸与保健

针灸能治病，变痛防病。古曾流传："若要身体安，三里常不干。"《扁鹊心书》载有保命之法："保命之法，灼艾第一，人至三十，可三年一灸，脐下三百壮；五十可二年一灸，脐下三百壮；六十可一年一灸，脐下三百壮，令人长生不老。"人体以阳气为本，有"卫外而为固"的作用。人若阳气常盛，则病邪不易侵犯。灸能扶阳培原，故能强身保健。

针灸可防病保健，从理论到实践也已得到证实。适宜的针灸可激发机体各组织器官的功能活动，并增强对疾病的免疫力。实验结果证明：针灸后血白细胞增加，肝脾内网状内皮系统活跃，吞噬功能增强。施灸亦可引起肾上腺功能的增强。临床中看到：刺灸可治好和预防感冒；灸可改善虚弱体质；长期的慢性疾患，经灸不但医好疾病，而且体质亦随之增强。

预防疾病，保护人民的健康，是医学的根本目的。用针灸来防病保健，既经济简便，又行之效验。如此优秀的保健术，宜推广普及。

预防感冒之灸：

取穴：风门、肺俞，或足三里。

方法：每穴用艾条灸 3~5 分钟，每日 1 次，连灸 7 日。或 3 日一灸，连灸 7 次。

体质虚弱之灸：

取穴：关元、中脘、足三里、大椎。

方法：每穴用艾条灸 3~5 分钟，艾炷灸 5~7 壮。3 天灸 1 次，10 次为一疗程，一般灸 3~5 个疗程，体力即有一定的增强。

慢性病体之灸：

取穴：曲池、气海、太溪、足三里。女性宜加三阴交。

方法：每两天灸 1 次，可用麦粒灸或隔姜灸、艾条灸均可。10 次为一疗程，每疗程期间可间休 3~5 日。有不适反应者，可配合针刺调理。如能坚持几个疗程，可逐步改善慢性病体质，加速治愈。

二、疼痛的针治

针灸治疗疼痛效果良好。不同的经穴与配方组成，均显示出特异性。临床中选穴规律简述如下：

（一）循经取穴

循经取穴是针灸的一般取穴方法，但在治疗痛证时，按以下 3 种选穴方法为佳。

1. 郄穴

取病痛所属经络的郄穴。如胸痛（系肺经病变）取孔最；胁痛（系肝经病变）取中都。依此类推。

2. 起止穴

取病痛所属经络的起止穴。如胃痛（系胃经病变）取承泣、厉兑；臂痛（如系肺经病变）

取中府、少商。依此类推。

3. 反应点

在病痛所属经络的路径上，寻找压痛点刺之。如少腹痛（若系肝经病变者）在肝经上找反应点；腰痛可在膀胱经与肾经上找反应点刺之。临证时可任意选配。

（二）辨证取穴

根据疼痛的病因、病性等来选穴配方，此类多从治本着手，疗效较可靠。

疗痛：寒冷所致。可灸关元、肾俞、足三里、中脘等穴。（疗：xiǔ 音同朽，腹中急痛）

刺痛：多因瘀血。可刺与灸膈俞、曲池、血海等穴。

结痛：多因痰食。针建里、丰隆。

切痛：多因实热。宜针曲池、足三里。

掣痛：多因风寒。宜刺灸风市、风门、风池。

胀痛：多因气滞、积滞。针气海、膻中、肝俞。

隐痛：多因虚寒。刺灸中脘、关元、脾俞。

时痛时止：属气分和虫积。针天枢、血海。

内伤七情者：取神门与四太（太冲、太白、太溪、太渊）。

外伤：筋伤，阳陵泉；骨伤，大杼。

头部：百会与长强。

胸部：大陵、然谷。

腰部：金门、养老。

以上各痛证均可配耳针、眼针所属区。

（三）对症取穴（经验选穴）

（1）头痛：

偏头痛：肓俞、绝骨。

前头痛：行间、合谷。

后头痛：长强、昆仑。

头顶痛：内关、太冲透涌泉。

（2）胸痛：

左右引痛：行间、大陵。

上下引痛：照海、通里。

（3）胃脘痛：天宗及背部与痛处的对应点。

（4）腹痛：少腹痛选蠡沟；小腹痛选筑宾附近的压痛点。

（5）上臂痛：条口透承山。

（6）项强痛：养老、金门。

（7）背痛：手背部的压痛点。

（8）腰痛：气海、天枢、手三里外侧的压痛点。

（9）坐骨神经痛：合谷透后溪、阳陵泉透阴陵泉。

（10）膝关节痛：大陵、人迎。

（11）胆道蛔虫：巨阙、右天枢。

（12）胰腺炎：中都、阴郄。

（13）牙痛：上齿痛选太阳；下齿痛选厥阴俞；上门齿痛选印堂；下门齿痛选列缺。牙周炎选太白，脾俞。牙髓炎选太溪、绝骨。

（14）眼痛：肝俞内侧反应点，清冷渊。

（15）耳痛：照海、肓俞。

（16）胸胁痛：丘墟透照海。

（17）胆石痛：天宗、外丘。

（18）心绞痛：大陵透劳宫。

（19）脐周痛：命门。

（20）痛经：间使。

（21）疝痛：大敦点刺出血。

（22）肿瘤疼痛：

①止痛穴：攒竹透丝竹空，绝骨透三阴交、合谷透后溪、人迎、幽门。

②止痛灸：肝俞、三焦俞、关元、膻中、足三里、曲池。

③耳针的相应区，可埋针，经常按压。

三、偏瘫

偏瘫是脑出血、脑血栓形成、脑栓塞等导致的半身不遂，是临床常见的较难治的疾患之一。用体针、眼针均能收到良好的效果。

（一）辨证

半身不遂多为"中风"之后遗症状，临床治疗应以经络辨证为准。半身不遂的患者，其体内的经络出现了极复杂的变化，各经络间、左右侧经络间出现了显著的失调。这些微细的变化，从脉症上是不易诊出的。例如，从脉症看，诊为肝中风，但一测其经络，不在肝，而在脾、肾等经。若不调整脾、肾等经的失调变化，是不会速效的。因此，诊察经络与调其平衡在治疗偏瘫中占有重要地位。

（二）配方选穴

从古至今，治偏瘫的验方与效穴不少，为什么有时有效？有时无效？立方准，用者恰当即有效；立方不准或用者失误即无效。因此，对古方、验方与书本理论上的东西，在临床应用时，一定要辨证地使用，才能发挥其治疗效应。否则，一见偏瘫，就惯用某些固定的治瘫穴，一经无效即束手无策。结果就会将那些所谓无效的病人推出针灸治疗之门外，使病者丧失信心，蒙受不应有的痛苦。对此，针灸医生应该引起注意。

配方选穴，按诊察出来的经络变化为准，再结合治瘫穴所主经病灵活选用，疗效才佳。如：病在肝胆经，取环跳、阳陵泉、太冲等，病在脾经，取隐白、阴陵泉、大包等；病在阳明经，取曲池、内庭、大巨等；病在少阴经，取涌泉、阴谷、少海等有效。关元治瘫亦效，此穴为任脉与足三阴经交会穴。看来，有些穴虽不治瘫，但如辨证活用即会有效。

（三）病因治疗

中风病因有风、火、痰、气等，因而可分为"火中""痰中""气中"。多由肾水虚衰、肝风内动、痰火内发、气血失和所致。因此，滋阴补肾、潜阳平肝、豁痰开窍、助气活血，即为病因治疗。

临床常用关元、京门、照海滋肾；用中都、侠溪、行间平肝；用中脘、丰隆、公孙、列缺以化痰通经；用气海、膻中、膈俞、血海调气活血。这些穴，虽不治瘫，但作为病因治疗发挥了良好疗效，符合"治风先治血、血行风自灭"之说。

（四）刺灸手法的运用

对于偏瘫、肾虚、气郁者多用灸法；痰火者多用针法；气血失和者针与灸并用。挛缩性瘫，针时多用泻法，弛缓性瘫针时多用补法。至于先针健侧或患侧，各施何种手法，这不能作硬性规定。依其经络的虚实，按原则施术，不可拘执。

（五）随证加减

在基本治疗方案的基础上，随证加减，用得恰当，奏效显著。

患肢筋紧挛缩宜多灸：肝俞、阳陵泉、巨阙、中脘。

患肢弛缓无力宜多灸：气海、章门、脾俞、肾俞。

语謇舌强：神道、陶道、大椎上 1.5 寸处与其旁开 0.5 寸处，灸之。

若经气不足（电测定为零或知热感度极低下）可采用大接经的刺法。大接经的刺法有：a.由阴转阳治经络虚寒，即采用表里关系，先刺阴经的络穴，后刺其表里阳经的原穴。例如：先刺肺络穴列缺，后刺大肠原穴合谷。b.由阳转阴治经络实热。例如：先针有表里关系的二经，如先刺大肠经的络穴偏历，后刺肺经的原穴太渊。余此类推，对经络虚实有补虚泻实之功。

大便燥结：此类患者多数并有便秘，宜通便润燥。灸天枢、太乙、外陵。针支沟、照海。

眩晕：侠溪、风池。

肢体麻木：隐白、气海、太渊、血海。

患肢疼痛：绝骨、曲池、膈俞。

好嬉笑：间使、中都针之。

善悲泣：针列缺、灸肺俞。

症状反复发作者：灸风市、风府、中脘、关元。

另可配合眼针与头针治疗。

（六）整体治疗

针灸治疗偏瘫，不要只着眼于瘫，应十分注重脏腑经络的调整。中风多病在肝，若不调好脾、肾，肝亦不能治好。治瘫要调和气血，"气纳三焦，血归包络"，因此，三焦与心包又不能不调。偏瘫是多经病变，需要大调整，施整体治疗才能收到满意的效果。

（七）辅助疗法与功能锻炼

（1）循经点穴按摩。以十四经穴为主进行按摩，既可防止肌肉萎缩，又可促进功能恢复和增强疗效。

（2）可兼服些对症的中西药物。

（3）患者经常做些力所能及的活动与锻炼，有助于疗效的巩固与提高。

总之，针灸治瘫不要急于求成。对一时不见效的患者，要耐心细致地诊治。只要认真地辨证施治，发挥医患的主观能动作用，常可提高疗效。

病例

张××　男　50岁　辽宁省锦西县四新公社宋家沟大队。

1973年12月25日来诊，患半身不遂十余年，左手略能握物，不能上举，左下肢步履拖拉，抬腿困难，且不能站立。十余年中，经医治仅遗此症而不愈。今骑驴来院求治。面晦、消瘦、神清，语言清晰、二便正常。脉沉缓、舌淡少苔。病深年久，恐难获效，且无特效良方。但病家求治恳切，愿作试治。无奈，又为进一步诊察。

触诊：患侧肢肌肉略萎缩，皮温低下，左冲阳脉见沉细，左人迎沉微。遂觉此症病在阳明经。拟温补阳明之法，配用头针。

处方：大巨、足三里，均用补法。头针：足运动区。

针后30分钟，还未起针时，患者自感患侧下肢温热，手心出汗。平卧抬腿呈60°角，治疗前为30°角。

二诊（12月26日）：自诉针后腿觉有力，轻松。原方加曲池，配头针：运动区。

六诊（1974年1月3日）：经5次针后大见好转，患侧上肢能举过头，下肢步行有力，患腿能单独站立1分钟，当场病人作了表演。并说此次独自步行5000米来诊。这意外的效果，令人惊奇。

此后，又继治5次，基本痊愈。两年后随访，健康，一直参加劳动。

按：此属中风后遗之偏瘫。病久体弱，认为难以调治。后以经络诊察并予以调整而获效。此虽未取用治瘫诸穴，仅用温通经络、调和气血的方法，纠正阳明失调，将多年偏瘫治愈。此乃经络辨证之优越。

四、痿证

痿证与痹证的区别，在于病位和症状，病位方面，痹证可发生于周身各部位，尤其是关节部位。痿证则只限于下肢，或双侧，或一侧运动障碍。症状方面，痹证必有疼痛，而痿证绝无疼痛。病理有五痿，发于五脏。而以阳明居多，古人治痿取阳明。《黄帝内经》说："真气与谷气并而充身。"又说："阳明为藏腑之海，阳明虚，则五脏无所禀，不能行气血，濡筋骨，利关节，故肢体中随其不得受水谷气处而成痿。"

《黄帝内经》论痿，多以脏气热而致五痿。后世诸书论痿，其说亦甚纷繁。从临证观之，以湿痿与燥痿论之即可。湿痿：肌腹肿面润，筋脉弛缓而无力；燥痿：肉削肌枯，筋脉拘缩而无力。

治法：

湿痿：利湿祛风燥湿之法。

取穴：脾俞、水分、地机、足临泣、大包、肺俞、曲池、内庭。

偏湿热者：只针不灸。久病体虚无热者，宜针灸并用。遵《黄帝内经》之意："各补其荥，通其俞，调其虚实，和其逆顺。"

加减：肺热加鱼际、尺泽；湿热加三阴交、滑肉门。

燥痿：滋补肝肾，养血润燥。

取穴：肝俞、肾俞、太冲、太溪、膈俞、血海、太渊。宜针，施补或平补平泻。并多吃厚味食品，即"精不足者，补之以味，燥者润之"之义。

并可选用下列奇穴，颇得效验。

（1）横纹穴，针 1.0~2.0 寸。

（2）新设穴：针 0.5~1.0 寸。

（3）十七椎：刺与灸均可。

病例一

杨 ×× 女 20 岁 沈阳市第二印染厂工人。

1972 年 10 月 9 日，由急诊室转来。

主诉：9 月 30 日下午，突然发热，出现两下肢从膝关节以下不灵活。某医院神经科诊断为末梢神经炎，对症治疗。以后又在其他医院针灸两次。

来辽宁中医学院时，体温正常。不能行走。诊见：面色微赤，舌无苔，六脉沉迟，食纳甚少，谷气不能充身，而气血不行，关节不利，遂成痿躄。诊断：痿证。

治疗：以鼻针膝点为主，配穴：体针足三里、丰隆、内庭等，并胃经的郄穴。

治疗 3 次，能自己站立，走路时须人扶持，迈步很快。由于膝关节柔软无力，又针刺膝眼、鹤顶、髌底等穴。适港澳同胞来参观，曾作表演治疗。

针治 5 次，患者可自己走路。饮食亦渐增加。两足紫色变为赤色。扪之冰凉，盖因经络阻塞、气血瘀阻所致。以川椒、附子、吴茱萸、麻黄根、干姜等药煎水熏洗。治疗月余竟痊愈。

病例二

解 ×× 男 47 岁 辽宁省锦西镇跃进街辽西大院。

1967 年 12 月 10 日来诊。患下肢瘫痪半年余，肌肉萎缩，不能站立与行动，温感消失，足趾皮肤变黑。下肢自主运动功能消失，腱反射减退。上肢略能动作。脉沉细无力，舌质红，苔少。

知热感度测定：肝经左 230/ 右 150；肾经 180/120；脾经 70/100；胃经 61/35。余经未见成倍差度。

触诊：肝俞、脾俞、肾俞均呈压痛，且左侧较右侧高肿。膈俞亦呈明显压痛。

此属肝肾亏损与脾胃虚弱。病由肝肾阴血不足莫能营养筋脉，故致痿证。宜滋补肝肾、助气和血。

取穴：左肝俞、左肾俞均置皮内针。膻中、膈俞、血海；施平补平泻。

经过：针后 20 分钟，患者自感下肢温热，并试着独立站起，向门口走几步。这是患者病后半年来第一次走路。

二诊（12 月 11 日）：自诉针后腿有力，能走 20 余步。知热感度测定：肾经 80/59；肝经 110/64；脾经 50/92；胃经 54/35。

取穴：在此四经高值的背俞穴置皮内针，左太溪、左太冲、右公孙施补法。膻中、膈俞、阳陵泉施平补平泻。

施经络平衡疗法一月余，可独立行动。只感下肢乏力，不能持久。经络检查：肾经 65/30，余经正常。又经 10 余次的调整，方趋相对平衡。后改 5 日复诊一次。为巩固疗效、兼施整体与扶脾胃之法。先后经 4 个月 54 次的治疗，基本痊愈。

半年后随访，行动如常，要求上班工作。并对针灸产生极大的信仰和兴趣，在家日夜苦心钻研。

两年后该患者基本掌握针灸术，为病人服务，一直至今。

按：此例系以经络辨证结合俞穴的特异作用而施治获效的。本例因脾胃虚弱，受纳运化失常，肌肉筋脉失养。久病体虚，肾精不足，肝血亏损，致筋骨失养遂发此症。

膻中为气之会穴，膈俞为血之会穴，两穴同用，有补气逐瘀活络之功，背俞穴与原穴的合用，可促进经络功能的恢复，调整经络的失调，从而发挥疗效。

病例三

刘长伟 男 8岁 辽宁省锦西县水泥厂住宅。

1971年5月10日来诊。两月前突患全身性麻痹，呼吸困难，立即赴锦州诊治，诊为多发性神经炎。经气管切开急救而脱险。后经两个多月的药物治疗，全身性瘫痪不见好转，自主运动功能消失。诊见：肢体萎缩，肌肉消瘦，心烦口渴，面色潮红，尿赤，苔薄黄，舌质红少津，脉细数，语言低微。

此证为肺胃津伤，不能濡养筋脉。治宜清热生津，养肺益胃，兼顾滋养肝肾。

取穴：足三里、列缺、曲池、合谷、太溪、太冲。针十余次，手足渐动。

十一诊（6月1日）：针八风、八邪、背部夹脊穴。针5次后，足能抬举半尺（50厘米）多高。

二十诊（6月15日）：饮食欠佳，时有微热，余症如前。取阳明、少阳经穴：足三里、滑肉门、阳陵泉、曲池、大杼、承山。连针10余次，食量见增，略能坐起，但腰软无力。

三十诊（7月13日）：患儿自感有力，但手足运动不准确，拿东西不灵。应顾其本，宜滋补肝肾、补养精气阴血为治。

取穴：肾俞、肝俞、太冲、照海、列缺、环跳、足三里、曲池。

此方连针30余次，患者能自扶站立，慢慢移动。改为三天一诊，治疗近月余。嘱其加强功能锻炼。先后共治疗5个多月。基本痊愈。

随访3年，经过良好。现已上中学，步履正常，唯独跑时还稍感不便。

按：此痿多属燥热，肉削肌枯，筋脉缩软无力。宜滋补肝肾、养血润燥、通经活络为治。多用针法，配合功能锻炼有助治疗。

五、顽强性面瘫的后期治疗

针灸治疗面瘫效果良好，一般针治15~30次可愈，最快有4~7次愈者，亦有针30次以上或更长时间不见效者。凡此皆属顽固性面瘫，排除中枢性面瘫（脑血管病或颅内占位病）者，仍可继续针治。但要细致耐心辨证论治，并要灵活运用穴位与刺灸方法：

（1）针患侧无效或患侧感觉消失者，要刺灸健侧，待患侧感觉恢复时，再取患侧，可逐渐取效。

（2）当患侧面肌松弛时，要多用补法或浅刺、点刺法，亦可置皮内针埋藏，或用艾条灸地仓、牵正穴。

（3）当患侧面部肌腹肿胀，触压痛甚者，多用泻法。或在患侧口腔内的咬合线处划刺出血。

（4）鼻唇沟消失不见恢复者，可于迎香用毫针刺入，用酒精灯加热，烧红针体，待针凉起针。

（5）口喎严重，且健侧有牵紧感者，可于健侧口腔内的咬合线处，划破出血。

（6）取阳明经穴不见效时，可配取肝经经穴，加阳陵泉、筋缩。

（7）见风流泪、可取太阳经穴。闭眼困难者，配脾、胃经穴。

病例一

刘×× 男 35岁 辽宁省锦西县第六中学教师。

1968年8月10日来诊。晨起突感左侧面部麻木不仁，漏水，遂见口眼㖞斜。立即就医。

口角向右㖞斜，左目不能闭合，左鼻唇沟变浅，左额纹消失，左耳垂后有压痛，食物残留。脉滑数，苔白润。

此由内虚、外邪遏于阳明、少阳之经络。治宜温通经络。

取穴：阳陵泉（左）、太冲（左）、列缺（右）、牵正透颊车，并于左颊车置皮内针。连针4次而告痊愈。此例速愈，可能与及时治疗及体壮有关。

病例二

侯×× 男 29岁 锦州市铁合金厂工人。

1972年1月10日来诊。面瘫已近8个月，经多种疗法未见效果，患者异常焦虑，婚期一直拖延。面瘫严重，口角㖞斜明显，目不能闭合。患侧颜面肌肉紧硬，略有痛觉。

脉弦沉、苔厚腻，纳呆，时有眩晕。此属内风外邪遏于厥阴、阳明之络，挟有湿邪。法当化湿息风通络。

取穴：阴陵泉、脾俞、肝俞、公孙、太冲、筋缩、内关、风池。

经五诊后患侧略觉松快，进步不大。

六诊：因病久络阻，非温针而难愈。遂于迎香、颊车穴施温针。牵正穴、太阳穴置皮内针。刺破腮内侧异常血络。经此3次治疗，见效较速，目略能微合，口角较正些。

后又调治十余次，基本治愈。仅大笑时，左上唇稍下垂些。停治。

一月后捎信说已近愈。

六、热证的刺法

针灸治疗热证有效，需辨清热来自何脏腑、何经络，然后分经刺之。望诊对查热病有一定价值，肝热病者，左颊先赤；心热病者，额先赤；脾热病者，鼻先赤；肺热病者，右颊先赤；肾热病者，颐先赤。病虽未发作，先见赤色（病色），可刺之，以防患于未然。

热病复杂，真假交错，须善于识别假象。真热假寒：病人畏寒，口渴喜冷饮，便秘，脉沉数有力等，此必为真热。假热真寒：不恶寒，面赤咽干，烦躁，四肢冷，下利、脉沉迟等，此必为真寒。若阴虚发热，宜针不宜灸。

热病当别有汗无汗。热病无汗：补合谷、谚语，泻复溜、阳谷、前谷；热病有汗：补复溜、肾俞，泻间使、筑宾、风池、后溪。

对外感寒邪壮热者，宜灸滑肉门、大巨。

因三焦失调发热者，取阳池、石门、中脘、委阳有效。

寒热往来：针滑肉门、间使、丘墟有效。

几种常见病发热的对症取穴：

高热：关冲↓、少商↓、商阳↓、委阳↓、大椎↓、合谷T（取汗）、第1~7胸椎旁开0.5寸处，依次泻之。滑肉门⊥、曲池⊥。

流脑热：尺泽↓、十二井↓、八邪↓、八风↓、耳轮边↓。

肺为热：肺俞↓、尺泽↓、大杼⊥、风门⊥、大巨 ×、后溪 ×。

伤寒热：滑肉门、大巨、天枢、气海，均灸。

胸膜炎热：郄门△、期门⊥、支沟⊥、丘墟透照海|、肩井 ×、阴交 ×。

肠痈热：肘尖 ×、曲池⊥、上巨虚⊥。

扁桃体炎热：隐白↓、少商↓、滑肉门|。

丹毒热：夺命△或 ×。

肠炎热：天枢|、委中↓、曲泽↓。

感冒热：风门⊥、大椎⊥。

流感热：绝骨⊥、后溪⊥、三商↓。

低烧：阳池丅、中脘|、三俞焦|、照海丅。

间歇热：滑肉门|、风池 ×。

注：穴位后代号的意义。

|：针，平补平泻。

丅：针，补法。

⊥：针，泻法。

↓：三棱针点刺出血。

△：艾炷灸，△后数字为壮数。

×：艾条灸，× 后数字为分钟数。

七、脑炎后遗症的针治

各种脑炎，由于病重或失治，常遗留种种症状。经药物治疗不见效者，皆要求针治。虽系针灸适应证，但治疗起来，亦颇为费力。其主要症状为语言障碍、肢体瘫痪，或肢体挛缩、弛缓，智力迟钝，流涎，震颤，吞咽困难，大小便失常等。此症属温病后遗症，均系由热邪灼伤阴液，致脏器失养所致。

治宜通调气血、经络，辅助功能锻炼。

主穴：曲池、血海、气海、足三里、大椎、照海。

配穴：

语言障碍：风府、哑门、通里、公孙、心俞。

肢体瘫痪：按病位循环取穴。

肢体挛缩：筋缩、阳陵泉。

肢体弛缓：大巨、阴陵泉。

智力迟钝：神门、太白、太溪、心俞、肾俞。

流涎：地仓、列缺。

震颤：太冲、风池、大陵。

吞咽困难：天突、内关、天柱。

大小便失常：肾俞、天枢、关元、三阴交。

病例

郭 ××　男　18 岁　黑龙江省依安县良种场二队。

1967 年 12 月 5 日来诊。一周岁时，患高烧抽搐，后见发音不清，听力尚有。现症：

手脚不灵活，流涎、前衣襟经常被涎水浸湿。智力迟钝，仅能发个别单字。虽病因不明，但可推断为脑炎后遗症。拟以针治。

取穴：通里、大陵、照海、地仓透颊车、哑门、涌泉。

五诊：经4次针治，手足活动渐灵活，流涎减少。

取穴：神门、心俞、内关、公孙、照海、哑门。

此方针治10余次，见智力有所增进，能主动干些零活。

经20余次的治疗，能同时连续说几个单字，吐字较治疗前清楚些。流涎消失，手足运动较灵活。停治。半年后来信说：患者已参加生产劳动。智力亦有所恢复。

按：此例以调理心脾为主治。心气不足，舌本强，则讲话不利。调此二经易于收效。且脾统血、主四肢，脾能健运，则气血调和，四肢得养，因步照如常。

八、痫证

现代医学称为癫痫，这是一种最顽固的病。发病的年龄以青年为多，壮年较少，老年则更稀有。这种脑病，有时由某种因素所诱发，有时自己完全不知，突然发病。

癫痫有大发作，小发作，精神运动性发作，局灶性癫痫，癫痫状态——在两次大发作中间，病人不清醒仍有连续发作者。

癫痫大发作的特点：

（1）多有先尖叫一声，突然发作，意识不清，表现为口角及四肢出现痉挛，强直性抽搐，几分钟后缓解。

（2）发作时出现呼吸暂停，有口唇发绀。

（3）舌尖被咬破或兼尿失禁，有的吐沫。

（4）发作后昏昏入睡。

此症多在夜间发作，而且几分钟即缓解。

针灸对原发性癫痫有一定的疗效。临证论治时，不必拘泥5种痫，只需从痰、火、惊论治。多半采用化痰、清火、定惊之法，分清主次，耐心调治可收效。一般儿童、青少年发病，病程短者易治。成人、发病年久者多难治。长久发作不愈者，多属正气虚衰，须以培本扶正为治疗照则。

针穴：鸠尾、腰奇、太冲、神门、间使、丰隆、风府。

灸穴：中脘、滑肉门、筋缩。日发者加灸申脉；夜发者加灸照海。

配穴：

痰盛者：多灸中脘，泻丰隆。

火盛者：神门、照海、身柱。

惊恐者：灸肾俞、胆俞、筋缩。

据我们的经验，使用腰奇配上池（在拇指靠近食指指缝尽头相平处，食、中指之间，在阳池之上，故名为上池），效果较好。

针灸下列几种病时，宜配合药物。如中风用补阳还五汤；精神病用癫狂梦醒汤；癫痫有一种风引汤，颇有服后不再发作的病例，值得介绍。

风引汤：生龙骨60克、生牡蛎60克、紫石英45克、寒水石45克、白石脂45克、赤石脂45克、生石膏45克、桂枝15克、大黄15克、干姜15克、甘草15克、代赭石60克、降香 60 克、钩藤 60 克，共为细面。成人每服 5~10 克。小儿酌减。

病例

马×× 男 21 岁 辽宁省锦西县钢管厂工人。

1972 年 7 月 8 日初诊。自 1970 年 5 月起，突发癫痫，几日发作一次，昼夜不定。发作时，突然昏倒，口吐涎沫，抽搐数分钟。过后头痛，睡眠不佳，健忘。近月余频繁发作，经中西药物、针灸治疗，未见显效。来我院门诊治疗。

自诉因过劳、生气而得。平素头昏健忘。脉弦紧，舌苔微黄。

症由肝郁化风，气逆痰池，蒙蔽清窍而突发。宜镇肝豁痰，清火息风，兼补心肾。

取穴：太冲⊥、丰隆⊥、照海〒、神门〒、巨阙丨、腰奇丨。

经过：针治 10 余次，治疗中仅发作一次，且时间尚短，头痛消失。停治观察。

一年后，因打篮球过累，痫疾复发，病状如前。继治，针方如前，加灸中脘。

针灸一个月，停治。观察至今 7 年余，从未复发。

按：痫证难医，不易根治。此例巩固至今实由中脘之灸，培本扶正、豁痰化浊而效。临证中屡试多验，但需多灸，少则无效。

九、癫狂

癫狂虽属精神疾患，但两证不同，癫与狂又可交替出现。癫属阴证，表现痴呆，抑郁，妄言乱语，哭笑无常。狂证属阳，狂躁易怒，打人骂人。其主症皆表现为言语、动作和情绪明显失常。

癫证宜开郁化痰安神。主穴：肝俞、心俞、脾俞、膻中、神门、丰隆、中脘。宜多灸，有时可转成狂证，再按狂证治。

狂证宜清心泄热醒脑为主。主穴：上脘、间使、丰隆、滑肉门、大椎、风岩、神门、太冲。

随症配穴：

弃衣高歌奔走：冲阳、后溪、长强。

说唱乱语：挑刺龈交（口内）穴。

打闹：刺涌泉、四连穴。

心烦不宁：针巨阙，曲泽放血。

不眠：风府、行间、少府。

针刺效果不佳时，可灸巨阙、心俞、百会、少商、隐白。

针刺此症时，手法要强，宜久留针。狂证多用泻法，癫证多用平补平泻，宜多灸。

病例一

王×× 女 18 岁 辽宁省铁岭县三河屯小学教师。

1974 年 11 月 1 日来诊。主诉：十余日前，因生气发生精神分裂，哭笑无常，语无伦次，妄奔乱走。

诊见：狂躁不安，面赤，舌质干，舌中心有黑苔，脉数，属于狂证。

针治用孙思邈十三鬼穴。同时服癫狂梦醒汤。

11 月 8 日复诊，一切症状消失，精神正常。

再针其巨阙，仍照癫狂梦醒汤，以求巩固。

病例二

洪 ×× 男 48 岁 沈阳东陵区英达公社社员。

1973 年 8 月 27 日来诊。主诉：因怒气发生烦躁，语无伦次，哭笑无常，喜默坐，不好动，畏生人。

诊见：精神发呆，意识不明，脉沉迟。属阴证癫疾。

取穴：百会、印堂、人中、内关、太冲，内服癫狂梦醒汤。

复诊：精神愉快，色脉皆和。共针 3 次而愈。

按：治疗癫狂，针药并用，效果比较满意。用药时，方中桃仁不可少用，且量在 40 克左右，少则无效。癫狂病人愈后自述：在病症发作时，心里像火烧一样地热，系因瘀血的缘故。

躁动打闹的病人，使人强按在床上，医生要严肃，针刺百会、印堂、四关、人中、承浆。针后不必人再按，病人自然安静。

针刺鸠尾有效，病人意识清楚时，仰卧两臂上举，使膈肌升提，在胸骨剑突下 1.0 寸取穴，有的针灸书主张针尖宜偏右，以防伤及心脏或血管，有的针灸书主张针尖宜偏左，以防伤及肝圆韧带。我们说不能偏左、偏右，宜直刺正中，刺入 1.5 寸，不可过深。一般以巨阙代之，即保安全，效果相同。

病例三

华 ×× 女 32 岁 辽宁省锦县建业公社建业大队社员。

1966 年 3 月 11 日来诊。患狂证已 12 年余，经精神病院与其他医院施多种疗法，终未见根治。住精神病院好转后，归家几日即发作。病重时，几天废食不眠，到处奔走，甚而用绳子将自己孩子捆起来上吊取笑。此次发病较重，狂躁易怒，登高弃衣，时歌时笑，不避亲疏，耍闹其夫，不知秽洁。脉弦滑，舌质红，舌苔略黄腻，面赤。此属痰火上扰，宜镇心涤痰、泻汗清火为治。

取穴：神门｜、大陵｜、丰隆⊥、太冲⊥、百会｜。均采用强烈泻法。

3 月 12 日复诊：其夫诉：针后略安静，夜睡 4 时许。上方加巨阙、上脘、风岩。

六诊（3 月 21 日）：经 5 次针灸，狂躁明显好转。不料今晨触怒则发。见两目怒视，口角抽动，动作异常，吐痰频作。原方针治。

十诊（3 月 28 日）：复发后又针 3 次而安。停治，观察两个月未见复发。

1967 年初春，来锦而做客两天。自诉病已痊愈，精神正常。

病例四

王 ×× 女 39 岁 辽宁省锦西饭店厨师。

1969 年 7 月 20 日来诊。患狂证 4 年之久，时轻时重。几经入精神病院，归后不久即复作。自 1968 年以来犯病严重，日益加重，拒绝医治，其夫请求往诊。

诊见：狂妄不安，毁物自伤，唱骂不休，气力通常，不避亲疏，两目怒视，3 天来废食不寐。经再三劝导，后强迫诊脉望舌，脉来沉弦，舌质红绛，苔黄厚腻。

此属郁怒伤肝，致心肝痰火上扰，心神失主。宜清火涤痰镇心。

取穴：上脘｜、丰隆⊥、滑肉门｜、太冲透涌泉⊥、神门透大陵T、风岩｜。手法均强。

经过：针滑肉门施手法时，见患者长长呼气，手法停止后则消失。后隔 2 分钟施一次手法，均见长出气，共 60 余次。留针 80 分钟，见患者神倦目微合而起针。

二诊（7 月 21 日）：针后稍睡，狂躁略减。原方针之，因患者多日便结，用甘遂 2.0 克研细末冲服。

三诊（7 月 23 日）：近两日渐进饮食，夜能安睡四时许，时而惊醒，通便二次，先燥后黏，躁动唱骂减。原方加心俞、肝俞、身柱针之。

上方连针 4 次，共诊 7 次，诸症均安，状如常人，待人亲切。停治。

观察至今已 10 余年，未见复发，可谓治愈。

按：癫多为痰气郁结，狂多为痰火。三与四例均为狂证，宜涤痰清火法，火盛伤阴者，宜滋阴降火，安神定志。

风岩为经外奇穴，具有良好的镇静、安眠、除躁作用；丰隆、上脘合用，具有涤痰之效；滑肉门配太冲有泻肝、胃痰火之功；神门透大陵可安神定志；太冲透涌泉可滋阴降火。诸穴配用治狂多验。

十、厥证

厥证指多种原因和多种疾病引起的突然昏倒，不省人事，面色苍白，四肢厥冷。包括现代医学的晕厥、低血糖、癔病、脑血管痉挛和心脏疾患等。本病发作快，不易马上作出诊断。针灸来得快，且无副作用，作为对症的抢救治疗是比较适宜的。

取穴：百会 |、人中 |、十宣 ↓、足三里 ⊤、素髎 |、内至阴 |。

阳虚欲脱者，可立即灸气海、神阙、百会，神阙可用隔盐灸。

十一、惊厥

惊厥是由中枢神经系统功能暂时紊乱而发生短暂的意识丧失，伴有局部或全身肌肉痉挛的证候，可分为发热惊厥和无热惊厥。高热病或中枢神经系统感染多见发热惊厥。无热惊厥多为非高热病和非感染性疾病。

针灸有较好的镇痉作用，但对惊止仍处于昏迷，并伴有剧烈头痛、项强、呕吐等脑膜刺激症状者，应考虑中枢神经系统感染，需采用必要的对症治疗。

主穴：合谷透后溪 ⊥、太冲透涌泉 ⊥、印堂 |、内关透外关 |。

配穴：发热加大椎 ⊥、曲池 ⊥、十宣 ↓。无热可加十二井穴点刺、人中 |、昆仑 |。若痉不止，针地仓、脐周各旁开 1.0 寸处有效。

十二、针灸与传染病

针灸能治疗一些传染性疾患，并非是针与灸杀灭了细菌和病毒，而是通过刺灸调动了机体内各组织器官的功能活动，增强了机体的抗病能力。如刺灸可增强网状内皮系统的吞噬作用，刺大椎、足三里等可大大促进白细胞的吞噬作用，因此增强了机体的免疫力。

（一）恶性疟疾

1952 年抗美援朝时，辽西流行恶性疟疾。中国医科大学著名生物学家秦耀庭教授派人捉来一些蚊子，经过鉴别，此蚊少见。遂组织一个由各科人员数十名组成的医疗队，当时我也参加。

到了绥中县孤山子村，因为去得晚了一些，疟疾已经很少。我们登山涉水，到处找病人，结果只找到了 10 名。在其发作前两小时，针大椎、陶道、合谷。针完即不发寒热。隔日在发作前再去针灸，共针 3 次。经过化验，血中已找不到疟原虫。

这是属于恶性疟疾，一般的疟疾，针灸效果更好。现在大力开展爱国卫生运动，改善环境卫生，消灭蚊蝇，疟疾也多年未曾发现。

（二）乙型脑炎

1955年沈阳市传染病院用针灸疗法治疗乙型脑炎。在初期对痉挛、头痛、呕吐等症状曾经收效。末期对后遗症付出最大努力以期挽救，同时兼服中药，效果比较满意。

1. 初期痉挛

初期的病人，在入院时痉挛不止，或经过数日后突然发生痉挛，施用针灸，立刻止抽或逐渐止抽。

取穴：百会、印堂、四关（两合谷、两太冲）。

病例：如吕宝琴、吕福荣、邵永忠入院数日，突发痉挛，针一次立即止抽。张志利、卢秀丰、赵玉珂皆系针灸数次才止抽。赵玉珂两次入院，痉挛极严重，针一次立止。刘春娟，强直性痉挛，牙关紧闭，已1个月左右，每日鼻饲牛奶。针20多次，四肢渐软，牙关不紧，能哭、能吮乳，意识明了。

2. 后遗症

后遗症有多种多样，有的一个患者同时有两三种后遗症，痛苦万分。

（1）失语

取穴：哑门、风府、天突、人迎、合谷。

病例：如牛玉琴、常佩志不能发音，针一次即会说话。荆玉焕，不能说话，咽下困难。针4次即停止鼻饲，能自己喝奶，问话能答。

葛云霞，不会说话，四肢弯曲。针20多次，能用手拿东西吃，也能清楚地说话。郑凤玉，不会说话。针20多次才会说话。她是失语后遗症患者中恢复最慢的一例。

（2）瘫痪

取穴：肩髃、臂臑、曲池、天井、外关、内关、合谷、环跳、风市、阳陵泉、足三里、悬钟、中封、三阴交。每次选用数穴。

病例：姬广发，右上肢运动障碍。针灸几次渐好，因家在辽阳，没有痊愈，要求出院。吴世君、姚伟坤、荆玉焕、刘奎珍等人，有的偏瘫，有的仅上肢或下肢一侧运动障碍。经过针灸，逐渐好转，上下肢能伸能屈，手握力增加。

（3）精神失常

取穴：神门、内关、大陵、大椎、陶道、人中、心俞、四关。

病例：吕宝琴，针20多次恢复正常。谭静卫，比较见效。马树森，针20多次无效。

（4）疼痛

取穴：

头痛：太阳、风池、印堂、百会、合谷。

腰痛：肾俞、志室、八髎。

病例：邓柏荣，头痛、腰痛。针4次痊愈出院。王振发，头痛异常剧烈。针完即减，过几小时后还是疼。最后确诊为结核性脑膜炎而转院。

（5）极重患者

张志利，意识不明了，四肢不能动，每夜哭叫，瘦弱不堪。针灸20多次，意识渐明，右手能动，两颊见胖，见人能笑，睡眠亦安稳。

孙绍香，瘦弱已极，四肢呈可期性强直，意识不明。针20多次稍见好转。

邵永忠，颈部后弯，咽下困难，不会说话，运动障碍。针灸多次稍见好转。

隋国惠，扭转痉挛。林明明，反复痉挛。李永成，严重狂躁。均已数月，针灸服药，都不见效。

针灸对后遗症的治疗，不要心急，需要耐心地长期治疗。

（三）感冒

感冒是由病毒或细菌引起上呼吸道炎症。针灸有效。

偏风寒者：风池｜、风门×、列缺×。

偏风热者：大椎⊥、曲池⊥、鱼际｜、外关⊥。

流感：少商↓、中商↓、老商↓、绝骨⊤、大杼⊤、尺泽⊥。

配穴：头痛加太阳。鼻塞加迎香。咳嗽加尺泽。恶心加公孙。寒热不退加至阳。骨节酸痛加手三里、绝骨↓。咽喉痛加少泽、少商。恶寒发热加大椎↓，加拔火罐。

针刺身柱，行补法，得气留针20分钟。此法可防治感冒。

（四）百日咳

针灸治疗百日咳有三种刺法，均有效。

（1）四缝点刺，挤出黄白黏液。少商↓。

（2）身柱↓，后拔火罐，再刺天突。

（3）肺俞散针刺，后拔火罐，列缺｜、丰隆⊥。

（五）痢疾

白痢伤于气分，赤痢伤于血分，气血俱伤，则赤白相杂。

治痢之法，陈平伯云："行血则便脓自愈。调气则后重自除。"临床常用行血导滞、清热除湿、温中调气之法。

主穴：天枢、上巨虚、曲池。

配穴：白痢配灸气海、脾俞、太白。

赤痢：针大椎、内庭。

偏寒者：多灸中脘、关元、天枢。

高热不退者，可于尺泽、委中穴点刺放血，合谷⊥、内庭⊥。

里急后重：百会｜、长强⊥。

腹痛者，则大巨或麦氏点或其对应点。

噤口痢：配中脘⊤、内庭⊥、内关｜。

休息痢：配脾俞⊤、关元⊤、肾俞⊤。

治痢奇穴：

肘椎，刺0.7~1.0寸，灸10~15壮。

接骨，刺0.5~1.0寸，灸7~10壮。

病例

高×× 男 68岁 锦西县稻池公社白马石大队。

1970年8月9日来诊。平素身体健康，3天前半夜突然腹痛，泄泻十余次。经服痢特灵，虽泻下稍止，但病势不减。嗜睡，昏迷（浅），两腿抽筋，不食，呼吸浅表，血压为80/50毫米汞柱，处于休克状态。转诊无方便车，就地治疗无任何抢救药物，只好施以针灸。

检查：病人烦躁，时而谵语，两腿抽动，四肢发凉，面色萎黄，舌质红，苔白，脉细数。此属疫毒痢，阴阳两衰。急宜养阴回阳之法。

取穴：气海、天枢、肾俞、足三里、阳池，均施艾炷灸。

针刺：中脘、公孙、内关、委中↓、曲泽↓。针灸1小时后病人见醒，自诉口渴。令饮一杯糖水，嘱其家属再频饮两杯糖水，以代替补液。

当晚病人血压平稳，渐进饮食。次日明显好转，3日后痊愈。

按：此属中毒性痢疾，在治疗条件较差的农村，大胆地应用针灸治疗，仅刺灸1次而治愈。可见针灸对痢疾有良好的疗效，不可忽视。

（六）肝炎后期综合症状

急性或慢性肝炎，当肝功能基本恢复正常时，个别病人仍存在肝区痛、腹胀、乏力、食欲不振、肝脾大等。经药物治疗不见显效者，可考虑针灸治疗。

治宜活血养肝，健脾滋肾。

主穴：曲池、血海、太冲、曲泉、中脘、足三里、公孙、太溪、三阴交。

配穴：

肝区痛：针内踝上2.0寸处，配支沟有效。

腹胀：中脘、天枢、阴陵泉、脾俞。

乏力：足三里、大椎、肾俞。

食欲不振：建里、公孙、承山。

肝脾肿大：天枢、中脘、足三里，灸痞根、章门。

十三、喘息

新病发喘多见实证，久病发喘多见虚证。呼气困难多病在肺，吸气困难多病在肾。有痰者，多病在脾肺。由此，治理喘疾，调理肺、肾、脾即可。针刺虽有即刻缓解之效，但疗效不巩固。唯灸疗效可靠。

灸穴：中府、肺俞、关元、肾俞、中脘、脾俞。

配穴：喘息发作，不能平卧者，速针刺内关、人迎，待喘缓解后，再行灸疗。

痰壅盛而急喘者：针丰隆、天突、膻中。

挟风寒者：针大杼、风门。

气从脐下起，直冲回上者，多为阴虚，宜针。取穴：照海、太渊、公孙、曲泉。

年久难愈的喘症：不愿接受灸疗时，可取膻中、曲泽、鱼际，均可点刺出血。并于肺俞、膈俞用散针刺，再拔火罐。常可收止喘之效。

冷哮虚喘者：宜灸膏肓、气海、太溪。亦可施五炷灸：中脘、巨阙、下脘、梁门。

十四、胃脘痛的辨证与取穴

胃脘痛常是由胃的不同疾病引起的上腹部疼痛。其他疾病也可引起，如胰腺炎、胆道系疾病、早期阑尾炎、心肺疾患等，因此须仔细鉴别。

胃脘痛大致可分为：气滞、血瘀、食滞、虚寒、阴虚、虫扰等类型。

气滞：胀痛攻胁，按之较缓，此属肝胃不和，宜疏肝理气，和胃定痛。

取穴：行间丨、期门丨、中脘丨、足三里⊥。

血瘀：刺痛不移，食后则甚，宜活血化瘀，瘀去痛止。

取穴：血海丨、膈俞丨、曲池丨、天枢丨、丰隆↓。

食滞：突然痛作，拒按，厌食，嗳腐吞酸，治宜和胃调化，化食导滞。

取穴：足三里丨、内庭⊥、建里丨、章门⊤、公孙丨。

虚寒：隐隐作痛，得温则缓，喜按。证属脾胃虚寒，治宜温中散寒，健脾益胃。

取穴：中脘△或×、足三里⊤、公孙⊤、胃俞×、脾俞×。

阴虚：灼热嘈杂纳少，空腹较甚，手足烦热。治宜养阴，清降虚热。

取穴：照海⊤、内庭丨、中脘丨、足三里丨、丰隆↓、梁丘⊥。

虫扰：剧痛攻逆，呕吐苦水或食物。宜驱虫安胃。

取穴：百虫窝（血海上 1.0 寸处）、大横丨、迎香透四白丨。

临证时，再随症灵活选配下穴：

胃痉挛者：重刺梁丘。

胃酸过多：灸膏肓。

消化性溃疡：膈俞、胃仓，宜灸或置皮内针 3~5 日。

空腹胀甚：气海、天枢。

食后痛甚：针足三里、阴陵泉。

大便潜血：脾俞、隐白均灸。

郁怒而发：针太冲、太白。

寒湿而发：灸肾俞、关元、脾俞。

临证点滴：临床治疗中，遇有疼痛剧烈者，且不合作，不便在腹部刺灸时，可于背部刺肝俞、胆俞、脾俞、胃俞等，常获得较好的效果。

另外，在天宗穴周围寻找压痛点，先按摩后针刺，可缓解疼痛。

经针刺俞穴不见效时，可在背部选取与胃痛点对应处，刺之，有明显止痛效果。

当腹满闷痛时，可取左右通关和公孙有效。

当刺痛攻及两胁，针治一般穴不见效时，可刺膈俞透向肝俞（沿皮），并可在肝俞旋灸，此法甚效。

对血瘀与虚寒型的疼痛，针刺俞穴不见显效时，可在脊椎 7~14 两旁寻找压痛点，于足三阴经小腿部寻找压痛点，对其压痛点均用泻法刺之，常获独特疗效。

十二指肠溃疡的压痛点，一般呈现在第六胸椎旁开 0.5 寸处，髂前上棘上 1 厘米凹陷处，胃溃疡在第十二胸椎旁开 3.5 寸处。此 3 点，可作为诊断点，又可作为治疗点，置皮内针或灸均可。

慢性胃炎、胃与十二指肠溃疡疼痛反复发作者，可于脾俞、胃俞、肝俞置皮内针。

病例

阎 ×× 　男　45 岁　辽建一公司工人。

1970 年 3 月 5 日来诊。胃脘痛已历 3 年，疼痛为阵发性，连及腰背，纳少。每遇寒凉、饮食凉硬、情绪波动即发病。经 X 线拍片，诊断为胃溃疡。近日便有潜血。

脉沉细、苔薄腻。

知热感度测定：脾经左 140/ 右 186，肺经 2/7，三焦经 12/5，余经略正常。此属脾胃虚寒，运化失常，胃络损伤。治宜健脾和胃。

取穴：脾俞、胃俞均置皮内针，公孙丨、丰隆丨，艾灸膏肓。

经 7 次诊治，诸症均减，疼痛消失，食欲渐增。后回故停治。

3 个月后见之，自诉胃已不感所苦，饮食正常。观察 3 年余未见复发。

按：本例病见脾胃虚寒，病久则脾虚气衰，则血失统摄，故便血。宜重在理脾调胃。脾之络公孙与胃之络丰隆，对脾胃虚寒很有效。此两穴可升清降浊，消瘀止痛。膏肓可抑制胃酸过多，又可止痛。脾俞与胃俞可健脾和胃，扶阳祛寒。故上方系治疗脾胃虚寒的一张良方。

十五、腹痛的取穴规律

腹痛的取穴方法有 3 种：

1. 按病位取穴

中腹痛多属太阴，取脾经穴位：公孙、地机等。

脐周病多属少阴，取肾经之位：水泉、阴谷、命门等。

小腹痛多属厥阴，取肝经穴位：中都、行间等。

2. 按病因取穴

因寒作痛：足三里（温针），灸肾俞、中脘。

因食停作痛：建里丨、阴陵泉丨、里内庭△或 ×。

因郁怒作痛：行间、内关、膻中。

因虫积作痛：大横、血海、中脘。

3. 按病痛性质取穴

实：热宜针，虚、寒宜灸。

胀痛：天枢、阴陵泉。

刺痛：血海、曲池。

窜痛：气海、三阴交。

隐痛：公孙、章门、大包。

4. 临证点滴

（1）左腹痛时，先针中脘；右腹痛时，先针气海。有时仅一针而痛止。

（2）急性肠炎的腹痛，取尺泽↓，有效。

（3）脐中四边穴，位于脐上下左右各 1.0 寸处，刺与灸均可，适于各种腹痛。

十六、癔病的针刺

癔病多由内伤七情，致心神失常。临床常见的类型与症状比较复杂。见精神症状者，多属"脏躁证"；见癔性失语、瘫痪、感觉缺失等，多属"百合病"；见精神抑郁、呆痴者，又属"郁证"。因此，治疗癔病时一定要仔细审证求因。不可草率地只针几个癔病的效穴，或选几个针感较强的穴位，进行暗示。此法仅对个别的癔病性失语有效。

属"脏躁证"者，宜取五脏的原穴及心俞、肝俞、身柱。

属"厥证"者，宜取肝经、肾经与督脉的经穴。

属"郁证"者，宜取足三阴经的原穴和络穴调治。

随症配穴：

哭笑无常：针刺风岩，刺 1.5~2.0 寸。

胸闷心烦：曲泽、膻中。

失语：通里、照海。

多语妄言：身柱、滑肉门。

痰多：中脘、丰隆。

梅核气者：内关、天突。

瘫痪：痞根、新设。

喜怒悲泣无常者：郄门上 1.0 寸处针之很有效。

由情志不遂所得，要兼做好思想工作。

病例一

张 ×　男　44 岁　沈阳市文化钟表公司职工。

1976 年 12 月 2 日来诊。主诉：3 年前因其爱人撞伤头部，进行手术，致使他精神受刺激而失常，心中常抑郁不快。工作劳累，精神一直未得恢复。半月前受感冒，发烧后，突然不会说话，某医院诊断为癔病失语症，并有胸背疼痛，腹胀不思食物，大便形如泡沫，服药后便燥。曾经针灸 3 次未效。由其同志陪护来求治，并代诉病情。

诊见：神清，面色赤，呼吸困难，脉来细数。看眼：心、肝二经区有明显变化。

辨证：忧思伤于心脾，抑郁有损于肝脾，心主言，肝主语，脾虚则不思食。解决失语，治心、肝二经为主。

治疗：眼针；刺双上焦区，双心、肝区。

效果：针后即会说话。因外出与人口角几句，又不能说话。当时又回来治疗，用眼针独刺肝经区，针后言语恢复，谈笑风生。

病例二

王 ××　女　34 岁　辽宁省锦西石油五厂职工。

1973 年 4 月 3 日来诊。1965 年发病，哭笑不定，时好时犯。近一周比较频繁，每日发作数次，精神恍惚，哭笑，手足乱舞，击墙叩胸，叹息，多言，时而神志渐清，便干。脉沉弦兼滑，苔淡白。

证属情怀怫郁，肝脾气血失和，痰浊遏阻。宜开窍解郁。

取穴：间使ㅣ、太冲ㅣ、右风岩ㅣ、丰隆⊥。针后顿觉心情爽快，对话正确。

二诊（4 月 5 日）：针后当晚得安睡，仅有一过性心里难受，但可抑制。次日仅有一次哭笑。原方针之。

经 5 次针治，痊愈，观察两个月，未见复发。

按：此例属"脏躁"范围。多由气机不利，情志内伤，气血不和，脏阴失养所致。取太冲疏肝解郁、间使活血定志，丰隆开窍豁痰，配合风岩除躁安神，可谓标本兼治之法。

十七、针刺降血压

根据中国医学科学院高血压研究组所拟定的标准，其分期要点如下：

一期要点：血压升高，但没有发现器质性的病变。这类患者多数血压超过 140/90 毫米汞柱；45 岁以上的患者，一般则以超过 150/90 毫米汞柱为准。

二期要点：血压持续升高，合并有心、脑、肾、血管轻度的器质性改变。

三期要点：血压一般持续升高，合并有心、脑、肾小动脉器质性改变。

针刺作为降低血压的治疗，在临床上是常用的，成绩较好。对原发性高血压有主治作用，对继发性高血压有辅助降压和改善症状的作用。对癫病危象者，有一定的降压或缓解症状的作用。在降压药物缺乏或疗效不满意的情况下，采用针刺降低血压显得更为优越。

针刺降压的效果，随其高血压的类型和程度，而出现差异。

高血压与机体阴阳平衡失调或痰湿壅盛有密切关系。多因精神过度紧张和情志不舒，而致心、肝阳亢或肝肾阴虚，两者互为因果。一般早期多为阳亢，中期多属阴虚阳亢，虚实交杂。后期多见阴虚或阳虚为主。

针刺不仅有迅速降压作用，而且有调整机体的平衡，使血液循环通畅而得到治疗。因此在采用针刺降压时，一方面要采用有效的降压方法，另一方面要施行根本上的治疗，才能巩固疗效。

选穴注意点：

（1）重视足三阴经：高血压与足三阴经关系极为密切，临证用穴时，多取这些经的俞、募、原、郄等穴，来调整经络失调的变化。此乃治本的方法。

（2）压痛点探寻：治疗中，要十分重视压痛点的诊察。这些压痛点往往是治疗的要穴。表现最明显的是：

头部和项部：百会、囟会、血压点、天柱。

肩、背部：天髎、臑俞（高血压者，此处均有反应）、心俞、至阳。

失眠者：肝俞、筋缩有反应。

眩晕者：胆俞有压痛。

下肢：中都、足三里。

胸、腹部：膻中、巨阙、肓俞。

以上诸穴，有反应者，均可列为治疗穴。

（一）人迎洞刺

洞刺又名窦刺，其穴在颈外动脉窦。

操作方法：让患者仰卧，头部低位。先用手掐脖子，如患者感到头晕时，则不宜用此法。针刺时，左手摸到人迎处动脉，用手指固定，右手持 1.5 寸针刺在动脉壁上，不可过深，易导致起小包。针后见针柄颤动为恰好。不用手法，10 秒钟起针，留针最长时间不超过 2 分钟。

适应证：原发性高血压、支气管喘息、胆石症、胃痉挛、头痛、眩晕。

（二）膈俞皮内针

操作方法：找准穴位，埋藏 1 号皮内针 1 只，双侧埋针。可留至 7 天。

适应证：胖人，对针畏惧者，此法简单易行。但找穴要准确，按皮内针常规操作。

（三）耳后降压沟

操作方法：在对耳轮后而上 1/3 有静脉可见，以三棱针点刺，出血如豆许。

适应证：降压。亦可抢救由高血压而发生的危险变化。

以上三法均在针后 10 秒钟降压。

（四）太渊脉刺

操作方法：找准穴位，用 2 寸针刺在桡动脉寸口部位。不用手法，见针柄颤动为度，不动可微提调整。刺在桡动脉壁上，不可过深。留针 5~10 分钟。

（五）眼针降压

刺心、肝二区。

（六）鼻针降压

针降压上点印堂，降压下点素髎，用 5 分针以 45° 角斜刺。

以上三法，均在针后 5 分钟降压。

（七）太冲泻法

找准穴位，针刺得气后，可用提插泻法。适用于肝阳上亢，眩晕较重之原发性高血压。

（八）合谷透后溪

手掌侧置，用 3 寸针，由合谷刺入，针尖向后溪的方向而进，达到得气。适用于小便赤黄、大便秘结，口燥舌干，食欲不振，大、小肠有瘀热者。

得气后用捻转泻法，透天凉尤佳。

（九）三里降压

体质素弱，有胃肠病而患高血压者，刺足三里穴，宜用补法。

（十）石门降压

任脉偏盛，胸腹胀满，妇人经闭，赤白带下者用针刺石门以降压。

以上 10 法对原发性高血压效果较好，对继发性高血压须先除去病因，血压仍不降者可用之。

结合症状，选用配穴，有助于降压。

眩晕：侠溪，上廉。

失眠：行间，神门，肝俞。

头痛：太冲透涌泉，肓俞。

肾虚阴亏：太溪，肾俞。

阳虚：灸气海、关元、命门。

高血压危象：速于降压沟放血，重泻合谷、曲池、太冲。不降时，采用人迎洞刺。

肾病型的高血压，可于涌泉穴前后各 0.5 寸处针之。再刺阴谷、委中上 2.5 寸处。

病例一

吴 ×× 男 38 岁 沈阳中捷友谊厂工人。

1972 年 12 月 26 日来诊。主诉：高血压两年余，服用中西药物不效。

诊见：神疲面黄形瘦、食少，消化不佳，脉来沉而无力，右关更明显。属于胃虚型高血压。血压为 150/108 毫米汞柱。

采用人迎洞刺后，则为 140/90 毫米汞柱。治疗 11 次，血压为 128/90 毫米汞柱，一切症状消失。

一年后，陪其母来治病，问其血压，一直正常。1981 年又来医院，询其血压，未再复发。

病例二

耿×× 女 50岁 沈阳市铁西区齐贤街6段2里2号。

1974年12月2日来诊。主诉：患高血压8个月，头部发胀，目干，睡卧不宁。服过许多降压药物，也用过针灸，吃过中药，均不见效。

诊见：神清，体胖，面色赤，舌红无苔，脉弦象。血压为180/120毫米汞柱。

治疗：采用膈俞皮内针。埋藏后血压为175/115毫米汞柱，二次治疗后则为170/115毫米汞柱。

治疗4次后，患者自述：头清眼亮，一切症状均已消除，色脉皆和。血压135/90毫米汞柱，已经痊愈。

病例三

郑×× 男 50岁 沈阳市建设局职工。

1976年10月18日来诊。主诉：患高血压5年，经常头晕目眩，眼干。左眼角膜白斑，右眼则为义眼。

诊见：神清，面赤，舌红少苔，脉弦，左关明显。血压为170/100毫米汞柱。

治疗：采用太渊脉刺，针体微颤，起针后量血压为156/90毫米汞柱。

复诊时血压为160/100毫米汞柱。眼针降压有效，不知对义眼患者能否起作用。试针其双肝区，留针10分钟，血压为150/90毫米汞柱。

三诊：主诉症状减轻，头目清明，精神轻爽。血压为120/80毫米汞柱。仍刺双肝区，术后血压无改变。经验证明，凡血压在正常范围内时，针刺后亦不再降。

四诊时血压150/90毫米汞柱，按年龄计算，仍在正常范围，故无任何症状。试再作眼针，针后血压为130/90毫米汞柱。

眼针疗法，对义眼也一样有效。因为经脉以眼为集散之地，必通过眼眶。眼球虽无，而其经脉分布尚无改变，故针刺亦有效。

病例四

张×× 女 48岁 辽宁省锦西县东风街。

1970年5月10日来诊。素体虚胖，体重79千克。多疾缠身，曾患慢性肾炎、结核性腹膜炎、神经衰弱、月经不调、慢性胃炎。近年又患原发性高血压，为眩晕所苦，服药无效，前来针治。

检查：脉弦，苔白腻，舌质略红，浮肿，血压为190/108毫米汞柱。先拟降压治疗。

取穴：足三里、曲池、太冲、百会。

经针5次，血压不见明显下降，眩晕不减。随感此症难治。予以经络测定：所见五脏各经、胆经、三焦经均呈明显失调。其中失调最显著者为脾经，决定以调理脾经为主要目标。

取穴：于脾经实侧之隐白、商丘点刺出血，15分钟后，患者自感头清眼亮，经测血压为160/98毫米汞柱，又依次调整有改变的其他各经。

经7次调整经络治疗，血压恢复为150/96毫米汞柱，眩晕基本消失。

后又以此法调治其他疾病，经过3个月的治疗，诸症明显好转。停治。

观察3年，高血压未见复发，仅慢性胃炎与肾炎未得全治。

十八、针灸回升血压

针灸对低血压、休克（中毒性），作为回升血压的治疗，是有效的。

治疗方法：

针穴：素髎、涌泉、百会、内关、寸平（阳池上 1.0 寸处）、足三里、十二井穴点刺。

灸穴：关元、中脘、百会。

可先用针法，均补，留针 40 分钟左右，每 10 分钟作一次手法，并观察血压回升的情况。若见有上升的趋势，过两小时再行针刺。若不见上升，可改用灸法或热盐外敷法（将食盐炒热装入布袋内，置敷在神阙、关元部位，凉则更换）。阳衰虚脱者，常见血压很快回升。若结合中药（参附汤与生脉散）治疗，效果更佳。

此法对过敏性休克不宜用。

病例

佟 × ×　女　16 岁　锦西水泥厂住宅。

1972 年 11 月 17 日来诊。该患消化道出血，因失血过多，致失血性休克。经输血等急救，休克略好。后见高热，血压明显下降，无尿。抗休克治疗进行 24 小时之久，不见好转。当即配用针刺提升血压。

取穴：素髎、涌泉、百会、内关。耳针：肾区、内分泌区。

针后 30 分钟，血压回升为 86/50 毫米汞柱，两小时后排尿 180 毫升。后又配有参附汤与生脉散加减。

次日清晨，经过良好，病人血压平稳，继治 7 日痊愈出院。

十九、心律失常的调整

针灸对心动过速、心动过缓及心律不齐均有治疗意义。

心律失常从脉证来看，多属虚证。心动过速者，其脉数而无力，多见阴虚；心动过缓者，脉缓而无力，多见阳虚；脉结代者，多为脏气衰或气结。

治宜益气扶阳滋阴。

心律不齐，脉结代者，灸关元、足三里、中脘有效，用艾条或艾炷灸均可，需多灸，少则无效。

心运过速：针刺心俞、郄门、神门、太溪、侠白。

心动过缓：灸脾俞、肾俞；刺太渊、通里、素髎。

病例一

宁 × ×　男　48 岁　沈阳市机械公司技术员。

心跳间歇，自觉怔忡不安，周身疲倦，不能工作。病已很久，经治不效。

1980 年 5 月 20 日来诊。主诉：心脏常觉难受，出现间歇脉时，自己有感觉。

诊见：脉象：50 次 / 分，脉结代，每分钟停十余次，停时，病人感到非常难受。看眼心区血管弯曲，颜色鲜红。

治疗：在双心区刺入眼针 2 支，再诊脉则 60 次 / 分，每分钟间歇 3 次。自觉症状，显著减轻。

每隔四五天来诊一次，治法相同。一个月后，看眼心区血管变细色淡，脉无结代现象，一切正常。

半月后因运动过度，疾病发生反复，脉结代，每分钟间歇 2 次。又按前法治愈。嘱其劳逸适度，可以适当运动，但不可过累，睡眠更宜充足。迄今未来。电话随访，已愈。

病例二

王 × ×　男　42 岁　锦西县委干部。

1973 年 1 月 14 日来诊。1972 年元月，劳动后自感一过性心跳，未曾介意。后见频作，经医院诊为风湿性心脏病。心电图所见：P–R 间期为 0.24 秒。

检查：体质强壮，面略赤。脉弦，苔微黄腻。饮食略少，二便正常。

经络电测定：心经 5/10；膀胱经 0/15，余经基本正常。

针穴：心俞、寸平、阴郄。

针后 15 分钟，测定结果：

心经 15/20；膀胱经 30/0。

二诊（1 月 15 日）：症状无明显改变。

经络电测定：心经 20/30；膀胱经 35/2，应重点调整膀胱经。

取穴：膀胱俞（右）埋皮内针，针京骨（右）。

针后 15 分钟测定：膀胱经 50/40。

三诊（1 月 17 日）：

经络电测定：心经 15/30；膀胱经 40/50；肝经 40/0。此次肝经出现失调。患者惊奇地说："近日肝区作痛，测定很准确。"

取穴：太冲、神门、阳池、阴郄。

六诊（1 月 22 日）：自诉：经几次针后，胸闷、胀痛减轻，心跳渐缓，经两次针后肝区不痛了。

经络电测定：心经 15/30，余经正常。

十诊（2 月 10 日）：经一个月的针治，症状明显好转。做心电图检查，P–R 间期为 0.22 秒。

后又经一个月的治疗，经络基本处于平衡，心电图检查：P–R 间期为 0.20 秒。诸症均安。在治疗期间，未服任何药物。可认为针治之作用。

按：本例多由风湿浸淫，引起心阳不足，挟有肝郁与膀胱气化功能失常，更令心阳不振，表现为心悸。经调整经络的失调，诸症见安，且心电图证实心功能渐恢复。可见以针刺来调节经络平衡的方法，治疗风湿性心脏病有一定的效果。

二十、眩晕

眩晕是一种症状，多见高血压、内耳病、动脉硬化、神经官能症及脑部疾患等。本病多因肝阳偏亢、肝肾阴亏、气血不足、痰湿中阻而成。

《黄帝内经》："诸风掉眩，皆属于肝。"可取肝经的原穴、合穴。新病配郄穴，久病配募穴。或采取表里原络配穴法，用肝经的原穴，配以胆经的络穴。如兼耳鸣者，可取胆经的原穴，配以肝经的络穴。肝虚者目视眈眈，可针肝俞，用补法。

病例一

郭 × ×　女　40 岁　沈阳五三工厂工人。

1974 年 7 月 15 日来诊。5 天前呕吐眩晕，不敢睁眼，抽搐 2 次，4 天来未进饮食。

面黄形瘦，舌苔黄厚，脉来细散。

证属肝胃虚热。

取穴：印堂、太冲、中冲，用补法。

7月16日来诊。主诉：回家症状减轻，吃了2个鸡蛋。今晨能进早餐，一切症状均消，只是虚弱疲乏。用前穴加足三里而愈。

病例二

许×× 女 30岁 锦西县银行职工。

1967年5月10日来诊。眩晕3年，经多方治疗效果不佳。3年来一直不能独立行走，动则晕甚，需人扶持。因畏针拒绝针治。后头痛甚，勉强接受针治，此一试见些效果，便主动来针治。

检查：面色淡白，神倦，脉沉细，舌质淡，苔薄白。

知热感度测定：胆经200以上/50；肝经左30/右20；肾经50/17，余经正常。

触诊：三阴交、胆俞、风池有明显压痛。

此证为肝胆虚火上炎、肾阴不足所致。治以滋肾为主，佐以平肝潜阳。

取穴：风池 | 、侠溪 | 、太阳⊥、照海丅、阴交 | 、三阴交 | 、承浆丅。在左胆俞置皮内针。

每针治3次，做一次经络测定。

经10次的调治，已能独立行走，眩晕好转、饮食、睡眠转佳。

十四诊（6月5日）：经络检查，诸经接近平衡，唯独肾经相差2倍，即肾经56/24，又继续调肾。

取穴：在左肾俞置皮内针，照海 | 、百会 | 、气海丅。连针10余次，则经络接近平衡，诸症渐消，基本痊愈。

观察至今，已13年之久，一直未见复发。

按：此例眩晕，属肾阴不足，而致肝阳上亢。久病体弱，亦见气血不足。因此，既要滋肾平肝，又要补气和血。兼理脾胃，而消痰化湿。遵"无火不作晕，无痰不作眩"之说，治疗眩晕以滋阴降火、健脾运化痰湿为治本。慢慢调理而眩晕得愈。

二十一、痰疾的辨证与刺法

痰为病理产物积存，可致不少疾患，如癫、狂、麻木、惊悸、痫、不寐、眩晕、喘、积聚、痰核等，均与痰有密切关系。因此，对痰疾的治疗，在临证中显得非常重要。

引致痰疾的原因是复杂的，内伤七情、外感六淫、食积、酒积等，皆可致经气郁阻、脏气衰减、脾失健运、肾气亏损等而生痰。因此，治疗痰疾，不单行化痰之法，还要治生痰之源。

（1）风寒而生：痰多见白沫，脉浮或沉迟。

取穴：肺俞、风门、中府、列缺等穴。

（2）暑湿而生：痰多腥臭，呈淡绿色，脉虚或缓。

取穴：劳宫、丰隆、公孙、章门、水分。

（3）燥热而生：痰多见黄黏，呈线状或小珠，咳嗽难出，脉滑数。

取穴：膻中、天突、内关、曲池、内庭、中脘。

（4）食积而生：痰见黏滞，胸腹闷胀，烦躁，脉滑。

取穴：下脘、里内庭、公孙。

（5）酒积而生：清晨多咳，痰黏善呕，脉沉滑。

取穴：中脘、建里、足三里。

（6）脾虚生痰：倦怠纳少，多痰，脉右关濡象。

取穴：脾俞、太白、章门。

（7）肾虚生痰：吐痰如涌，多见于天明之时。脉左尺沉细。

取穴：关元、肾俞、照海，灸之。

（8）七情郁伤生痰：脉见滑，症见烦闷、失眠、易惊。

取穴：太冲、太白、太溪、丰隆等穴。

总之，对痰疾的论治，要分清标本，兼症主次，灵活运用，方可奏效，不可拘泥一方一穴。

二十二、呕吐

呕吐是临证中常见的一种症状，可见于许多疾病。呈喷射状呕吐，不伴恶心，多考虑中枢性呕吐。伴恶心、脘腹痛者，多见胃肠疾病。伴严重腹痛者，应考虑急腹症。已婚妇女，停经两个月者，应考虑妊娠反应。无特殊原因者可考虑神经性呕吐。剧烈呕吐者，切要注意观察水和电解质紊乱情况。朝食暮吐或呕吐反复发作者，需排除胃内肿物。

针灸对胃肠功能衰弱、气机失和、妊娠恶阻、神经性呕吐者无为有效。

呕吐者多属胃气逆而不下。若呕吐清水，多病在足少阴肾经。针治呕吐，法在调胃温肾，兼理肝健脾。

主穴：中脘、足三里、公孙、命门。

配穴：

热者：加合谷、内庭。

吐不止：加金津↓、玉液↓。

寒者：加上脘、胃俞。

痰饮者：如膻中、丰隆。

食积者：加下脘、璇玑。

肝气不舒：加阳陵泉、太冲。

中虚者：脾俞、章门。

外感时邪、呕吐频者：针印堂透额中（印堂上1.0寸），配委中↓，总觉恶心欲呕者，针承浆Ⅰ、内昆仑⊤。

妊娠恶阻者：不宜针内关，仅针人迎一穴，即有良好的止呕吐作用。

反胃之呕吐：灸膈俞、梁门、气海、水分。此灸对幽门不全梗阻亦效。

二十三、泄泻

泄泻有急、慢之分。急者偏寒可留针，宜灸；偏热者宜针，多用泻法。慢者多虚，宜调理脾胃与温补肾阳，宜补多灸。

天枢与上巨虚治疗急性泄泻颇有效。

配穴：发热者加曲池⊥、内庭⊥（均用泻法）。虚脱者：在神阙、关元可施隔盐灸。

慢性泄泻较为难治，注重调整脾、肾。脾虚者，灸章门、梁丘，针中脘、足三里。肾虚者，灸昆仑、命门，针然谷。

二十四、呃逆的验穴

呃逆多属肝气不舒、胃中食滞或脾胃虚寒，致气机升降失调所引起。

一般针内关、膈俞、天突、中脘等穴即可。亦有不效者，当仔细辨证治之。

呃逆声短者，多半病在中焦，宜顺胃气；声长者，病久，多半病在下焦。针上方不效时，可取承山穴外腓肠肌边缘的压痛点，再取中指一二指节间内侧（桡侧）屈指横纹头处，沿皮强刺激。配中脘可调中焦。若病在下焦，可取阴都、关元针之，并灸期门。

因外伤有血瘀者，针曲池、血海、膈俞、气海有效。

因食滞或痰阻者：针建里、丰隆、内庭。

病例

吕×　男　24岁　北京市工人。于某医院内科住院。

精神失常7年之久，时好时犯。平素沉郁、不寐、易怒易惊。近3年来呃逆频发。此次发作后，数月不愈，每分钟嗝声数次，实感痛苦。1973年3月15日邀我院会诊。

检查：体胖，沉郁寡言，不愿接受治疗。脉弦数，苔黄腻。证属肝气郁结，阴虚火旺。

取穴：太冲、飞扬、内关、膈俞。

二诊（3月18日）：针后效果不明显。

经络电测定：肝经120/150；心包经90/130；八俞经0/30；膈俞经30/10。

取穴：内关、丰隆（外斜上0.5寸处），中指内侧边，飞扬。

针后15分钟，呃逆顿止。

三诊（3月22日）：针后一直未发作。又继治7次，痊愈。

又继续调治他疾，经治20多次，诸症消失，痊愈出院返京。半年后访其家长，诉说一直健康。

按：本病多由情志不舒，肝逆犯胃，气失和降所致。本例兼见痰郁交阻，不豁痰开郁，难以除病。先调其失调经络，随即豁痰，再理气机，升降正常，而呃逆自止。

二十五、神经衰弱

神经衰弱是多种因素导致大脑皮层内抑制过程的减弱，与医学的郁证、心悸、失眠、怔忡等证相似。本病虽为针灸适应证，但治疗起来是不容易的。

祖国医学认为神经衰弱属于神志病，归于心脾二经，称为心脾虚。以五行学说来解释，心病不愈，心属火，火克金，可以传到肺，出现呼吸困难、气短、悲观等现象。肺病不愈，肺属金，金克木，可以传到肝，而发生善怒、胁痛、忧郁等症。肝病不愈，肝属木，木克土，可以传到脾，从而产生消化不良、周身疲倦等症状。脾病不愈，脾属土，土克水，可以传到肾，产生遗精、阳痿等症状。肾病不愈，肾属水，水克火，又传到心经，成为恶性循环，越来越重。

另一种类型是脾虚，脾胃相表里，神经衰弱的原因，有一大部分是由于胃肠病而引起的，消化不良，腹胀膨闷，就是引起失眠的一个原因。检查的方法，用手握拳，按中脘穴，有反射抵抗的是正常，没有反射抵抗像放在蒸饼上一样，并有振水声响，就是胃肠病，即脾病。脾病不愈，脾属土，土克水，可直接传到肾而产生遗精、阳痿等症。由肾再传到心，也成为恶性循环。

在临床中，应用触诊来检查经络、经穴的变化，进行辨证施治，往往可提高疗效。方法如下：

易怒失眠者，在肝经上多见反应点，如蠡沟至中都一带，阴包至五里一带有压痛点或硬结等。此外在肝俞周围有压痛点或肿起。

心悸者在心经上多见反应点，如通里至少海一带，可见敏感点。心烦、心跳者，阴郄有压痛。此外厥阴俞、心俞周围有过敏点。

神疲健忘嗜睡者，在脾经上多见反应点。如三阴交至地机一带、血海周围、脾俞等呈现压痛点。

动则易衰、精力不佳者在肾经上多见反应点，如筑宾至阴谷一带，肾俞和京门附近，呈现过敏点。

以上诸反应点，均可为诊断点和治疗点，按病症的虚实予以补泻，常常获得显著疗效。待症状消失或病愈后，这些反应点大部亦随之消失。

治疗的方法：辨证施治，循经取穴，以治失眠为主。查其原因，辨其症状，属于哪一经，就取哪一经的原穴，新病配郄穴，久病配募穴，不使其传变，可以很快治愈。

心脾虚有两种类型，一为失眠，一为嗜睡。

病例一

赵×× 女 26岁 辽宁省盘锦羊圈子苇场工人。

1973年6月11日来诊。主诉：失眠，头痛，手足麻木，纳呆，每夜只睡2小时，精神疲倦，心情恍惚，健忘，烦躁。

诊见：面黄形瘦，脉来沉细，左寸尤甚。属于心阳虚，循经取穴，配以督脉补阳之穴。

取穴：大椎、陶道、神堂。针4次睡眠如常。

病例二

孙×× 女 22岁 沈阳市光学镜片厂工人。

1973年7月23日来诊。主诉：由惊吓而发生抽搐，以后成天昏睡，疲乏不堪，日夜昏昏似睡，不经呼唤不醒，往往吃饭时手拿饭碗因昏睡而失落。

诊见：昏昏似睡，面色㿠白，呼吸细微，脉来沉缓，右关近于迟脉。问话能答，心里明白。证属脾阳虚，亦须振奋督脉，循经取穴。

针大椎、陶道、脾俞或意舍，针5次，昏睡逐渐消失，一切正常。

治疗失眠的有效取穴：采用三角形四面取穴法。

（1）大椎、陶道、心俞。

（2）大椎、陶道、神堂。

（3）大椎、陶道、膏肓。

治疗嗜睡的有效取穴：

（1）大椎、陶道、脾俞。

（2）大椎、陶道、意舍。

（3）大椎、陶道、胃仓。

如果在恶性循环期，发现哪一经的症状突出，即采取该经的背俞穴或相应脊穴，其效亦佳。

二十六、痹证的选穴原则

痹证虽有风、寒、湿、热之分，但其主症均表现为痛。因此，治疗均以疏通经脉、调和气血为主。风痹以针刺为主，湿、寒痹以灸为主，热痹以针刺出血为主。

取穴方法：

（1）局部：以痛为俞，自感痛处与医者按压之痛处，均可为刺灸点。

（2）循经取穴：按痛处所属经络，经络失调者进行选穴。

（3）调和气血：膻中、气海、膈俞、血海。

（4）瘀络点刺出血：视其充血或瘀血的络脉点刺出血。对由经滞络、久病入络的痛痹颇为有效。

附：坐骨神经痛的治疗

坐骨神经痛是常见的比较顽固的神经痛。针灸有效，个别病例也有无效的。

此症多见胆经、膀胱经、肾经与肝经的变化，个别病例也有病在肺经与脾经者。

胆经为病：灸日月、跗阳，针环跳、阳陵泉、侠溪。在病侧或胆经虚侧的胆俞上置皮针。

膀胱经为病：灸中极、昆仑，针飞扬、殷门。在虚侧的膀胱俞置皮内针。

肾经为病：灸京门、太溪，针阴谷、复溜。疗效不显时，可多灸关元、肾俞。

肝经为病：灸期门，针中都。虚侧肝俞置皮内针。

肺经为病：灸肺俞，针尺泽、鱼际。

脾经为病：地机、大包、隐白。

疼痛剧烈者，可针对侧的中渚透合谷，阳陵泉透阴陵泉（患侧）。

病例一

荀×　男　24 岁　黑龙江省依安县德胜公社。

1967 年 12 月 1 日来诊。腰腿痛 2 年之久，后渐下肢痿躄，生活不能自理，先后赴几个大医院诊治，不见好转。此次从外地就医回依安，住于同一旅社，见之实为同情。其母守寡多年，为儿治病花费千余元，而不见效，焦虑异常。

检查：患肢未见萎缩，肌肉紧硬弛缓无力，纳呆，二便正常、不渴。脉沉缓，苔厚腻。

证属湿痹，湿邪阻遏脾、肾，经滞络瘀、筋脉失养而致痿。治宜通经活络，清化湿邪，助气活血。

取穴：委中↓、然骨↓、阴陵泉∣、公孙∣、照海⊤、阴谷⊤、血海∣、气海⊤、脾俞⊤、肾俞⊤。

上方针治 5 次，肢体见灵活，痛减。原方配委阳与血海处刺络放血。

又针治 5 次，患者能离床活动，唯感无力。基本痊愈，停治。

半年后随访，已能参加生产劳动。

按：此例下肢瘫痪两年余，按截瘫治无效。从中医辨证属湿痹，按湿痹治之而效。

湿痹多从脾、肾着手。调和经络，助气和血，湿邪可去。否则只顾利湿见效迟缓，且久病体弱，利湿偏重，而有伤阴之弊。

病例二

王××　男　42 岁　锦西县暖池塘公社商店职工。

1971 年 6 月 7 日来诊。腰腿痛已达 2 年，近 8 个月来疼痛加剧，不能行动、下床。

日轻夜重，痛甚时不能平卧，俯撑呼叫不休。经多方医治无效，一月前又患肺炎入锦西某医院医治。肺炎虽略好，但腿痛如故。后转我院治疗。

痛苦病容，站立、转侧困难，活动受限。脉紧弦、苔黄腻，目内赤脉贯睛。白细胞 15×10^9/升。血沉 12 毫米/小时。既往健康。

经络电测定：肺经 64/20；心经 50/18；三焦经 5/25；肝经 34/4；脾经 10/3；胃经 7/15；肾经 2/0；膀胱经 7/4；胆经 27/15。余经未见成倍差度。

触诊：膈俞、心俞、脾俞、滑肉门、肓俞、中都、风市、孔最、阴郄，均呈强压痛。

此属多经病患，证由寒湿乘虚入络，久病正虚邪凝，气血瘀结，经滞络瘀，渐成痼疾。但近日外感时邪未尽，宜先理标，再图其本。以防引邪入里。

取穴：鱼际、曲池、风门、大椎。

二诊（6月8日）：咳嗽、胸痛略减。原方加右肺俞、右心俞、左三焦俞、右肝俞、右脾俞、右肾俞，均置皮内针。膈俞、孔最、滑肉门、风市、中都，均施平补平泻法。

三诊（6月9日）：自诉针第二天疼痛大减，可平卧，一夜安睡 5 个小时之多。

经络电测定：肺经 32/24；心经 44/20；三焦经 10/17；肝经 22/12；脾经 15/7；胃经 11/20；肾经 7/4；膀胱经 6/4；胆经 25/14；经络失调情况略有恢复，且症见好转。仅需调理肝、脾、胆为主，并于委中、血海、然谷附近处点刺瘀络出血。

经过：经六诊后，诸症均安，血象正常，肺炎已愈。活动多时，患处作痛。后用灸法调整脾肾。

灸穴：脾俞、章门、中脘、肾俞、关元、风市、血海、阳陵泉、曲池。

续灸 15 次，基本痊愈，出院。至今 9 年一直未见复发。

按：痹证病本多在于脾。困脾虚则后天之源亏损，不能营运血脉，血脉闭而不通，方成痹症。痛痹属寒气胜者，寒属阴、阴主凝，血脉得寒凝而不通，不通则痛，且痛有定处。本例为寒湿致病，累及经络失调，虚实交错，标本难辨。宜先理经络失调，后顾病因之本。施灸可培本扶正祛邪，以固疗效。

病例三

刘×× 女 38岁 锦西县马仗房商店职工。

1967 年 5 月 10 日来诊。左腿痛甚，累及腰、膝、踝痛，痛得一点不敢动，不能下地活动。曾诊断为坐骨神经痛，经治半年余，不见好转。

检查：脉弦、苔薄白、舌质淡。

知热感度测定：胆经 200 以上/10；肾经 8/50，余经正常。

触诊：胆俞、肾俞、阳陵泉、风门均呈明显压痛。

因该患者畏针，且就诊行动不便，当即埋皮内针调之。

取穴：左胆俞、右肾俞。

置针后 15 分钟，患者自感疼痛减轻，腿敢屈伸，于是患者扶墙试走，又大胆下地行动，已不觉疼痛，当时患者高兴得难以形容。

仅此一次治疗就获痊愈。观察 3 年未见复发。

二十七、震颤

震颤有全身震颤、四肢震颤、局部震颤之分。

病例一

局 × × 男 13 岁 辽宁省黑山县姜屯公社。

1974 年 3 月 4 日来诊。主诉：数年前上肢震颤，有时发作一次即恢复。2 月 23 日春节后，颈部、手足均震颤不已。

先治其颈部。取穴：崇骨，百劳；再治上肢。取穴：曲池、合谷；治下肢取足三里、内庭。针后见轻，深刺久留。针后以手握其上下肢，颤减缓。共针 11 次，震颤全止。

病例二

李 × × 男 34 岁 沈阳市皇姑区辽河街派出所。

1975 年 3 月 28 日来诊。主诉：右下睑痉挛，震颤不止，每日不知多少次，令人心烦难受。

治其局部，用 30 号 1.5 寸不锈钢针一支，由下睑外端，刺入皮内，穿至内端，轻轻拔出。

复诊：主诉震颤次数减少。依前法共针 4 次痊愈。

经过 3 年，复发 1 次，仍用上述方法治愈。迄今无恙。

二十八、遗尿

儿童多见夜尿，老人多见小便不禁。其病因多为感受寒冷或体弱致肾与膀胱功能低下，而不能制约水道。

治宜调整肾、膀胱与三焦的功能。

取穴：肾俞、中极、三阴交。

久病不愈者，应多灸命门、关元，或置皮内针。老人小便不禁者加灸中脘、遗道（脐下 4.0 寸，旁开 5.0 寸）。

二十九、癃闭

排尿不利而涩谓之癃，小便不通谓之闭。此症多由肾气不足，湿热下注，外伤或术后、产后而引起。

此病虚证为多，宜益气补肺，肺主肃降，通调水道。肺气充实，可金生利水。补肺也意味着补肾，即虚则补其母，此着一举两得。

另外，再行补肾、通调膀胱之法，效果更好。亦有中气虚陷者，可用升提法调之。湿热下注，可通利脾经与膀胱经，分利湿热，疏通下焦气机。

外伤、术后、产后者，以通调膀胱气机为主，结合上述辨证论治。

选穴配方：

（1）益气补肺：经渠、尺泽、肺俞、气海。

（2）培补肾气：肾俞、太溪、阴谷。

（3）补中益气：中脘、气海、百会均灸，针足三里。

（4）利湿清热：地机、三阴交、中极、膀胱俞。

（5）通调膀胱：中极、京骨、三阴交。

对老年性前列腺肥大者：可于大肠俞、膀胱俞附近寻找色素点，用三棱针挑之，有效，个别亦有无效者。色素点多呈灰褐色或灰白色，如大头针头大，略出于皮肤，压之不褪色。

三十、阳痿

针灸方法：

（1）关元、中极。使针感达到外生殖器。

（2）二次取穴法，单针刺大赫，针感同。治愈多例。

（3）肾俞、次髎。

（4）虚寒病人，可灸关元。

新病配肾经郄穴，久病配肾经募穴。

三十一、遗精

遗精针刺阴谷有奇效，病人仰卧位，裸腿屈膝，足心相对。针刺入两筋之间，行补法。又法，针刺志室，得气后行补法，亦效。

遗精有病态与生理之区别。如果：20多岁的未婚青年，7~8天遗精1次，第二天反觉精神愉快，这是生理现象，不必医治。可向来诊者讲述睡眠常识，睡前用热水洗脚，枕头高点，侧卧，手足屈曲，心无外虑，所谓"先睡心"。自然容易入睡，可避免或减少遗精。

遗精多在天将亮之时，仰卧而遗。生殖器龟头最敏感，仰卧和被接触是容易引起遗精的原因之一。

病态遗精，则面容憔悴，精神疲倦，腰酸腿软，头晕健忘。每2~3天1次，或1天1次，甚者白天午睡，或有梦或无梦也遗精，应抓紧治疗。

严重的遗精，应改变睡卧体位，屈膝侧卧，用宽带一条套在脖子上，下边系在膝关节以下，使熟睡后腿亦不能伸开。严重的铺被褥睡在大笸箩中。

另外，向青年普及生理卫生知识，要他们多运动，专心读书，热爱科学，选择有益的爱好等，以理制欲，切勿手淫等，皆是预防遗精的有效方法。

三十二、疝气

针灸方法：

（1）取太冲、三阴交、太溪、大敦，针患侧，用补法。用此四穴，治愈疝气多例，一般不超过数次。针大敦以左手拇、食二指捏住足大趾往外拉，在趾节、针灸书所谓"三毛之际"刺之。

（2）刺大敦一穴，如上述操作方法，配以期门，亦效。

婴儿疝气，可用麝香少许，置脐中，暖脐膏贴之。

三十三、脱肛

治疗方法：

（1）灸百会，15分钟左右。

（2）针百会、会阴、长强。

（3）针外丘。

（4）龟头连颈2寸许（约6厘米），焙干研细，撒在纱布上，待肛门脱出时，以龟头粉垫纱布托住，轻轻柔，自然收回。同时用龟头3个，煎水服下。

三十四、血证的刺灸

古有明训："见痰休治痰，见血休治血，明得个中趣，方是医中杰。"

针灸治疗出血证时，同样要根据出血的病因、病位及出血的性质与特点，进行辨证施治，方能收到良好的效果。否则，仅就止血的刺灸，无效时，就别无办法了。

中医认为出血证有3个因素：一血热而妄行，二气逆迫血离经，三气不摄血。因此，应用针灸治疗出血症时，一定要遵照：

血热者宜清或泻；

气逆者宜降或顺；

气虚者宜补。

另外，再结合出血病变的经络失调，予以调整。同时施行对症取穴。

对症取穴方法：

（1）脑出血：涌泉、手三里、百会、水沟。用灸法不用针。

（2）咯血：孔最｜、太溪｜。

（3）吐血：郄门×、血海×、阳陵泉×、梁丘×。

（4）胃出血：便血者灸梁丘，吐血同前。

（5）肠出血：小肠俞⊥、关元⊥、隐白⊥、足三里×。若便血不止者，可灸劳宫、太白、合阳。

（6）子宫出血：血病三处灸，此为经验灸法，第三骶椎棘突处为一穴，再旁开各1.0寸，为二穴，共三穴，一起灸，各灸7~10壮。此灸亦治其他出血症。再配灸隐白、阳陵泉，效果更佳。

（7）痔出血：孔最｜、命门×。

（8）尿血：命门｜、三阴交｜。

（9）衄血：风府⊥、手三里｜。

（10）眼底出血：太白｜、大陵｜、风池｜、天枢｜、大巨｜。

（11）产后出血：膈俞×、血海｜、关元×、阴交×。

（12）齿槽出血：脾俞×、肾俞×、曲池｜。

（13）坠伤恶血瘀内：然谷↓、冲阳｜、大敦↓，左刺右，右刺左。

第三章　外科疾病

一、急腹症

目前，中西医结合治疗急腹症，已取得很大进展。针灸对本病的治疗，也占有一定的地位。如止痛、止呕吐、增强胃肠蠕动等，均有明显作用。

（一）阑尾炎

阑尾炎未化脓时，可针灸治疗。选取阳明经穴为主，疏通胃肠经气，达到散瘀消肿、清热止痛之效。

取穴：气海、上巨虚或上下之压痛点、合谷。

配穴：呕吐配内关、上脘；发热配曲池、足三里；腹痛配天枢、三阴交。白细胞高者，灸肘尖、天枢、合谷，针血海。

已化脓者，立即转外科治疗。

（二）急性胆囊炎、胆石症

急性胆囊炎、胆石症当在少阳经，多为湿热。治宜疏泄肝胆，清化湿热。转成慢性时，多见肝胆气滞。

治法：

痛甚：中脘、外丘、天宗。

发热：胆俞、侠溪、外关、委阳。

呕吐：上脘、内关、梁丘。

腹胀：天枢、阴陵泉。

兼施利胆之法：阳陵泉、丘墟、日月、至阳、后溪。

眼针止痛效果亦佳。正痛时针后可立即止痛。

病例

魏×× 男 58岁 辽宁省公安消防总队干部。

1977年10月7日来诊。主诉：1976年9月患胆囊炎，其痛不可忍，二旬始愈。以后又发生两次，比较轻微。今年9月30日，发生剧烈疼痛，导致晕厥。经过公安医院抢救，始见缓解。现在疼痛不断，时轻时重。

诊见：神疲面赤，舌质赤，六脉沉数，左关尤甚。看眼、右眼肝胆区有血管隆起、颜色鲜红。平时有高血压。

治疗：眼针双胆区，右中焦区。

效果：来时正在剧烈疼痛，针后痛止，手压之仍痛。留针5分钟，起针后手压之亦不痛，但有发胀感觉。共针6次，痛止而愈。

（三）胰腺炎

胰腺炎常见脘胁疼痛、寒热往来、痛处拒按、食入呕吐等症状。多属寒热错杂、气机不利等证。经络诊察时，多见肝经、心经、脾经、胃经等失调。因此，本病的治疗，要以病机的变化，灵活选穴用方。

取穴：中都、疗俞（神门上4寸处，或上下之反应点）。患此病时，该两穴均呈明显压痛，刺之，有良好的镇痛和消炎作用。

配穴：发热或寒热往来者：针滑肉门、外关。

频吐者：针照海，公孙、内关。

病例

陈×× 　女　44 岁　锦西化工五里河子。

1972 年 6 月 7 日来诊。主诉胃痛剧烈，呕吐，不食，畏寒，发烧已 3 天。有胃病史。

检查：白细胞 $3.8 \times 10^9/$ 升。尿淀粉酶 280 单位。诊为胰腺炎。脉弦，舌苔白腻。

知热感度测定：脾经 150/180；肝经 200 以上 /180，余经接近正常。

中都、疔俞触之有强压痛。

取穴：中都、疔俞、公孙。

针后 15 分钟，痛止。午后体温降至正常。次日白细胞降至 $1.5 \times 10^9/$ 升，尿淀粉酶 50 单位。又复针上穴。继治两次，诸症消失。

观察数月未见复发。

按：如此重症炎性病变，未经住院未用抗生素治疗，经 3 次针治而愈，说明针灸有消炎之作用。

一般胰腺炎病者，中都与疔俞均呈现反应，此两穴既是诊断点，又是治疗点。

有合并感染者，当须鉴别，采用综合治疗。

（四）肠梗阻

针灸对本病是有效的，但须结合药物治疗。

取穴：天枢、足三里、腹结。虚寒者加艾灸。

二、丹毒

丹毒发于颜面者，为抱头火丹；发于小腿者为流火；游行全身的为赤游丹。本病多因火邪热毒而发，发于下肢者兼温，发于颜面者兼风。

初、中期可施针灸治疗。待炎症发展，出现败血症或脓毒症时，必须中西医综合治疗。

此症灸夺命穴（奇穴）有良好效果，再针血海、曲池、委中等逐瘀活血，清热解毒。

发于下者配三阴交以利湿；发于上者，针合谷以驱风。

患部可用三棱针或梅花针点刺出血。每日可针 2~3 次。

病例

谭×× 　女　18 岁　旅大市西岗区长江街 522 号。

1977 年 5 月 9 日来诊。主诉：病程 2 年，左腿有瘀血成片，颜色赤，周身发烧，踝关节肿胀，经常发凉。有红斑一片，在膝上下游走不定。近半月以来，每夜体温 39℃以上，曾注射青、链霉素，体温不降。

诊见：面赤舌干，脉数。赤斑如掌大，夜间发烧，其病在心，心主血脉。看眼心区、下焦区均有变化。

治疗：眼针双下焦区、双心区。

效果：治疗前血常规检查：白细胞 $15 \times 10^9/$ 升。白细胞分类：分叶粒细胞 0.82，淋巴细胞 0.22。

留针 20 分钟以后，化验检查：白细胞 $10 \times 10^9/$ 升。白细胞分类：分叶粒细胞 0.61，淋巴细胞 0.39。

复诊：主诉夜间烧退，赤斑色淡。眼针如前。共针 4 次，红斑全退，体温正常。看眼心区、下焦区血管颜色淡黄，为病愈之候，回大连上学。

三、疔疮

疔疮多由热毒流窜经络、气血瘀阻而成。

初发宜针治，当出现疔毒走黄（即细菌进入血液所引起的败血症）或流注发生（即躯干或四肢有明显肿痛处）而引起的脓毒症，皆属危候，不宜单以针治。

取穴：灵台⊥、曲泽↓、委中↓、身柱⊥。

先取曲泽、委中点刺出血，再针灵台、身柱，后拔火罐。此种刺法，是防止疔毒转为走黄的一种有效的方法。

然后，再按患部所属经络，行根结刺法。即病在结取根，病在根取结。亦谓之首尾循经取穴。例如：面疔发在面部属手阳明经时，可取商阳、合谷。反之，疔发在食指部位可取迎香。依此类推。

如属红丝疔（急性淋巴管炎），可从红线的止点处向起点处沿红线点刺出血。仅在红线末端针刺出血亦可。

另外，针刺疔根方法亦效。找疔根的方法是：在身柱、神堂、至阳、肝俞等穴附近，喷酒一口，用纱布轻擦，可见汗毛竖起，此处为疔根，即可刺之。

疔毒疼痛剧烈时，可刺大敦并出血，疼痛即刻缓解或消失。

疔疮的灸疗：古人常用灸法治疗。以后传到日本、朝鲜颇为盛行。艾灸治疗是有效验的。

灸穴：手三里、骑竹马、养老、疔俞，每穴可灸 30~50 壮。

另外挑破背部小红点、刺患侧侠白治疗亦有效。

高烧者，配十宣、大椎、委中、曲泽出血。疔毒内攻者，立刺劳宫、神门、曲池。

注意事项：

（1）对疔疮患处切勿挤压、挑治。

（2）病情恶化者，要及时对症救治。

验疔法：疔毒初起，尚未明显出现疔毒症候时，可嚼黄豆一二粒，如无豆腥味，即属疔毒。以嚼碎的黄豆敷在疔毒处。屡试皆验。

病例一

王×× 女 16 岁 沈阳 165 中学生。

1975 年 4 月 3 日来诊。主诉：昨天右侧面部生出一红点，疼痛、恶心、心烦。今日面部红点渐大，发热，身冷。

诊见：面赤，舌质干，脉数。面部正当四白穴处起一小疱，周围漫肿发赤。

血常规化验检查：白细胞 15×10^9/升。白细胞分类，分叶粒细胞 0.75，淋巴细胞 0.23。

治疗：而疔生于右四白穴，属胃经第二号穴。针刺第 45 号穴厉兑。留针 20 分钟。针后一切症状逐渐好转而消失，起针后，血常规化验检查：

白细胞 8×10^9/升。白细胞分类：分叶粒细胞 0.71，淋巴细胞 0.29。

第二天复诊，一切症状均消除，面上仅留有一小疱，亦见缩小，无痛，疔毒自愈。

病例二

马×× 男 35岁 沈阳阀门厂。

1968年10月24日来诊。该患者因公外出来锦。两天前，右手中指指甲内侧端因洗水果刺伤感染。次日觉中指麻木，遂即胀痛，恶寒发热，心烦难受，方来就诊。

患处红肿，臂肘内侧起红线，直达腋下。脉洪数，苔黄。

症由毒流经脉，走窜而发。病势发展，须立即控制毒势，防止内陷导致走黄。

取穴：厥阴俞↓、灵台↓、委中↓、曲泽↓，点刺红线出血。

针后3小时痛减，心烦消失，晚间热势见退。

次日复诊，红线消退，诸症均安。只感患指麻木。针穴同前。

共经3诊，痊愈返沈。

四、发际疮

本病多为火（热）毒之邪，乘表虚而入，致气血壅滞、经络阻塞而发病。

治法：

（1）大椎⊥、大杼⊥，在疮部周围点刺出血。

（2）要刺背部灰褐色的异点。

（3）委中↓，女膝穴用圆利针刺之。

（4）于患处施隔蒜灸亦效。

此病验例甚多。

五、痤疮

此症好发于青年期，多由心肺上焦积热而生。以面部生疙瘩而主症。

本病在无理想药物治疗的情况下，针灸往往可收一定效果。

治法：

1. 挑刺

取穴：背部的小红点，耳背静脉。

方法：用三棱针将红点刺破，再挑断肌向纤维。用三棱针将耳背静脉划破出血。间日或3日1次，一般经几次即可收效。

2. 针刺

取穴：心俞、肺俞、少府、鱼际、曲池、血海。

操作：心俞、肺俞行散针刺。余穴均施平补平泻。此法不及挑刺疗效迅速，但疗效较巩固。

3. 灸法

取穴：拳尖（位于手第三掌骨小头之高点），用艾条灸5~7分钟。此穴灸治白癜风亦效。

病例

陈×× 男 25岁 锦西县汽车公司司机。

1980年3月20日来诊。面部遍生红疙瘩，此愈彼起，缠绵不愈，历时半年余，经外用中西药物均不见效果。

诊见：面生红疙瘩，两颊为甚，发痒。脉洪有力，舌质红，略有黄苔。

治疗：挑刺背部红点，散刺心俞、肺俞、脾俞。针血海、曲池、少府。

二诊（3月23日）：针后痒减。针穴同前。

后改每5日一诊。共经6诊而愈。

六、瘰疬

本病多由情志抑郁、体弱等受结核菌感染而发病。实证与急性淋巴结炎相似；虚证与结核性淋巴结炎相似。

以疏肝解郁、理脾消痰为治本，宣散活络为治标。核体与周围可用湿针或火针。

主穴：太冲、太白、丰隆、足临泣、手五里、膈俞。

配穴：臑俞、肩井、风门、天井、极泉、扶突、翳风。

每次可随病因、病位选3~5个穴，轮流针治。

1. 挑刺法

取穴：结核穴、百劳、膈俞、肝俞、臂臑。每7~10天可挑治1次。此法效果较好，临床验治不少。

2. 奇穴灸疗法

取穴：消疬穴、瘰疬穴、百劳、肘尖。每次可取4个穴，艾炷灸或艾条灸均可。

3. 火针法

取穴：与挑治穴相同。兼刺肿大的淋巴结。

4. 截根法（见第六章第二节）

病例

陈×× 男 16岁 锦西县六中学生。

1973年3月4日来诊。左耳后至项部生有结核7个，大者有2.0厘米×1.5厘米，颌下生有数枚小的。历时两年余，不溃不消，触怒上火渐大，经用抗结核药物未效。

诊见：面色淡白，脉来沉细，舌苔薄白。此由郁怒而生。

针穴：太冲、太白、天井、翳风。

挑刺取穴：结核穴、百劳、膈俞。

针治11次，挑治2次，核最大者缩小一半，小核消失不少。

又经挑治3次，结核均消而愈。观察至今未见复发。

七、乳痈

本病多由情志郁结，肝失条达，气滞血凝，或因乳汁积滞、乳头感染而壅结成痈。因产后血虚或饮食不节，湿热浊气蕴结而或者较少。

治法：未成脓者适于针灸，已化脓者应及时排脓。

取穴：可在同侧的足三里至上巨虚之间，寻找反应点，有压痛者，或有硬结者，此点为治疗点。再于心俞附近寻找灰白色点，行挑刺与针刺均可。刺大陵、少泽有镇痛消肿之效。

肩井、天井、天宗配膻中、乳根也是治疗乳痈的良方。

病例

岳×× 女 28岁 锦西县四新公社四新大队。

1975年6月8日来诊。右乳房肿痛3天多，全身不适。触有硬核2枚，皮肤未见变色。脉洪数，苔黄略腻。在足三里穴下1.5寸处触之有压痛。

取穴：在足三里下反应点刺之，得气后施泻法，10 分钟后，疼痛消失。在心俞外 0.5 寸处挑刺 2 个白点。

复诊（6 月 9 日）：自诉针后仅微痛 1 次，明显好转。在足三里穴下 2.0 寸处，略有压痛，天井穴亦呈压痛，均用针刺。

共针治 2 次而愈。

八、荨麻疹

荨麻疹多由风、湿、热邪侵入肌表，或因胃肠郁热、食鱼虾及过敏性食物，或由寄生虫等所引起。

治法：须寻找过敏原，进行病因治疗，对症治疗。

取穴：曲池、血海、复溜、大椎、臂臑、后溪、委中。每次选用 2~3 个穴。

配穴：见风发者：风门；见湿发者：阴陵泉；瘙痒甚者：止痒穴（在三角肌后缘中点）；腹痛者：天枢；因食物过敏而发者：灸筑宾；因寄生虫而发者：百虫窝；反复发作者：在荨麻疹穴（位于耳舟区、肘点与肩点连线内上 1/3 处）置掀针 5~7 天。

九、神经性皮炎

神经性皮炎多属于心肺两经。宜活血通络。梅花针叩刺较毫针收效快。

取穴：血海、膈俞、肺俞、心俞、风市、曲池、臂臑。此方适于风湿热型。

对于血虚风燥者，病程长，局部干燥、肥厚、脱屑，状如牛领之皮，宜用梅花针叩刺，重点在患处以及循经取穴叩刺。每日 1~2 次，亦可叩刺后用蒜片擦患处。笔者 1970 年两肘处曾患此疾，不曾介意，后渐扩大，用梅花针叩刺患部，半月余而消，次年又起，又用此法而愈。

耳背放血与耳穴划刺法：用消毒的三棱针在耳背静脉上点刺出血。用小刀在患部所属耳区，或找到过敏点划破出血，每 3 天划 1 次，一般经几次即见效。

十、湿疹

湿疹多因风湿热邪侵入肌肤或血虚有热而成。急性者多湿热，慢性者多兼血虚。

本病须与丹毒、多形红斑、疥疮、沥青疮等疾相鉴别。

鉴别要点：

（1）丹毒：皮肤潮红而痛，境界明显，伴发高热。

（2）多形红斑：皮损为孤立的丘疹、水泡及红斑、以四肢末梢的伸侧为显著。

（3）疥疮：患手指缝、四肢屈侧、阴部，有感染史。

（4）沥青疮：皮损好发暴露部位，有接触沥青史。

治法：此病多半病在脾、心、肺、大肠等经，调整失调的经络，可以治愈一些难治的湿疹。

取穴：血海、脾俞、心俞、曲池、委中、膈俞、三阴交。

另外，再取其患部所属经络的原、郄穴针之。对慢性湿疹要灸肺俞、脾俞、膈俞、骑竹马，并用刺络拔罐法。

配穴：全身瘙痒：针止痒穴，耳背放血。

阴囊湿疹：肾俞、太冲。

形成寒性溃疡（臁疮腿）者：针血海，患部用大蒜擦之。

十一、痔疮

痔疮是痔静脉丛发生曲张形成的静脉团。多因久坐久立，负重远行，过食辛辣，嗜酒、房事过度、便秘等原因，使风燥湿热内生，气血不调，以致经络阻滞，瘀血浊气下注肛门。

治法：针灸对本病有镇静、消炎、止血之功，但完全治愈是困难的。

取穴：孔最、二白、承山、白环俞。痔血多用孔最与白环俞；痔疮灼痛多用二白、承山。均施泻法。

1. 挑治法

可在肾俞周围寻找痔点，即压之不变色略突出于皮肤的褐点，刺破挑断其肌肉纤维。另一法挑刺上唇系带。两法亦可同用。每3天挑一次，一般3~5次可见效。

2. 灸法

取穴：陶道、肾俞下1.0寸处、腰俞、内踝上1.0寸处、白环俞（痔瘘者）、头顶旋毛处（痔出血者），痔核者取商丘。每穴可灸10~20壮，每日施灸一次，10日为一疗程。一般2~3疗程可见效。亦有灸至几次即见效。

外痔较为易治，内痔和痔瘘较难治。新病配大肠经的郄穴，久病配大肠经的募穴。

十二、扭挫伤

针灸对扭挫伤有镇痛、消瘀作用。

取穴：

（1）腰扭伤：人中、后溪、养老、手三里外侧压痛点、委中。

（2）上肢损伤：针中渚透合谷（取同侧）、阳陵泉（取对侧）。

（3）下肢损伤：针同侧大陵、腰根穴（位于骶部、第一骶椎棘突两侧各3.0寸处），并刺患侧所属经络的胸部穴位，刺至骨膜上。如：足背损伤于胃经所过处，即取缺盆；内踝损伤于肾经所过处，即取俞府；踝内损伤于脾经所过处，即取大包。依此类推。

（4）两胁肋损伤：然谷点刺出血，针支沟、丘墟。

（5）颈项部损伤：刺外关、落枕、昆仑。

（6）背损伤：在手背部找到压痛点刺之有效。

（7）骶部损伤：刺哑门、昆仑。

（8）胸部损伤：刺鱼际、大陵、照海。

（9）落枕：外关、落枕穴、绝骨。

十三、无名肿毒

无名肿毒的刺法：视肿毒所发部位，取其所属经络的五俞穴治之。发于胸者，取绝骨治之。灸骑竹马，散刺心俞亦效。也有的于局部进行针刺。

病例

祝×× 女 30岁 沈阳市东陵小学教师。

1980年9月1日来诊。主诉：右边脖子发生肿硬，如手掌大，逐渐扩散，已半月余。

局部脱皮，曾照射紫外线。手压之拒按，甚坚硬，由右颈蔓延过结喉渐向左发展。知未化脓，尚可针刺。

用28号5分针16支，在硬处由边缘向中心刺入，针时有疼痛，留针5分钟，起针后无液体。次日渐消，隔日又针，逐渐缩小。针6次而平复如初。

十四、冻疮

冻疮分为一、二、三度，易发于面部及手足。有冻疮史的人，虽经治愈，遇冷则发。

治疗方法很简单，在冻疮中心埋藏皮内针一支，3 日即愈。一度最效，二度则稍慢，三度不宜此法。

十五、截瘫

截瘫多由外伤、炎症、肿瘤等，使脊髓发生横断性病变，脊髓神经相应节段以下的神经功能引起障碍。

中医学认为本病乃由督脉和肾经的损伤。督脉循行贯脊，主全身之阳气，为手足三阳经之交会，若督脉受损，必致气血、经气运行不畅。肾主骨主髓，髓之为病，肾亦受累，而症见痿。

治法：恢复期的病人，适于针灸治疗，但要结合中药、穴位注射、按摩、功能锻炼等疗法。

弛缓性瘫痪应以补肾健脾、温通经络为主；痉挛性瘫痪应以滋补肝肾、疏通经络为主。

主穴：大杼、绝骨、命门、曲池、阳陵泉、太溪、足三里、关元、中脘。虚者多灸关元、中脘、足三里。

配穴：弛缓性：配脾俞、太白、肾俞。

痉挛性：肝俞、筋缩、承山、然谷。

小便失禁或困难者：中极、横骨，针 2~3 寸深。

大便困难：天枢、大肠俞。

下肢麻痹甚者：可施上字灸（命门、十五椎、阳关、阳关左右的华佗夹脊穴）。每穴灸 10~15 壮。

每次治疗前，均要检查经络的变动情况，同时还要特别注意过敏点，往往过敏点就是有效的刺激点。并要经常按摩背俞穴、原穴、募穴。病者加强功能锻炼十分必要。

病例一

王××　男　20 岁　河北省丰南县小集公社社员。

1976 年 8 月 6 日晚 8 时入院。

主诉：地震时，腰部被房木打伤，经救出后，赤脚医生给以四环素、止痛片，送救灾医疗队。诊断为腰椎骨折。由政府空运至我院。

主要症状：腰痛、活动受限。

检查：下肢及腰部不能运动。

诊断：腰 5 椎骨体粉碎性骨折。腰 3~5 椎左侧横突骨折。

治疗：8 月 12 日作椎板减压术，术中采用中药麻醉。术后 14 天拆线，一期愈合。初步能排二便，阴茎亦能勃起。病人未作棘突钢板固定，故可 5 周后床上开始活动，8 周后离床活动。

8 月 28 日开始眼针治疗。两下肢不全瘫，右腿能抬 30° 角，左腿不能抬起。采用眼针疗法，针刺双下焦区。针入后，右腿能抬 90° 角，左腿不能动。再针左胆区，针后足跟离床 2 寸许。在双下焦区埋藏皮内针。自述左腿大腿后侧有一处作痛，用局部针刺，针后痛减。

8月30日右腿伸直腿根能抬至90°角，左腿能抬30°角。去掉皮内针，刺双下焦区，左胆区，针后左腿能抬至35°角。当日下午2时针双下焦区，两腿运动同上午。试令下地，由两人扶持能迈一步，但腰腿无力。

8月31日，针双下焦区，双腿运动同前。

9月1日，针双下焦区后两腿均能抬至90°角，膝关节以下无力，左腿及腰均有疼痛感觉。两脚由踝关节以下不能动。

9月3日，又经过两次眼针双下焦区，已能下地扶床自己行走。只有踝关节运动功能未恢复。改在踝关节用电针治疗，并进行功能锻炼。

病例二

李×× 女 28岁 河北省丰南县小集公社社员。

1976年8月6日入院。7月28日地震被砸伤。诊断：腰椎骨折，神经损伤，截瘫。

9月3日骨科检查：第一、第二胸椎压缩性骨折，伴有弛缓性完全性截瘫。两下肢运动功能完全消失。皮肤感觉腹股沟以下减退，大腿中段以下感觉消失。二便能自行排出。

眼针治疗情况：

9月8日，针刺双眼下焦区。

9月9日，下肢能稍微活动，不能离开原位。仍针双下焦区。

9月10日，两足跟相并靠拢，可以外展6厘米。针刺双下焦区。

9月11日，两足跟相并靠拢，可以外展6.5厘米。针刺双下焦区后，能外展14厘米。膝关节均能活动，左膝活动较大，似有足跟离床之势。

9月13日，双足外展10厘米，针双下焦区后，可以外展22厘米。两膝以下可离床10厘米。

继续治疗至9月21日，两足外展达56厘米，膝以下离床，左为四横指，右为三横指。足跟还不能离床。以后由综合病房转到骨科，未继续用眼针，结果不明。

病例三

崔×× 男 38岁 本溪市建筑工程队工人。

1977年6月6日来诊。主诉：1975年从高处摔下，第一、第二腰椎压缩性骨折。经过整复，未完全接好，从而导致双下肢截瘫，二便失禁。

诊见：神消、体胖、面色微赤，舌无苔，语言正常，六脉沉缓，两足无力。腰椎以上，无何改变。由第一腰椎水平线以下，失去知觉。久治不效。由陪护人背进诊室，下肢全瘫。

看眼双下焦区、左胆区均有改变。

治疗：用眼针刺双下焦区、左胆区。

效果：两脚靠拢，针后能离开四横指，留针15分钟，能外展20.5厘米。

6月8日，未针前，两足外展34厘米、针双肝区后，能外展42.5厘米，但足踝不能抬起。

6月10日，两脚外展30厘米，针双下焦区后，可外展开33.5厘米。用力抬腿，臀部可以离开床面，左膝关节能稍弯曲。

6月13日，前天感到腿根前方疼痛，努力抬腿，可使臀部离开床面四横指，两脚外展47厘米。

6月15日，身体努力上抬，由臀至膝可以离床，足跟仍不能抬起。

病人来自外地，在此食宿不便，行动困难，势难久治，故回本溪当地治疗。

病例四

孙×× 男 17岁 锦西六中学生。

1972年12月25日来诊。6月15日，因跳木马摔伤，致全身瘫痪，某医院诊为脊椎骨挫伤。经药物治疗半年不见好转。四肢自主运动消失，不能翻身、运动，软瘫。面色苍白、气短、干呕，左面部出汗，食欲欠佳。

治疗：选用治瘫穴，经治一个月不见好转。后改用经络平衡法治疗。

经络电测定：十二井穴位，均为0值。此属气血失运，脾主肌肉、四肢又主统血，应以助脾行血，再取阳明之合曲池活血。

取穴：隐白丅、阴陵泉丅、曲池丅。

针后3天测定：脾经左20/右15；肾经5/0；胆经5/10；胃经15/5；肺经10/15；肝经5/10。余经正常。经此次调整后，气短日渐好转，肢体见有力。

取穴：右阴陵泉、右太溪、左丘墟、右冲阳、左太渊、左太冲、气海、命门。

经此法调治10余次，患者渐趋好转，可自己翻身坐起。因故出院，停治两个月，在家服骨髓粉。

1973年2月末来门诊针灸治疗。经络检查：肝、肾、胆、三焦经有改变，余经正常。

取穴：阳陵泉、曲池、风池、足三里、百会、隐白。经10余次的治疗，能扶拐行动。3月20日能扶拐下楼，可见大好。唯右侧肢体无力，下肢沉软，时而气短。余症减轻，停治。

半年后随访，可拄拐行动，后因家迁外地，结果不详。

按：截瘫多属脊椎骨折后遗症。脊椎为督脉所循行路线，督为诸阳脉的总纲，统帅周身的阳经；其旁为膀胱经循行之一、二两行。膀胱经在周身为最长的经脉，"起于目内眦，上额交巅，还出别下项"，经背及下肢后侧至足内趾，此经损伤，亦能引起运动障碍。其旁为胆经，由胁过臀经下肢外侧至足四趾。前连及肝经，"肝主筋"，与运动均相关联。所以脊椎和背部诸经络相当重要。

应用眼针与调整经络平衡的方法治疗截瘫，均可收到一定的疗效。脊骨未折，神经未断者，预后良好。损伤严重者，预后不良。

十六、血栓闭塞性脉管炎

血栓闭塞性脉管炎为动、静脉的慢性疾患。祖国医学认为此属脉痹，晚期为脱疽。多半由寒湿侵犯经络，致气血瘀阻；或由酗酒过度，火毒内生，情志郁结，气滞血瘀；或因外伤血瘀而成。

早期针灸治疗效果较好，晚期预后不良。

治法：本病多发于足三阴三阳经。尤其以少阴与太阴经为多见。因此，临床中要十分注重此两经的调整。

取穴：

（1）循经取穴：视病灶所属经络或测出失调的经络，均可取原穴、络穴治疗。原穴取患侧、络穴取健侧为有效。

（2）病因配穴：在寒而得，取然谷、阴谷，灸肾俞、涌泉。因湿而得，取公孙、阴陵泉、灸脾俞、章门。

（3）症状治疗：痛甚：取绝骨透三阴交，再取痛点所属经络通过的胸部穴位，行骨膜刺，往往即刻止痛。下肢寒凉麻木可灸次髎、关元、足三里、绝骨。

（4）整体配穴：可施助气治血通络法：气海、曲池、血海、膻中，刺与灸均可。并可挑刺八髎穴。

十七、外科临证点滴

针灸治疗外科疾患时，常用骑竹马来消肿解毒定痛；用委中泻痈肿之热毒；用曲池消炎活血；用肺俞治各种皮肤病，屡获效验。

（一）骑竹马之灸

骑竹马为奇穴，大致位于筋缩穴旁开 1.0 寸处。每次用绳法折量多符合此处。

此穴主治一切痈疽发背、无名肿毒、痈疖等恶疮。灸 7~10 壮，对痈肿有消肿解毒止痛之功。

（二）委中之泻

委中为足太阳经之合穴。点刺出血，能泄血热壅毒，因此，对痈疽发背、红肿疼痛之症，刺之有清热解毒镇痛之效。通常以三棱针刺之，最好刺在瘀络青紫处，刺尽，除其瘀血。

（三）曲池之灸

曲池为手阳明经之合穴。其功能祛风解表，清热利湿，调和营血。此穴不但是治疗内科、五官科疾病的要穴，也是治外科病的要穴。施灸能防治痈肿的恶化，未成脓者可消肿散结，已成脓者，可促使早溃，预防感染。疮疡高热者针之，有退热解毒之功。此外，还能治疗一些皮肤病和过敏性疾患。对瘿气瘰疬均有一定疗效。实为外科不可缺少之穴。

（四）肺俞与皮肤病

肺主皮毛，用肺俞治疗一些皮肤病常有效。如皮痒、皮痛、皮肤湿疹、各种皮疮等。刺与灸均可，实为治本之法。

第四章　妇科疾病

一、治病与调经

妇人有病，多半为气血失和。局部病变与气血失调，构成妇人病的基础，两者互为因果。

调经贵在理气。因为气为血之帅，气行则血行，气止则血止，气顺则血顺，气逆则血逆。因此，理气又是调经的一个具体方法。影响月经不调的气机变化，以气滞与气郁多见。如月经欲来时，乳头疼痛多属肝经的气滞；若月经将来时，乳房胀痛多属足阳明胃经的气郁。因此，要多注重肝与胃的调理。

经水提前，以血热多见。亦有因大病、久病之后，冲任不固，不能统血摄血而见气虚。亦有素多抑郁，郁久生热，迫血妄行，而见肝郁；另有余血未尽，出现血瘀。

经水后期，以虚寒为多见，个别有气滞、痰滞、血瘀之分。

经水先后无定期，以肝郁、肾虚为多见。亦有脾虚、血瘀等。

经水过多，多半为血热和气虚，亦有痰湿者。

由此可见，妇人月经不调，病情复杂难辨，变化多端。调理不善，可导致其他疾患。因此，治妇科病须先调经。

针灸调治经病，辨证施治。

（1）经水先期：

血热：针血海、委中、曲池、三阴交。

肝郁：针行间、中都、太白。

血瘀：针膈俞、血海、间使、天枢。

（2）经水后期：

虚寒：灸关元、命门、肾俞，针照海、气海、足三里。

气郁：针行间、中脘、间使。

痰滞：灸中脘，针丰隆、公孙。

血瘀：针膈俞、血海、间使、天枢。

（3）经水先后无定期：

肝郁：针太冲、曲泉、气海、公孙。

肝肾虚损：灸关元、肝俞、肾俞，针太溪、蠡沟。

脾虚：针足三里、公孙，灸脾俞。

血瘀：针膈俞、血海、间使、天枢。

（4）经水过多：

血热与气虚：针血海、委中、曲池、三阴交。

痰湿：针阴陵泉、足三里、中脘、公孙。

二、妇科病的针灸法则

妇人具月经、胎产等生理特点，身体抗病力弱，情绪易于波动，从而影响脏器的功能，致气血失调、脾胃不和、肝肾亏损等病理变化，造成冲任损伤，引起疾病。因此，针灸治疗妇科病，要掌握如下原则；

（一）调气血

妇人以血为主，血又靠气来运行。气血失调，导致生病。因此，在治疗上，要首先调和气血，使经脉通畅，冲任充盛，则经、带、胎、产等疾，随之自愈。

调气血的刺灸方法，首先要辨病在气在血，在经在络。气血不和，经络失调，又互为因果。刺与灸通过调整经络的失调，自然气血随之调和。

调理气与血，还要善知气与血的气机变化，如气逆则降或顺，气郁则解或行，气乱则调或理，气陷则升或益，气虚则补，气热则清，气寒则湿。血寒则温，血热则清，血虚则补或养，血滞则行或通。另外，调气还要兼理血，理血还要配合调气，方能收到较好的效果。

（二）和脾胃

脾胃为后天之源，血液生化之本。脾胃功能失调，致血液生化受阻，而产生种种疾病。调理脾胃，实为治本之法，不可忽视。尤其对一些慢性妇科病，尤为重要。

和脾胃的方法，要视其脾胃的具体病变，予以适当的调理。

（三）养肝肾

肝藏血，肾藏精。肝肾在功能上与冲任密切相关。在病理上又互为影响。妇科临证中，有不少常见病，大多是肝肾亏损或冲任损伤所致。因此，治疗上要从肝肾入手。如肝肾阴虚，多以滋养为主，肝肾阳虚，多以温养为主。肝肾功能正常，自然冲任盛而无病。

三、妇科病的四要穴

（一）关元

关元为足三阴、任脉之会，又为小肠之募，主藏魂魄。此乃男子藏精，女子蓄血之处。

此穴能调整足三阴经、冲任二脉，并主血主胞之疾。此穴实为调治经、带、胎、产诸病之要穴。针与灸均可，可随症补泻。

（二）血海

血海亦称血郄，为足太阴脾经之穴。脾有统血之功能。因此血海主治一切血疾。妇人多血病，故血海为妇科之要穴。本穴能止能破，崩漏用之可上，闭经用之可通，血瘀用之可逐，血热用之可清。但此穴不宜多灸与重泻。手法过重有的可晕，多灸与血燥之弊。与膈俞、天枢配合，逐瘀活血之力更强。与气海、命门配合，止血之功更佳。与曲池配合可清血热，又能治一些皮肤病与疮疾。

（三）足三里

足三里为足阳明胃经之合。此穴主诸虚百损，为强壮之要穴。亦是补后天之源（脾胃）之要穴。血液生化来源于脾胃，妇人病多注重和脾胃的治疗，而足三里是调和脾胃的良穴。

（四）三阴交

此穴为足三阴经之会穴，自然统治足三阴经之病。妇人病与足三阴经关系十分密切。三阴交善治妇科疾患：崩漏带下、月经不调、腹中死胎、产后胞衣不下等。可见经、带、崩、产之疾以三阴交为主穴。

以上4穴，如能巧妙地配合，疗效更佳。

如：关元与足三里，可温补先天与后天之原气。关元与三阴交，可通利瘀滞。关元与血海，可补气活血逐瘀。

四、痛经

痛经多由情志抑郁，或感受寒凉致气滞血瘀而成。现代医学认为由生殖器炎症、内分泌失调、子宫发育不良、精神因素等所引起。

经前痛多属气滞血瘀，经后痛多属虚寒。针灸治疗效果良好。

治法：通调任冲、足三阴经，活血行瘀。气调血行其痛自消。

取穴：关元、三阴交、合谷。

配穴：虚证：加灸命门、足三里。

实证：加针天枢、地机。

胀痛：阴陵泉、气海。

刺痛：血海、期门。

窜痛：大巨、肾俞。

坠痛：中脘、照海。

痛引腰背：中渚、肾俞。

疼痛剧烈者：间使⊥、十七椎深刺 1.5 寸左右、次髎⊥。

经后痛：多灸关元、命门。

最好经水来前 5 天就诊，连针几次，效果良好。

对痛经严重，上述诸方不效者，可取三才穴治疗：

（1）天地人三才：百会、涌泉、璇玑。

（2）上中下三才：大包、天枢、地机。

此两组穴交流使用，效果较好。

五、经闭

经闭多因血枯和血滞两致，而造成血枯和血滞的病因很多。如失血、久病、经期外感、疲劳过度、情志不舒等，皆可引起血脉凝滞。

治法：因其他疾病激发者，当先从病因治疗。因局部病变造成者，多半疗效不显。

取穴：血海、气海、归来、关元、复溜。

配穴：虚闭：加肝俞、膈俞、肾俞。

实闭：加曲泉、地机、合谷、三阴交。

经验方：

血海、涌泉、足三里。先刺血海，可深刺 2.0 寸左右，继针足三里，均使得气以后再刺涌泉。

病例

李××　女　25 岁　黑龙江省依安县西南街。

1967 年 12 月 5 日来诊。素体虚弱，面黄无泽，心悸健忘，饮食欠佳。经水一直未见，婚后 3 年未育，曾服药无效。

脉弱无力，舌质淡，苔薄白。

此属先天不足，后天亏乏，血枯经闭。治宜滋肾健脾。

主穴：涌泉。

配穴：血海、气海、三阴交、合谷。选用。

针 5 次后，即见经水来潮，量少。停治。3 个月后月经正常。

六、崩漏

本病现代医学称为子宫功能性出血，多因卵巢功能失调所致。大量出血为崩；淋漓不断为漏。多由肾阳虚、相火衰，不能温胞；脾虚不能统血，致冲任两脉失调而病。还有因阴虚内热，气郁化火，肝热不能藏血，迫血妄行。亦有因气滞血凝，血行失道，新血不能归经而成。

治法：急者先止血治标，缓者固本。着重温肾，理肝健脾，调理任冲。

方 1：

肾俞 T、关元 T、太溪 T，复溜 T、筑宾 T。针后加灸。此方适于温肾。

方 2：

气海、脾俞、隐白、百会（均灸），此方适于脾虚、气虚不能摄血者。

方 3：

肝俞、大敦、中都、血海、三阴交。多用泻法或平补平泻。此方适于气滞血瘀。

经验方

（1）针关元，灸隐白，大敦。

（2）奇穴之灸：足心、鸠杞，灸血病。各灸 5~7 壮。

七、带下

带下属于带脉为病，刺灸均有效。

方 1：带脉、关元、气海、三阴交。

方 2：取带脉之足临泣，阳维脉之外关，两穴合用，治带下有效。

方 3：带脉、五枢、中极。

配穴：偏虚寒者：灸肾俞、脾俞。

偏湿热者：针阴陵泉、行间。

临床中看到三阴交可通利带下，阳陵泉可止带下。因此，治疗初期宜取三阴交，治疗后期宜取阳陵泉。

八、子宫脱垂

子宫脱垂中医称为阴挺，多因生育过多，分娩用力过度，产后过劳体弱，中气下陷而引起。

针灸对 1~2 度脱垂有效，严重者不易收效。

治法：灸比针效果好。灸穴如下：

气海、中脘、百会、命门。

针维胞（脐下 3.0 寸旁开 6.0 寸）或子宫穴（中极旁开 3.0 寸）。

病例

马×× 女 42 岁 锦西县东风街。

1972 年 10 月 7 日来诊。自诉：阴道内有物坠出，时轻时重，已有半年余，经服中药无效。现觉小腹重坠，腰腿酸沉，心悸气短，白带多而稀薄。

诊见：面色白，神倦，舌淡苔白，脉细弱。

此属气虚证，宜用灸法。

灸穴：气海、百会、中脘，针维胞穴，针灸 7 次而愈。

7 年后又复发，原方刺灸半月而愈。

按：子宫脱垂，农村较多。此与接生技术和产后调护有关。如产后劳动过早，为原因之一。

1965 年在农村巡回医疗，此症甚多。长针深刺维胞穴，配合肾经原穴太溪，维胞用挂钩提法，太溪用补法，效果较佳。

九、妊娠呕吐

妊娠呕吐中医称为恶阻。其病因多与精神、神经、内分泌等因素有关。中医认为多由胃失和降而发病。针灸效果良好。

治法：

方 1：针刺人迎，刺至颈动脉壁上，留针 2~3 分钟。有经针一次而治愈者，一般 3~5 次即可。

方 2：至阴、膈俞、胃俞。针与灸均可，手法不宜过重。

方 3：中脘、内关。但针内关时，手法不宜过强，以免引起宫缩。

临床应用方 1 治验者甚多，不效者可选用方 2 或方 3。

十、胎位不正

此病多见经产妇或腹壁松弛的孕妇。灸疗可矫正。

取穴：至阴，一般取双穴。用艾条灸亦可，每穴灸 10 分钟左右。无效时，可只灸一侧至阴。若因宫体畸形、骨盆狭窄、肿瘤或胎儿本身因素引起者，针灸则无效。

十一、不孕症

不孕症的病因很多，其中以子宫位置异常或发育不良，有妇科疾患，如痛经、月经失调、带下等症为多见。亦有因生殖器病变，如输卵管闭塞或卵巢功能障碍引起。

除了输卵管闭塞或生殖器的器质性病变外，针灸对本病是有效的。治法如下：

（1）子宫后倾或左屈：

取穴：中脘、气海、肾俞、太溪、次髎、脾俞、阳池。

配穴：在腹、背腰部找到压痛点，针与灸均可。

（2）慢性妇科病：

要对症治疗，并行整体治疗。待体壮病愈后，自有生育的希望。

取穴：大椎、气海、血海、足三里、三阴交、命门、关元、曲池、太溪。

血海与曲池用针，余穴用灸。

选配下列经外奇穴亦效：a. 三角灸。b. 育门。c. 胞门子户。针后加灸。

十二、产后缺乳

本病多因气血不足，或情志郁结、气孔不畅所致。前者属虚，后者属实。

治法：以通调气血为主。

主穴：少泽、膻中、乳根。

配穴：中脘、足三里、阳池、行间。

手法：体弱气虚者，宜补或灸；情志不遂宜疏导，平补平泻。

灸胸膛、乳下，亦效。

十三、脏躁

脏躁多由情志不遂，忧愁思虑，或突受惊吓，导致内伤血虚，阴液不足，影响内脏功能失调。

治法：宜滋养津液，调和脾胃。

取穴：神门、太冲、照海、足三里、中脘。

有时，仅用滑肉门、风岩针之获效。

眼针亦效。

病例

何×× 女 37岁 沈阳市五三公社社员。

1972年1月15日来诊。主诉：8年前发生失眠，每夜睡少，头痛，心中总觉憋屈，无缘无故，时常好哭，久治不效。

诊见：精神倦怠，形体瘦弱，面赤，舌质干，右寸独数。看眼肺区血管变粗，右眼更为明显。

辨证：无故恶伤，是为脏躁。悲伤为肺经之变动，症见面赤舌干，右寸独数，乃肺经郁热为病。

诊断：脏躁。

治疗：针右眼肺区，留针15分钟。

效果：起针后，欲哭泣的情绪消失，心中也不感觉委屈了，精神恢复正常。继续又针5次，痊愈。

第五章　儿科疾病

一、急、慢惊风

小儿惊风多因高热、惊恐、痰火而发。慢惊风多见体弱久病之后。急者属阳,慢者属阴。针灸并可兼服中西药物。

（1）急惊风的治疗:

取穴:先取十宣↓,或十二井↓,再针太冲、涌泉、劳宫、百会、人中、丰隆。

若抽搐不止,可刺印堂,针尖提起向左右各斜刺,起针后加艾条灸。此病针后加灸有特效。

配穴:口噤不语:合谷、下关。

手足抽动:阳陵泉、支沟。

角弓反张:后溪、风府、身柱。

嗜睡:风池。

抽搐频作:可于身柱、命门置皮内针。

（2）慢惊风的治疗:

取穴:中脘、足三里、脾俞、太白、建里、章门。多用补法,宜灸。

配穴:泄泻加天枢;消化不良加四缝;神昏加百会,神门。四肢强直加阳陵泉、曲池。肢体凉灸神阙、关元、命门。

（3）经外奇穴的选用:对急、慢性脑膜炎患者,可于太阳穴点刺出血,加拔火罐,双穴均取,很有效。

病情严重者,需中西医结合治疗。

病例

王××　女　6岁　镇西县前进街。

1967年4月9日来诊。患儿两天来发热头痛,今晨见呕吐不止,抽搐数次,高烧、项强、闭目、腿强直,有时屈膝,躁动,神志不清,不食不哭,便干尿黄量少。脉洪数,舌质红,苔黄。

经县医院诊为"流脑"。家长拒绝腰穿,抱儿归家。晚7时许,邀余往诊。因属急证,怕延误病机失治,劝其入院抢救。家长固执不肯,非要求针治不可。无奈,只好为治。

观脉证属外感时邪,阳明里热,热极灼伤津液,热动则生肝风。故拟清热息风之法。

取穴:百会、大椎、涌泉、内庭、后溪、尺泽（放血数滴）,十宣出血,脑静穴,太冲（重泻）。

针后两小时,抽搐渐止。睡后按子午流注的纳子法取穴针治,调治一夜,共针6次。次日寅时见哭,辰时热退,巳时能进食,申时能起立行动,病愈。

一年后随访,患儿聪明伶俐,至今健康无恙。此为针灸可治传染病之一例。

二、小儿麻痹

本病是因感染病毒而引起。中医认为感受风热、气血耗损、筋脉失养而成。

本病为针灸的适应证。但对因治疗失机,已发生严重畸形者,疗效不满意。

急性期（发热期）的治疗：

大椎⊥、曲池⊥、孔最⊥、肺俞Ⅰ、尺泽↓、委中↓、内庭Ⅰ、足三里⊤。不留针。

瘫痪期（恢复期）的治疗：

取穴：肺俞、膈俞、肝俞、脾俞、肾俞（针尖向椎骨斜刺）、大椎、命门、长强（可点刺）。

配穴：上肢：曲池、肩髃、养老。

下肢：阳陵泉、足三里、内庭。

另外，可在手足阳明经各穴上，用三棱针施快速点刺法，往往可提高疗效。若针患侧效果不佳时，可针健侧。四肢过凉者，多用灸法。足内翻者从外向内透刺，足外翻者从内向外透刺，足下垂刺解溪。

配合按摩与加强功能锻炼，可提高疗效。

三、小儿腹泻

小儿腹泻，亦称消化不良。饮食不节、外感寒暑，脾胃虚弱、细菌或病毒感染，均可诱发本病。

针灸对本病疗效较好，但对中毒性消化不良，伴有严重脱水、酸中毒及电解质紊乱的重患，要及时进行抢救。

治法：温脾固肾理胃。

取穴：命门、脾俞、四缝、天枢、足三里。命门治疗消化不良甚效。有不少病例，仅灸命门一穴而愈。点刺四缝，挤出浆液，亦收良效。其余3穴，可调理脾胃。

配穴：呕吐：内关；

吐水：灸肾俞、水分。

发热：少商↓、尺泽↓、委中↓、内庭⊥。

频泻：百会Ⅰ、长强Ⅰ、上巨虚Ⅰ。

四肢逆冷：灸关元、神阙（隔盐灸）。

小儿赤白痢：灸大肠俞、关元穴亦有效。

四、疳积

疳积属积滞和疳证。主要为营养欠佳、消化不良，某些维生素缺乏，肠寄生虫等多种疾病。多因饮食失节，损伤脾胃，或因素体虚弱，久病后胃肠功能减退，导致营养不良。早治易效，病久失治预后不良。

取穴：四缝，点刺后挤出浆液。灸命门、身柱、脾俞。针建里、足三里，均补。

配穴：纳呆：针承山、中脘。

腹胀：针阴陵泉、内庭。

潮热：肝俞、至阳。

虫积：百虫窝。

痞块：灸脾俞、痞根。

另外，在鱼际、少府部位割治，在背部施捏脊法均有效。

五、小儿针法

小儿七情病少，多见外感、伤食、惊吓等，病种简单，针灸有效。小儿针法不同于成人，以两手指捏针，露出针尖 1 分许，随症取穴，点刺亦效。呈三指持针，针宜短，刺入宜浅、宜快，不留针。

灸法对儿童亦常使用，如腹泻灸脐；睡卧不宁灸心俞；夜啼灸肝俞；消化不良、吐乳灸中脘。对症取穴，效果颇佳。

六、杂证验方

（一）囟门不合

灸脐上 5 分、脐下 5 分处。两穴各灸 3~5 壮。

（二）小儿夜啼

灸中冲、大敦。

（三）小儿脐肿

灸命门，3 壮。

（四）小儿吐乳

灸中庭，3 壮。

（五）小儿语迟

5~6 岁不语者，多为心气不足，舌本无力，灸心俞，3 壮。

（六）小儿斑疮入眼

灸大杼，3 壮。

（七）小儿羸瘦食少

灸胃仓，3~5 壮。

（八）夜尿症

针双足小趾底部最下面一个趾纹中点，进针手法要强，令其上传至腹为佳。留针 30 分钟。此法对顽固性夜尿者可选用。因针刺时较痛，一般患儿不易接受。

一般针法：a.中极、关元、三阴交。b.肾俞、膀胱俞。c.中极穴埋皮内针。

小儿夜尿症多年，可针长强、会阴。

小儿畏针：甘草 25 克，干姜 5 克，水煎服，往往取效。

本书主要参考资料

黄帝内经	王冰注
八十一难经	秦越人
左传	左丘明
史记	司马迁
汉书	班固
后汉书	范晔
内照法	华佗
针灸甲乙经	皇甫谧
旧唐书	刘昫
备急千金要方	孙思邈
千金翼方	孙思邈
外台秘要	王焘
宋史	托克托
太平圣惠方	王怀隐
圣济总录	
铜人腧穴针灸图经	王惟一
针灸资生经	王执中
证类本草	唐慎微
扁鹊心书	窦材
十四经发挥	滑寿
膏肓灸法	庄绰
云歧子论经络迎随补泻法	杜思敬
针灸四书	窦桂芳
卫生宝鉴	罗天益
针灸玉龙经	王国瑞
丹溪心法	朱震亨
普济方	朱橚
医宗必读	李中梓
雷公药性赋	李中梓
类经	张介宾
类经图翼	张介宾
古今医统大全	徐春甫
证治准绳	王肯堂
针灸问对	汪机
针灸大全	徐凤

针灸聚英	高武
针灸素难要旨	高武
针灸大成	杨继洲等
医宗金鉴	吴谦等
针灸真髓	日·代田文志
针灸临床治疗学	日·代田文志
医林改错	王清任
周氏医学丛书	周学海
经络治疗讲话	日·本间祥白
经络之研究	日·长滨普夫等
医学衷中参西录	张锡纯
经穴图解	黄竹斋
针灸学讲义	上海科学技术出版社
简易针灸疗法	彭静山

眼部彩图

络脉的形状

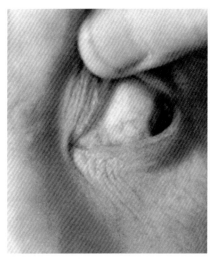

彩图 1　根部粗大

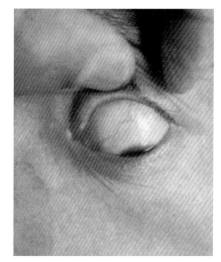

彩图 2　络脉曲张

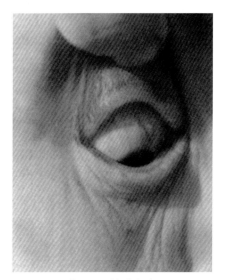

彩图 3　络脉怒张

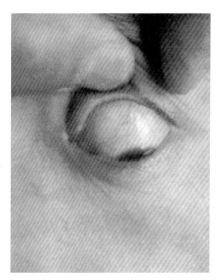

彩图 4　络脉延伸

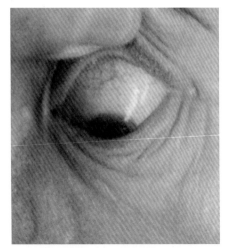

彩图 5　分叉较多

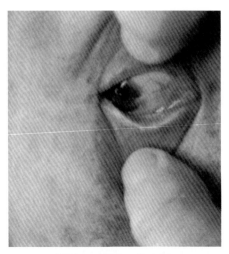

彩图 6　隆起一条（1）

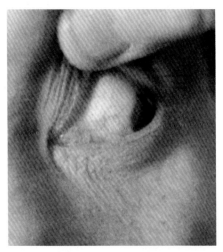

彩图 7　隆起一条（2）

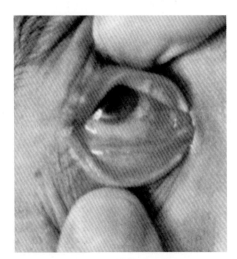

彩图 8　模糊一小片

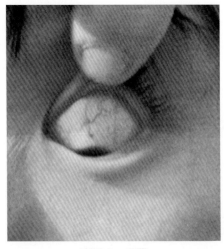

彩图 9　垂露

络脉的颜色

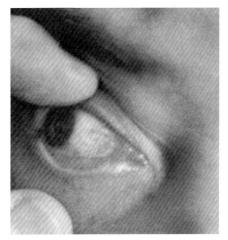

彩图 10　鲜红（1）

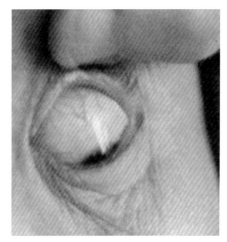

彩图 11　鲜红（2）

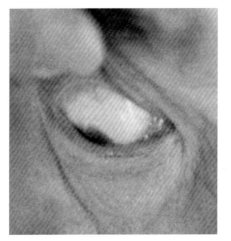

彩图 12　紫红

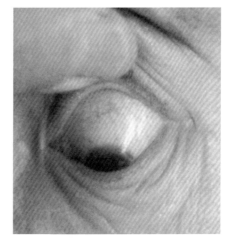

彩图 13　深红

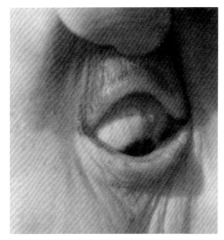

彩图 14　红中带黑

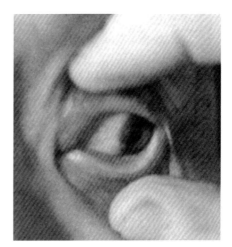

彩图 15　红中带黄

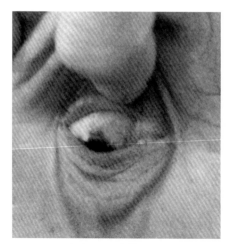

彩图 16　淡黄（1）

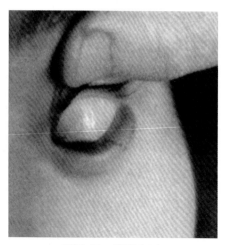

彩图 17　淡黄（2）

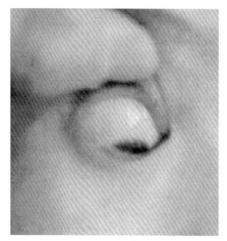

彩图 18　浅淡

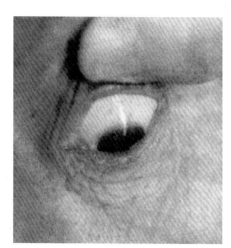

彩图 19　暗灰（1）

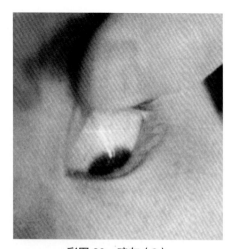

彩图 20　暗灰（2）

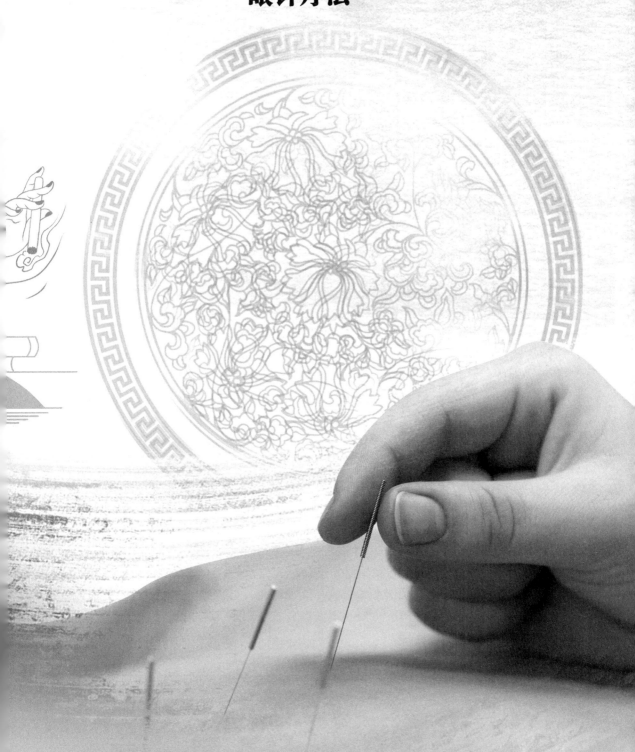

第五篇

眼针疗法

序　言

在《针灸秘验》序言中已经写过，我自 1951 年参加某医院工作，由中医改为针灸专业，算作半路出家。我为什么又想起研究眼针呢？这并非偶然心血来潮，事情要由发源谈起。

在"文化大革命"这场空前的浩劫中，我被加以"反动学术权威"的罪名，立刻变成牛鬼蛇神，先是撤职，靠边站，继之则劳动、批斗，抄家，住牛棚，种种苦难皆生平所未经，而最遗憾的是被打成聋子，右耳全聋，左耳听力下降到 90 分贝。到了 1970 年，医院逐渐恢复，我由副院长改为内科医生。治病虽是轻车熟路，但诊断却产生了极大困难。中医四诊望、闻、问、切，是用眼睛察看患者的形态、表情、面色、舌苔，用耳朵听患者的呼吸、声音，询问患者最痛苦的症状和发病过程，最后切脉。我由于耳聋，患者讲话听不清，失去了闻、问两项，不仅成了"二诊"医生，而且无法量血压、听心肺。病者谬采虚名，纷至沓来。我则因失去两诊，徒唤奈何！然而"与以翼者两其足，与以角者去其齿"。我失去听力，但视力得天独厚，以耄耋之年灯下可读新五号铅字的书而不需要戴花镜。为了恪尽一个医生的天职，解除病患的疾苦，于是便想在视力方面创新路，设想以望、切二诊之长，弥补闻、问二诊之短。夜以继日，手不释卷，翻阅劫后余书，终于发现了线索。明·王肯堂《证治准绳》里载有华佗关于人生了病会在眼的白睛上有形色丝络显现，可验内之何脏腑受病的一段话。虽然全文仅 108 个字，而我却如获至宝。经昼夜把玩，冥思苦索，终于拟出"观眼识病"的设想：由华佗提的五轮设想用八卦划分眼睛为八区，内联五脏六腑，外察形色丝络，试对患者先观眼后切脉，或先诊脉后看眼，互相参照。日里应诊，晚间总结，摸索前进，经验日丰，准确率逐渐提高，给诊疗以莫大便利。到了 1974 年，观眼识病积累了一万多病例，准确率达到 90%，把望诊向前推进了一步。

1974 年，有一位胆道蛔虫患者疼痛不可忍受。我正在写处方，患者家属凑在我左耳旁说："开方、抓药要很长时间，再回家煎药，患者实在受不了！大夫，有能尽快止疼的办法吗？"此症用针刺胆俞穴，15 分钟可以止疼。我忽然想到，此患者眼睛的胆区丝络鲜红，如果在胆区扎一针能否也奏效呢？于是便在抽屉里翻出数年未用的针包，取了一支短针，在患者右眼胆区扎了进去。这本是大胆的尝试，然而竟针入痛止成为奇迹。患者欢喜而去，我也由此产生了研究眼针的兴趣。尔后试验治疗痛苦较大、服药无效的 12 例患者，均奏奇效。于是眼针作为一种独特的微针疗法在临床中显现了它的端倪。

继之，我又主管针灸科，于是就大力开展在眼区定穴针刺，对凡属针灸适应证的疾病，都用眼针。从此，眼针的临床研究进入一个新的阶段。医疗的奇迹也就层出叠见，颇令人欣慰。略举数例，以见一斑。

一少妇做人工流产后小腹疼痛不能忍受，伏在诊察床上呻吟。问明原因，以眼针针其下焦区，针入痛止，欣欢而去。

伍某，女，19岁，每次例假即发生痛经，疼痛难忍，用眼针刺其双下焦区即愈。

刘某，男，50岁，患重症肌无力，不能睁眼，走路时须用手指扒开眼皮，否则就不能迈步，用眼针3次治愈。

有一位胫骨骨折的病人，骨折治愈后忽然右腿不能迈步，但可以屈伸，亦不疼痛，只好每日屈着右腿，架着双拐走路，已患病8个月，苦恼万分，听说眼针有奇效，抱着试试看的心理来院求治。我诊察其面色微黄，舌无苔，六脉沉细，左尺尤甚，看眼右眼下焦区络脉浅淡。缘于骨折，肾主骨，肾阳已虚，失其矫健动力，导致不能迈步。让其仰卧，直腿抬高试验，左腿抬85厘米，右腿不能抬起。针其两下焦区后，左腿抬90厘米，右腿抬10厘米。二诊时，右腿感觉轻快，架单拐行走。针下焦区后，左腿抬高90厘米，右腿抬高30厘米。第三次来时，还架一拐，当手杖使用。针下焦区后，左腿抬95厘米，右腿抬70厘米。患者欢喜异常，鞠躬致谢，扛起单拐，行动自如地走下楼去。

由此例想到，下焦区可使瘫腿恢复，则上焦区对瘫臂或亦有效。试治中风偏瘫，竟出乎意外地成功，从此眼针竟以治中风偏瘫而受到患者的欢迎。

在贵阳参加针灸手法研究会时，水利电力部驻贵阳某单位的一位老同志患中风一年，下肢能够走路，一只左臂不能抬起，多方治疗不效。贵阳医学院邀我会诊，检查其上肢无肌肉萎缩，肩肘关节亦正常，只是怎么也抬不起来。于是我用眼针刺其上焦区，针才刺入左眼上焦区，左臂立即抬起。患者激动得流下泪来。

沈阳政法学校副教授李德福的父亲突患中风，左侧偏瘫，不能动转。在左眼上、下焦区针刺，左手足应针而动。又治疗5次，竟获痊愈。李翁亲自由家手捧一盆枝叶翠绿、繁花似锦的君子兰送到我家，以表谢意。此事曾刊载在1986年第五期《老人天地》杂志上。

辽宁省公安厅一位主任，由于搬东西扭伤，脊柱不能前俯后仰，亦不能左右侧弯，但四肢活动如常，仍可走路，唯脊柱强直难动。诊脉两尺无力，看眼下焦区络脉鲜红而曲张。针其两眼下焦区，用眶内点刺法在两眼下焦各点刺3下，立即可以弯腰仰背左摇右摆，欢喜而去。过了3天，我俩在北陵大街相遇，他笑容满面地说："针后第二天活动已如平常，只稍感不适。因为你们开学术会议我没有打扰，现在已经完全恢复。妙哉！"

从此，眼针治疗中风的名声传扬而去，患者来的很多。至1982年，据167例中风偏瘫的临床观察，总有效162例，达97%。病程3个月以内的病例，针一次后可走路者23人，举手过头者7人，能说话者2人；针两次后可走路者18人，举手过头者3人，能说话者1人。3个月以上的病例，针一次后可走路者3人，针两次后可走路者1人。

眼针疗法经过几年的临床实践，证明其适应证与针灸疗法相同，对经络病候的主要疾病如中风偏瘫、急性扭伤、原发性高血压、冠心病心律不齐、胆绞痛及各种疼痛症候均有迅速而良好的疗效。根据祖国医学理论，进一步改进和确定了眼穴方案。辽宁省卫生厅乃于1982年邀请专家鉴定，辽宁省人民政府授予辽宁省重大科技成果奖。眼针疗法作为微针疗法的一种终于诞生。

1983年新华社记者王勤学同志首先采访，写了《妙手银针除病患》的报道，发表于《健康报》，引起国内针灸同行的关注。

1984年《光明日报》社科技开发公司筹备光明中医函授大会，会后即举办北京市眼针学习班。由中国中医研究院副院长王雪苔教授负责招生，计有中医研究院、北京中医学院、北京医学院、协和医院、中国人民解放军总医院等12所著名医院的14位针灸医生学会了眼针疗法。他们将眼针疗法运用于临床，均取得很好的疗效，有的已发表了眼针方面的论文多篇。《光明日报》社科技开发公司同我又在当年9月与云南中医学院在昆明举办了眼针学习班。学员来自云南、广西、四川、陕西计150人。患者也来自上述四省（区），每天超过100人次，以中风偏瘫为最多。一位昆明的武术家患中风偏瘫，行走困难，经过眼针治疗一次，即手足灵活地表演了八卦拳。云南中医学院电教室有录像，颇为生动。1986年辽宁中医学院与北京中医学院在京联合举办眼针学习班，学员来自18个省。以后我又利用各种针灸会议的机会在北京、上海、南京、苏州、杭州、长沙、哈尔滨、合肥以及华佗的故乡安徽亳县等地讲授眼针疗法并做临床表演。经过几年的传播，眼针疗法终于在国内逐步得到推广。

1985年我在深圳的"辽宁深圳疑难病治疗中心"应用眼针，引起香港针灸界的很大兴趣。1986年新华社记者姜敏同志采访后，把眼针疗法列入国际要闻向国外播发，引起了许多国家的重视。近几年来，有美国、英国、法国、西德、苏联、新加坡、加拿大、日本、韩国等许多国家和地区的针灸学者、临床医生先后来沈阳对眼针疗法进行考察、学习，亦有国外病人专来求治。1987年10月，以日本健康之友会为首，国际技术者联合会、日本针灸师会、《医道の日本》社等十几个单位邀请我访日讲授眼针疗法。同年11月在北京召开的世界针灸联合会第一次针灸学术大会上，来自50多个国家和地区的1500名代表，听我讲了眼针疗法。1988年4月日本富士电视台专程来沈阳为眼针疗法临床录像。6月应邀第二次访日，以东京、大阪为中心，在大阪首次讲授眼针疗法，受到大阪针灸医生的热烈欢迎。同年8月有美国针灸医师、日本几个针灸学术团体50余人来我院学习眼针疗法。现在可以说，眼针疗法也已走向世界。

回顾从1970年迄今的19个春秋，感触颇深。我研究眼针疗法不遗余力，其间遇到不少艰难险阻，在有关领导和学者们的支持与鼓励下，都被一一克服，在参与眼针研究诸同志的共同努力下，终于到达了彼岸。当然，眼针疗法只是微针中的一种，在中医针灸科学领域中不过是沧海一粟。这点微不足道的成果，只不过是在继承和发扬祖国医学，解除患者疾苦的事业上尽了一点绵薄之力而已。

在编写《针灸秘验》之时，即曾将眼针的初步成果整理成稿，后来由于考虑到研究工作正在深入而没有付印。近年来，随着研究工作的进展，曾多次增删改写，现在终于定稿出版了。当书稿写成雏形的时候，当时的卫生部中医司司长吕炳奎先生、中国中医研究院针灸经络研究所所长王雪苔先生即在百忙之中进行了审读，给予很大支持。对以后诸稿，辽宁科学技术出版社有关同志都曾提出宝贵的修改意见。本书的出版还承蒙我院历届领导以及北京中医学院院长高鹤亭先生的大力支持。本院解剖教研室许宏基教授，陈卫东、姜怀平、刘莉娅讲师担当眼区穴位解剖；张景学先生精心绘图、林佩先生摄影；研究生董文毅、张明波、王自润、张新东，针灸系学生马尔雅、吴玲、任路等在课余协助整理资料抄写书稿；参加研究人员李云香、陈玉芳、朱凤山、王鹏琴、刘桂玲、王晓明、彭敏、王淑娟、刘蕴、孙爱平等人都尽心竭力，做出一定贡献，在此一并致以深深的谢意！

　　《眼针疗法》一书虽数易其稿，但疏漏之处在所难免。作为一种疗法，在临床实践中还会不断发展。希望广大读者和医学界的朋友们不吝指正，以求本书日臻完善。

82 岁聋叟彭静山

1990 年 2 月 1 日于沈阳静思庐

第一章　眼针疗法的理论根据

　　王肯堂（1549—1613）是明代医学家，字宇泰，江苏金坛人。早年习读文史，兼精医学。曾任福建参政等职。晚年退居故乡，广泛搜集历代医学文献，编著《证治准绳》四十四卷，另有杂病、类方、伤寒、疡医、幼科、女科等，后世汇刻称《六科准绳》。书中对各种疾病的证候和治法叙述颇详，为医家所重视。

　　我耳聋之后想利用得天独厚的视力，探索诊断疾病的新路。读《证治准绳》，见《目门》卷七在论述五轮八廓部分引有华佗一段话："华元化云：目形类丸，瞳神居中而前，如日月之丽东南而晚西北也。内有大络六，谓心、肺、脾、肝、肾、命门各主其一；中络八，谓胆、胃、大小肠、三焦、膀胱各主其一；外有旁支细络莫知其数，皆悬贯于脑，下连脏腑，通畅血气往来以滋于目。故凡病发，则有形色丝络显现，而可验内之何脏腑受病也。"华佗的这段话给我以很大启发。经过深入钻研，终于总结出"以目代耳"的"观眼识病"，进而又发展为眼针疗法。

　　宋代以后眼科分眼睛为五轮八廓。眼睛分阴分阳。《黄帝内经》说："瞳子、黑眼法于阴，白眼、赤脉法于阳。故阴阳合转而精明，则此眼具阴阳也。"进而更详细论述说："五脏六腑之精气皆上注于目而为之精，精之窠为眼，骨之精为瞳子，筋之精为黑眼，血之精为络，其窠气之精为白眼，肌肉之精为约束，裹撷筋骨气血之精，而与脉并为系，上属于脑，后出于项中，此则眼具五脏六腑也。"后世五轮八廓学说实来源于《黄帝内经》。

一、心肝和眼的关系

　　五脏心、肝、脾、肺、肾，而心和肝经独与眼有密切关系。《黄帝内经》说："肝开窍于目，藏精于肝。"又说："肝气通于目，肝和则目能辨五色矣。"后世中成药明目羊肝丸，以羊肝为主药，属于脏器疗法，是由内经学说而派生的。

　　《黄帝内经》又说："心合脉，诸脉者皆属于目。"心、肝两经都和血有密切关系，眼睛的营养，发挥视力，皆关系到心、肝的功能。

二、脾和眼的关系

　　这个学说是李东垣提倡的。东垣治一切病以培养脾胃为主，他说眼睛与脾胃的关系极为重要。并引证《黄帝内经》："诸脉皆属于目。""心事烦冗，饮食失节，劳役过度，故脾胃虚弱，心火太盛，则百脉沸腾，血脉逆行，邪害孔窍，天明则日月不明也。"东垣主张五脏六腑的精气，都是禀受于脾土而上贯于目。眼睛与脾的关系，极为密切。

三、五轮学说

　　五轮是把整个眼球由外向内分为5个部位，分别属于五脏：上、下眼睑为肉轮，属脾；内、外眦为血轮，属心；白睛为气轮，属肺；黑睛为风轮，属肝；瞳人为水轮，属肾。

　　中医学随着社会的进步而逐渐发展，唐初的《千金方》《外台秘要》都提到眼病发生的原因和保护眼睛的方法，如："生食五辛，热食面食，饮酒不已。房事无节，夜读细书……"等，并提出治疗眼疾的许多药方。然而首先提到五轮的是宋初《太平圣惠方》，该书由王怀隐等著，书成于淳化三年（992）。

四、五轮八廓

眼科学专书《银海精微》，旧题唐·孙思邈著，据考为宋以后人所作。首为五轮八廓总论。五轮如前所述，至于八廓则说："大抵目为五脏之精华，一身之要系。故五脏分五轮，八卦名八廓……至若八廓，无位有名。"

明·傅仁宇著有《审视瑶函》，为眼科专书。首篇说："五轮者五脏精华之所发，名之曰轮，其像如车轮圆转，运动之意也。八廓应乎八卦，脉络经纬于脑，贯通脏腑，以达气血。"

（一）王肯堂论五轮八廓

中医眼科在宋、明之际有很大发展，五轮八廓学说，也日臻完善。王肯堂在《证治准绳》中对五轮八廓做了较全面的论述。他说："五轮，金之精腾结而为气轮，木之精腾结而为风轮，火之精腾结而为血轮，土之精腾结而为肉轮，水之精腾结而为水轮。气轮者，目之白睛是也，内应于肺，西方庚辛申酉之令，肺主气，故曰气轮。金为五行之至坚，故白睛独坚于四轮；肺为华盖，部位至高，主气之升降。少有怫郁，诸病生焉。血随气行，气若怫郁，则火胜而血滞；火胜而血滞则病变不测。火克金，金在木外，故气轮先赤。金克木而后病及风轮也；金色白，故白泽者顺也。风轮者白内青睛是也，内应于肝，东方甲乙寅卯厥阴风木，故曰风轮。目窍肝，在时为春，春生万物，色满宇宙，惟目能鉴，故属窍于肝也。此轮清脆，内包膏汁，有涵养瞳神之功，其色青，故青莹者顺也。世人多黄浊者，乃湿热之害，唯小儿之色最正，至长食味，则泄其气而色亦易矣。血轮者，目两角大小皆是也，内应于心，南方丙丁巳午火，心主血，故曰血轮。夫火在目为神光，火衰则有昏瞑之患，火炎则有焚燎之殃。虽有两心[1]，而无正轮。心，君主也[2]，通于大眦，故大眦赤者实火也。心包络为小心，小心为相火也，代君行令，通于小眦，故小眦赤者虚火也。若君主拱默，则相火自然清宁矣，火色赤，唯红活为顺也。肉轮者两睥是也[3]，中央戊己辰戌丑未之土。脾主肉，故曰肉轮，脾有两叶，运动磨化水谷。外亦两睥，动静相应。开则万用，如阳动之发生；闭则万寂，如阴静之收敛。土藏万物而主静，故睥合则万有寂然而思睡，此脏纳归静之应也。土为五行之主，故四轮亦脾所包涵。其色黄，得血而润，故黄泽为顺也。"

"八廓应乎八卦，脉络经纬于脑，贯通脏腑，以达血气，往来以滋于目。廓如城郭，然各有行路往来，而匡廓卫御之意也。乾居西北，络通大肠之腑，脏属肺，肺与大肠相为阴阳，上运清纯，下输糟粕，为传送之官，故曰传导廓；坎正北方，络通膀胱之腑，脏属于肾，肾与膀胱相为阴阳，主水之化源，以输津液，故曰津液廓；艮位东北，络通上焦之腑，脏配命门，命门与上焦相为阴阳，分输百脉，故曰会阴廓；震正东方，络通胆腑，脏属于肝，肝胆相为阴阳，皆主清净，不受浊秽，故曰清净廓；巽位东南，络通中焦之腑，脏属肝络，肝与中焦相为阴阳，肝络通血，以滋养中焦，分气以化生，故曰养化廓；离正南方，络通小肠之腑，脏属于心，心与小肠相为脏腑，为谓阳受盛之胞，

---

[1] 两心，就是心的经脉可分别通到内、外眦两条通路。

[2] 正轮即眼球，两眦在眼球的内外两侧。不属于眼球的本轮。《素问·五脏生成》："黄帝问曰：愿闻十二脏之相使贵贱何如？岐伯对曰……心者君主之官也……"

[3] 睥（bì 音闭），眼睑的睁眼闭眼和向两旁斜视的动作。

故曰胞阳廓，坤位西南，络通胃之腑，脏属于脾，脾胃相为脏腑，主纳水谷以养生，故曰水谷廓。兑正西方，络通下焦之腑，脏配肾络，肾与下焦，相为脏腑，关主阴精化生之源，故曰关泉廓，脏腑相配，《黄帝内经》已有定法，而三焦分配肝肾者，此目之精法也。盖目专窍于肝而主于肾，故有二络之分配焉。左目属阳，阳道顺行，故廓之经位法象亦以顺行。右目属阴，阴道逆行，故廓之经位法象亦以逆行，察乎二目两眦之分，则昭然可见阴阳顺逆之道矣。"

附：主要医籍八卦与八廓通联脏腑异同表

关于八廓学说，眼科书上众说纷纭，各执一词，《银海精微》说八廓"有名无位"，有的医家说是按古传八卦应乎八廓，唯《医宗金鉴》提出八廓应属六腑，但没有说明准确位置。各书互有异同，归纳列表 1：

表 1　主要医籍八卦与八廓通联脏腑异同表

八廓与八卦 / 书名	《银海精微》	《审视瑶函》	《医宗金鉴》	《东医宝鉴》	《杂病源流犀烛》	《类证治裁》	《证治准绳》
乾天	肺、大肠	肺、大肠	肺、大肠	大肠	肺	大肠	肺、大肠
坎水	肾	肾、膀胱	肾、膀胱	肾	肾	肾	肾、膀胱
艮山	胆	命门、上焦	包络	胆	胆	胆	上焦、命门
震雷	心、小肠	肝、胆	命门	小肠	小肠	小肠	肝、胆
巽风	肝	包络、中焦	肝、胆	肝	肝	肝	中焦
离火	心、命门	心、命门	心、小肠	心、命门	心	命门	心、小肠
坤地	脾、胃	脾、胃	脾、胃	脾、胃	脾、胃	脾、胃	脾、胃
兑泽	膀胱	肾、下焦	三焦	膀胱	膀胱	膀胱	下焦

（二）现代医家论五轮八廓

近人四川眼科名医陈达夫氏著有《六经法要》。陈氏论八廓说："五轮是讲人体的组织功能，八廓是说某种眼病发生的表现，并非每个病人都有廓病，更不是正常人也分八廓。所以八廓之说，似乎无用。有的人不知其由，遂在著作中加以否认。如《银海精微》首创五轮八廓，却说是没有定位。既无定位，何必有名？《医宗金鉴》虽未说没有定位，却没有指出位置和说明八廓的用途。只有《审视瑶函》画了八廓定位，肯定了它的用处，说八廓是用来辨认眼病血丝的。这个理论，十分有力。但可惜它未加深讲，仅于图案上画出左右两眼，两眼上胞各写上 4 个卦名，两眼下胞又各写出 4 个卦名，使学者无从辨别，那就更说不到临症拿来应用了。"

近代眼科名医庞赞襄氏，著有《中医眼科临床实践》，对五轮的解说颇详。庞氏说：五轮学说，是基于眼与脏腑关系的原理，将眼从外向内分为肉轮、血轮、气轮、风轮、水轮 5 个部分，而分属于脾、心、肺、肝、肾 5 脏，借以说明眼的部位、生理和病理等，用来指导临床诊治眼病的一种理论方法。

（1）肉轮：指上下胞睑，就是眼睑部分（包括睑皮肤、皮下组织、肌层、睑板、睑结膜等）分别属脾胃。因脾胃主肌肉，所以叫肉轮。其主要功能是保护眼球。

脾与胃相表里，故肉轮疾病多与脾胃病有关。如眼睑炎症用清理脾胃湿热之剂，可获得一定的疗效。

（2）血轮：指内外眦的血络，即两眦部的血管并包括内眦部的泪阜和泪点。泪点古代叫泪窍或泪堂，是排泪液的通道。两眦血络，在脏属心，心主血，所以叫血轮。血轮的作用是输运血液精气以濡养其分布部分之组织。

心与小肠相表里，故血轮疾病多与心或小肠的病变有关。若两眦部的实热性病变，用清心泻火之剂治疗，可获得良好的效果。

（3）气轮：指球结膜与巩膜，一般称白睛。白睛在脏腑属肺，肺主气，所以叫气轮。其作用犹如表壳，以保护眼球内部的精细组织。

肺与大肠相表里，故气轮病多与肺或大肠有关。如肺热引起白睛的病变，用泻肺清热之剂治疗，就可收到良好效果。

（4）风轮：指黑睛（包括角膜和虹膜），角膜呈球面而透明，有透光和屈光作用，虹膜呈棕黄色或棕黑色，古称为黄仁（又名睛帘）。由于虹膜的展缩作用，使进入眼内部的光线适当，视物得以清晰。黑睛在脏属肝，肝主风，所以叫风轮。它有透光、集光和调节光线的作用。

肝与胆相表里，故风轮疾病多与肝胆疾病有关。如角膜炎症，用泻肝之剂多能奏效。

（5）水轮：指瞳仁（亦叫瞳子或瞳神），也就是瞳孔部分，但其实际范围包括眼内各组织，如神水（房水）、睛珠（晶状体）、神膏（玻璃体）、睛膜（脉络膜）、视衣（视网膜）、目系（视神经）等。瞳仁在脏属肾，肾主水，所以叫水轮。其功能特别重要，房水是充满于前后房内的透明液体，供给营养晶状体及玻璃体等组织的，晶状体是活动的屈光组织，它能使物体在视网膜上成像清晰，玻璃体除有屈光作用外，还起着维持眼内压的作用，葡萄膜因含有丰富的色素，使眼球后部形成暗箱，它又有丰富的血管，以营养视网膜等组织，视网膜则是唯一的感光组织，视神经的功能是将光、形、色觉传入大脑。所以这些组织的病变，均可发出不同程度的视力障碍。

肾与膀胱相表里，故水轮疾病多与肾或膀胱病变有关。如肾虚所致的青盲病，用补肾之剂就能奏效。

五、眼与经络的关系

（一）经络学说

人的身、气、心（心是指大脑的活动）三者之中，身是实体，气是虚物，寄附在体内都属于物质，心为虚托，借寓在身体而借气化为表现属于精神。同时肉身有各种内脏和外官，都由经络来连贯。气流依照这些经络，循行不息，表现各种功能，心灵相感相应，发生各种情绪，导出各种思维。如此内外相通，因果相应，前后相随，互相关联，缠缚搅绕，盘根错节，复杂无比。

气和心既是以身为依托，就必须使肉身的内脏和外官健全，人的生活才能完美。

气和心的关系，气依附于肉身，流行于全体内脏外官各个部位而表现为呼吸，为生命，为声音，为彩色，为香臭，为感觉，为性情，为欲望，为兴趣，为活动，为神态，为形势，为光热，为力劲，为功能，为记忆，为思想，为学习，为辨别，为念虑，为意志等，丛杂纷繁，不胜枚举。但可分为3项来叙述：

（1）从气的由来而言，最初的重要部分是先天生成的，我国道家医学称为元气或真气。另外的生出部分是后天养成的，从日常的饮食、营养、修为的生化而来。《灵枢·本脏》说："经脉者，所以行血气而营阴阳，濡筋骨，利关节者也。"《灵枢·营卫生会》说：

"人受气于谷，谷入于胃，以传于与肺，五脏六腑，皆以受气。其清者为营，浊者为卫，营在脉中，卫在脉外，营周不休，五十而复大会，阴阳相贯，如环无端。"人的营养可以不断添加更新，而储存待用。《灵枢·邪客》也说："营气者，泌其津液，注之于脉，化以为血，以荣四末，内注五脏六腑，以应刻数焉。"

（2）从气的动态而言，一又分别为三：一是在全身内脏外官各部位自然流行的。从人体出生，直到老死，无待外力相加，总是川流不息，周巡不已；二是受到他力刺激的机械反应。其属性有物理的、化学的、生理的、心理的等。通常说的"冲动"就算这一种。三是经过思考的意志反应。通常会表现抉别取舍或者动静归趋，属于层次较高的精神活动。

（3）从吾人对气的认识而言，一部分是从针灸临床实践的针刺得气，循经感传，交经缪刺，尤其是"经络敏感人"的出现而客观地说明经络循行的存在。一部分是借现代科技的帮助，可以测知或计量的，例如体温、声音、脏器功能、性向智力等，都有物理、化学、生理、心理、光电等的学术方法和仪器，加以测量和了解。我国在20世纪50年代就有经络测定仪，近年又有经络测平仪和经络导平仪。苏联人有克里安照像，可见经络的影子。外国有测气仪，精微波摄影法，证明了人的身上有"气"。我国道教的气功，现在已被世界许多国家所关注和实行。另外一部分是凭现代科技尚难了解明白的，唯有仍靠中医的传统方法，去深入体会，周全审察，缜密研究，而做高明的判断，求得正确了解。有些人经西医院以现代科技做体检的结果，评定无病。但总觉得少气无力，普通说是"气不足"或"气虚"就是属于这一种。中医对于诊断是"望以目察，闻以耳占，问以言审，切以指参。"谓之四诊。诊断气虚的程序，面色萎白，望而知其气虚；言语轻微，闻而知其气虚；四肢无力，问而知其气虚；脉来虚弱，切而知其气虚。凭四诊可知气虚，辨证施治可以治愈现代科学理化检验不出来的病。就针砭医学知识，中医是我国早期农业社会的产物，受易学思想的启示，为宏观性的学术。西医是西方文艺复兴以后工商社会的出品，谨守法国哲学家孔德（Auguste Comte，1798—1857)实证主义(Positivism)的圭臬，属于微观性的学术。中西结合起来，取长补短，通力合作，就是中医科学化。

另外，人的身、气、心三者中的心，实非心脏，而是大脑的活动，假借气的流行而表现。人的大脑非常发达，生理学家考究其功能，大致为3种：第一种：a.能知、能感、能觉。b.能学习、能记忆、能思维。c.能自主运动。前述丛杂猥多的气流景象，除了各式各样与生俱来的自然生长，正如《灵枢·经脉》说："人始生，先成精，精成而脑髓生。骨为干，脉为营，筋为刚，肉为墙，皮肤坚而毛发长，谷入于胃，脉道以通，血气乃行。经脉者，所以能决死生，处百病，调虚实，不可不通。"此外，大抵可以分属于对刺激的直接反应，是比较感性化的。第二种多半属于经过思维的意志反应，是比较理性化的。第三种是在感性化反应和理性化反应之间，加以权衡，力求允妥，随而生出的智慧反应，是比较艺术化的。那些感性的反应大都是生理上的物质机械活动，其余凡属理性的和智慧的反应，则是心理上精神心灵活动。如此看来，气和心的精神活动实有两方面的关系：一是仰赖健全的肉身支柱；二是担当维护肉体健全指导任务的经络系统。

（二）经络与各科的关系

人们都认为经络是针灸的理论基础，只是针灸科的事情，实际经络学说是中医基础理论的组成部分，与各科都有密切的纵横联系。所以明朝深研《黄帝内经》的马元台说：

"不懂十二经络，开口动手便错。"开口就是"辨证"，动手就是"施治"。如果不懂得经络学的重要性，而不运用经络学说去辨证施治，肯定会发生错误。试举各科一二例以说明经络对辨证施治的重要性。

【内科】

辨别经病与络病：诊治伤寒要分清六经和经病络病。例如，头痛项强恶寒脉浮，是太阳经病，若只有头痛恶寒脉浮而项不强的，是病在太阳之络，不在太阳之经，经药不是对症所宜。因为太阳经脉上连风府，病在经的头项必痛，腰脊必强，没有项强的症状是病在太阳之络。经病须用经药，络病须用络药。

目痛鼻干，不得卧，身热，汗自出，不恶寒，反恶热，脉尺寸俱长的是阳明经病。若只有身热汗出，不恶寒，而没有目痛鼻干的，是病在阳明之络，不在阳明之经，因为阳明经脉挟鼻络于目。

【外科】

疮疡生在阳明经的，容易化脓收口，治愈迅速，因为阳明是多气多血的经脉。生在太阳经、厥阴经的，容易塌陷，久久不愈，因为太阳、厥阴少气多血。生在少阴、少阳、太阴经的不易收口，因为少阴、少阳、太阴这几经少血多气。运用经络学说气血多少的个性来判断疮疡的预后，是很准确的。

凡疔毒都生在面部和手足，而且都生在各经的起止穴位，如生在某经的起穴，针其止穴；生在某经的止穴，针其起穴，无不应手而愈。例如疔毒生在迎香穴，是大肠经的止穴，针其起穴商阳，针后疼痛立止，血白细胞显著下降。接近起止穴的，也同用此法。

经络的起止穴，又名首尾穴。针灸循经取穴有首尾循经取穴法。

【妇科】

妇科病月经不调的取冲脉穴，关于胎产病取任脉穴，在经脉学说中"任主胞胎，冲为血海"。乳疾则取胃、肝、脾3经的穴，这3条经脉是通过乳房或接近乳房的。用药也着重这3经。

【儿科】

小儿疳疾，针四缝穴，效果迅速。四缝穴是在食、中、无名、小4个手指第一指节横纹中，属于大肠、心包、三焦、心、小肠5个经，所以功效卓著。

小儿出痘以前，耳尻不热，耳后静脉发红，因为痘发于三焦，耳后为三焦经所经过的部位。

【辨药】

以柴胡为例，"柴胡味苦平，性微寒，升也，阴中之阳也。其用有四：左右两旁胁下痛，日晡潮热往来生，在脏调经内主血，在肌主气上行经。手足少阳表里四经之药也"（《药性赋·主治指掌》）。在药物的引经佐使方面，柴胡是主治手少阳三焦、足少阳胆、手厥阴心包、足厥阴肝等表里四经疾病的要药。

（三）经络的个性与共性

经络的个性，也叫特异性，计有3种：

（1）每条经脉都有自己的循行路线。

（2）每条经脉都有自己的经络病候。

（3）每条经脉都有特效穴位。

经络的共性，也叫普遍性，计有 3 种：

（1）内联脏腑，外络肢节。

（2）前后相应，左右互根。

（3）每条经脉和头面五官手足终末都有明显的联系。

（四）经络循行与眼的关系

十二经脉，除肺、脾、肾、心包经以外，有 8 条经脉是以眼睛作为集散之处。经络具有表里关系：肺与大肠相表里，脾与胃相表里，肾与膀胱相表里，心包与三焦相表里，可以说十二经直接、间接都与眼有着联系。眼为五官之一，它通过经络和脏腑有不可分割的联系。《灵枢·邪气脏腑病形》说："十二经脉，三百六十五络，其血气皆上于面而走空窍，其经阳气上走于目而为睛。"《素问·五脏生成》说："诸脉皆属于目。"《灵枢·口问》说："目者宗脉之所聚也。"《素问·五脏生成》又说："故人卧血归于肝，肝受血而能视。"张景岳《类经注》解释说："肝为藏血之脏也，故人凡寐者其面色多白，以血藏故耳。"脏腑和眼睛相通是靠经络联系而形成的。经络分布于眼的通路：

1. 起于眼或眼周的经络

（1）足阳明胃经起于鼻旁，与足太阳膀胱经交会于睛明穴。

（2）足太阳膀胱经起于目内眦睛明穴。

（3）足少阳胆经起于目锐眦瞳子髎穴。

2. 经过眼或眼周围的经脉

（1）手少阴心经，其支者，系目系。

（2）足厥阴肝经，其经脉直接与目系相连。

（3）任脉经过两目中间而终。

（4）督脉经两目中间而下行终于上唇的龈交穴。

3. 终于眼或眼周围的经脉

（1）手阳明大肠经，其支脉上行头面，终于鼻旁迎香穴。

（2）手少阳三焦经，其支脉至目眶下和目外眦。

（3）手太阳小肠经的支脉，一条至目内眦，一条至目外眦。

（4）阴跷脉、阳跷脉均至目内眦和外眦。

4. 眼与经筋的关系

经筋是十二经脉循行部位上分布的体表肌肉系统的总称，也是将全身体表肌肉按照十二经脉循行部位进行分类的一种方法。因此十二经筋就是按照十二经脉来命名的。

（1）足太阳之经筋，其支者为目上纲。

（2）足少阳之经筋，其支者聚于目外眦。

（3）足阳明之经筋为目下纲。

（4）手太阳之经筋，上属目外眦。

（5）手少阳之经筋，属目外眦。

总之经络与眼的关系，缭绕纠缠，表里互通，至为密切。正如《灵枢·经别》说："夫十二经脉者，人之所以生，病之所以成，人之所以治，病之所以起，学之所始，工之所止也；粗之所易，上之所难也。"

第二章　观眼识病

一、望诊的发展

前面已经讲过，我耳聋之后翻阅劫后余书，在王肯堂《证治准绳·目门》卷七见有这样一段引文："华元化云：目形类丸，瞳神居中而前，如日月之丽东南而晚西北也。内有大络六，谓心、肺、脾、肝、肾、命门各主其一，中络八，谓胆、胃、大小肠、三焦、膀胱各主其一，外有旁支细络莫知其数，皆悬贯于脑，下连脏腑，通畅血气往来以滋于目。故凡病发，则有形色丝络显现，而可验内之何脏腑受病也。外有二窍，以通其气，内有诸液出而为泪。有神膏、神水、神光、真气、真元、真精，此皆滋目之源液也。神膏者，目内包含膏液，如破则黑稠水出是也。此膏由胆中渗润精汁积而成者，能涵养瞳神，衰则有损。神水者，由三焦而发源，先天真一之气所化。在目之内虽不可见，然使触物损破，则见黑膏之外有似稠痰者是也。在目之外，则目上润泽之水是也，水衰，则有火胜燥暴之患；水竭，则有目轮大小之疾；耗涩，则有昏眇之危，亏者多，盈者少，是以世无全精之目。神光者，谓目自见之精华也。夫神光发于心，原于胆火之用事，神之在人也大矣。在足能行，在手能握，在舌能言，在鼻能嗅，在耳能听，在目能视。神舍心，故发于心焉。真血者，即肝中升运滋目经络之血也。此血非比肌肉间易行之血，因其脉络深高难得，故谓之真也。真气者，盖目之经络中往来生用之气。乃先天真一发生之元阳也。大宜和畅，少有郁滞诸病生焉。真精者，乃先后天元气所化。精汁起于肾，施于胆，而后及瞳神也。凡此数者，一有所损，目则病矣。大概目圆而长，外有坚壳数重，中有清脆，内包黑稠神膏一函。膏外则白稠神水，水以滋膏。水外则皆血，血以滋水。膏中一点黑莹是也。胆所聚之精华唯此一点烛照鉴视空阔无穷者。是曰水轮内应于肾，北方壬癸亥子水也，其妙在三，胆汁、肾气、心神也。五轮之中，四轮不鉴，唯瞳神乃照物者。风轮则有包卫涵养之功，风轮有损，瞳神不久留矣。或曰瞳神水也，气也，血也，膏也？曰非也，非气，非血，非膏，乃先天之气所生，后天之气所成，阴阳之妙用，水火之精华。血养水，水养膏，膏护瞳神，气为运用，神则维持，喻以日月，理实同之。而午前则小，午后则大，亦随天地阴阳之运用也。大抵目窍于肝，主于肾，用于心，运于肺，藏于脾，有大有小，有圆有长，亦由禀受之异。男子右目不如左目精华，女子左目不如右目光彩。此各得其阴阳气分之主也。然聪愚佞直柔刚寿夭，亦能验目而知之，神哉！岂非人身之至宝乎。"

傅仁宇《审视瑶函》论述五轮八廓也引用了这一段话，开始为"华佗云"以下皆同，也没有提出引文的来源。傅仁宇重视八廓，并以"勿以八廓为无用"作题目来阐明它的功能。他说："五轮为病，间有知者。至于八廓，位且不知，况欲求其经络之妙用乎？故古人云：'经络不明，盲子夜行。'夫八廓之经络，乃验病之要领，业斯道者，岂可忽哉。盖验廓之病，与轮不同。轮以通部形色为证，而廓唯以轮上血脉丝络为凭，或粗细连断，或乱直赤紫，起于何位，侵犯何位，侵犯何部，以辨何脏何腑之受病，浅深轻重，血气虚实，衰旺邪正之不同，察其自病传病经络之生克顺逆而调治之耳。人之谓此八廓，如三焦之有名无实以为无用者，此谬之甚者也。愚观《黄帝内经》，士勇怯，言勇士刚急，三焦肉横；怯士柔缓，三焦肉纵。夫肉则有状，此《难经》之颇误也。今八廓有位有形，故知三焦之比，八廓丝络，比之三焦，更为有据。三焦在内而不见，尚有膈上、膈下之分，八廓则明见于外，病发则有丝络可验者，安得谓为无用哉！"

验目可以识病，王肯堂引证于前，傅仁宇发扬于后，更有线索可寻，遂引起我研究"观眼识病"的信心，于是决心加以探讨，终于掌握了眼睛形色丝络显现的规律与特征。

二、眼区的划分

观眼识病就是通过观察眼部"形色丝络显现"而"验内之何脏腑受病"。为此首先就必须探索观察眼睛的部位以及这些部位与脏腑的关系，进而探索形色丝络变化的规律与特征。

（一）用八卦划区的来源

八卦由阴、阳两种符号变化而成。按《周易》其名称和序列为乾、兑、离、震、巽、坎、艮、坤，代表天、泽、火、雷、风、水、山、地八种自然现象，是为先天八卦。北宋邵康节、周敦颐，南宋朱熹研究《周易》，把八卦的序列改为乾、坎、艮、震、巽、离、坤、兑，是为后天八卦。

《周易·系辞》："易有太极，是生两仪；两仪生四象，四象生八卦。"太极，指原始混沌之气或派生万物的本原。两仪，指天地或阴阳（图1）。四象，指四种自然现象或事物的四种属性，或谓春夏秋冬四时，或指水火木金四种物质，或指东南西北四方，或指太阴太阳、少阴少阳。这段话的大意是说：原始混沌之气运动而生天地（或分为阴阳），天地有春秋冬夏之节，故生四时（或阴阳的运动而产生太阴、太阳、少阴、少阳四种属性），推演为宇宙万事万物。这种观点反映了我国古代学者对世界构成和变化规律的认识，从哲学上看是一种古朴的唯物辩证思想。

古代医家把上述朴素的唯物辩证思想引进医疗实践，逐步形成了中医理论，促进了中医学的发展。如从我国古代认为宇宙的本原物质是"气"出发，形成了中医关于气、精气和神的学说。气运动而分阴阳。宇宙万事万物不论大的小的、粗的细的、黑的白的、冷的热的，以及昼夜阴晴、寒来暑往，总之都不外阴阳两个方面。阴阳既是对立的，又是统一的，没有一事一物能脱离这个范畴。阴阳的概念是中医学术的重要思想理论基础。中医的精髓是辨证施治，以阴阳为两大纲统帅表里、虚实、寒热。两仪概括八纲，以简驭繁，奇妙已极。

八卦古时用于卜筮。后世儒家学者以八卦为宇宙万物的基本象征图形，用来说明世界的构成和变化。北宋以来有些医家在气、阴阳、五行学说的基础上以"五脏分五轮"，以"八卦分八廓"，用来解释眼的生理、病理，说明廓病的分布和它的临床意义，对后世中医眼科的发展起了一定的作用。图1太极图在研究观眼识病，如何将白睛划分若干区域以容纳脏腑时，五轮八廓学说给我以很大启示，决定也采用八卦划区。

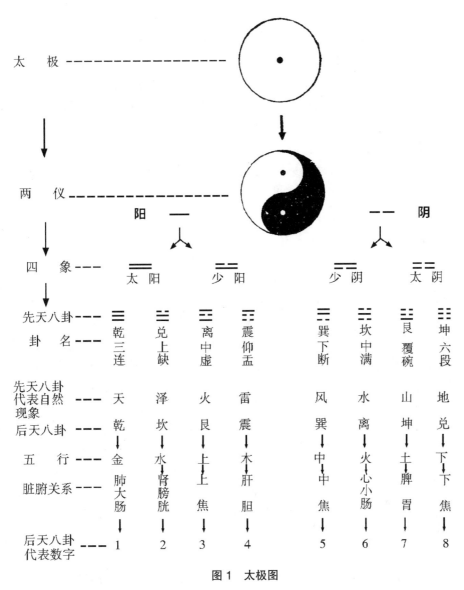

图 1　太极图

（二）命门与三焦问题

关于眼与脏腑的关系，《黄帝内经》与历代医家已多有论述。《证治准绳》引华佗的一段话中指出：眼中有"大络六，谓心、肺、脾、肝、肾、命门；中络八，谓胆、胃、大、小肠、三焦、膀胱，各主其一。""旁支细络，莫知其数。"对眼睛可以验看丝络的部位只有白睛。在整个白睛上要辨清属于 14 个脏腑的"形色丝络"，并不容易。华佗指出的 6 个大络是心、肺、脾、肝、肾、命门，8 个中络是胆、胃、大肠、小肠、三焦（分为上焦、中焦、下焦）、膀胱，共 14 个脏器。但十四经里"内属于脏腑，外络于肢节"的有十二经，命门却不在内，因为命门不属于脏腑。三焦的问题各医书里意见也不同。因此，研究眼与脏腑的关系，首先应该解决命门和三焦两个问题。

1. 命门问题

命门有生命之门的含义，它是人体生命的根本和维持生命的要素。命门学说是脏腑学说的组成部分。在五脏中大部是单一的脏器，只有肾是两枚，古代医学家多推崇《难经》"左者为肾，右者为命门"的说法。但实际上两肾从组织结构到所具功能均无差异，故虞抟《医学正传》反对这种说法，认为不可独指右肾为命门，主张两肾"总号为命门"。有的医家根据命门穴在十四椎下陷中的部位，认为命门是在两肾之间，具体体现为"肾间动气"，即指两肾间所产生的人体动力的来源，也就是命门之火。因为肾为"水脏"，是水中之火，乃先天之真气，此气自下而上，与后天的胃气相接，由此而生生不息。

命门的作用，概括而言：a.命门为元气的根本，是人体产生热能的发源地。b.能帮助三焦的气化。c.命门之火有暖脾胃，帮助饮食消化的作用。d.和人体的性功能和生殖系统密切相关，命门之火属相火，不足或偏亢，均可产生病态。e.有纳气作用，与呼吸系统的功能密切相关。

2.三焦问题

三焦属于六腑之一，分上焦、中焦、下焦3个部分。从部位而言，上焦是指胸膈以上部位，包括心、肺；中焦指膈下，脐部以上部位，包括脾胃等脏腑；下焦指脐以下部位，包括肾、膀胱、小肠、大肠。从功能而言，《灵枢·营卫生会》指出"上焦如雾"主要指心、肺的输布作用。"中焦如沤"指脾胃的消化转输作用。"下焦如渎"指肾与膀胱的排尿作用，并包括肠道的排便作用。这些功能实际上就是体内脏腑气化功能的综合。故三焦的功能，概括而言是受纳水谷，消化饮食，化生气血精微物质，输送营养，排泄废料。三焦的"焦"字有"热"的含义，这种热来源于命门之火，是通过气化的作用来体现的。

至于三焦的实体是一个争论未决的问题。《灵枢·营卫生会》说："上焦出于胃上口，并咽以上，贯膈而布胸中……中焦亦并胃中，出上焦之后……下焦者，别回肠，往于膀胱而渗入焉。"《难经》认为三焦是"有名而无形"。张介宾《类经附翼》记载："……及至徐遁、陈无择始创言三焦之形，云'有脂膜如掌大，正与膀胱相对，有二白脉自中出，夹脊而上，贯于脑'……"张氏本人则认为"三焦为脏腑之外卫""所谓焦者，象火类也，色赤属阳之谓也。今夫人之一身，外自皮毛，内自脏腑，无巨无名，无细无目，其于腔腹周围上下全体，状若大囊者，果何物也？且其着内一层，形色最赤，象如六合，总护诸阳，是非三焦而何？"虞抟《医学正传》认为："三焦者指腔子而言……总名三焦……其体有脂膜在腔子之内，包罗乎五脏六腑之外也。"王清任《医林改错》以为"网油"即是三焦。唐容川《血证论》谓："三焦，古作膲，即人身上下内外相联之油膜也。"唐氏《医经精义》又说："故将五脏之将，当读如将帅之将。言少阳三焦，下连属于肾，上连属于肺，肾肺相悬，全赖少阳三焦以联属之。然则少阳一府，故已统帅两脏，如一将而将两营也。是孤之府，言少阳三焦，独成一府，极其广大，故能统两脏。又言属膀胱者，是三焦下出之路。足见自肺至膀胱，从上而下，统归三焦也。"唐氏又说："中国自唐宋后，不知三焦为何物，是以医法多讹。"张锡纯《医学衷中参西录》说："西医之所谓水道，即中医之所谓三焦，其根蒂连于脊骨，自下上数七节之处。在下焦为包肾络肠之脂膜，在中焦为包脾连胃之脂膜，在上焦为心下之脂膜，统名为三焦，能引水液下注于膀胱。《黄帝内经》所谓'三焦者决渎之官，水道出焉者是也'。夫《黄帝内经》即显然谓三焦为水道。"由此可见，中医对三焦的逐渐深刻地认识，乃医学的一大进步。五脏有五，六腑有六，脏腑表里配合，三焦称为"是孤之府"，配合心包，心包为心脏外围油膜，可以说是心的一部分，称为"心主"或"心之宫城"。心包、三焦都非独立脏器，但在经络都各有经脉循行线路，手少阳三焦、手厥阴心包（又称心主）表里互相配合。一般泛称"上焦心肺，中焦脾胃，下焦肾膀胱"。王肯堂论八廓把上焦、中焦、下焦各成一廓，但上焦配以命门，颇为蛇足。我们创制眼图，去掉命门，扩大了三焦的部位。三焦分布图如图2。

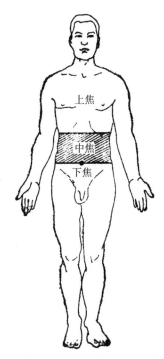

上焦：自膈肌水平以上，前胸、后背包括内容脏器如心、肺、气管、支气管、胸膜以至颈项、头面五官和上肢。

中焦：自膈肌水平以下至脐水平以上，腰背部、上腹部包括内容脏器肝、胆、胰、胃、肠、脾等脏器。

下焦：脐水平以下，腰、骶、髂、臀、小腹、少腹（中医对脐以下耻骨联合以上统称小腹，两侧又名少腹）、生殖泌尿系统、肛肠、腹膜直到下肢。

上述三焦的划分，在临床治疗实践中是符合实际的，尤其是眼针上焦、中焦、下焦的辨证配穴，颇有疗效。

（三）眼区的划分及与脏腑的通联

华佗说："目形类丸……有大络六……中络八……"包

图2　三焦分布图

括五脏六腑、心包和命门，三焦又分成为上焦、中焦、下焦，去掉了命门、心包，共计是13个部位，在小小眼睛里容纳13个部位，利用八廓是很适宜的。而八廓来源于八卦，于是就用后天八卦划分眼睛八区。一般对方向的称呼习惯上叫作前后左右，前为阳，左为阳，就先划分左眼。为了使用方便，将乾、坎、艮、震、巽、离、坤、兑改用1、2、3、4、5、6、7、8八个阿拉伯数字代表。

两眼向前平视，经瞳孔中心做一水平线并延伸过内、外眦，再经瞳孔中心做该水平线之垂直线，并延伸过上、下眼眶。于是将眼区分成4个象限。再将每一个象限分成两个相等区，即8个象限，区域相等，此8个相等区就是8个经区。

划区时，人仰卧头向北、脚向南。左眼的西北方恰当乾卦，正北为坎，东北为艮，正东为震，东南为巽，正南为离，西南为坤，正西为兑。与脏腑的关系，乾属金，肺与大肠属金；金生水，坎为水，肾、膀胱属水；水生木，正东方肝、胆属木；木生火，正南方心、小肠属火；火生土，西南方坤为地，脾、胃属土。东北艮为山，山是高峰，画为上焦；东南巽为风，画为中焦；正西兑为泽，画为下焦。去掉命门，因为命门不属于脏腑，心包附属于心，均无位置。扩大了三焦的分布，对眼针治疗起到内外相应的作用。左眼的八区如图3。

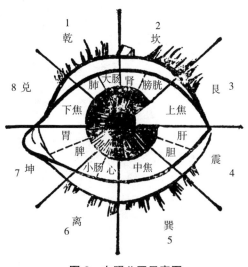

图3　左眼八区示意图

用后天八卦划分了左眼八区。右眼怎样划分呢？经络十二经穴两眼相同，如承泣穴都在下眼睑眶内直对瞳孔，睛明穴都在内眦上方靠近鼻梁，瞳子髎均在外眦角外边。观眼识病是以经络学说为理论根据，眼区的划分亦应以经络循行为依据。于是对右眼的划区进行了深入研究。

王肯堂论八廓最后说："左目属阳，阳道顺行，故廓之经位法象亦以顺行。右目属阴，阴道逆行，故廓之经位法象亦以逆行。察乎二目，两眦之分则昭然可见阴阳顺逆之道矣。"

中医基础理论为阴阳学说。《黄帝内经》说："平旦至日中，天之阳阳中之阳也。日中至黄昏，天之阳阳中之阴也。黄昏至合夜，天之阴阴中之至阴也。合夜至鸡鸣，天之阴阴中之阴也。鸡鸣至平旦，天之阴阴中之阳也。"李东垣说："故人亦应之，人身之阴阳，外为阳，内为阴；背为阳，腹为阴；脏为阴，腑为阳。心、肝、脾、肺、肾五脏为阴；胆、胃、大肠、小肠、膀胱、三焦六腑为阳；所以知阴中之阴，阳中之阳者何也……背为阳，阳中之阳心也；背为阳，阳中之阴肺也（按：背，实指胸腔而言）。腹为阴，阴中之阴肾也；腹为阴，阴中之阳肝也；腹为阴，阴中之至阴脾也。此系阴阳表里内外雌雄相输应也。"杨上善说："阴阳者左右之道路也。"

据以上人身之阴阳、经络之循行，都是左右前后内外相呼应。把左眼的八区划分方法移到右眼当然不可行。

于是按"阳道顺行，阴道逆行"的原则，左眼的进行序列如依钟表的时针作标志应为顺时针的，则右眼的进行序列应为逆时针的，于是把左眼图上下翻转作为右眼的八区划分，如图4。

用这个方案从1970年到1974年对初诊患者试行观眼识病，积累了10000多病例，准确率很高，把望诊推进了一步。

1974年由观眼识病创造了眼针疗法，对经络病候所生的许多疾病与针灸疗法的适应证相同。而对于脏腑功能失调，经络平衡失调，气血瘀滞所产生的各种疼痛，经络阻滞

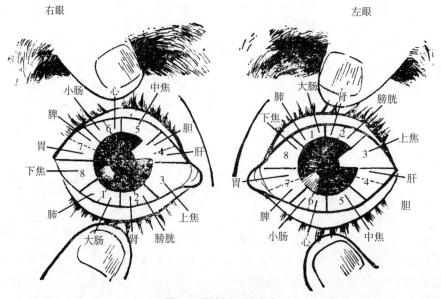

图4　眼针划区原方案

所发生的运动障碍如新中风偏瘫、高血压、心律不齐、胆绞痛、新扭伤等症，都取得很迅速的效应。

自 1984 年《光明日报》社科技开发公司在举办北京市眼针学习班至 1986 年辽宁中医学院和北京中医学院联合在北京举办"全国眼针学习班"，几年之间在国内各地讲述表演眼针疗法数十次。1987 年应邀访问日本，并在上海中医药国际学术会议、北京举行的世界针灸联合会第一次针灸学术会议以及 1988 年二次应邀访日，讲演和临床治疗用的也都是这个方案。国内外同行重复临床实验与应用都取得很好的疗效，在国内外许多杂志发表的论文对眼针疗法评价也很高。如阿根廷中华针灸学会会刊《中华保健》1989 年第一卷第一期载有王钰会长的报告题为《彭静山眼针疗法经验介绍》。王钰先生说："眼针疗法是我会顾问、现任中国辽宁中医学院教授、眼针研究室主任彭静山老医师 1970 年首创……参考华佗资料，并按文王八卦划分眼区与观眼识病的记载，结合临床实践而创造出的一种新的针灸治疗方法。它不属于已有的十四经络，而自成一个体系……笔者学习这一疗法才一年多，但在临床实践中均多次获得惊人的疗效。1988 年 12 月 8 日，笔者应邀在由阿根廷—巴西基金会主办的首届阿巴选择治疗大会上作眼针疗法的专题讲演，并同时对听众中的多名患者做现场示范表演，几乎均收到针到病除的效果。这天由于演讲的场地太小，容纳不了太多的听众，在向隅听众的要求下，大会主持人不得不在 12 月 11 日又为我安排了第二次眼针疗法的专题演讲和现场示范表演，当场有一位颈椎已 2 年不能前后俯仰的听众，笔者仅用火柴棒压迫左右眼的上焦区，此人立即俯仰自如，更引起广大听众的惊奇。另有一位上肢偏瘫已 8 年的患者，仅用火柴棒压迫他的左眼上焦区，左上肢立即能摆动 15° 左右，再次证实这一疗法对治疗偏瘫病人疗效尤为显著。由于这种疗法总共只有八区十三穴，简明好找，容易记忆，疗效显著，目前已推广到美国、日本、新加坡、加拿大等国家，还有英国、法国、苏联等许多国家纷纷来访问考察。《瞭望周刊·海外版》1986 年 5 月 9 日号，评价眼针疗法是中国针灸史上的新创举。事实证明，这句评语并非夸张之词。"

1987 年 1 月辽宁省卫生厅邀请国内著名针灸学家为眼针疗法组织鉴定委员会，通过了国家鉴定。鉴定委员会主任委员王雪苔先生提出一个建议，他说：眼针属于微针疗法的一种，理论根据是经络学说，然而经络在人体的分布除任、督在前后正中线为单行以外，十二经都是左右相同。眼针疗法的八区十三穴的划分左右不同，应进一步研究。我接受了这一建议，又进行深入探索，提出眼区划分的新方案。

这一方案是左眼不变，把左眼图纸向右水平翻转，作为右眼的划区定穴。如图 5 所示：

这一方案中八区十三穴左右相同，符合经络循行的原则和眼区的深部解剖所见。经过两年多的临床实验，效果和原方案相同。对其疗效的研究结果，说明经络学说的博大精深。从《黄帝内经》到李时珍的《奇经八脉考》，许多经络和针灸书都提出眼内、外眦和奇经八脉的阳跷脉直接间接有所通联。如《奇经八脉考》："阳跷脉……同足阳明上而行巨髎，复会任脉于承泣，至目内眦与手足太阳足阳明阴跷五脉会于睛明穴，从睛明入发际，下耳后，入风池而终。""阴跷脉……上行属目内眦，与手、足太阳足阳明阳跷五脉会于睛明而上行。"明·沈子禄著《经络全书》记载经络分野云："目锐眦（外眦）属手、足少阳、三焦、胆经、手太阳小肠经之会兼足太阳膀胱经，二跷脉。"

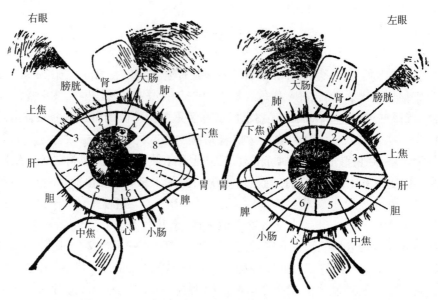

图5　眼针划区新方案

张洁古说："跷者捷疾也。二脉起于足，使人跷捷也。阳跷在肌肉之上，阳脉所行，通贯六腑，主持诸表，故名为阳跷之络。阴跷在肌肉之下，阴脉所行，通贯五脏，主持诸里，故名阴跷之络。"

两眼的划区，新方案左眼不变，右眼虽有改进，然而阴跷、阳跷二脉的分布：a.集聚于内、外眦之间。新方案的内、外眦包括上焦、肝、胆、下焦、脾胃。所余的只剩肺、大肠、肾、膀胱、中焦、心、小肠7个穴。但阳跷脉"同足阳明上行"，足阳明胃起于承泣穴，正是心与小肠的第6区。b.通手太阳膀胱，膀胱与肾相为表里，互通脉络，肾、膀胱也包括在内。c.通足阳明胃经，胃与脾相表里。三焦的概括是"上焦心肺，中焦脾胃，下焦肾膀胱"，既通足阳明，胃属中焦。如此则左眼不变，取左眼穴既可以治左侧疾病，由于"交经缪刺"取穴法，又可治右侧疾病，且左右两眼的内、外眦由二跷脉而联系到五脏六腑，上、中、下三焦，则其治疗作用，两个方案完全相同。两年之间应用新方案治疗3000例各种疾病，其疗效与原划分方案毫无差异。但原来的划区方案毕竟反映了当时的认识水平，眼针作为一种新的微针疗法应以划区新方案为既定方案。

（四）记忆眼图的方法

1.钟表取象记忆眼图

眼白睛分为八区，记忆比较困难，从而想出来利用钟表的取象比类方法。眼图八区，每区如用时针计算为90分钟。左眼1区由10时30分至12时；2区由0时至1时30分；3区由1时30分至3时；4区由3时至4时30分；5区由4时30分至6时；6区由6时至7时30分；7区由7时30分至9时；8区由9时至10时30分。如用秒针计算每区为7分30秒，左区由11时52分30秒至12时，余依此类推。

按眼针划区新方案，右眼1区由1时30分逆行至0时；2区由12时至10时30分；3区由10时30分至9时；4区由9时至7时30分；5区由7时30分至6时；6区由6时至4时30分；7区由4时30分至3时；八区由3时至1时30分。如用秒针计算，右

1区由0时7分30秒至0时，余依此类推。

为便于读者记忆现列表，见表2。

2. 经区通联脏腑口诀

八区经脉"内属于脏腑，外络于肢节"，每区所联系脏腑，《灵枢》记载很详细：肺经由大肠经通目，大肠经"上挟鼻孔通目下"，胃经"由鼻之交达目下方"，脾经由胃经通目，心经"系目系"，小肠经"至目内眦"，膀胱经"起于目内眦"，肾经由膀胱经通目，心包经（在眼区归并于心经）与三焦相表里，由三焦通目，三焦经"至目锐眦"，胆经"起于目锐眦（外眦）"，肝经"连目系"，督脉"通过二目中间"，任脉"入目"。

表2　以钟表比拟眼图表

卦	左眼区	时 顺时针进行	右眼区	时 逆时针进行	卦
乾	1	自10时30分至12时	1	自1时30分至0时	乾
坎	2	自0时至1时30分	2	自12时至10时30分	坎
艮	3	自1时30分至3时	3	自10时30分至9时	艮
震	4	自3时至4时30分	4	自9时至7时30分	震
巽	5	自4时30分至6时	5	自7时30分至6时	巽
离	6	自6时至7时30分	6	自6时至4时30分	离
坤	7	自7时30分至9时	7	自4时30分至3时	坤
兑	8	自9时至10时30分	8	自3时至1时30分	兑

注；每区占秒针7分30秒

十二经脉除肺，脾，肾，心包以外，有8条经脉以眼为集散之地，加上表里关系，可以说十二经直接或间接地都与眼睛有联系。《灵枢·大惑论》："五脏六腑之精气，皆上注于目而为精。"《素问·五脏生成》说："诸脉皆属于目。"《黄帝内经》里叙述经络于眼密切关系的条文，不胜枚举。然而通过观眼可以知病的观点还是首先见于《证治准绳》中引用华佗的一段文字。

眼图八区与脏腑的关系，可概括如下口诀：

乾一肺大肠，

坎二肾膀胱，

艮三属上焦，

震四肝胆藏，

巽五中焦属，

离六心小肠，

坤七脾和胃，

兑八下焦乡。

（五）眼区的深部解剖所见

在两眼16区各按常规针刺，解剖所见：在眼周16个穴区，左右相同，每根针斜刺穿过皮肤、筋膜、深筋膜，抵眼轮匝肌。在深度上有的针尖接触眼轮匝肌表面，有的刺入肌内，但无穿透眼轮匝肌抵骨膜的。

每个穴区皮下浅筋膜内均有丰富的躯体感觉神经和血管网，血管网上有内脏感觉神经末梢。每根针均与感觉神经干或其分支末梢紧挨一起，关系密切，血管网缠在针的周围。

八区深部所见：1 区有眶上神经和额分支分布，并有眶上动脉网。2 区有眶上神经分支和眶上动脉网和泪腺分支。3 区内有眶上神经和泪腺神经分支，并有泪腺动脉和颞浅动脉额支、颧眶动脉血管网。4 区有眶下神经睑支分布，并有眶下动脉和颞浅动脉血管网。5 区有眶下神经下睑支和眶下动脉血管网。6 区有眶下神经下睑支和眶下动脉分布。7 区有眶下神经下睑支和滑车下神经的分支，并有内眦动脉和眶下动脉血管网。8 区有额支和滑车上神经分支，并有眶上动脉和额动脉血管网。

眼区穴位解剖是于眼针划区新方案确定后，在 5 个完整的尸体头颅上，由我亲自用 5 分针找准穴位，常规操作，均在各区中间进针。由辽宁中医学院解剖教研室主任许宏基教授及陈卫东、姜怀平、刘莉娅讲师进行解剖。解剖所见证明眼针八区十三穴左右相同是有科学依据的。至于原方案两眼的穴区不同而临床疗效无异，是通过经络的相互关联，彼此呼应而发挥作用。

三、络脉的形色

人的白睛（球结膜）上可见隐约纵横交错的络脉，正常人的络脉纤细而不明显，尤其是儿童的眼球，如果没有生过大病，则白睛青白洁净，看不出络脉的分布。若是生病以后，或由皮肤通过经络而内传到脏腑，或由脏腑外传到皮肤，不论某一经或几个经受病，都可以从眼白睛上显露出来。经络是通到全身的，十二经直接或间接地都与眼睛有联系。经络在周身其他部位为肉眼所不能见，但球结膜是半透明的，其所分布的络脉一经加深即很容易看到，而且一经出现，其残痕与生长，就像肺结核愈后钙化点似的永远存在。从而有些病人扒开眼睛即可见几个经脉都有异常的络脉。在深圳时由香港来了一位病人，我诊断以前首先见他的白睛上肺、肾、肝、心、大肠区都有明显的络脉，不过颜色暗灰是属于陈旧性病灶。我说："您过去肺、肾、肝、心、大肠都生过病吗？"此人很惊讶地说："一点儿不错。我患过肝硬化、肾炎、肺气肿、心律不齐、大便溏泻，大夫全能看出来。现在其他的病全都好了，只有一种病没好，大夫看是什么病？"我又仔细看了一会儿，其他各经色泽暗灰的程度虽然不同，但都属于陈旧性病灶，唯大肠区络脉颜色浅淡。我说："您大肠经明显有虚象，大便溏泻还没好吧！"这位病人，点头者再，口说："太神了，以后我还请您给我医病。"

回忆在 1970 年我初试观眼识病，划区确定以后，先从小肠经试验，和检验科联系每逢进行十二指肠球部溃疡 X 线钡透时，我先看眼睛，然后进行钡透，看了 20 例，小肠区的络脉明显而色赤，结果与钡透相符。以后有位医生建议各经全看，何必单看一经，影响进度。我一想这个建议很好，于是对于初诊病人，不问病情，先看眼睛，说出有病情的是哪一经或更多的几经都有异常，但有新旧轻重之别，病人既惊异又感兴趣，有的诉说病情，有的带着其他医院的诊断及理化检查结果，大多数都符合。一天有一位公共汽车公司卖月票的姑娘，她候诊时听见我观眼识病都很准确，由于好奇心驱使，她说："大夫这种方法别人能学会不？"我说："很容易，一学就会。"她很有兴趣，要求学习。我画了一张草图，写明八区所通联的脏腑名称，她很高兴地走了。过了一个月，她又来治病，愉快地说："我回去看了十个病人都准啦，我成了大夫啦！"当然她没机会学医，不过出于好奇心偶一为之，却增加了我研究"观眼识病"的信心。有时候在四诊以后，看眼对照，准确率越来越高。看得多了逐渐找到规律，归纳出白睛络脉有 7 种形状和 8 种颜色。

（一）络脉的形状

络脉的出现有 7 种形状：a. 根部粗大。b. 曲张或怒张。c. 延伸。d. 分叉较多。e. 隆起一条。f. 模糊一小片。g. 垂露。分别叙述如下：

（1）根部粗大：由白睛边缘处络脉粗大，渐向前则逐渐变细。此种形状多属于顽固性疾病，见彩图 1。

（2）曲张或怒张：络脉出现曲张，由根部延伸，中间转折曲张，以至于怒张。为病势较重，见彩图 2、彩图 3。

（3）延伸：络脉由某一经区传到另一经区，则出现延伸现象。例如附图为左眼肾区向下焦延伸。可以有两种情况，一为由肾病传入下焦；二为此种下焦的疾病（例如腰腿疼痛，生殖、泌尿系统疾病）是由肾经而起，病源在肾。这个病例，络脉虽由肾区向下焦延伸，但其根部赤脉较浓，是说虽传入下焦而肾病未愈。反之如由肾区向下焦延伸，其肾区根部形色俱淡，是说病已传入下焦，但肾经的疾病已渐减轻。其他各经，依此类推，见彩图 4。

（4）分叉较多：此种现象多出现在眼球上部，眼球下部亦有时出现。说明病势不稳定而容易变化，见彩图 5。

（5）隆起一条：多属六腑的病。观眼识病，因巩膜与结膜的络脉深浅不同，五脏的病多出现于深层，好像络脉在玻璃板下面。六腑的病多在上层，好像在玻璃板的上面似的。图片均表示病在胃区，见彩图 6、彩图 7。

（6）模糊一小片：此种络脉多发生在肝、胆区，肝郁症、胆结石症往往出现之，彩图 8。

（7）垂露：写毛笔字讲"悬针""垂露"。白睛络脉下端像垂着一颗露水珠似的。如见于胃肠，多属虫积。见于其他经，多属郁证，见彩图 9。

（二）络脉的颜色

白睛上络脉的色泽，基本是红色，但有浓淡明暗之不同。从这些不同的色泽可以看出病程长短，寒热虚实，预后转归，病情变化，可作为诊断及观察疗效的参考。

（1）鲜红：络脉鲜红，为新发病。属于实热，病势正在发展，见彩图 10、彩图 11。

（2）紫红：络脉如呈紫红，说明病为热盛，见彩图 12。

（3）深红：络脉深红，属于热病而病势加重，见彩图 13。

（4）红中带黑：络脉红中带黑，属于热病入里。此图在上焦之间，患者多有神昏谵语，见彩图 14。

（5）红中带黄：络脉红中带黄，黄色于五行属土，脏腑为脾胃，"胃为后天之原""有胃气则生"，为病势减轻的现象，见彩图 15。

（6）络脉淡黄：望面色隐隐微黄是胃气旺盛，为疾病将愈的面色。白睛上出现络脉颜色淡黄亦为病势将愈的现象，见彩图 16、彩图 17。

（7）络脉浅淡：络脉的颜色浅淡，是气血不足，属于虚证或寒证。虚证气血不足，寒证气血凝滞，络脉的颜色浅淡，见彩图18。

（8）络脉暗灰：白睛上络脉暗灰，属于陈旧性病灶，症状早已痊愈，但经络在白睛上的痕迹永不消失，其颜色是暗灰的。然而由暗灰转为淡红是其旧病复发征兆，见彩图19、彩图20。

（三）观察方法

医生洗净双手，先看左眼，后看右眼。让患者放松眼皮，用拇、食两指扒开，让患者眼球向鼻梁方向转，由1区可以看到6区，然后再让患者眼球向外眦方向转，则由6区可以看到8区。对哪一经区出现络脉，需要仔细再看看。两眼看完，只需一两分钟。患者无任何痛苦，检视也颇方便。偶尔遇到患者眼睑发硬不易扒开，那是极少数情况，只好不看。中风初起的患者，眼睑发硬，眼球不会转动，或神志不清的患者，狂躁不安的精神患者都不能看眼，诊脉也很困难，这类患者毕竟占少数。

有的患者说："我眼睛没病。"经过解释，也就会主动配合。多数患者不说什么听凭医生检查。

应备有印好眼区的"观眼识病记录图"，随看随即画在图上，便于分析。对这种检查方法熟练后，不用记录图，可直接写在病志上。

附：观眼识病1000例总结

按：从1970到1974年在临床诊断中实验观眼识病，以望诊为主加以中医四诊，必要时借助于理化检查，或请西医会诊，计观眼一万多人次，积累了丰富的资料。为取得科学的验证采取"双盲法"，即对初诊患者由一医生只用观眼识病留下记录，然后由另一医生进行中医四诊，配合必要的理化检查，确定诊断，分析病在哪一经或哪几经，然后和观眼识病的记录相对照，用统计学处理。王鹏琴医师将其中1000例患者的资料加以整理写成《观眼识病1000例总结》。现附于本章，见表3，供读者参考。

1. 临床资料

在深圳及沈阳地区的初诊患者1000例中，男性505例，女性495例，年龄最小者两岁半，最大者81岁，以20~50岁居多，病程短者1天，长者40年，以1~10年者居多。

2. 符合率判断标准

（1）符合：

①完全符合：中医诊断结果直接验证了观眼识病的眼区变化。

②基本符合：中医诊断结果可以通过辨证分析，间接地验证了观眼识病的眼区变化。

（2）不符合：

①部分不符合：中医诊断结果不能全部验证观眼识病的眼区变化。

②不符合：中医诊断结果不能验证观眼识病的眼区变化。

3. 结果

1000例中，完全符合者626例，占62.6%；基本符合者281例，占28.1%；总符合率90.7%。部分不符合者86例，占8.6%，不符合者7例，占0.7%，总不符合率为9.3%。

性别与观眼识病的符合情况见表3，统计学处理结果表明：观眼识病符合率与性别无关。

表 3　性别与观眼识病符合率的关系

组别	例数（例）	完全符合		基本符合		部分不符合		完全不符合	
		例数（例）	%	例数（例）	%	例数（例）	%	例数（例）	%
男	505	323	64	129	25.5	49	9.7	4	0.8
女	495	303	61.2	152	30.7	37	7.5	3	0.6

注：$P>0.05$。

年龄与观眼识病的符合情况见表 4，统计学处理结果表明：观眼识病符合率在各年龄组有显著差异。

表 4　年龄与观眼识病符合率的关系

年龄组	例数（例）	完全符合		基本符合		部分不符合		完全不符合	
		例数（例）	%	例数（例）	%	例数（例）	%	例数（例）	%
<20 岁	57	36	63.2	17	29.8.5	4	7.0	0	0
20~50 岁	739	443	58.5	229	31	61	8.3	6	0.8
51 岁以上	204	147	72	35	17.2	21	10.3	1	0.5

注：$P<0.05$。

病程与观眼识病符合情况见表 5，统计学处理结果表明：观眼识病的符合率在各病程组间有非常显著的差异。

表 5　病程与观眼识病符合率的关系

组别	总例数（例）	完全符合		基本符合		部分不符合		完全不符合	
		例数（例）	%	例数（例）	%	例数（例）	%	例数（例）	%
1 年以内	433	297	68.6	106	24.5	44	10.2	4	0.9
1~5 年	327	188	57.5	113	34.6	26	8.0	0	0
6 年以上	240	159	66.3	62	25.8	16	6.7	3	1.3

注：$P<0.01$。

各眼区与观眼识病的符合情况见表 6，统计学处理结果表明：各眼区观眼识病的符合率有明显差异。其中以一区、六区完全符合率偏低，基本符合率偏高；三区、五区、八区完全符合率偏高。一种疾病往往有几个眼区同时发生变化，分析时只选择变化最明显的眼区与诊断结果相对照。

表 6　各眼区与观眼识病符合率的关系

分组	总例数（例）	完全符合		基本符合		部分不符合		完全不符合	
		例数（例）	%	例数（例）	%	例数（例）	%	例数（例）	%
眼区 1	53	26	49.1	22	41.5	5	9.4	0	0
眼区 2	299	190	63.5	80	26.8	29	9.7	0	0
眼区 3	129	80	62	33	25.6	15	11.6	1	0.8
眼区 4	154	104	67.5	37	24	10	6.5	3	1.9
眼区 5	32	24	75	7	21.9	1	3.1	0	0
眼区 6	119	59	49.6	48	40.3	10	8.4	2	1.7
眼区 7	31	24	77.4	9	29	2	6.5	0	0
眼区 8	183	119	65	49	26.8	14	7.7	1	0.5

注：$P<0.05$。

不同疾病与观眼识病的符合情况见表 7。

统计学处理结果表明：观眼识病符合率在不同种疾病中有显著差异。其中痹证、头痛、眩晕、胃脘痛完全符合率偏低，但总符合率较高。而不孕症、中风后遗症、郁证完全符合率偏高。

表 7　几种病症与符合率的关系

病症	总例数（例）	完全符合		基本符合		部分不符合		完全不符合	
		例数（例）	%	例数（例）	%	例数（例）	%	例数（例）	%
痹证	315	188	59.7	97	30.8	30	9.5	0	0
不孕症	28	20	71.4	6	21.4	2	7.2	0	0
头痛	75	37	49.3	26	34.7	11	14.7	1	1.3
中风	27	22	81.5	4	14.8	1	3.7	0	0
眩晕	38	29	76.3	7	18.5	1	2.6	1	2.6
郁证	34	23	67.6	10	29.5	1	2.9	0	0
胃脘痛	33	20	60.7	8	24.2	5	15.2	0	0

注：$P<0.05$。

4. 观眼识病的临床意义

观眼识病是以经络与眼的联系为依据，在整理华佗提出"察目可验何脏腑受病"的方法基础上，结合研究者的临床经验而形成的。

正常人眼的白睛的络脉细而不明显，当脏腑、肢体某一部位发生病变后，可以通过影响经络气血运行，在眼的白睛上表现出来。所以可以通过观察白睛络脉形色变化，综合判断何区明显，何区次要，结合其他四诊，诊断疾病，指导选穴治疗。

1000 例的观察中，各眼区包括了各科多种病症，其中以内科病症为多，推而广之，其诊察的病种很广。

辨证施治与整体观念是中医诊治疾病的重要指导原则，观眼识病和舌诊、脉诊一样，仅是中医诊察的一种方法。诊断与观眼识病的符合，其主要意义在于机体脏腑、器官发生病变时，可以通过影响经络气血运行，在眼的白睛上有一定的反映，体现了中医的整体观念。

5. 观眼识病 1000 例小结

（1）观眼识病扩大了中医望诊的内容，在临床上对确立诊断有一定的价值，并为眼针临床取穴提供了可靠的依据。

（2）观眼识病 1000 例临床观察符合率为 90.7%。

（3）观眼识病符合率对年龄、病程、病种、各眼区，经统计学处理有明显差异。

第三章　眼针疗法

一、临床实践

在序言里已经提到，在研究观眼识病时由于一位患胆道蛔虫病痛苦不堪的患者要求迅速止痛，偶然想起用毫针在胆区扎了一针竟出乎意外地针入痛止，由此引起眼针的探索。开始进行眼针治疗的研究后，发现对几种常见病用眼针都有效，以后又发展到治中风偏瘫，对有些疑难疾病也用眼针，治疗一个阶段，均取得了一定的效果，当然也存在一些问题，经过反复思考，逐渐改进，形成眼针疗法的常规。叙述如下：

（一）眼针的穴位

人的眼睛也不过几厘米，小小的眼白睛分成八区，容纳13个穴，各区的比例相等，但1、2、4、6、7五个区是肺、大肠，肾、膀胱，肝、胆，心、小肠，脾、胃各占1/2，平分秋色。3、5、8区是上焦、中焦、下焦，自占一个整区。眼针穴不另取穴名，属于某区即名某区穴，如"上焦区""肝区"等，总名"眼针眶区十三穴"。穴的位置均距眼眶2毫米。整个经区也不过指头大小，与经穴和经外奇穴差不多，而一区两穴的就更小了。找穴时以瞳孔为中心，按钟表的比例把各区分辨清楚，每个穴占据眶内眶外一定的范畴，找穴要准是首要条件。

（二）取穴原则

取穴即所用的穴，又名配穴。一般针灸取穴比较复杂（参看《针灸秘验》第三章第二节）。眼针疗法取穴只有3种方法：

（1）循经取穴：眼针循经取穴，即确诊病属于哪一经即取哪一经区穴位，或同时对症取几个经区。

（2）看眼取穴：据观眼识病哪个经区络脉的形状、颜色最明显即取哪一经区穴。

（3）病位取穴：按上、中、下三焦划分的界限，病在哪里即针所属上、中、下哪个区。例如头痛项强、不能举臂、胸痛等均针上焦区；胃痛、胀满、胁痛等针中焦区；脐水平以下，小腹、腰臀及下肢，生殖、泌尿系统疾病均针下焦区。

（三）眶内眶外的刺法

因为眼针疗法是前所未有的，是从临床探索而创造的，无参考材料，只靠实践。最初是针眶内，虽然有效但往往引起针后出血。体针出血是常有的事情，用棉球一擦就可以解决。但眼睛不同其他部位，血未流出而瘀积在球结膜下就会引起眼珠赤红或肿胀，数日乃至十余日才能恢复。后来想出一个方法，针刺之前，先用纱布冷敷使眼球的血管收缩，然后针刺，这样行针，出血的事故减少了，但不能完全避免。后来又把穴位移到眶外，出血的事故大大减少，但眶下四穴，如果刺到眼睑皮下的血管往往引起眼皮乌青，让患者不满，我也感到惭愧。经过研究发现用针不合适是造成出血的主要原因。

（四）选针

在眼睛上扎针，非同小可，用针要选什么样的针呢，当然要细、要短。经过实验多种针体并进行比较，以29号直径0.34毫米、长15毫米（即0.5寸）的不锈钢针最为合适。从此就用这种针作为标准的眼针针具。

（五）练针

在《针灸秘验》第四章第一节各种刺法的锻炼里讲到了用"水面练针"4个步骤。那是一般针刺，通常叫作体针的练针法。针刺眼睛，唯一条件就是要使患者的眼睛不受损伤，这必须有一套新的练针方法。一般针灸医生起码要具备两个条件，第一眼不花，第二手不颤，使用眼针更应具备这两个基本条件。

练针方法：用空的圆形或四方形盒子，不要盒盖，糊上一层国产的厚点儿的白纸（太光滑的不适用），纸上画好眼图，和人的眼睛大小相仿，线条清晰，一个像人睁着眼睛一样，一个闭着眼睛，前者练眶外进针，后者练眶内进针。把练针盒放在与人的眼睛同高的地方，要稳定不动摇。在眼图上点上小米粒大的13个眼穴点。另外，再在眼图外四周距离远点儿随便点上许多黑点，也像小米粒大，星罗棋布。

眼针的持针方法只用拇、食两个指头捏住针柄，使针尖向前和手指同一方向。然后一手按住练针盒，一手针刺黑点，每天刺1000下，练到如矢中的，针刺黑点丝毫不差的程度，然后再刺眼图上的眼穴，直刺、斜刺、沿皮横刺，轻刺练到针尖刺到纸上而纸不破损，重刺则应针而入，敏捷迅速。先练右手，后练左手，眼针要一针一针地刺，不能两眼齐刺，但要求左右两手都要熟练而准确地扎针。两只手需要两个月的时间，右手练20天，左手要练40天，达到左右开弓、得心应手的程度。盒上的白纸要每天一换。

（六）眼针的各种刺法

（1）点刺法：在选好的穴位上，一手按住眼睑，患者自然闭眼，在穴区轻轻点刺5~7次，以不出血为度。

（2）眶内刺法：在眶内紧靠眼眶眼区中心刺入，眶内针刺是无痛的，但要手法熟练，刺入准确。眶内都用直刺，针尖向眼眶方向刺入。进针0.5寸。手法不熟时，切勿轻试。

（3）沿皮横刺法：应用在眶外，在选好的经区，找准经区界限，向应刺的方向沿皮刺入，可刺入真皮达到皮下组织中，不可再深。眶外穴距眼眶边缘2毫米。对于每区两穴的部位不可超越界限。

（4）双刺法：不论直刺、横刺，刺入一针之后可在针旁同一方向再刺入一针，能够加强疗效。

（5）表里配合刺法：也叫内外配合刺法，即在选好的眼穴上，眶内、眶外各刺一针，效果更好。

（6）压穴法：在选好的区穴，用手指压迫，患者感到酸麻为度。有的医生用火柴棒、点眼棒、三棱针柄代用针刺，而效果相同。针刺的效果是有时间性的，患者如患疼痛症，在医院针刺已止痛，夜间在家又发生疼痛，怎么办？有些患者提出这个问题，可嘱其于疼痛发作时，手压医生针过的地方，效果亦佳。儿童、畏针的患者，路远不能常来的患者都可以使用压穴法。

（7）眼区埋针法：对疗效不巩固的患者，在眼区穴埋王不留行、皮内针均可。

（8）电针法：不得气的，经用眼针后5分钟还不生效的病人，可在针柄上通电流以加强刺激，方法和一般电针一样。

（9）缪刺法：一侧有病，针患侧无效时，可在对侧眼区同名穴针刺之。

（10）配合其他疗法：眼针可以单独使用，也可以配合其他疗法使用。如体针、头针、梅花针、耳针、皮内针、按摩、气功、药物、水疗、蜡疗及各种体疗。

（七）进针法

眼针进针要稳、准、快。一手持针，另一手按住眼睑，把眼睑紧压在手指下面，右手拇、食二指持针迅速准确刺入。在眶外的穴位均距离眼眶2毫米，眶上四穴在眉毛下际，眶下四穴与眼睑相接，如不把眼睑按在手指下边而且按紧就有皮下出血的可能。

（八）手法问题

针灸手法据不完全统计有100多种。眼针的手法不同，快速刺入以后，不用提插、捻转、开合等任何手法。刺入以后患者感觉有麻酸胀重或温热、清凉等感觉直达病所，是得气的现象。如未得气，可以把针提出1/3改换一个方向再刺入。或用手刮针柄，或用双刺法。有的人怎么也不得气，或因经络麻痹，或因病程较久，病势较重，多针几次，亦可生效。

（九）起针问题

学习眼针应先学起针，后学扎针。起针时用右手二指捏住针柄活动几下，缓缓拔出1/2，稍停几秒钟再慢慢提出，急用干棉球压迫针孔片刻，或交给患者自己按压一会儿。

（十）眼针适应证及配穴治疗

眼针的功能：止痛消肿，安神定志，理气和血，通经活络。

效果迅速的适应证及配穴治疗：

（1）中风偏瘫：新发的中风偏瘫患者经过抢救已过危险期，针上下焦区，可以应针而效。但病程过久，数月以至数年，筋骨肌肉均正常者，仍然有效。如果因病久发生肌肉萎缩，骨骼变形，肩肘屈而不伸或伸而不屈，手不能握或握固难开，下肢屈伸不利，内、外翻足，脑软化，脑萎缩者，效果多不理想。

初期偏瘫，让患者仰卧伸腿，将患侧屈膝，令足心踏床面，稳固不动者必有效，如果患足踏床面时左右摇摆不定或不能踏床者，均无效或其效甚微。

（2）急性扭伤：针下焦区，效果良好。

（3）落枕：针双上焦区。

（4）降血压：针双肝区可调整血压，高者可降，低者可升。

（5）痛经：针双下焦区。

（6）遗尿或尿频：下焦区、肝区、肾区。

（7）心律不齐：双心区。

（8）膈肌痉挛：中焦区。

（9）胃痉挛：中焦区。

（10）头痛：上焦区，偏头痛配胆区，后头痛配膀胱区。

其他适应证：

（1）目赤痛：肝区。

（2）近视：肝区配内睛明。

（3）眼睑下垂：脾区、上焦区。

（4）针眼：脾区。

（5）电光性眼炎：上焦区、肝区。

（6）鼻炎：上焦区、肺区。

（7）音哑：肺区、上焦区。

（8）喉痛：肺区、上焦区。

（9）舌痛：心区。

（10）牙痛：上焦区，患侧翳风（龋齿不效）。

（11）耳聋、耳鸣：肝区、上焦区。

（12）三叉神经痛：上焦区。第一支痛配瞳子髎；第二支痛配四白；第三支痛配颊车。

（13）面肌痉挛：上焦区、脾区。

（14）面瘫：双上焦区。

（15）项强：双上焦区、膀胱区。

（16）五十肩：双上焦区、大肠区。

（17）上肢不能举：上焦区。

（18）老年慢性气管炎：肺区，咳喘穴（大椎两旁5分，向大椎斜刺5分深，不留针）。

（19）胸痛：上焦区、心区。

（20）背痛：上焦区、膀胱区。

（21）腰痛：下焦区、肾区。

（22）尿路结石腰痛：下焦区、肾区。

（23）腰胁痛：中焦区、肝区。

（24）坐骨神经痛：下焦区、患侧胆区。

（25）胃痛：中焦区、胃区。

（26）胆囊炎：胆区。

（27）胆道蛔虫：肝区、胆区。

（28）胰腺炎：中焦区、脾区。

（29）呕吐：中焦区、脾胃区。

（30）拒食症：胃区配四缝。

（31）便溏：大肠区。

（32）痢疾：下焦区、大肠区。

（33）便秘：大肠区，左腹结皮内针。

（34）膝关节痛：下焦区、膝眼。

（35）下肢痿软：下焦区、肾区。

（36）足跟痛：下焦区、胆区。

（37）神经衰弱：上焦区、肾区、心区。

（38）月经不调：下焦区、肝区、肾区。

（39）阳痿：下焦区，大赫。

（十一）注意事项

（1）留针问题。眼针不宜留针过久，至少5分钟，最长不可超过15分钟。

（2）禁忌证。除病势垂危，抢救期间，精神错乱，气血虚脱已见绝脉者皆可用之。对震颤不止，躁动不安，眼睑肥厚（俗名肉眼胞）可以不用。

二、眼针眶区十三穴的研究实验

眼区的经穴有 3 个：胃经，四白穴，在目下 1 寸。胆经，瞳子髎，目外眦 5 分。胆经，阳白穴，在眉上 1 寸直瞳子。（《针灸大成》）

经外奇穴古有 7 个：

鱼腰：眉弓之中心点。（《针灸大成》）

光明：（头）在额部，瞳孔正视时直上方眉毛上缘。（《银海精微》）

颥颥：位于头面部，眉外端与眼外眦角连线之中点。（《备急千金要方》）

鱼尾：眼外眦外方约 1 分处。（《玉龙经》）

太阳：在眉梢外凹陷处。（《太平圣惠方》）

当容：外眦平外方，稍下。（《备急千金要方》）

印堂：两眉中间。（《针灸大成》）

经外奇穴新穴 32 个。在眼眶外边的计有颧骨、山根、年寿、胸点、健明、新攒竹、增明、眶上、鱼尾、升麻、下睛明、睛下、代明、月亮等 14 个。（《针灸经外奇穴图谱》）

统观古今经穴和经外奇穴，在眼眶外边的共有 24 个，主要作用都是治目疾的，而其位置和眼针眶区十三穴并无共同之处。

下述病例主要是研究眼针眶区十三穴做临床治疗示范，每穴举一病例，以说明其治疗效果。

（一）心区穴

宁某　男　47 岁　沈阳铁路局段长

1980 年 5 月 10 日来诊。主诉：患有冠心病，心区经常有不适感，脉搏时停，停时心区更觉难受。身体倦怠，睡眠不安。曾做心电图，西医诊为冠心病。

诊见：面色黄白，形体略瘦，舌质干，舌尖赤，脉迟缓而结代，50 次 / 分，切脉 50 至，左右手各停 5 次。看眼心区络脉弯曲而鲜红。

诊断：怔忡。

治疗：针刺双眼心区。

效果：针后即觉心区舒畅，脉搏 62 次 / 分，50 至中左手结代 3 次，右手 2 次。留针 5 分钟，起针后更觉心清神爽，共针 12 次痊愈。

1981 年 6 月又因劳累复发，依法针心区穴 5 次而愈。

（二）肝区穴

李某　女　67 岁　沈阳市和平区和平大街三段三里 4—3 号

1975 年 5 月 3 日邀诊。主诉：有肺心病、风湿症史。十余日前，发生腰痛，不能翻身和坐立，只好跪伏枕上，耸臀呻吟。痛苦万状，服药无效，度日如年。

诊见：精神疲倦，面色深赤，舌苔黄厚，脉来沉数，左关有力。诉说大便七八日一次，便如羊粪。看眼双肝区络脉曲张，颜色紫红。

辨证：面赤舌黄，便燥，脉来沉数，证属胃热，左关有力，主于肝郁。询问其家属，言平素性情急躁，肝郁日久，移热于下焦，肝脉络阴器，导致大便燥结，热无由出，郁阻经络。肝主筋，故腰痛体缩，只好跪伏。

诊断：郁热腰痛。

治疗：针双眼肝区。

效果：针刺入后，疼痛顿止。留针5分钟起下，当即坐起，痛苦全失，笑逐颜开。我辞别出来，其人健谈，边送边谈，口若悬河，直送到大门外，走路如常，含笑向吾车挥手不已。观察6年，并未复发。

（三）脾区穴

赵某　男　38岁　营口市百货公司

1977年6月7日来诊。主诉：20年前在部队演习受凉，发生膈肌痉挛。每次发作，连续七八天，坐卧不宁。每隔月余即发作一次，连年不愈。用各种方法，治疗不效。当时有一日本医生，介绍一单方，发作时连喝水3碗，可以制止，但喝后胃脘难受，以后犯病也不愿意再用喝水疗法。来沈公出，突然发病，两天不止，比过去为重，昼夜不宁，来此求治。

诊见：神疲面黄，形态消瘦，舌润无苔，脉来沉而无力，右关尤甚，属脾虚气滞。看眼脾区络脉向中焦方向延伸，颜色浅淡。

诊断：脾虚呃逆。

治疗：针刺双脾区穴。

效果：针后呃逆立即消失，精神振奋，欢喜而去。

（四）肺区穴

李某　女　19岁　大连市待业青年

1977年6月10日来诊。主诉：腿起红斑两块，夜间发烧39℃，曾注射青、链霉素未效。

诊见：神清体胖，面赤，舌质干，脉来浮数。看眼肺区有络脉怒张，其色红中带黑。

辨证：面赤舌干，平素健康。忽于腿上起红斑如掌大，扪之在于浅表。脉浮数，右寸甚，属于肺热。肺主皮毛，夜间发热，肺属阴脏，故而昼轻夜重。看眼肺区络脉变粗而红中带黑，是新病转热之势。

诊断：丹毒。

治疗：针刺肺区穴。

效果：针前血常规化验：白细胞15.3×10^9/L，淋巴细胞0.26。针后20分钟对照化验，白细胞10×10^9/L，淋巴细胞0.39。当夜退烧，次日红斑色浅。针刺3次痊愈。

（五）肾区穴

某男　47岁　辽宁省公安厅干部

1977年11月7日来诊。主诉：昨天搬东西扭伤腰，撞于右侧骶部，全脊柱不敢活动，不能俯仰，不能侧弯，四肢尚无恙，可以走路上楼。

诊见：神清，面色赤黄，舌质淡嫩无苔，六脉沉数。看眼肾区络脉变粗而色赤。

辨证：此非内因病，属于扭伤督脉，以致不敢活动。肾主骨，脊柱受伤，故肾区异常。

诊断：扭伤。

治疗：针刺双肾区穴。点刺法，并及下焦区。

效果：针刺入以后，脊柱恢复活动，前后俯仰，左右侧弯，均不受限，高兴而去。后数日于北陵大街路遇，询之已经痊愈。

（六）上焦区穴

王某　男　58岁　苏州地区招待所职工家属

病情：脑血栓形成后遗症，已半年，走路蹒跚，左臂不能动。曾服药、针灸均无效。

1981年5月参加《针灸学辞典》定稿会，住在苏州地区招待所，该所工作人员向我求治。诊见：精神疲倦，六脉无力，言语尚可，左臂不能抬。看眼上焦区络脉分叉而弯曲，颜色暗赤。病程较久，经络郁阻。乃针刺双上焦区。1次而能抬臂30厘米许，2次而至肩，第三天未针，左臂已能上举。定稿会毕，参会者全体去上海。天津中医学院针灸系汤德安医生在苏州亲眼所见此病例。到上海与辽宁中医学院研究生朱凤山同去第二医院参观，尚津津乐道此疗法，闻者颇以为奇。

（七）胆区穴

魏某　男　58岁　辽宁省公安消防队干部

1977年10月7日来诊。主诉：1976年9月发生胆囊炎，其痛不可忍，二旬始愈。以后又发作两次，比较轻微。今年9月30日，发生剧烈疼痛，导致休克。经过公安医院抢救始渐缓解。现在忽痛忽止，时轻时重。

诊见：神疲，面赤，舌质干，六脉沉数。看眼右胆区有络脉隆起，颜色鲜红。有高血压病史。

辨证：综合脉症和看眼，属于胆经之实热证，其热正炽，故眼区颜色明显。

诊断：胆囊炎。

治疗：针刺双侧胆区。

效果：来诊时疼痛正在发作，针后痛止，手按胆区时仍痛。留针5分钟，起针后手按胆区已无痛，但有发胀感觉。共针6次，一切症状消失。

按：治疗胆道蛔虫多例，针胆区皆针入痛止。

（八）胃区穴

赵某　男　35岁　沈阳市探矿厂工人

1975年6月28日来诊。主诉：平素无病，身体强壮。昨晚忽然胃痛，其痛如刺如钻，不堪忍受。来我院急诊室，诊断为胃痉挛，注射哌替啶亦未能止痛。今天上班后来门诊治疗。

诊见：神疲面黄，舌无苔，脉来沉而有力，按之底硬，是为牢脉，主于寒盛。气血凝滞，不通则痛。看眼胃区络脉怒张而色暗。

诊断：胃寒痛。

治疗：因疼痛难忍，不能正坐，斜倚椅子上，呻吟不止。嘱其正坐，针刺双胃区。

效果：针入以后，其痛立止。迄今数年未痛。

（九）大肠区穴

勾某　女　42岁　沈阳汽车部件四厂工人

1977年10月6日来诊。主诉：1973年发生胃病，以后经常腹泻。1975年8月经某医院确诊为胃十二指肠球部溃疡，手术切除胃及十二指肠一部分。术后感到腹胀，手足发凉，大便溏泻，每天1次。周身疲倦，久治不愈。

诊见：精神疲惫，形体消瘦，六脉沉迟，右寸尤甚。腹部柔软，无反射力，左少腹喜按，经常腹痛。看眼大肠区络脉弯曲而颜色淡红。

诊断：虚寒久泻。

治疗：针刺双大肠区穴。

效果：针 1 次，腹痛止，大便略成形。共针 13 次，逐渐恢复正常，一切症状消失，食量增加，身体渐壮。

（十）小肠区穴

陈某　男　28 岁　沈阳万泉饭店服务员

1977 年 3 月 12 日来诊。主诉：患十二指肠球部溃疡，球部穿孔，做过手术。上腹部经常隐隐作痛。痛则终日卧床，不能工作。

诊见：神疲形瘦，有痛苦表情，食少倦息，六脉沉细，右关明显。看眼右小肠区有络脉隆起一条，颜色浅淡。

诊断：十二指肠球部溃疡手术后遗症。

治疗：针刺右小肠区。

效果：1 次痛减，2 次痛止，共针 6 次，感觉精力充沛，可照常上班工作。他说 5 年来每年春季发病，即卧床不起，今治疗，并未休息，工作效率亦较往年为佳。

（十一）膀胱区穴

王某　男　45 岁　沈阳新华书店干部

1981 年 3 月 5 日来诊。主诉：数年来尿中带血，轻时亦可见尿微赤，化验时则红细胞满视野。久治不愈。

诊见：精神尚好，面色微赤，形体略胖，饮食如常。舌根部色赤而干，六脉沉数，两尺尤甚。看眼膀胱区有络脉怒张，颜色深红而带紫。

诊断：血尿。

治疗：针刺双侧膀胱区。

效果：针 5 次，肉眼所见之尿亦无赤色，化验尿有红细胞 4~5 个。又针 3 次痊愈，1 个月后，未治而复发，仍为尿赤，化验尿则红细胞满视野。针膀胱区，每天服鸦胆子仁 50 粒。半月后痊愈。

（十二）中焦区穴

王某　男　74 岁　辽宁省纺织工业厅干部

1977 年患心肌梗死，经某医院抢救治疗，转危为安。唯膈肌痉挛不止，服药无效，谓受心肌之影响。3 月 5 日，邀余会诊治疗。

诊见：精神不振，面色赤，舌质干，六脉细弱，似有似无。胸闷不已，痛苦不堪。看眼双中焦区有络脉从心区延伸而来，颜色赤，心区络脉转细而色较淡，去脉重而来龙转轻，系心肌梗死渐愈，累及膈肌，发生痉挛。

诊断：膈肌痉挛。

治疗：针刺中焦区，内服生脉散。

效果：针 1 次轻，2 次减，3 次止，6 次逐渐恢复。服生脉散 6 剂，脉亦有力。现住北京，与常人无异。

（十三）下焦区穴

路某 女 43 岁 沈阳微电机厂医生

1979 年 9 月 10 日夜间，突然脑血栓形成，当即入院治疗。11 日邀余会诊治疗。

诊见：仰卧输液，精神清醒，面色微赤，形体胖，六脉沉缓，除右半身不遂以外，无任何症状。看眼双上下焦区有改变，络脉粗而颜色赤。

诊断：中风偏瘫。

右半身肌力为 0 级，丝毫不能活动。凡中风，只有偏瘫而无其他症状者，针刺效果均佳。

治疗：针刺双上、下焦区。

效果：针刺入后，右腿即能抬起，右臂亦能活动。令其离床，由陪护人手提输液瓶，眼眶带针，试令行走，即迈步自如，与无病相同。全病室患者 6 人，加陪护共 10 余人，颇为惊奇，欢声四起。次日即出院，步行回家。共针 5 次，二旬后即上班工作，迄今健康如初。

按：中风偏瘫，或由其他原因导致突然运动障碍，不能举臂，不能行走，不能回顾或不能俯仰，针上、下焦区一次即恢复常态的病例很多，不一一列举。

三、眼针病例举要

在拙著《针灸秘验》一书中，曾收载眼针治疗颈项强痛、胸痛、背痛、胃痛、膈肌痉挛、胆囊炎、尿路结石腰痛、流产后腰痛、腰间盘脱出、腰胁痛、五十肩、网球肘、尺神经炎、风湿症型腿疼、坐骨神经痛型腿疼、腿疼（肌肉萎缩）、外伤性瘫、癔病、眼针对心律失常的调整、丹毒、截瘫、脏躁等病的典型病例。为了节省篇幅，已收入《针灸秘验》的病例本书不再重复介绍，请参阅该书。本节按中风、高血压、扭伤、震颤、口眼㖞斜、痹证、过敏性疾患、发热、少腹病等 11 类再介绍 30 个典型病例及治疗经验，供参考。

（一）中风类

1. 中风偏瘫

代某 男 50 岁 辽宁日报社排字工人

1976 年 10 月 8 日来诊。

主诉：左侧上、下肢不能活动已 3 天。先是上肢运动不灵，逐渐下肢也不好使，继则半身偏瘫，小便失禁。经沈阳市某医院诊断为脑血栓形成。

诊见：神志尚清楚，能说话。面色赤，舌赤，脉弦。血压 200/110 毫米汞柱，左侧上、下肢运动功能 0 级。左关脉独盛，病因为肝阳上亢，经络受阻，运动失灵。"伸而不屈，其病在筋"。肝主筋，肝阳盛则阴虚，肝主藏血，血不能养筋，故弛缓而不能动。"肝脉络阴器"，故小便失禁。看眼则肝及下焦区均有深赤色的络脉出现。

诊断：中风偏瘫。

治疗：眼针取双心、肝区、左侧上、下焦区，沿经区界限横刺至皮下。

效果：针刺 10 分钟后，起针。血压 160/80 毫米汞柱。左侧上、下肢均能抬起，由别人扶着可以走路。

第二次来诊，仍然扶着走进诊室，小便已能控制。左腿抬高试验，抬高 20 厘米。针刺双侧上、下焦区，起针后抬腿至 40 厘米，上肢可抬与乳平，自己蹲下，能站起来，不需扶着自己能走路。

以后逐渐好转，至 11 月 22 日，左半身运动已恢复，回家休养。

后来，《辽宁中医杂志》编辑室去人随访已痊愈。

2. 中风偏瘫

于某　男　58 岁　沈阳市第二纺织厂工人

1977 年 2 月 28 日来诊。

主诉：平素着急时则血压上升。十余日前正在吃饭时，突然左半身不能动，食少，便燥，说话尚清楚。用担架抬进诊室。

诊见：仰卧在担架上，左侧上、下肢瘫，肌力功能 0 级。神疲，面黄，舌质赤，无苔，六脉沉而有力。血压：160/110 毫米汞柱。

诊断：中风偏瘫。

治疗：眼针取双侧上、下焦区。双刺法。

效果：留针 15 分钟，起针后，上肢能稍活动，左腿可以抬起，由陪护人搀扶可以走路，患者兴奋欢呼。

二诊：扶着能走，上肢抬与乳平，直腿抬高试验左腿抬至 22 厘米。眼针刺双侧上、下焦区。针后左腿抬至 40 厘米，上肢能举手过头。以后又针 2 次，自己可以慢慢行走。因距离医院较远，往来不便，在家服药疗养。数月后随访已痊愈。

此例术前、术后均照相，保存其治疗情景。

按：祖国医学中有的书上认为中风有内风、外风之别。鄙见以为所谓外风是一种形容词。《黄帝内经》："风者善行而数变"，流动很快。"中"字是去声，读重。中风突然半身不遂，是说发病迅速，如矢中的，应弦而倒的意思。六淫之风，侵入经络，而不能发生瘫痪。祖国医学的"风"，其症状与脑神经系统的症状相似，如惊风、肝风之类。

张仲景著《金匮要略》分中风为四类：中络、中经、中腑、中脏。中络相当于面神经麻痹，中经相当于脑血栓形成，中腑、中脏则相当于蛛网膜下腔出血、脑出血之类。

眼针治疗中风 242 例，包括脑血管意外范畴的疾病，主要对脑血栓形成或其他疾病而致的半身不遂，恢复肢体运动功能较快。迁延日久之后遗症，能得到好转。病程过长的，颇难彻底治愈，但均能达到不同程度的恢复。至于脑出血等，在初期眼针效果不明显，待其呕吐、多汗、二便失禁、神昏等症状缓解，仅有半身不遂时，用眼针仍然有恢复运动功能之效。

脑血栓形成偏瘫初期，用眼针治疗，最快的往往针刺一次即能离床，有三五次治愈的病例。一般为 1 个月左右，肢体运动即能离床。眼针疗法疗效较为迅速。

3. 中风偏瘫

程某　男　42 岁　辽宁省公安厅干部

1976 年 12 月 8 日来诊。

主诉：原发性高血压十多年。忽于昨天左半身不遂，背进诊室。

诊见：仰卧，左侧上、下肢不能动。神志尚清，无面瘫、能说话，面色黄，舌质干、无苔，脉弦。血压 160/100 毫米汞柱。看眼双上、下焦区均有明显变化。

诊断：中风。

治疗：眼针刺眶外双侧上、下焦区，针刺入后，左侧上、下肢均能活动。

二诊：针前左腿能抬 57 厘米，刺双下焦区后，抬至 59 厘米。因睡眠不好，加刺双心区、左上焦区。

三诊：当天有反复，因为严重失眠，血压上升至 170/100 毫米汞柱，左半身又不能动了。针刺双上、下焦区后，即能活动，举臂抬腿。

四诊：针后能持续 1 小时，以后又不能活动，针双上、下焦区后，留针 60 分钟，起针后，在左侧上、下焦区及双肝区各埋藏皮内针一支。

从此左上、下肢能持续活动，睡眠逐渐安稳。遂去掉皮内针，只刺左上、下焦区。至 12 月 17 日，扶着能走路。20 日自己可以走十几步，上肢抬臂日渐其高。到 12 月 22 日，扶着能走 100 米，自己能上楼下楼。继续治疗到 3 月末，自己能走 500 米。

按：对脑血栓形成偏瘫患者，针上、下焦区肢体活动不能持续较长时间的情况下，在眼区穴埋藏 3 号皮内针，则可持续活动。

4. 脑血栓形成后遗症

吴某　男　50 岁　本溪市木材公司工人

1977 年 3 月 3 日来诊。

主诉及病史：1976 年 9 月中旬精神发呆，反应迟钝。但仍能坚持工作。于 10 月 31 日突然右半身不遂，失语，持续五六分钟恢复。经过 23 天，又发生上述症状 1 次。前后共发作 6 次，最长时间隔 40 天。从 1977 年 2 月 1 日右半身不遂，言语不清，语无伦次，迄今。食少，大便燥结。用担架抬进诊室。

诊见：形体壮盛，面色赤，舌有黑苔，神情迟钝，六脉沉缓，右手合谷穴附近肌肉萎缩，大陵穴处比左腕萎缩 0.5 厘米。

诊断：中风后遗症。

治疗：眼针取双上、下焦区，右胆区。双横刺。

效果：针后右腿抬高 33 厘米许，扶着可以慢慢走几步。因上肢有肌肉萎缩现象，用芒针 1 次。内服补阳还五汤。

共用眼针 6 次，扶着能走，上肢能抬，回本溪在家服药休养。

此症因肌肉萎缩，已留后遗症，不能完全恢复，经过疗养可能达到生活自理。

（二）高血压类

1. 高血压

吴某　男　38 岁　沈阳中捷友谊厂工人

1975 年 12 月 26 日来诊。

主诉：高血压 2 年余，服用中西药物维持。

诊见：神疲，面黄形瘦，食少，消化不佳，脉来沉而无力，右关更明显，属于胃虚型高血压。血压 150/108 毫米汞柱。

采用看眼取穴，其肝区改变最为明显。眼针直刺其双肝区。血压下降为 140/90 毫米汞柱。治疗 11 次，血压稳定在 128/90 毫米汞柱。追踪观察，一直未再复发。

2. 高血压

郑某　男　50 岁　沈阳市建设局职工

1976 年 10 月 18 日来诊。

主诉：患高血压 5 年，经常头晕目眩、眼干。左眼角膜白斑，右为义眼。

诊见：神清，面赤，舌质红，少有白黄苔，脉弦，左关明显。血压 170/100 毫米汞柱。

治疗：采用太渊脉刺，针体微颤，起针后量血压为 156/90 毫米汞柱。

复诊时血压为 160/100 毫米汞柱。因其脉弦，改用眼针刺其双肝区，留针 10 分钟，血压下降为 150/98 毫米汞柱。

三诊：主诉症状减轻，头目清明，精神清爽。血压为 120/80 毫米汞柱。仍刺双肝区，术后血压无改变。经验证明，凡血压在正常范围内时，针刺后亦不再降。

四诊：血压 150/90 毫米汞柱，按年龄计算，仍在正常范围，故无任何症状。再针眼肝区，针后血压则为 130/90 毫米汞柱。

眼针疗法，对义眼也一样有效。因为经脉以眼为集散之地，必通过眼眶。眼球虽无，而其经脉分布尚无改变，故针刺亦有效。

3. 高血压

温某　男　51 岁　沈阳第三铸造厂工人

1975 年 12 月 4 日来诊。

主诉及病史：去年患高血压，经针灸治愈。经过年余，于今年 8 月复发，头目眩晕胀闷，精神恍惚不安。曾用针灸治一疗程，效果不显，改服降压片，血压可以暂下降，但眩晕不除，来诊时已服降压片。

诊见：体壮，面色赤，舌有黄苔，六脉弦数，左关尤甚。乃系肝阳上亢，引起上述症状。看眼双肝区络脉均有赤色怒张，与脉症相符。

诊断：眩晕（肝阳上亢）。

治疗：眼针取双肝区。直刺。

效果：针前血压 158/110 毫米汞柱，针后 140/100 毫米汞柱，嘱其停服降压片。

二诊：主诉：治疗以后，头目清爽，但因未服药，今又有症状出现。测量血压及眼针前后情况：术前血压 170/95 毫米汞柱，刺眼双肝区后血压 140/90 毫米汞柱。留针 15 分钟，起针后血压 135/85 毫米汞柱。患者自述症状消失。

继续治疗 7 次，血压不再上升。嘱其注意调摄。6 个月后，通信随访，未复发。

（三）扭伤类

1. 闪挫腰痛

王某　男　34 岁　辽宁省粮食厅干部

1978 年 6 月 3 日来诊。

主诉：昨天参加运动，跳木马不慎，闪挫腰痛，其痛处在腰带以下，不敢活动，上肢无妨。由陪护者用担架抬进诊室。

诊见：神疲，体壮，面色黄，舌质干，有黄苔，六脉皆数，两尺尤甚。看眼双下焦区有明显络脉变粗，其色鲜红。损伤在第四、第五腰椎，影响腰部运动。

诊断：腰肌扭伤。

治疗：用睑内点刺法，在双下焦区各点刺 3 下，针尖到皮下为止。

效果：点刺后患者立即自己爬起，走出诊室，欢喜而去。

2. 损伤腰痛

特某　女　50 岁　沈阳市 163 中学教师

1977 年 4 月 10 日来诊。

主诉：素患脊椎肥大增生，腰腿疼痛。忽于昨日扭伤腰部，寸步难行，痛不可忍。由 3 个人背进诊室。

诊见：面赤，舌质干，无苔，脉来沉数。看眼下焦区络脉曲张，颜色鲜红。

辨证：由于肥大性脊椎炎，平时腰腿痛，但能走路，能上班工作。扭伤腰部，伤及督脉，阻滞经络，导致不能走路，不敢活动。

治疗：眼针取双下焦区，双刺法。

效果：针后即能走路，自己走出诊室。以后又治疗 3 次，扭伤已愈，走路如常。其腰腿疼痛，乃系过去早有之症状，因与骨质增生有关，一时难于痊愈。嘱其在家如疼痛发作可指压针过的穴位处。

按：眼针对治疗扭伤导致肢体运动功能失常，有迅速恢复之功，亦非一例，不胜枚举。当年 4 月 30 日，笔者在中国医科大学做"眼针疗法"学术报告，患者特某被邀去介绍治疗过程，走上讲台，现身说法，娓娓动听，反映良好。

3. 陈旧性扭伤

王某　男　52 岁　沈阳市水泵厂工人

1976 年 11 月 30 日来诊。

主诉及病史：1975 年扭伤右臂，经治未愈。在两个月以前左臂又扭伤，引起疼痛，不敢抬臂，一活动即痛。

诊见：神清，面黄，每一活动上肢，即出现痛苦表情，六脉沉而有力，血瘀作痛之象。看眼则上焦区有络脉明显。

治疗：先用芒针，双上肢各刺两针。后改眼针取双上焦区。眶内针法即在眶外按压找穴而刺眶内。

效果：对芒针畏痛，改用眼针，双上焦区 1 次，两臂活动即毫无痛苦了。

此为用其他针法可以与眼针同用或间用而收效的病例。

（四）震颤类

1. 痿软震颤

张某　男　28 岁　沈阳工业橡胶厂工人

1975 年 6 月 14 日来诊。

主诉：四肢无力，手不能握，勉强握拳则震颤不已。

诊见：神清，面色赤黑，舌无苔，脉来沉细，两尺尤弱，左寸亦弱。看眼左肾区、右心区络脉粗而弯曲，色淡。心主血脉，肾主骨，心肾两虚，血行不畅。《素问·五脏生成》："……故人卧血归于肝，肝受血而能视，足受血而能步，掌受血而能握……"手足血少则出现上述症状。肾主骨，肾虚骨软，则蹲而不能起。

诊断：心肾虚痿软震颤。

治疗：眼针取右心区、左肾区，埋皮内针。

效果：6 月 16 日二诊，主诉：蹲下起来，握力恢复。已无震颤，渐觉四肢有力。唯有烧心感觉，实际是消化不良。脉象出现沉缓，右关无力，看眼心、肾两区均渐恢复。前症已愈，宜治胃病。眼针刺双胃区。针入即感觉胃口舒畅，胃病如失。

2. 颈部震颤

陈某　女　12 岁　沈阳市皇姑区天山二校学生

1976 年 7 月 1 日来诊。

主诉：颈部震颤 2 年，每年发作无数次。去年冬天好了数月，今春开始复发，迄今未止。

诊见：神清，面色正常，六脉沉缓。

诊断：颈部震颤。

治疗：眼针取双上焦区埋藏皮内针。

效果：7 月 20 日复诊：主诉埋藏皮内针后，未发生震颤。去针休息 1 周，于 7 月 27 日第 2 次在双上焦区埋藏皮内针，8 月 3 日来复查，据说一直未发生震颤，其病已愈，去掉皮内针。

3. 书痉

薛某　男　54 岁　辽宁军区副司令员

1976 年 9 月 16 日来诊。

主诉及病史：患神经衰弱多年，于 4 年前发生两上肢震颤，以手为严重。饮食尚佳。

诊见：神清，面色微赤，舌质干而有白苔，脉来沉细。试让其写字，颇不能成形，手颤特甚。

诊断：书痉。

治疗：眼针取双上焦区。沿皮横刺以达全经。

效果：针 3 次震颤有所好转，6 次震颤渐止；一疗程（10 次），已恢复大半；至 10 月 23 日手颤已不明显，以后因公外出。至 12 月 1 日，薛某给我写了一封信，字体颇有风格。

（五）神志类

惊恐病

关某　女　37 岁　大东蔬菜站工人

1976 年 7 月 3 日来诊。

主诉：半月前因为受惊，而发生精神异常，说话费力，两手发紧，时常抽搐。

诊见：神情不安，面色赤，舌质干，有黄苔，见人如惊，时觉恐惧，忐忑不安。六脉沉细。看眼心肾区络脉柔细。恐能伤肾，神志属心，心肾同为少阴经，互相制约，互相影响。所以出现上述症状。

治疗：眼针刺其心、肾两区。手足少阴同刺。

效果：针后一切症状消失，言语行动如常。此为眼针一次治愈的病例之一。

（六）胆道蛔虫类

1. 胆道蛔虫症

孙某　女　30 岁　沈阳市皇姑区松花江小学教师

1974 年 9 月 10 日来诊。

主诉：平素无病，突然于 9 月 6 日当胸骨下端右侧疼痛，曾服用合霉素及中药未效。某医院诊断为胆道蛔虫症。用镇痛药能够缓解，药效过去仍痛。注射氯丙嗪即可止痛，但昏昏欲睡，舌头、手指均麻。数日来仅吃多半碗粥又复吐出。

诊见：精神疲倦，面色青黄，舌质干赤，脉来沉数。

辨证：确诊胆道蛔虫症，由色、脉、舌苔知胆经有热，故食入即吐。

治疗：眼针取右胆区。

效果：9月11日二诊，疼痛已止，唯因注射阿托品及氯丙嗪计5次，故昏昏欲睡，食入仍吐，脉来沉细。知热已清，但气血衰，形体虚。眼针右胆区，配穴中脘、内关。

9月12日三诊，痛止、吐止，精神较为清楚，四肢疲乏无力，能少进饮食，病已入恢复期。昨晚便蛔虫两条，颇为肥大。针右阳陵泉，投乌梅丸10丸，嘱其注意调护，在家服药以驱残留的蛔虫。

半年后随访已痊愈，并未复发。

2. 胆道蛔虫症

赵某　女　17岁　112中学学生

1975年10月9日来诊。

主诉及病史：一年前曾患胆道蛔虫病，昨天早起忽又发生胆区痛，其痛和去年胆道蛔虫痛时一样。

诊见：神疲面黄，舌质干，脉来沉细，左关甚微。观眼胆区络脉变粗，而颜色鲜红。

治疗：眼针取右胆区。双刺法。

效果：针入痛止，5分钟后起针，欢喜而去。

（七）口眼㖞斜类

口眼㖞斜（面神经麻痹）

牛某　女　15岁　沈阳市四十中学学生

1977年10月17日来诊。

主诉：3天前由于受风，发生右侧口眼㖞斜，吃饭不得劲，喝水从嘴角漏出。

诊见：神清，面色微黄，舌有薄白苔，额纹消失，眼睑不能闭，鼻唇沟消失，闭口鼓腮由唇透气，六脉浮紧。看眼双侧上焦区的络脉弯曲而粗，颜色鲜红。脉症合参，由于卫气不固，寒风侵伤经络，导致口眼变形。

诊断：风中于络，目眼㖞斜。

治疗：风寒是其诱因。针落睑穴，颊车穴甩针挂钩疗法，并在右上睑点刺。

效果：复诊主诉：针后有效，但不明显。改为眼针双上焦区、右胃区。因面部属上焦，面部为胃经的循行线路，针后咀嚼便利，闭眼时只露一窄缝。共针7次痊愈。眼针循经取穴法。

按：风中络口眼㖞斜，有阴证、阳证之分。病程在半月以内者，阳证针灸十多次可愈，阴证往往迁延数月。此证用眼针6次治愈，是疗效最快的病例之一。

预测面瘫阴证阳证法：

在患侧下关穴找准穴位，以2寸长圆利针刺入，进针顺利达到应刺的深度为阳证（＋）。进针涩滞，只能刺入皮下不能刺到应刺的深度者为阴证（－）。

（八）痹证类

1. 痛痹（坐骨神经痛）

朱某　男　41 岁　沈阳市汽车部件四厂工会主席

1975 年 6 月 10 日来外科求治。

主诉：左腿疼痛半年之久，原因不明显。经外科诊查：左腿抬高 45° 角，有肌肉萎缩现象。诊断为坐骨神经痛，转针灸科治疗。

诊见：面黄形瘦，精神疲倦，脉来沉迟无力。看眼左胆区血管发生明显变化，形粗而颜色浅淡，属于虚寒痛痹。

治疗：循经取穴，针胆俞、环跳、阳陵泉、绝骨，均右侧缪刺，使用补法。

效果：10 月 16 日二诊。主诉：10 日针后疼痛减轻，忽于昨天疼痛甚剧，不能站立，不能走路，蹲下则不能站起。改用眼针，刺左胆区，直刺法。针后疼痛减轻，当时即可慢慢行走。

6 月 17 日三诊。疼痛减轻，走路较快，并未服药。仍针左胆区。

6 月 21 日四诊。主诉：行走自如，能蹲能起，疼痛亦不明显。看眼胆区络脉转细，脉来沉缓，寒邪渐去。每次都单用眼针，仍刺左胆区。

6 月 24 日五诊。主诉：走路正常，蹲下起来和平时一样灵便，腿疼已止，唯足心微痛，其他症状均无。足心属肾，其症向下传变，看眼左侧眼络脉由胆区延伸至肾区。遂用眼针刺左胆区、肾区、下焦区，多经同用法。

6 月 26 日六诊。一切症状消失，再用眼针 1 次以求巩固。观察 2 年，未复发。

2. 肩痛

常某　男　59 岁　沈阳市电车公司工人

1975 年 4 月 22 日来诊。

主诉：两个月前，开会时以右手支颐，忽然抖动一下，遂开始肩痛，用过体针、芒针，效果不佳。现在肩胛痛较重。

诊见：神清面黄，舌无苔，脉来沉迟，看眼各区，无明显变化。右臂前伸、后伸均引起剧痛，运动受限，右手不能摸到左颐。肩后三焦经有压痛。

辨证：脉来沉迟，证属里寒，表里脏腑，无线索可寻。用经络辨证，属于三焦经病，看眼却无改变，因支颐过久，不变换体位，屈肘低肩，压迫经络，三焦经脉受阻湮瘀则产生反射，故右肩抖动一下而开始疼痛。

诊断：肩痛。

治疗：眼针循经取穴，刺右上焦区。

效果：5 月 10 日四诊，主诉：经过 3 次眼针，疼痛大减，右手可以摸到左颐，运动逐渐灵活。因其痛点转移大肠经，针刺右眼大肠区。

5 月 19 日七诊，主诉眼针 6 次，疼痛全止，只觉右肩筋紧，屈伸受限。脏腑辨证，肝主筋，肝脏适居右胁。采用右眼肝区，针后右肩松快，屈伸自如。

3. 胃虚手指麻木

王某　男　51 岁　沈阳薄板厂工人

1975 年 4 月 26 日来诊。

主诉：左手指麻木不好使，不能拿细小的东西，也不能做细致活动，如系裤带、扣纽扣等，均不好使。病程月余。沈阳某医院诊为颈椎病。

诊见：精神微倦，面色略赤，形体较胖，六脉沉缓，右关无力。看眼左胃区有明显改变，色红。血压正常。

辨证：从形态、神色、脉象综合分析，属于虚型，右关无力，胃脾均虚。从脏腑辨证，脾主肌肉，胃主四肢，与眼睛胃区变化亦相符合。

诊断：胃虚手指麻木。

治疗：眼针刺左胃区络脉变化的根部，靠眼眶进针5分。谓之眶内取穴。

效果：术前试令解开纽扣，自己不能扣上。术后试令再扣，虽然很笨拙，很吃力，但是能扣上了。

5月6日主诉：经过几次治疗，比较见好，麻木减轻，仍针左眼胃区。

5月17日经过眼针治疗，手指麻木已消失，能自己穿衣脱衣，解扣也能扣上，不过手指不太灵活，动作较慢。看眼对照，左胃区颜色转成淡黄。仍针左眼胃区，以促进其恢复。

4. 寒痹腿疼

龚某　男　39岁　沈阳市毛料服装厂工人

1975年5月26日来诊。

主诉：1972年左臀部疼痛，不能行走，服中药治愈。于一个月前，因受凉导致疼痛复发，不能行走，左侧从臀至腿外侧、腿肚部均痛。经治稍见好转，走路困难，疼痛不止。

诊见：神清，面色黄，舌无苔，脉沉，左关有力，左腿抬高至40°角即呼痛，环跳穴有压痛。看眼下焦区、胆区均有变化，而下焦的病灶似觉陈旧。

辨证：神色、舌苔提供的线索不多，脉来左关沉而有力，《脉经》"沉而有力积并寒"，左关属肝胆，其痛处，恰当胆经走行，并有一部分属膀胱区。

诊断：寒痹腿疼。

治疗：眼针取左胆区。用沿皮横刺法。

效果：针后疼痛减轻，抬腿可达60°角。以后改用胆经首尾循经、局部取穴及邻近取穴，8次后能够走路，但很吃力，患者自己说，还是眼针效果较大。

从6月9日又改眼针，取左下焦区，共针5次，其痛全止。

5. 腿疼

王某　男　47岁　新民县农民

1975年5月28日来诊。

主诉：10余天前在树下睡觉受风后走路困难，拄棍行走。外科检查，右腿抬高40°角活动时痛，环跳穴有压痛。诊为坐骨神经痛转针灸科治疗。

诊见：神清，面色暗，舌无苔，脉来浮迟。看眼胆区络脉曲张，颜色稍淡。

辨证：面色暗，脉浮迟，看眼络脉色淡，风寒为病，侵袭经络，其痛恰当胆经经脉走行之处。属于虚寒。

诊断：腿疼。

治疗：眼针取右胆区，点刺法。

效果：5月29日二诊。主诉：腿疼好转，腰部发麻发沉。经过检查，右腿抬高至80°角，因腰部发麻发沉，改眼针双中焦区。

6月3日三诊，疼痛全止，腿仍酸而发皱，膝关节发凉为最突出症状。膝关节从经脉走行属胃经，针双眼胃区。

6月5日，酸、皱、发凉均消失。早有右手震颤症，要求治疗。针右眼上焦区。

6月6日，震颤已止。

6. 虚寒腿疼

孙某　女　42岁　沈阳市轻工三厂工人

1975年6月5日来诊。

主诉：3个月前，开始右小腿外侧痛，以后臀部亦痛，走路知觉迟钝，肌肉萎缩。有时偏头痛，经治疗不效。

诊见：神清，面色赤。舌有黄苔，脉来沉迟。

辨证：经络辨证，小腿外侧属胆经走行范围；偏头痛，亦属足少阳胆经，少阳为多气少血之经，其痛日久，气分郁滞血行不畅，导致肌肉萎缩。脉沉迟属虚寒，其痛属胆虚不能卫外，被寒气侵袭而发生。面赤，舌苔黄，似乎热证，然从整体分析，乃系假热真寒。辨别虚实寒热应以脉象为主要依据，即以脉为纲，纲举目张，辨别自易。

诊断：虚寒腿疼。

治疗：眼针取右胆区，留针5分钟，顺其经区进行序列而刺为补法。

效果：眼针2次，其痛即愈。

7. 风热项强

尹某　女　42岁　沈阳市皇姑蔬菜站工人

1975年6月12日来诊。

主诉：1周前由于落枕发生颈强痛，不能低头，不能左顾右盼，逐渐窜至两肩，颇感不适，近二三日由于感冒，好打喷嚏。

诊见：神清，面赤，舌有黄苔，脉来浮数。

辨证：面赤舌黄，心胃热盛，脉来浮数，主于风热。风热入于太阳则头痛项强，足太阳的穴名天柱，后通督脉风府穴，前连三焦天牖穴，再前为胆经天容穴，其次连系小肠天窗，再连大肠扶突穴，更向前延伸连接胃经人迎穴，通达任脉天突穴。小肠、大肠、天焦都过肩而上行交颈项，所以风热侵袭人体，首先最外一层属太阳，很快就能牵涉附近经脉而到肩臂。

诊断：风热项强。

治疗：眼针取上焦区。沿皮横刺全经区穴。

效果：针刺后，立觉轻快，敢于低头。

6月13日二诊，主诉：喷嚏减少，两肩亦无窜痛不适感，凌晨项强，但起床后已渐好，可以左右回头，运转自如。诊其脉浮而不数，热去而风自除，依前法针两眼上焦区，以促进其恢复。从此痊愈。

8. 风热胁痛

王某　女　22岁　沈阳市半导体实验厂工人

1975年6月14日来诊。

主诉：劳动出汗受风，遂发生左侧胁连背痛，躯体后弯时即痛不可忍，已经3天。

诊见：神清，面色黄赤，舌质干，脉细数。

辨证：劳汗当风，病邪入于少阳经，少阳居半表半里，而经脉行于胁，外连太阳经行于背故胁连背痛。不敢仰视。面黄赤，舌质干，脉细数，乃属虚热为病。

诊断：风热胁痛。

治疗：眼针循经取穴，针左胆区，直刺。

效果：起针后，身体前后左右弯曲自如，疼痛消失。

9. 痛痹

李某　女　39岁　某食品厂工人

1975年8月20日来诊。

主诉及现病史：骑自行车摔伤右腿，又因劳汗当风，遂致右髋及膝关节疼痛，自觉右腿短缩，每早起浮肿，走路受限，呈跛行。西医诊断骨膜损伤，服药及贴风湿膏虽亦见效，但没有完全止痛，一迈步即疼。

诊见：神清，形态较壮，面色黄，舌无苔，六脉濡象，主于风湿。

诊断：痹证。

治疗：眼针取右下焦区。直刺1针，横刺1针。

效果：针后痛止，迈步如常，试令上下楼，亦无痛苦。

（九）过敏性疾患类

1. 过敏性喘息

刘某　女　37岁　大矿医院医生

1976年12月4日来诊。

主诉及病史：患过敏性喘息18年，每逢遇见尘埃、碎棉花，则发生喘息不止。吃药可以缓解。最近日渐严重，吃药无效，每天都喘。

诊见：神清，面色黄，舌无苔，脉来细数，右寸尤为明显。看眼则上焦区络脉呈鲜红色怒张。

治疗：眼针取双上焦区。沿皮横刺。

效果：21日复诊。自诉：自4日针后，喘息一直未发，也未吃药。唯有时胸闷气短，有时出现结脉。诊其脉沉缓，看眼上焦区络脉颜色转淡。针双上焦区、双心区。以后未再发作。

2. 过敏性鼻炎

王某　男　37岁　沈阳第二轴承厂工人

1977年4月16日来诊。

主诉及病史：2月患感冒，又因喝酒过多，发生过敏性鼻炎。每逢遇到凉风呛鼻或用凉水洗手，立刻涕泪交流。西医诊断为过敏性鼻炎，服用氯苯那敏、土霉素有控制作用，但头晕目眩，不堪其苦。

诊见：神清，面色淡白，舌质淡，微苔，右脉沉弱，右寸更甚。看眼，肺区、上焦区均有络脉色淡红。

诊断：鼻渊。

治疗：眼针取双上焦区。沿皮轻轻横刺。

效果：针后让其以冷水洗手，涕泪未出，针穴处有发热感觉。15 分钟后起针，再让他用冷水洗手，亦无涕泪，两个来月的过敏性鼻炎针 1 次消除。

3. 荨麻疹

赵某　女　40 岁　沈阳市食品公司卫生所医生

1977 年 5 月 4 日来诊。

主诉及病史：3 年来被荨麻疹困扰，缠绵不愈。受凉即起，瘙痒异常，不起时很少，久治不效。

诊见：神清，面色黄白，舌有白苔，六脉细数。看眼双心区、右肝区均有明显赤络。荨麻疹正在发作，皮肤有划痕。

诊断：荨麻疹。

治疗：眼针取双心区直刺，右肝区横刺。

效果：针后约 2 分钟，荨麻疹消失，瘙痒全止。5 月 5 日又针一次，未起荨麻疹。两月后随访荨麻疹未犯。

（十）发热类

长期低烧

高某　男　22 岁　沈阳军区歌舞团演员

1976 年 11 月 29 日来诊。

主诉：发病已一年半，每天下午 7 时开始低烧，延续到 9 时为止。但如午睡，则由 3 时烧到 6 时，发烧时体温在 37.2~37.5℃之间，周身难受，饮食、二便、睡眠均无异常。经理化检查，找不出原因，久治不愈。

诊见：神清，面色微黄，舌质润，微白苔，六脉皆沉，两寸无力（70 次/分）。看眼则心区与下焦区络脉明显。

知热感度测定：

肺 3/5、大肠 3/3、心包 2/3、三焦 2/3、心 3/6、小肠 2/3（知热感度测定符号上为左，下为右），据此可知其病因在于心肺虚热。心主血脉，肺主皮毛，心肺虚则血液循环较迟缓，肺气不充而发生低烧。

诊断：血虚低烧。

治疗：眼针刺左肺区，再测肺为 5/5。

效果：12 月 1 日二诊。主诉：针后一直未烧，自量体温 2 次，均在 37℃以下，周身舒适。知热感度测定：

肺 3/4、大肠 3/3、心包 3/3、三焦 3/3、心 3/3

小肠 3/3 眼针左肺区，术后再测为 3/3。

12 月 4 日三诊。主诉：自从针灸后再也没有发烧，不论午睡与否，每天下午测量体温均在正常范围内。知热感度测定手六经均出现左右平衡，从此竟愈。此为眼针平衡经络的病例。

（十一）少腹病类

少腹痛

祁某　男　55 岁　某省直单位工作人员

1976 年 6 月 17 日来诊。

主诉：患左侧少腹痛 10 年。左季肋下亦痛。有前列腺炎病史，排尿困难。

诊见：神清，面黄，舌质干，舌边有齿痕，脉来细数。

辨证：证属虚热阻滞，经络不畅，气血瘀结，"不通则痛"，因前列腺炎之故引起少腹痛，其痛昼夜不止，缠绵不愈。看眼双下焦区络脉变粗而色紫，延伸到肾区。

诊断：少腹痛。

治疗：眼针 7 次，取双下焦区，肾区。

效果：眼针 7 次后即觉轻松，逐渐痛止。又做眼针数次，疼痛痊愈。

四、病人针后得气的体会

按：针灸医生在针刺时使用各种手法而产生针感叫作"得气"。得气时病人会感到针穴处有麻、酸、胀、重感或游走现象，即沿经脉的循行路线有酥酥地如触电般的感觉，或有发冷发热等各式各样的不同感受。这种感受只能由病人自身感觉而述说，医生是无法体会的。下面是一位患者接受眼针治疗的体验，对眼针得气情况的描述颇有价值，附录在这里供研究参考。

我是陕西省宝鸡市 107 厂的职工，由沈阳转去的。于 3 月 30 日洗澡时，因休克摔倒，不幸得了下肢瘫痪症。经过治疗，右腿基本能走路，但是左腿只能慢慢往前蹭，如果心里着急、紧张或者使劲把脚跟抬起来，立刻就会全腿抖动，自己再也无法控制。这时站起来抖，走路时抖得更厉害——根本无法走路。一抖起来就是三四个小时，有时八九个小时，直到自己慢慢睡着才好些。可是只要一翻身就又抖动起来。当时自己陷入极度痛苦之中，单位领导和同志们天天安慰我，并千方百计想办法给我治病，但是一直没有见效。经我们单位和当地的一些老中医诊断是中风引起的神经抖动，还有的认为是历节风伤腰。总之，大家一致认为这种病不容易治好。领导批准我回沈阳治病。

5 月 14 日，我来沈阳，到辽宁中医学院看病，当时正是抖得走路要人扶、上下楼要人背、行动十分困难的时候。我到针灸科一看，走廊里那么多人候诊，诊室里老大夫身边围着一圈人，床上、椅子上坐着、躺着的病人，眼睛上都扎着针，感到这是在别处针灸科所没有见过的。因为病重，自己不能走路已经一个半月了，经过协商，老大夫允许把我作为急诊先治。我介绍了病情，老大夫详细诊断后，扒开我的眼睛仔细看了一会儿，笑了一下，拿出两支 5 分长的小针，又细又短，我心里一阵疑惑并夹杂着失望的感觉。在别处用过的针又粗又长，扎的又多，而且通电都没有见效，你这两支小针，细如牛毛，顶什么用，干脆白来一趟。我正在胡思乱想的时候，老大夫在我的眼眶上扎了两针。虽然扎时一点儿也不觉疼痛，可是有一股酸麻像触电样的感觉，立刻由眼睛传到腿，觉得又难受又舒服，腿的抖动减轻了。老大夫说："你的腿上有什么感觉？"我说："又酸又麻酥酥地上下乱窜。"老大夫说："你上我这儿来！"因为扎完了针，我又由陪护人搀着与其他病人坐在一起了。我乍着胆子，不用别人扶，开始迈步，自己竟能颤巍巍地走到老大夫身边。老大夫起下针来说："治完了，明天再来。"我这时扶着一个人就能慢慢下楼，也不抖了，只感到腿发沉。第二天没有抖动，第三天早起又抖起来，持续 10 分钟左右自己就控制住了。到医院，老大夫先扒开我的眼睛看了一下说："好多了。"又在我的眼眶上扎了两针。回家后卧床翻身时刚觉得有一些轻微的抖动，然而我自己用脚使劲一蹬床板就控制住了。第三次扎针后，一直没犯病。第四次扎完，左脚可抬高 30 厘米左右，自己能慢慢上楼了。第五次扎眼针后，走路基本恢复，就是困乏、累，所以睡了一天一宿。第六次治疗是自己由家走到医院的，有 1000 多米。针七次以后，两腿两脚能够运用自如。"啊！好啊！"我心里有说不出的高兴。

半个月来，经过老大夫七次的精心治疗，使用眼针，使我这个半瘫的患者痊愈了。这样神话般的奇迹，如果不是我身临其境，亲自感受，我是不会相信的。我兴奋得忙给单位同志写信汇报病情。我们单位医院的大夫还不相信会好得这么快，认为我是安慰大家呢。然而，事实胜于雄辩，每当自己想到又能重返工作岗位战斗时，不禁欣喜若狂，无法形容……

患者李某

1976 年 5 月 27 日

五、眼针治疗几种常见病的临床资料

（一）眼针为主治疗中风 167 例临床观察

一般资料：

167 例中男性 122 例，女性 45 例；20~30 岁 1 例，31~40 岁 7 例，41~50 岁 30 例，51~60 岁 70 例，61~70 岁 40 例，71~80 岁 16 例，80 岁以上 3 例。病程 1~3 个月 105 例，5~6 个月 19 例，6~12 个月 24 例，1~5 岁 19 例。

诊断标准：

（1）口眼㖞斜、语言不利、半身不遂为主症者。

（2）50 岁以上急骤发病或老年在 1~2 天内逐渐出现偏瘫者。

（3）观眼识病有血管形状颜色变化与主症相符者。

治疗方法：

取穴：常规取眼双上、下焦区穴。

操作：用 32 号 5 分不锈钢针，以左手指压住眼球，使眼眶皮肤绷紧，右手持针在眼眶缘周穴区 2 分许沿皮刺，不施手法，留针 5~10 分钟，每日 1 次，10 次为 1 个疗程。

疗效标准：

基愈：症状基本消失，瘫痪肢体功能恢复正常，并能参加劳动和工作者。

显效：症状大部分消失，瘫痪肢体功能显著改善，生活能自理者。

好转：症状部分消失，瘫痪肢体功能部分改善者。

无效：症状同治疗前或改善甚微者。

治疗结果：

（1）治疗结果：见表 8。总有效 162 例，达 97%。

表 8　治疗结果

疗效	有效			无效	合计
	基愈	显效	好转		
例数	40	66	56	5	167
%	24	39.5	33.5	3	100

（2）病程与疗效的关系：见表9。

表9　病程与疗效的关系

病程	例数（例）	基愈		显效		好转		无效	
		例	%	例	%	例	%	例	%
3个月以内	103	36	34.9	42	40.7	24	23.3	1	0.97
3个月以上	64	4	6.2	24	37.5	32	50	4	6.2

3个月以内针1次可走路23人，举手过头7人，能说话2人。针2次后可走路18人，举手过头3人，能说话1人。针3次后能走路3人，能说话1人。

3个月以上针1次后可走路3人，针2次后可走路1人。

典型病例：

郝某，男，62岁。于1981年11月16日来诊。家属代诉：右侧口眼㖞斜、项强、语謇，一侧肢体活动障碍5天。经某医院诊为脑血栓形成，用维脑路通等药无效。诊见：神清，语言不利，面赤，形体肥胖，右眼不能闭合，鼻唇沟变浅，示齿时右口角下垂。血压170/100毫米汞柱。脉弦数，左手不能动。直腿抬高左0厘米、右50厘米。"观眼识病"见左上、下焦区显见血管曲张鲜红，右眼做倒睫术未查。诊断：中风。治疗：针左眼上、下焦、胆区。效果：针刺后左手立即高举过头，直腿抬高试验左45~70厘米，可以自行走路。复针两次，诸症消失而痊愈。为巩固疗效，加用中药治疗。

体会：

（1）十二经脉直接间接都和眼睛有密切联系。眼球八区，通过脏腑，达于三焦。我们通过万余患者的眼睛，认为华佗提出的由眼球的形色丝络可验知何脏腑受病确有根据。

（2）张洁古说："跷者捷疾也。"周霆学说："阳跷之脉，起于足跟，循内踝上行于身之左右。所以使机关之跷捷也。"目内眦、外眦属于阴、阳二跷。所以上焦、下焦分别当目之内外眦，起到捷疾的作用。针上焦下焦，有偏瘫患者针入立即举手抬腿离床行走，这与二跷脉之关系是不可分割的。

（彭静山　李云香）

（二）眼针治疗中风242例临床观察

根据后汉·华佗有关经络学说在望诊方面的论述，我们应用眼针治疗中风，获得显效。现介绍如下：

（1）一般资料：本组242例（包括脑出血、脑血栓形成、脑栓塞、蛛网膜下腔出血、脑外伤所致偏瘫）系住院及门诊患者。其中男156例，女86例。年龄20~30岁1例，30~40岁7例，41~50岁42例，51~60岁107例，61~70岁61例，71~80岁21例，81岁以上3例。病程1~3个月145例，3~6个月32例，6~12个月39例，1~5岁26例。

（2）诊断标准：①口眼㖞斜，语言不利，半身不遂为主症。②急骤发病或在1~2天内逐渐出现偏瘫。③观眼识病有血络形状颜色变化与主症相符者。

（3）治疗效果：痊愈：56例。症状消失，瘫痪肢体功能恢复正常，并能参加劳动和工作。显效：93例。症状大部分消失，瘫痪肢体功能显著改善，生活能自理。好转：87例。症状部分消失，瘫痪肢体功能部分改善。无效：6例。症状未见改善，或改善甚微者。总有效率97.5%。

在治疗过程中我们见到有些病例收效很快，如病程在 3 个月以内的有针 1 次即可走路 44 例，举手过头 13 例，能说话 3 例。针 2 次可走路 26 例，举手过头 5 例，能说话 2 例。针 3 次能走路 4 例，能说话 1 例。病程在 3 个月以上，针 1 次可走路 6 例，2 次可走路 3 例，3 次可走路 1 例。一般来说治疗次数最少 5 次，最多的有达 3 个疗程（10 次为一疗程）。

眼针治疗中风我们的经验是：病程越短，效果越好。如果病程过好久，或发生肩髀部肌肉萎缩，上肢伸而不屈或屈而不伸，手不能握，下肢僵硬或萎软，内、外翻足等后遗症，是由经络病候而转为肢体关节的器质性病变，这不是眼针适应证，宜改用其他方法。

（4）治疗方法：本组 242 例偏瘫患者，全用眼针治疗……（下略）。

（5）讨论：

张仲景说："千般疢难不越三条：一者，经络受邪，入脏腑，为内所因也；二者，四肢九窍，血脉相传，壅塞不通，为外皮肤所中也……"仲景论三因，首先着重提出经络，所以外中风邪，出现中风证而立论。《金匮要略》说："邪在于络，肌肤不仁；邪在于经，即重不胜；邪入于腑，即不识人；邪入于脏，舌即难言，口吐涎。"简要描述了中风证主要在于经络为病。眼针疗法之所以能取效，在于治其经脉。

①人是一个有机的整体，五脏六腑，肢体关节，五官九窍，皮肉筋骨等的互相联系都是通过经络来实现的。"故凡病发则有形色丝络显见，可验内之何脏腑受病也。"我们多年来在临证时观察过万余人次的眼睛，证实华佗提出的看眼球结膜血管的形色丝络，确能测知何脏腑受病。

②经络包括十二经脉、十二经别、十二经筋、十五别络、奇经八脉以及浮络、孙络等。十二经脉是经络的重要部分。都直接间接汇集在头面五官和手足终末，构成表里的关系，所以有体针、耳针、鼻针、面针、头针、舌针、手针、足针等，其理论依据与眼针相同。眼针最大的特点是：看眼球结膜血管的形色丝络的改变，可察知病的来源、病起何经、病程久暂、病势轻重、病情的寒热虚实、疾病的预后转归。我们在古人经验的基础上，经过长期的临床实践，探索出眼周眶区十三穴，从而创造了眼针疗法。眼针疗法对经络的病候，如瘫痪、疼痛、麻痹以及十二指肠球部溃疡、神志病、心血管病、生殖泌尿系统病、肛门病、胆囊炎、胆道蛔虫症、肝炎、消化不良、头面五官病、胃病、肾病等都有疗效。其主要根据就在于八区十三穴与经络有表里相通的密切关系。

（彭静山　李云香）

（三）眼针对偏瘫预后的探讨

眼针治疗中风偏瘫，引起针灸界的注意。从而产生了两种不同的理解，一种是感到奇怪，对偏瘫使用体针，不论是深入 3 寸的阳陵泉还是深入可达 8 寸的环跳都不起作用，为什么仅用 5 分的小针，在眼眶边缘上轻刺仅达皮下便举臂抬腿甚至当即离床行走，真有这么大的显效吗？一种是绝对相信，认为不论病程多久、肢节关节的情况如何，只要是偏瘫，就能够手到病除。

张仲景《金匮要略》中做了分型别类："正气引邪，㖞僻不遂；邪在于络，肌肤不仁；邪在于经，即重不胜；邪入于腑，即不识人，邪入于脏，舌即难言，口吐涎。"仲景所谓"正气引邪，㖞僻不遂"即面瘫。"邪在于络，肌肤不仁"即中风先兆、手足麻木。"邪在于经，即重不胜"即偏瘫，又名半身不遂。包括现代医学的脑血栓形成、脑栓塞、脑外伤、蛛网膜下腔出血。"邪入于腑，即不识人；邪入于脏，舌即难言"即重症脑出血，神昏，失语，流涎，二便失禁，汗多，肢厥等重症。

眼针疗法治疗的偏瘫，只限于神志清醒，无邪在脏腑的症状，肌肉、肢体均未变形，只是肌力由 0 级到 3 级的半身不遂，而病程越短，效果越好，往往行眼针一次，立即离床行走。

近几年来眼针治疗中风偏瘫 453 例。病程在 3 个月以内针 1 次即能行走的 84 例（有 6 例针后第 2 天能自己走），病程在 3 个月以上，针 1 次能走的 18 例。共计经过 1 次眼针而能行走的计 102 例，占 22.5%。

病例一：阎某，男，60 岁，工人。眼针病志专号 2618。于 1 周前突然右侧口眼㖞斜，语言謇涩，上下肢运动功能障碍，诊断为脑血栓形成。治疗 6 天，有所好转。但自己不能走路，于 1983 年 3 月 7 日由家属搀扶，进入诊室。

诊见：神志清醒，语謇，口角向左侧㖞斜，面色萎黄，舌质红，舌根及舌尖有淡黄苔，六脉沉数无力。看眼右上、下焦及大肠区有形色丝络变化。肢体检查：取仰卧位，右手抬高 30 厘米，不能屈肘。直腿抬高试验正常 38 厘米。治疗：眼针双上、下焦区，右大肠区。效果：针后右上肢屈肘手与乳平，下肢正常 70 厘米，立即离床自己可以缓慢行走。再诊，行走自如，手可上举过头，言语清晰。三诊，能自己走上三楼诊室，右上肢活动正常。共治一疗程。随访迄今无恙。

病例二：李某，男，52 岁，干部。眼针病志专号 2936。2 周前晨起，突觉右侧肢体活动受限，诊为脑血栓形成。经治好转，但不能走路，于 1983 年 5 月 6 日家属背进诊室。

诊见：神疲面黄，舌质润，有白苔，喉中听到痰声，六脉滑。直腿抬高试验正常 21 厘米。看眼双上、下焦区均有丝络变化。治疗：眼针刺其双上、下焦区。针后直腿抬高试验正常 80 厘米，立即离床走路，并能上下楼梯，共治疗 7 次。随访迄今无恙。

（四）对几种常见病的临床资料统计

眼针对 6 种中医疼痛性病症的临床疗效总结：

头痛、肩痛、胃脘痛、胁痛、腰痛、腿痛等是针灸临床上的常见病症，本文总结了对上述 6 种疼痛性病症的眼针治疗情况。

（1）临床资料：442 例中，头痛 71 例，肩痛 63 例，腰痛 109 例，腿痛 83 例，胃脘痛与胁痛 23 例，腰腿痛 93 例，其中，男性 240 例，女性 202 例。20 岁以下 7 例，21~30 岁 94 例，31~40 岁 95 例，41~50 岁 115 例，51~60 岁 101 例，60 岁以上 30 例。

（2）疗效标准：

治愈：患者自觉疼痛症状消失，压痛阴性伴随症状改善，完全能适应正常生活及工作。

显效：患者自觉疼痛症状明显缓解，压痛明显减轻，伴随症状明显好转，基本能适应正常生活及工作。

好转：患者自觉疼痛症状减轻，伴随症状有所改善，但正常生活与工作受限。

无效：患者自觉疼痛及伴随症状无改变或改变甚微。

（3）疗效：治疗效果见表 10。

表 10　眼针治疗 6 种疼痛的疗效统计

病种 \ 疗效	有效						无效（%）		合计（例）
	治愈（例）	%	显效（例）	%	好转（例）	%			
头痛	25	35.2	11	15.5	26	36.6	9	12.7	71
肩痛	18	28.6	15	23.8	28	44.4	2	3.2	63
胃脘胁痛	8	34.8	2	8.7	9	39.1	4	17.4	23
腰痛	41	37.6	15	13.7	44	40.3	9	8.3	109
腰（腿）痛	35	37.6	32	34.4	23	24.7	3	3.2	93
腿痛	26	31.3	20	24.1	35	42.2	2	2.4	83
合计	153		95		165		29		442

注：$P<0.05$，$x^2=11.93$。

表 10 证明，眼针对腿痛、肩痛与腰（腿）痛、腰痛疗效较佳，有效率分别为 97.6%，96.8%，96.7% 与 91.7%。对头痛、胃脘（胁）痛次之，有效率为 87.3%，82.6%。总有效率为 94%，统计学处理表明，眼针对不同的疼痛病症有显著差异。

疗效与病程的关系见表 11。

表 11　不同病程的眼针疗效统计

病程 \ 疗效	有效（例）	无效（例）	合计（例）
3 个月以内	225	13	268
6 个月以内	30	0	30
1 年	40	2	42
2 年	34	2	36
2 年以上	54	12	66
合计	413	29	442

注：$P<0.05$。

统计学处理表明，不同病程其疗效也有显著差异，其中病程在 6 个月以内者为佳，过 2 年以上者较差。

疗效总结也发现，眼针止痛疗效迅速，442 例患者中，经眼针治疗 1~3 次后疼痛缓解者占多数，经 10 次治疗后，大部分疼痛病症均有不同程度的临床改善。

（4）小结：眼针治疗疼痛，取穴少，方法简单，治疗不受条件限制。其止痛作用明显，迅速。

（李云香　陈玉芳）

（五）眼针对血压调整作用的观察

本文以临床眼针治疗的患者为对象，以血压为客观指标，对眼针治疗前后的血压变化进行了研究。

（1）一般资料：

①观察对象：随机选择针灸门诊眼针治疗的患者共 103 例 133 诊次（简称次）。男性 61 例 74 次，女性 42 例 69 次。年龄最小 20 岁，最大 70 岁，50~60 岁者占总例次的 1/2。

②血压改变：血压异常组共观察 65 例 89 次，其中高血压 56 例 80 次，低血压 9 例 9 次。血压正常组共观察 38 例 44 次。

③取穴：视疾病而定，不做特殊选穴配穴规定。

④实验程序：针前，患者静坐休息 10 分钟后，预测第一次动脉血压，针后 5 分钟测第二次。两次血压均测同一上肢。每次检测重复 2~3 次，取均值记录。血压计为沈阳医疗器械厂生产的台式血压计。

⑤实验分组：按预先设计表格填写有关项目及眼针前后二次血压值，后据血压正常标准和针前血压值将实验例分为血压异常组和血压正常组，进行对比分析。

⑥血压改变判定：凡针后收缩压或舒张压有一项比针前变化超过 10 毫米汞柱以上者为有效阳性，否则为无效阴性。正常血压标准以医学上规定的动脉血压平均值为准。

（2）结果与分析：

①眼针对异常血压组和正常血压组的血压调整结果，见表 12。

表 12　眼针对不同血压调整结果统计表

分组	总计	针后有变化		针后无变化		P
血压	65 人	57 人	87.64%	8 人	12.36%	
异常组	89 次	78 次		11 次		<0.01
血压	38 人	13 人	34.09%	25 人	65.91%	
正常组	44 次	15 次		29 次		

从上表可以看出，眼针后，异常组，有改变占总数的 87.64%，无变化占总数的 12.36%；正常组有改变占总数的 34.09%，无变化占总数的 65.91%。以异常组有效改变率为高，与正常组比较，二者差异非常显著（P<0.01）。说明眼针对异常血压组的血压具有明显的调整作用，而对正常血压组的血压调整作用不明显。

分析异常血压组 11 例次针后血压无改变和正常血压组 15 例次针后血压有改变的原因，发现前者中有 4 次系 1 名继发性高血压患者的多次检查，后者中有 2 例 5 次是属原有高血压病史，而本次就诊时血压在正常范围，提示眼针对血压的这种调整作用，除了取决于针前血压的高低外，还与引起血压改变的原因似有关。

②眼针对收缩压的调整结果，见表 13。

表 13 可以看出，眼针后引起收缩压下降改变主要为异常血压组的高血压和正常血压组例，而异常血压组的低血压患者无变化。引起血压上升改变的主要为异常血压组低血压者，而高血压者和正常血压组则无改变。说明眼针对收缩压的调整似有一定的规律性。即针前收缩压高者，眼针后血压有所降低，而针前收缩压低者，眼针后可以使之升高。原收缩压正常的则改变不大。

表 13　眼针对收缩压调整结果统计表

收缩压	血压	总计	针后血压不同变化（毫米汞柱）例次					针后血压无变化例次
			小计	6~9	10~14	15~19	20~30	
收缩压下降	高低正常	80	5	5	24	4	32	15
		9	1		1			8
		44	12		9	2	1	32

续表

收缩压	血压	总计	针后血压不同变化（毫米汞柱）例次					针后血压无变化例次
			小计	6~9	10~14	15~19	20~30	
收缩压上升	高低正常	80						80
		9	6	4	1	1		3
		44						44

③眼针对舒张压的调整结果，见表14。

表14 眼针对舒张压的调整结果统计表

收缩压	血压	总计	针后血压不同变化（毫米汞柱）例次					针后血压无变化例次
			小计	6~9	10~14	15~19	20~30	
收缩压下降	高低正常	80	46	5	28	2	11	34
		9						9
		44	7	2	3	1	1	3
收缩压上升	高低正常	80						80
		9	4		3		1	5
		44	1		1			43

从上表中可以看出，眼针引起舒张压下降的表现在异常血压组高血压者和正常血压组。异常血压组低血压患者无变化。引起舒张压上升的只表现在异常血压组低血压者，而高者和正常组例则无变化。说明眼针对舒张压的影响也似有一定规律性。即原舒张压高者，针之可以下降，而原舒张压低者，针之可以上升。原舒张压正常的则变化不明显。

从上表中还可以看出，在舒张压改变的实验例中，舒张压下降与上升均以10~14毫米汞柱间值者为多。

④小结：血压是反映心血管功能状态的客观指标之一，眼针前后血压的变化是能够反映眼针效应的。观察结果说明眼针对人血压具有明显的调整作用，并有规律性，即原血压偏高者，针后血压有所降低，原血压偏低者，针后可以使血压升高；而对原血压正常者则影响不大。眼针对血压的调整作用主要表现在收缩压或舒张压的升高或降低。其中以收缩压和舒张压同时受到调整为主，而影响最大，变化最快的是收缩压。关于眼针调整血压的机制有待进一步研究。

（朱凤山）

（六）眼针对中风偏瘫下肢抬高即刻效应的临床观察报告本文以下肢主动抬高为指标，用自身前后对照的方法，观察了189例中风偏瘫患者，经眼针一次治疗的即刻效应。

（1）一般资料：189例中，男118例，女71例；病程3个月以内120例，3~6个月33例，6个月至1年16例，1年以上20例；年龄最大78岁，最小28岁，以45~65岁居多。

（2）诊断标准：按中医关于中风的辨证分型确立，其主症为半身不遂，以下肢运动障碍为主。并有：

①风中经络的病史。

②风中脏腑的病史。

病程分期：

①急性期及恢复期，病程 3 个月以内。

②慢性恢复期及后遗症期，病程 3 个月以上。

（3）观察方法及疗效判定标准：针前令患者平卧诊床上，直腿抬高，测量患肢足跟部与床的高度。根据观眼识病及中医辨证施治选取眼区穴位针刺，针一次后即用同样方法测量其高度，单位为厘米，测量由同一人进行。

①治疗后抬高 5 厘米以下者为阴性。

②治疗后抬高 6 厘米以上者为阳性，其中 I 级 6 厘米以上，II 级 20 厘米以上，III 级 30 厘米以上。

（4）治疗效果分析：189 例经眼针治疗后，即刻效应如图 6。

由图可见，阳性者 168 例，占 88.9%，其中 I 级 113 例，占 59.8%；II 级 28 例，占 14.8%；III 级 27 例，占 14.2%。阴性者 21 例，占 11.1%，其中 5 厘米以下者 19 例，占 10.1%；无变化者 2 例，占 1.1%。经经计学处理，$P<0.01$ 有非常显著差异。

不同病程的即刻效应比较如表 15。

经经计学处理表明，$P<0.01$ 有非常显著差异，眼针的即刻效应以病程 3 个月以内为佳。

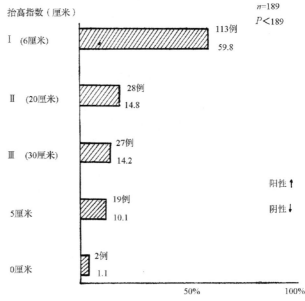

图 6　即刻效应变化率

表 15　不同病程即刻效应比较表

疗效 病程	阳性（例）			阴性（例）		合计
	I	II	III	5 厘米以下	无变化	
1 天 ~	76	19	20	5	—	120
3 个月 ~	37	9	7	14	2	69
合计	113	28	27	19	2	189

注：$P<0.1$。

（5）讨论及小结：通过以中风偏瘫患者下肢主动抬高为指标，旨在观察眼针对中风偏瘫运动功能的即刻效应，其结果说明：

①眼针对中风偏瘫下肢主动抬高，有明显迅速的即刻效应。

②这一作用，尤以病程在 3 个月以内为佳。

③其操作方法简单，效果明显、迅速，不失为治疗中风偏瘫的一种有效方法。

（朱凤山）

附 录

一、眼针治疗胆绞痛（附 122 例临床分析）

上海市第一人民医院　王济华　杨海鸥等

　　我院自 1984 年 10 月至 1986 年 11 月间对确诊的 122 例胆石症，伴发胆绞痛而进行 250 人次眼针治疗，其中女性为 99 例，男性 23 例，除 7 例为肝内结石，6 例为胆总管结石外，其余均为胆囊结石，年龄最大为 82 岁，最小为 30 岁。本组病例均系突然发作胆绞痛时，以眼针治疗均可获得明显缓解绞痛的效果，经观察一般在进针后 2~5 分钟即获效。经统计 5 分钟内即获效者占 62.4%，好转者占 35.6%，仅 2% 属无效；48 小时内对全部患者进行随访，63.6% 疼痛未见有复发，仍有轻痛者占 19.6%，疼痛仍然发作者占 16.8%。

　　治疗方法：a. 取穴：眼针 4 区、5 区，双侧。b. 针刺方法：30 号 5 分毫针，在眶缘外二分处沿皮刺，毋须用提插捻转手法，深度不可刺到骨膜，严防局部出血，左眼用补法，右眼用泻法（向顺时针方向进针为补法，向逆时针方向进针为泻法）。c. 留针时间 5 分钟左右。我们选择 30 例胆绞痛者，单纯以阿托品，654-2，并用哌替啶肌注，或静脉内滴注普鲁卡因或哌替啶作对比，发现单纯以西医方法控制疼痛最短时间需要 9 分钟，最长时间需要 55 分钟，平均需要 20 分钟才能控制绞痛。从本组资料表明，眼针治疗胆绞痛疗效远较单纯西药为快，故不失为处理胆绞痛的一种新方法。

　　本文着重讨论了眼针与十二经脉的关系，眼周是足少阳胆经、手太阳小肠经分支、足厥阴肝经及足太阳膀胱经等经络分布，通过针刺眼周穴位，能强有力激发经气传导，起疏肝利胆、理气止痛作用。以解剖学观点来看，在眼周有丰富的神经分支。据近年有人观察，针刺可提高大白鼠脑内亮脑啡肽和甲硫－脑腓肽有关，从而提高了动物的痛阈而起到解除绞痛的作用，眼针止痛显然也与释放脑啡肽有关。

　　最近有人曾观察 100 例患者，在 B 超下进行电冲击刺激的动态观察，发现胆囊及肝胆管有强烈舒缩蠕动现象。故眼针刺激眼周穴位亦可能与增强胆囊舒缩和增强胆汁排泌，对奥狄氏括约肌起到调节作用，从而对解除胆绞痛起到良性双向调节作用。

　　本组病例均经 B 超或其他检查证实均存在胆系结石。由于 B 超对结石波分辨率并不完全可靠，但从临床症状分析其绞痛可能多属胆囊管部分阻塞所致，或系胆囊内小结石在治疗过程中进入胆囊管而引起绞痛。

　　在本组治疗中有 30 例，经眼针治疗后在一个月内未有类似发作，这些患者可能因稠厚黏液团块，或来自胆囊内胆泥进入胆管囊而引起绞痛，主要是由于胆道内压力突然增高，或同时伴有奥狄氏括约肌痉挛或胆管本身过度蠕动所引起；经眼针治疗后调节了奥狄氏括约肌的收缩功能，在有些病例可能这些黏液团块或胆泥、小结石已促使其从胆囊管排出，故症状迅速得到缓解。但对某些患者则治疗无效，可能为结石较大而难以从胆囊管或胆总管排出，或胆囊管、胆总管本身已存在解剖上的异常，或内壁增厚，管周纤维组织瘢痕化等，这些机械因素显然难以通过解痉止痛或调节奥狄氏括约肌功能而予以消除，故治疗效果较差。

　　从本文统计资料表明，眼针治疗胆绞痛，止痛效果明显，临床应用简便，安全可靠，易于推广。我们认为在必要时可与抗生素合并应用，则能防止某些胆系结石伴有感染者，使病情由轻度转为重度，从这个意义上说：眼针治疗有预防其向重症胆管炎（A、C、ST）方向发展的作用。

注：本文作者曾参加彭静山教授举办的眼针疗法学习班

（原载《中医药国际学术会议论文集》1987年）

二、眼穴诊断及眼针治疗临床初步观察

北京中医学院针灸推拿系　朱江　王昱　王蕾

彭静山　指导

本文根据眼针创始人彭静山教授的经验，在临床初步观察了眼穴和眼针对各种疼痛性疾病、偏瘫、高血压等的诊断及治疗情况，现总结如下。

（一）眼穴诊断观察

主要观察了肉眼看眼穴（下称：看眼穴）与疾病或症状（下称：病症）、探穴仪探测眼穴（下称：探眼穴）与病症、探穴仪探测耳穴（下称：探耳穴）与病症之间的关系；看眼穴、探眼穴、探耳穴与疼痛性疾病、偏瘫病位之间的关系；以及看眼穴与探眼穴、看眼穴与探耳穴之间的关系。

1. 观察对象

共有48例患者，其中疼痛性疾病坐骨神经痛、肩周炎等21例，偏瘫8例，神经衰弱4例，面瘫4例，视物不清3例，其他疾病5例。

2. 观察方法

（1）看眼穴：眼巩膜分为肺和大肠，肾和膀胱，上焦，肝和胆，中焦，心和小肠，脾和胃，下焦八区十三穴，看眼穴主要用肉眼观察在双眼各区穴出现的血管颜色（鲜红、紫红、深红、红中带黑、红中带黄、淡黄、浅淡、暗灰）、形状（根部粗大、曲张怒张、延伸、分叉、隆起一条、模糊成片、垂露）的变化。本文主要记录了每个患者治疗前在某区穴有否以上改变。

（2）探眼穴：将上述各区延伸至眼眶，用中国科学院力学研究所生产的TJ-1型"太极牌耳穴探测仪"探测双眼该区眼眶边缘皮肤表面范围内有否"低电阻点"出现，并作以记录。

（3）探耳穴：同样采用上述耳穴探测仪探测双耳有否"低电阻点"存在并记录。

3. 观察结果

（1）看眼穴、探眼穴、探耳穴与病症之间的关系：在48例患者中，看眼穴结果与病症之间完全一致者有36例，占75%；不一致者有12例，占25%。在29例患者中，探眼穴结果与病症之间完全一致者有24例，占82%；不一致者5例，占18%。在25例患者中，探耳穴结果与病症之间完全一致者有16例，占64%；不一致者9例，占36%。

（2）看眼穴、探眼穴、探耳穴与疼痛性疾病病位之间的关系：21例做看眼穴检查的患者中，看眼穴结果与病位完全一致者有16例，占76%；5例不一致，占24%。12例做探眼穴检查的患者中，探眼穴结果与病位完全一致者有9例，占75%；3例不一致，占25%。11例做探耳穴检查的患者中，探耳穴结果与病位完全一致者有8例，占73%；3例不一致占27%。

（3）看眼穴、探眼穴、探耳穴与偏瘫部位之间的关系：在8例偏瘫患者中，看眼穴结果与偏瘫部位完全一致者有6例，占75%；不一致者2例，占25%。在3例偏瘫患者中，探眼穴结果与偏瘫部位完全一致者2例，占67%；不一致者1例，占33%。在8例偏瘫患者中，探耳穴结果与偏瘫部位完全一致者5例，占62%；不一致者3例，占38%。

（4）看眼穴、探耳穴、探眼穴三者之间的关系：首先将三者之间的关系分为4等，完全一致即100%一致；大致一致即为65%以上一致；不完全一致即35%以上一致；不一致即低于35%到完全不一致。结果为：看眼穴与探眼穴之间完全一致者占病例总数50%；不一致者占4%。看眼穴与探耳穴之间完全一致者占病例总数的33.5%；不一致者占21%。探眼穴与探耳穴之间完全一致者占病例总数的45%，不一致者占23%。

（二）眼针治疗观察

1. 治疗方法

各区穴均在眼眶外2分处，使用5分毫针，用左手拇指保护眼球，沿皮水平进针。进针方向为顺着或逆着穴区排列顺序进针。留针5~10分钟，出针时用棉球按压以防出血。每日针1次，一疗程为10次（图7）。

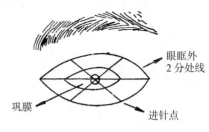

图7　眼针进针法

2. 疼痛性疾病疗效观察

（1）疗效标准：显效：疼痛减轻，体征改善；好转：疼痛减轻；无效：无变化。

（2）结果：即刻结果：19例患者中显效4例，占21%；好转6例，占32%；无效9例，占47%。总有效率为53%。疗程后结果：显效5例，占25%；好转13例，占69%；无效1例，占5%。总有效率为95%。

3. 偏瘫疗效观察

（1）疗效标准：显效：患肢肌力明显增加，抬腿试验明显改善；好转：抬腿试验较治疗前有所改善；无效：无变化。

（2）结果：即刻结果：7例患者中显效3例，占43%；好转3例，占43%；无效1例，占14%。总有效率为86%。疗程后结果：显效2例，占29%；好转5例，占71%。总有效率占100%。

4. 高血压疗效观察

（1）疗效标准：显效：血压明显降低，症状减轻；好转：血压有所降低；无效：无变化。

（2）结果：即刻结果：4例中，显效2例，占50%；好转1例，占25%；无效1例，占25%。总有效率占100%。

（三）体会

（1）眼穴诊断简便易行，比较客观，有否变化一看即能做出初步诊断。假阴性率较低。

（2）本文观察对象均为病程长、久治不愈者，用眼针后有明显疗效。且见效快，尤其是急症。

（3）本文例数少，疗程短，观察亦不够细致。且有待排除各种干扰因素。

（四）小结

（1）看眼穴、探眼穴、探耳穴与病症之间完全一致率分别为：75%、82%、64%；

与疼痛性疾病病位之间完全一致率分别为：76%、75%、73%；与偏瘫部位之间完全一致率分别为 75%、67%、62%；看眼穴与探眼穴之间完全一致率为 50%（即 65% 以上穴位相符合）；看眼穴与探耳穴之间完全一致率为 33.5%；探眼穴与探耳穴完全一致率为 45%。

（2）眼针治疗疼痛性疾病即刻总有效率为 53%，一疗程后总有效率为 95%；眼针治疗偏瘫即刻有效率为 86%，一疗程后总有效率为 100%；眼针治疗高血压即刻总有效率为 75%；一疗程后总有效率为 100%。

（原载《山西中医》1989 年第 5 卷第 1 期）

三、中国东北行

谢木昌　蔡宜芳

1988 年 8 月 19 日上午 10 时 25 分，我和内人蔡宜芳乘搭新航班机 SQ55，直飞北京。抵达北京国际机场时是下午 4 时 20 分，气候与新加坡差不多。

这次是由中国卫生部中医药管理局和中国中医研究院安排接待，为期约两个星期的参观、访问与交流。

次日（8 月 20 日），首先由友人特别介绍前往聆听彭静山教授讲解他的拿手针法——眼针疗法。彭教授云，眼针疗法是继承古代名医华佗的针灸疗法，同样可用于治疗五脏六腑及四肢病症。接着亲自接受教授的扎针治眼花，取穴：内睛明、丝竹空。老教授今年 79 岁，精神很好，扎针手法熟练精湛，甚令人佩服，大约留针 3 分钟后出针。第二天再扎针，取穴内睛明、丝竹空、合谷、球后。原本应扎针一个疗程，但第三天起即由中医药管理局和中医研究院安排了一系列的节目，所以就停针了。

（原载新加坡《中华中医学院院刊》）

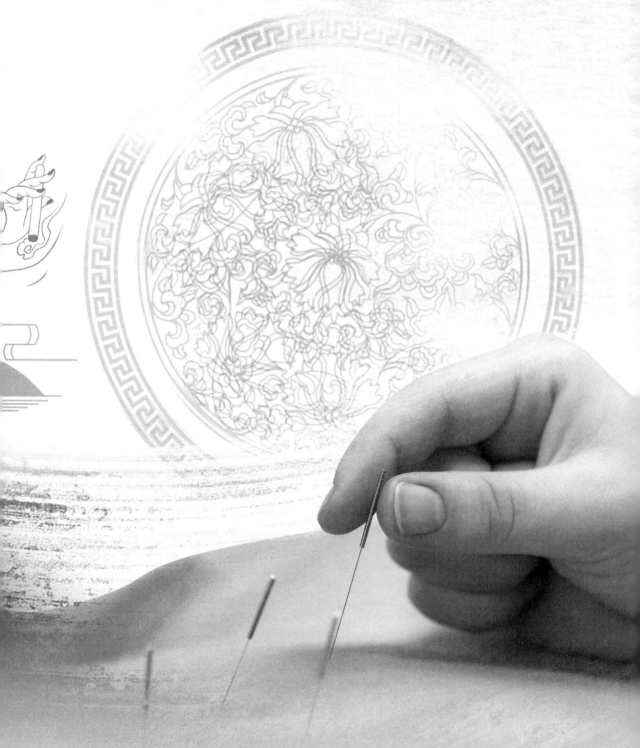

第六篇

针灸十绝招——彭静山秘传心法

序

  中医原来不分科，所谓"一人而兼十三科"若从西医的角度来看认为是不可能的。然而中医的精髓在于"辨证施治"，不论哪一科其诊断方法、辨证程序、处方规律都是一样的。所以中医治病观察病人的整体，对哪一科的病都可以适用。针灸是治病的手段，使用各种针具，根据经穴或经外奇穴，选用恰当，能够手到病除。正如《百症赋》最末一段话："医乃人之司命，非志士而莫为；针乃理之渊微，须至人之指教；先究其病源，后攻其穴道，随手见功，应针取效；方知玄里之玄，始达妙中之妙。"我临床60多年，以针药并举而取效，有时只用药不用针，这是中医普遍的治疗手段。有时单用针不用药，甚至只扎一针而针到病除，谓之"针灸十绝招"。在这本书里发表的不只是"十种方法"，因为"十"是整数，说来顺口。就像《百症赋》治疗96种疾病，如果说《九十六症赋》感觉有些拗口，所以名为《百症赋》。因此，本书介绍了18种治疗某些常见病的绝招，这些绝招均是笔者多年临床经验的积累。

编著者

1995 年 12 月

一、身柱妙用

身柱　Shēnzhù　督脉第十二号穴。

部位：

在脊椎正中线上，于第三、第四胸椎棘突的中间凹陷处取穴。采取坐位，俯首取穴（图1）。

针法：

用1.5寸28号针（长4.5cm，直径0.32mm）对准穴位直刺，不可稍偏，针尖下边有抵抗针尖达到脊椎骨膜上边为度。如果针下空软，那是针刺偏了，急宜提出向穴位直刺，如果刺偏而误入胸膜则有发生气胸的危险。

针进到应刺的深度则停止，使针身正直不偏不歪，留针20~30分钟。起针时先动摇针柄，感到针体松动时以不紧不慢的手法拔出，即用消毒干棉球压住片刻。

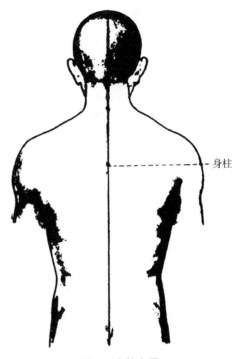

图1　身柱穴图

作用：

1. 增加强壮

（1）先天不足或后天亏损者。

（2）面色萎黄、食欲不振者。

（3）多次针灸不效者。

2. 预防感冒

（1）冷天、大风天外出以前针之。

（2）感冒流行发生季节。

（3）同室的人有感冒时。

（4）经常好感冒的人。

3. 抗高烧

（1）感冒高烧至39℃者，针后半小时汗出烧退，轻松愉快。

（2）常发低烧者。

4. 小儿疾患

（1）感冒高烧至39℃者，针后半小时汗出烧退，轻松愉快。

（2）常发低烧者。

5. 小儿疾患

小儿疳疾、惊风、便溏、虫积。可用艾卷灸身柱穴10分钟，每日1次。连续3~7天。

病例举要：

1. 高烧

1984年，光明函授大学召开筹备会议时，夜间一位代表突发高烧，为针身柱穴。半小时后，周身大汗而烧退。

2. 感冒

辽宁中医学院一教研室，4 位教师，经常感冒。每人针身柱 3 次，从此竟不再感冒。因此，针刺身柱穴对预防流行感冒，多次实验有效。

二、针刺后遗痛

有一种病人主诉：周身某处作痛，视之皮肤如常，其痛处恰在穴位上。问其原因在于针灸后所发生。询问原治疗医生，针处既然没有改变，医生也无法解决，也不能算作治疗失误，但患者确实疼痛。我的治疗方法很简单，在发生疼痛穴位的相对处针之。例如内关痛针外关，阳陵泉痛针阴陵泉，如果两穴对得准确无不应针而愈。无以名之，故名为"针刺后遗痛"。

病例举要：

王×× 女 50 岁 家庭妇女

主诉：左手腕内侧有一小块疼痛，由于怔忡失眠，医生曾作针灸，病愈而此局部痛，其痛可以忍受，但干扰日常生活。曾去询问原治疗医生，无法解决。针处既无红肿，医生也无责任，但其疼不止，服药无效。我试用相对缪刺而愈。类似这样的病例不胜枚举。

三、大接经

《素问·海论》中叙述经络："内属于脏腑，外络于肢节。"经络分布周身各处，上悬贯于脑，内联于脏腑，通畅气血往来，各经保持相对的平衡，自然无病。经络不平衡，人就会生病，经过针灸多次而不效的疾病，可用大接经的针刺方法。

具体做法是，只用一根 1 寸长的 28 号针，每次只针一侧，针刺十二经的原穴和络穴，依照经络循行的顺序各穴只刺一下而不留针。每次只针一侧，下次针另一侧。共计 4 次，久病则由原穴到络穴，新病则由络穴到原穴。

（一）由原穴到络穴

肺原太渊→大肠络偏历→胃原冲阳→脾络公孙→心原神门→小肠络支正→膀胱原京骨→肾络大钟→心包络大陵→三焦络外关→胆原丘墟→肝络蠡沟（图 2）。

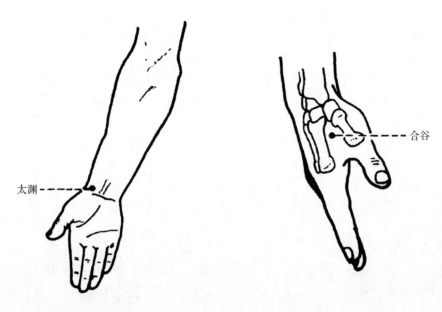

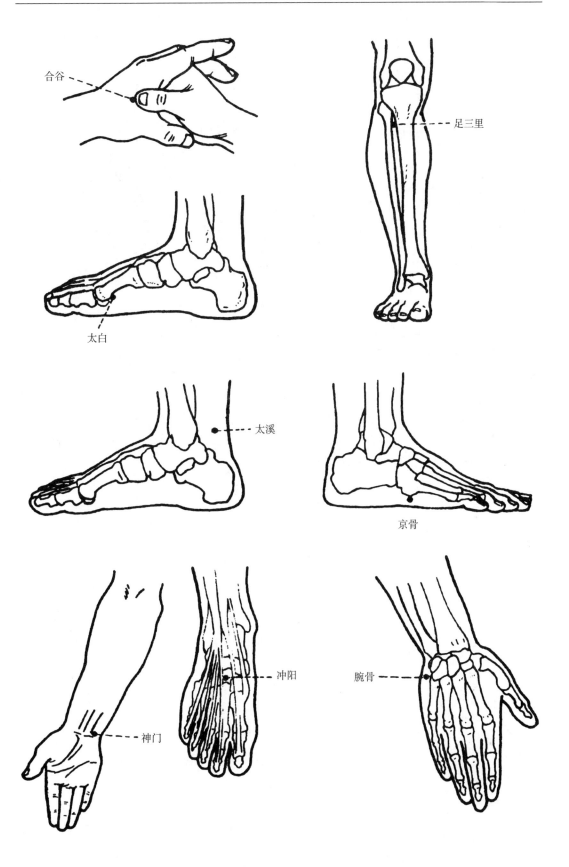

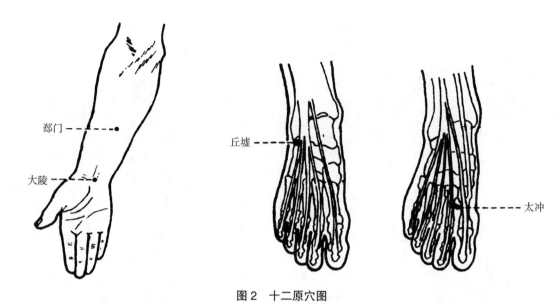

图2 十二原穴图

（二）由络穴到原穴

肺络列缺→大肠原合谷→胃络丰隆，脾原太白→心络通里→小肠原腕骨→膀胱络飞扬→肾原太溪→心包络内关→三焦原阳池→胆络光明→肝原太冲（图3）。

病例举要：

刘 × 　男　40岁　某设计院会计师

主诉：近3个月来，四肢倦怠，饮食减少，睡眠不安，周身无力，大便秘，小便涩少，经治不愈，而且日渐加重。近来并出现早泄、遗精。

诊见：面色萎黄，精神不振，舌润无苔，神情落寞，六脉沉细，右关左尺，尤为明显。

辨证：四肢倦怠，饮食减少，脾胃两虚。睡眠不安，尿涩早泄，病原肝肾俱亏。宜用针刺补法。取神门以治心，太溪以补肾，足三里健胃，三阴交助脾。久治不效，脉更

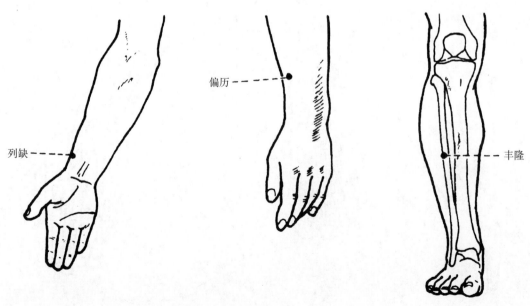

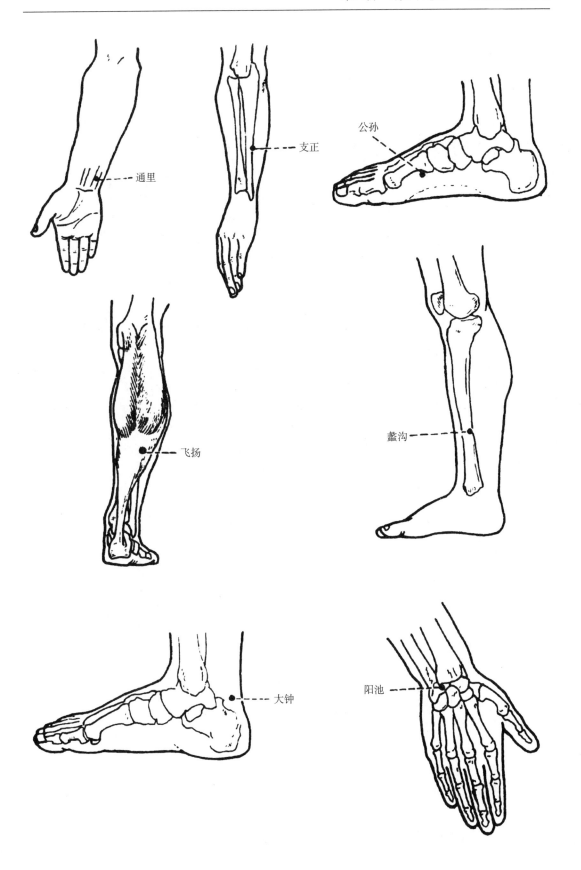

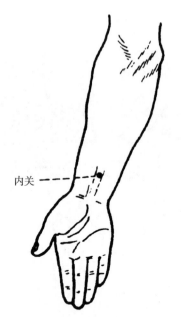

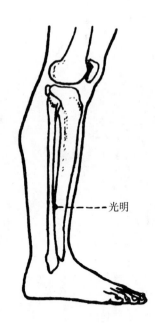

内关

光明

图 3　十二络穴图

无神。改用大接经由原到络，由络到原各 2 次。逐渐好转，再针前述各穴 5 次，面色红润，精神旺盛，饮食增加，二便通畅，遗精、早泄消失，睡眠香甜，神完气足，而病痊愈。

四、腰痛针术

人身的经络都是前后呼应，左右相通。任脉为前正中线，相对督脉脊椎正中线，肾经对华佗夹脊（今名脊穴），胃脉对膀胱第一行，肝、脾对膀胱第二行，手足六经亦前后相应。所以缪刺取穴，往往速效。

治疗腰痛缪刺法：在腰痛部位，用手按压找出最小而最痛的部位，如大面积一片疼痛而找不到最小痛点的不适用此法。

找好痛点，以最痛处一点涂以红药水为标记，再找到命门穴为计算总穴。例如最痛点在命门左 15 厘米，再下 6 厘米。让病人仰卧，量脐左 15 厘米再下 6 厘米处腹部针入 1.5 寸，恐痛点对得不准，将针刺入，提出 1/2，再向四周探刺，不留针。让病人翻身俯卧，按压痛点消失，腰痛即愈。

命门　Mìngmén　督脉第四号穴

部位：

仰卧位，在脊柱正中线上，于第二腰椎棘突下凹陷中取穴。前方与脐相对，然而练气功的人则脐向下移少许。

此法颇有立见功效之妙，但找痛点要准，与腹部痛点相对处要准，针刺要准。掌握三准，应手而愈。

病例举要：

夏 × ×　男　45 岁　某工厂司机

患腰痛 9 个月，俯仰维艰，行步腰椎不敢活动，痛苦很大，不能工作。各处治疗，服药 280 多剂，西药也不少，针灸 70 多次，止痛不止，焦躁万分。

诊见痛苦病容，面色稍暗，精神不振。舌润微黑，脉来沉迟、两尺无力。诊为肾经虚寒之所致。让其俯卧，指头大痛点在命门左 3 厘米，指压时其痛难忍。画一记号，让其仰卧，翻身时十分吃力。针脐左 3 厘米，把针提出 1/3 向前后左右探刺已毕，让其翻身，两脚踏床面竟能抬腰离床 5~6 厘米，口中连呼"轻快"，俯卧再按其痛点已消失。

当时行走俯仰均未觉痛，大喜而去。第二天来复诊，自己开车来的，满面笑容说："休息 9 个月，现在上班了。只觉腰部稍微不适，疼痛全无。"压其痛点，略有微痛，又依法针刺而痊愈。

这位患者，还有一个插曲。那时候《辽宁中医杂志》方行试刊，我写了这篇报道，编辑派人到该厂调查属实，回来以后，仍不放心，又去二次调查。惹得患者气愤，亲自来找编辑部说："你们为什么对大夫、病人全不相信。我和大夫素无一面之识，患病痛苦，9 个月不愈，经大夫两次治愈，我第二天就上班了，现在已经完全好了，你们三番两次的调查是什么意思？"经有关人员说明"发稿子要实事求是，反复调查，不过求实，请您不要误会。"这才双方欢喜而结束了这一段小风波。

五、截根疗法

（一）适应证

该法适应于瘰疬，乳腺增生，发际疮，痤疮，疖肿缠绵不愈，此愈彼起，荨麻疹。

（二）针法

1. 找穴

以乳头为标志。用卷尺一端放在患者左乳头，横拉至右乳头，松开左乳头卷尺，将卷尺向右肩上伸，过颈部而从左肩再向前胸下垂至左乳头为止。将两乳头的卷尺比齐，把卷尺由颈前向背后下垂，卷尺尽头是穴。因病人肥瘦而异，其穴约当肝俞附近。

女人乳儿后乳房下垂者，从气户穴直下以第五肋间为准。

2. 针具

用直径 1 毫米 2 寸长的针，高压灭菌消毒待用。无此设备条件，用 75% 的酒精浸泡 30 分钟亦可。

3. 针法

找准穴位，严密消毒，左手拇、食二指把穴位的皮肉捏起，右手持针向穴处微斜 15° 向脊椎方向刺入肌肉中间，病人亦不甚痛。

留针 20 分钟，病重者可留 30 分钟，隔 3 天再针，以痊愈为度。

病例举要：

1. 乳腺增生

曹× 女 25 岁 辽宁省本溪县某校教师

发病已数月，两乳各有硬块如鸽卵大两块，按之有压痛。饮食减少，形体消瘦，面色黄白，精神萎靡，食欲减退，睡眠不安，心情忧郁，六脉无力，两关脉尤甚。经服药不效。用截根法 8 次，增生的硬块已消失，食欲增进，睡眠良好，精神焕发，由此痊愈。

2. 痤疮

马×× 男 某大学学生 25 岁。面部痤疮特多，连绵错落，日渐增长，精神与面部均感不适，经治不愈。用截根疗法，4 次痊愈。面部光洁，神采奕奕。

六、痛点止痛法

针灸的缪刺取穴法是左病刺右，右病刺左，即选好病侧的穴位而针其健侧的同名穴，效果较好，是调整经络平衡的治疗方法。这个"痛点止痛法"是专为治疗小面积疼痛的一种止痛方法。周身不论何处疼痛都可以使用，但只限于直径1厘米以内的小范围疼痛。

该法操作简便，效果迅速，能够达到针入病除。具体做法是，用30号1寸针1支，在其痛点的相对侧快速刺入，其痛无不应针而止。例如痛处恰当内关，可针外关；痛处恰当阳陵泉，可针阴陵泉。头面胸腹四肢任何部位疼痛都可使用这种刺法。也有不很明显的相对处，如头顶部有痛点，由于颈项的关系，不可能两侧相对。比如痛点适当前顶，可针廉泉，如痛点在百会，即无相对处。然而，这仅是很少的局部痛，如果文绉绉地说"无关宏旨"。周身各部位绝大多处是有对立面的。还有关节部如"网球肘"的痛点下面是肘关节，肉少骨多，不容易找准相对点，其效较差。然而这仅是极少的局面。周身各处绝大多数可以找到绝对的对立面的。

这种方法最为简便，可以"应针取效"，甚至不必留针，点一下子，疼痛如失。病例很多，不暇枚举。1993年门诊来一顽固性前额局部痛的小儿，痛3个月，各处治疗花费1000多元无效。经用此法针后即愈，仅用10元挂号费而已。

七、快速降压

该法对凡属原发性高血压，不是因其他疾病而继发的效果最好。即或由其他疾病继发的对降压的作用也非常明显，但因其他引起高血压的疾病不愈则高血压亦不能根治，只能使血压下降而减少其痛苦而已。

针灸穴位：

在八会穴中"血会膈俞"，为针灸界众所周知。膈俞降压法操作简便，只要找准穴位，双侧各埋1号皮内针1支，穴位找准，血压应针而降。冬季可埋5天，夏季因洗澡频繁可埋3天。起针后间隔1天，继续埋针。

操作方法：

找好膈俞穴，皮肤消毒，用小镊子夹起皮内针，以左手拇、食二指向左右扒紧穴旁皮肤，将皮内针由膈俞穴中间向脊椎方面横刺，皮内针刺入在表皮以内真皮之上，不能超越真皮，针尖要向脊椎方面刺入。针刺入后，剪胶布两块，一小一大，大者不过如指甲大，小者先贴在皮内针柄的下面以免针柄接触皮肤，然后将大块贴在小块胶布和皮内针上，压平即可。

皮内针如刺过真皮，患者会感到疼痛。针入以后应以手指在针上按压，如患者说疼即宜起出重新按常规小心针入。

膈俞　Géshū　膀胱经第十七号穴八会穴之一（血会）。

定位：

俯伏位，在第七胸椎棘突下，当督脉至阳穴旁开1.5寸处取穴（图4）。

眼针肝区降压法：

眼针八区十三穴，已有专书，有许多针灸书及中、外针灸杂志报道很多。在这里仅介绍眼针降压的经验（图5）。

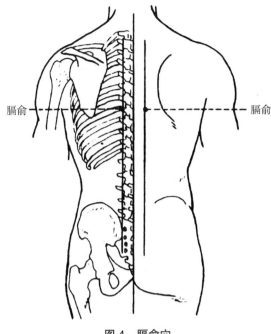

图4　膈俞穴

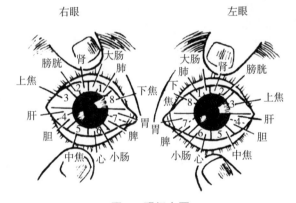

图5　眼经穴图

中医说"肝藏血""人卧血归于肝""肝开窍于目",阐述肝经和血液的密切关系。以眼针肝区降压,效果最快。测量血压,如果高于正常范围,血压计不必取下,即在眼的双肝区各刺一针,即再量血压,必有不同程度的下降。

降压针法很多,我曾经提出降压十法。然而十法之中,以膈俞皮内针和眼穴肝区为最快。高血压属于心血管病,有的病人患高血压数十年而不愈。经验告诉我们,一时性降压很容易,完全彻底治愈很难。还有的病人患顽固性高血压,用什么方法也不见下降,这种病人虽占极少数,在临床中也有时遇到。

八、失眠特效穴

失眠是一种极痛苦的疾病,对健康有一定的影响。夜间越失眠,白天越打盹,日久不愈,形成恶性循环,发生神经衰弱症。面色无华,精神萎靡,饮食乏味,头晕头痛,记忆减退等一系列症状,令人苦恼。医治的方法,以及时治疗为好。

针灸治失眠的穴位：

大椎，陶道，神堂，连续使用，疗效较好。另一处方针刺安眠穴，不效时可在安眠穴埋皮内针。

大椎　DāZhuī　督脉第十四号穴

定位：

正坐低头，在后正中线上，于第七颈椎棘突下凹陷中取穴，约与肩平（图6）。

陶道　Táodào　督脉第十三号穴

定位：

俯卧，或正坐低头。在后正中线上，于第一胸椎棘突下凹陷中取穴（图6）。

神堂　Shéntáng　膀胱经第四十四号穴

定位：

在第五胸椎棘突下，督脉神道穴旁开3寸处。

安眠　经外奇穴

定位：

位于颈部，胸锁乳突肌停止部颞乳突下凹陷直下1寸处，左右计2穴（图7）。

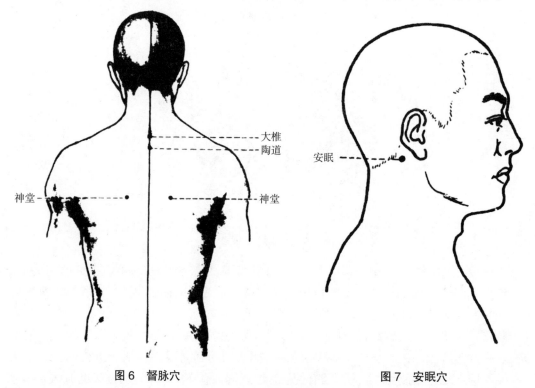

图6　督脉穴　　　　　　　　　　　图7　安眠穴

九、治脑三穴

穴在哑门穴直下发际中为治脑一穴，再下一横指为治脑二穴，再下一横指为治脑三穴，用28号针可刺入1寸（图8）。

主治：

一切脑系疾病，颈强作痛，中风失语舌强。失语的原因，发音有唇、齿、舌、喉的共同作用。舌短者可刺舌下金津、玉液出血。
舌无改变则在喉，可针哑门，但哑门穴之上为
延髓，触碰延髓有危险。治脑三穴的第一穴在
后发际距延髓较远，无刺伤延髓的危险。

治脑一穴当第二颈椎,治脑二穴当第三颈椎,
治脑三穴当第四颈椎,再上一横指当第五颈椎,
再上一横指为第六颈椎,再上则为崇骨;横项第
二颈椎两边为天柱、翳风，左右共 5 穴谓之纵横
十穴。

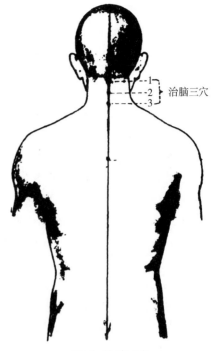

图 8　治脑三穴

十、翳风治牙疼

牙疼的原因很多，翳风穴所治的仅限于齿根
骨膜炎的牙疼。其病源有药物治疗的合并症；有
齿根骨膜直接受冲撞，或常吹乐器，常含铁钉，
常咬丝线等外伤性的；有细菌由齿髓侵入齿根骨
膜传染性的。症状是有的化脓有的不化脓，疼痛
同样是自发的，但不带发作性，是连续的痛。在
敲打牙齿时，疼痛就更加剧烈，这是与齿髓炎不
同的一点，也是齿根膜炎的特征。

齿根膜炎，中医叫风火牙疼。治牙疼的穴位
很多，一般针下关、颊车，也有针合谷或足三里、
内庭的，虽然也有一定的效果，但针入以后需要
留针十几分钟或更长时间才能止痛,而针翳风穴,
有针入痛止立竿见影的效果。

翳风　Yìfēng　手少阳三焦第十七号穴
定位：

正坐位，在耳垂后方，当下颌角与乳突之间
凹陷中取穴。以手压穴则觉耳孔中有牵引性微痛
是穴（图 9）。

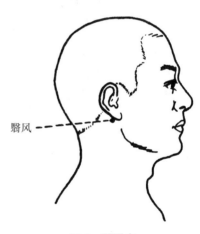

翳风

图 9　翳风穴

针法：

用 28 号 1.5 寸针向前下方直刺入 1 寸，并做轻度旋捻以增强针感。疼痛已止，可立
即起针，一般的病人心里希望多留一些时间。实际如针入而牙痛不止时可以久留，此穴
针入立即止痛，久留与不留是一样的。

十一、首尾循经治疔毒

疔毒是一种由感染而发生的外科疾病，多发生在露出衣服外边的部位，而且都生在
穴位各经的起止部位。最易生在手指尖，赤足的人有的生在脚趾上、面部。

初起只是一个小红点，逐渐发生疼痛，伴有恶心、心闹、头晕等症状，血常规检验
则白细胞增高。

验疔的方法，是用黄豆一个，放在嘴里咀嚼，如果品出有黄豆的腥味则不是疔毒，

若嚼时并没有黄豆的腥味甚至是甜味，那就证明是疔毒，可以把嚼烂的黄豆吐出来敷在疔毒疮面。

治疗的方法，以针刺为最快。因为不论疔毒生在面部和手足都是各经的起止穴位或接近起止穴的各经起止邻近穴。判定是哪一经，则针其另一端的穴位。如疔毒发生在起端穴则针其止端穴，发生在止端穴则针其起端穴。起止穴或名首尾穴，针入以后，疼痛立止，恶心、心闹、头晕等症状立即消失。20分钟后再检验白细胞则恢复正常值。

还有在疔毒所起处有淋巴管发炎，一般叫作起红线。红线也是与经络走行一致的，所以章太炎说"经络就是淋巴"。

治疗淋巴管炎的方法也用针刺，用粗针或三棱针在淋巴管的前进手末端扎一针，挤出黑色的血液，其所谓红线自然消失。如果从发炎的淋巴管上每隔1寸（3.3厘米）扎一针，并挤出少许黑血，淋巴管炎消失恢复得更快。如果没有嚼黄豆试验（实际嚼黄豆的还是少数），在疔毒上边涂点消炎的药就自然逐渐痊愈。

病例举要：

张×× 女 19岁 学生

忽然在面部起一个红点，遂即发烧，心闹，头晕，恶心，似欲呕吐，而面部的红点灼热作痛。面赤舌黄，脉来沉数，右关尤为明显。视其面部有黄豆大红点恰在地仓穴上，病名"锁口疔"。虽非在胃经的起穴，但是距起穴很近的第四穴，急针胃经的止穴厉兑，针后恶心、头晕等症状消失。20分钟后再次检验血常规，白细胞由第一次检验时12 0000变为7000，疔毒已渐愈。翌日复诊，一切症状消失，只在生疔毒的地仓穴尚且有痕迹可见。一般在数日后完全恢复。

十二、四缝穴的效验

四缝穴在手指食、中、无名、小4个指头的第一、二指节横纹中，通于大肠、心包、三焦、心、小肠5个经。手指为神经终末反应灵敏，治病的疗效很好。

主治：

小儿疳疾，气管炎，蛔虫，消化不良，身体羸瘦，发育不良均有特效。

针刺方法：

穴位皮肤消毒，助手由指尖向指根推几下，然后在第一指节上边以指捏住，术者则由指根向前推捏，用26号针刺入穴上，当即有白黏液随针而出，挤净擦干。每隔4天一次，一般4~5次可愈。针后白色黏液渐少，即是好的现象，白黏液渐消失，而针出血液则痊愈。

患儿面黄肌瘦，头发打绺，食欲不振，视其腹部微胀而扪之有青筋或硬块，是为疳疾。一般针一次即食欲旺盛，数次痊愈。

用该法治小儿疳疾，效果极好。对成年人形态消瘦，食欲不振，体重达不到正常标准，依法针之，效果显著，对哮喘亦有良效。

手指感觉灵敏，人多畏痛拒针。对成年人作解释劝服，儿童则由其父母强行使之针刺，有时哭闹拒针，须数人帮助施术。针孔由初针几次挤出白黏液而变为出血，即痊愈的象征。

病例举要：

1. 疳疾

李×× 男 7岁

发育不良，面黄肌瘦，食欲不振，头发打缕，肚大筋青，是为疳疾。

针其四缝穴4次，逐渐饮食增进，精神旺盛，举动活泼。其父半开玩笑地说："孩子好了，能吃饭，我们受其影响，也食欲旺盛，这可费粮食了。"他虽是玩笑，也是事实。独生子女为家庭的宝贝，由面黄肌瘦、食欲不振变成能吃能喝，精神活泼，父母一高兴，自然也食欲旺盛。

2. 气管炎

孟×× 男 57岁 某工厂经理

患气管炎多年，冬天严重，有时夏天也发作，久治不愈。针四缝穴挤出白黏液不少，但每次逐渐减少，咳喘亦随之减轻。计针8次痊愈，迄今数年一直未发作。

十三、皮内针十法

皮内针最初只用它调整经络，我们临床使用多年，积累经验计有以下10种使用方法：

（1）调整经络，初用测定香，以后用仪器测定，调整平衡。在50年代我曾经用经络现象来预测生死的实验。即住院病人，濒于死亡，已通知其家属作精神准备者，前后计有6人，男3人，女3人。其中有的十二经脉在仪表指针读数最小者并有数经为零，而气血尚存；有的十二经均很低，只有数经较好但气血为零；结果前者均转危为安，而后者皆死亡；说明人身以气血为主，经络为气血的循环路，此说颇可研究。

（2）一度冻疮，红肿痒甚。在疮面中心埋藏一支皮内针。数日痊愈。

（3）疼痛不止，针刺无效时，可在痛点埋皮内针可以止痛。另有一法，例如腰痛不效，让病人站立，身体随便向前后左右扭动，在感觉最痛处埋皮内针，可以止痛。

（4）针刺疗效不巩固，在有效的穴位埋皮内针，有助于疗效时间之延长。

（5）失眠症用其他方法不效时，可在安眠穴埋皮内针。

（6）小儿尿床。取双侧三阴交穴。一针由下往上刺，一针由上往下刺，两针刺入方向颠倒，则疗效绝佳。

（7）妇人产后乳汁不足，在膻中穴埋皮内针一支，每天用手按压多次，可促进乳汁的分泌。

（8）眼针穴用皮内针埋藏，可延长其疗效。

（9）减肥在双听宫穴内侧耳垂中间各埋皮内针一支，每天用手指按压多次，平常感觉饥饿时以手按压数分钟即不觉饥饿。在每次饭前手压5分钟。

（10）单纯膝关节疼痛，在膝上2寸的范围内，用手指遍压，在最痛处埋皮内针一支，可以止痛。但按压无痛点时则不宜使用。

病例举要：

陈×× 男 8岁

因打冰螺旋，冰忽塌落，骤然惊吓，夜不成眠，连续六七天不能合眼。服药无效，在安眠穴埋皮内针左右各一支，当夜即能安睡。

十种皮内针疗法均有病例，不暇一一列举。

十四、甩针挂钩疗法

面瘫初起，不超过两周的容易治愈。病程越久治愈的机会愈少。病程过久的则形成倒错现象，看不出哪一侧是病侧，更觉难治。

对初诊病人作下关试验，可知预后良否。其方法比较简便，即在患侧下关穴针刺，按正常穴位刺入而不能深刺者为阴证（－），能达到应刺的深度为阳证（＋）易愈。不能深入的原因是因为上下颌骨有炎症导致颌骨错位阻碍针不得入。

还有双侧面瘫，面部肌肉弛缓，无表情，不能瞬目运动，全面部皮肤变形，就像戴假面具一样。双侧面瘫很少见，数十年来只遇见5例，3例治愈，治疗时间长达数月。2例怎么治也不见好转，成为后遗症。

针灸治疗面瘫我曾总结并发表十种针刺方法，其中的甩针挂钩疗法效果较好。其法用6寸长针一支，从患侧颊车下方进针，先深后浅，能看见针在皮下前进以针尖上对口角至唇边为度，然后把针向一个方向旋捻，左手轻压针体部，隔腮看见针尖接近口吻时稍微用力拉针柄，则面皮皱成深纹数条，一拉一松，拉十余次让患者自己手捏针柄，初起的数次可愈。病程久的也有一定的效果。

长针在皮肤表皮下刺入，沿皮横刺，难度较大，须经过反复练习，针到一定部位即停止前进而旋捻针柄，针尖挂住以后手提针柄向上提十余次，一提一松，然后留20分钟起针。

这种挂钩疗法能适用胃下垂，由右幽门穴进针，斜向胃左，至与脐相平时即旋捻针柄稍用力上提，由另一人手握其足胫向上屈腿推之，其动作和提针一致，将病人的腿屈伸上推3次，然后让病人自己手提针柄30分钟而起针（图10）。

子宫脱垂由维胞（关元旁6寸）进针，斜向生殖器方向，旋捻提针屈腿上推，然后提针柄的操作都相同（图10）。

维胞穴亦治肾下垂，谓之"三垂疗法"。

挂钩针法，起针时手捏针柄用力甩出，故又名"甩针疗法"。

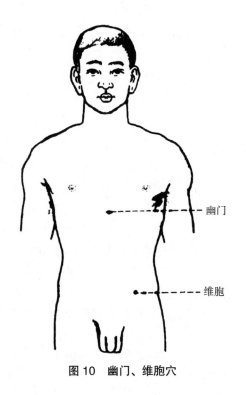

图10 幽门、维胞穴

十五、肝肾四穴

中医对疝气分为厥疝、盘疝、寒疝、癥疝、复疝、气疝、脉疝七种。大致寒疝，能够还纳，或只有睾丸肿大或下垂者此方有效。如疝气不能还纳，西医谓之脱肠。肝肾四穴只限于寒疝和气疝。

肝肾两经对睾丸关系至为密切。此方选用肝经大敦、太冲、肾经太溪、脾经三阴交四穴。

大敦　Dàdūn　肝经第一号穴

定位：

在足蹞趾上面趾节间三毛之际（此穴一说在足蹞趾爪甲角外 1 毫米），针时以手捏足蹞趾抻拉而针趾节缝处（图 11）。

太冲　Tàichōng　肝经第三号穴

定位：

在足背，足第一、第二跖骨结合部之前凹陷中。好像手的合谷，但不能使趾骨张开（图 11）。

太溪　tàixī　肾经第三号穴

定位：

在足内踝高点与跟腱之间的凹陷中取穴（图 11）。

三阴交　Sānyīnjiāo　脾经第六号穴

定位：

在内踝高点上 3 寸，在胫骨内侧面后缘取穴（图 11）。

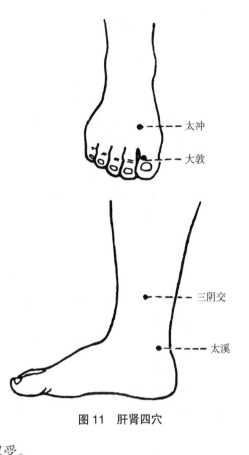

图 11　肝肾四穴

十六、腹结通便

便秘是常见病，亦老年人的多发病。主要是结肠蠕动迟缓，粪便久积结肠不能排出，引起再吸收，使粪中之毒素入血液，上则口燥舌干头晕目眩，下而固结不能进入直肠。痛苦之状不可忍受。

治法：在左腹结穴埋一皮内针，往往当日排便。

腹结　Fùjié　脾经第十四号穴

定位：

仰卧，脐旁 4 寸的大横穴，直下 1.3 寸，上与乳腺相对。

左腹结与下行结肠相适应，皮内针不断刺激结肠使肠蠕动加快则粪便自然容易排出。

病例举要：

刘×× 　女　60 岁　家庭妇女

患习常便秘，近来加重，久不排便，导致头晕口干舌燥，腹部闷塞，食欲不振，总有排便感而排之不出。曾用开塞露无效，内服麻仁滋脾、承气汤、桃仁承气均无效。便秘已一个月，痛苦不堪。来诊时有忧郁表情。在左腹结埋皮内针一支，翌晨排便，疾病如失。满面笑容来复诊，予以调理脾胃之药而愈。

十七、局部多刺治腱鞘囊肿

腱鞘囊肿多因抻、扭伤而起，易发于手腕、手背部，有大有小，往往数年不愈，或逐渐增长。针刺治疗，其法颇简便。

刺法：

左手固定囊肿处，用 0.5 寸短针，以 28 号为宜，右手持针根据囊肿的大小而酌用针刺之多少。一般在肿处以扬刺即中心一针，四周各一针，肿块大的还可以沿根部横刺之。

或出黏液，用干棉球揩之。隔日 1 次，数次即愈。病例甚多，不胜枚举。

十八、慢性喉炎

慢性喉炎不痛，但音哑，久不愈。

穴名：

喇嘛穴传自藏医，甚有效。

部位：

在背后腋窝缝的缝纹头（图 12）。

针刺手法：

初诊以毫针刺少商，三棱针刺金津、玉液出血。隔日复诊时单刺喇嘛穴，深度 1 寸至 1.5 寸、因病人肥瘦而异。

手法：

少商、金津、玉液点刺出血。喇嘛穴则慢慢旋捻，平补平泻手法三进三退至 5 分钟。

以后单用喇嘛穴，隔日 1 次。留针 20 分钟再行前述手法，此手法旋捻要慢，不可使病人疼痛，隔 10 分钟行第三次手法。得气时针感下行至手拽，再旋捻则上行直达于咽喉，病人感到轻快，再留 10 分钟起针。

初诊隔日 1 次，一周后每周 2 次，继则每周 1 次。以愈为度。

注意事项：

使声带休息，不要大声讲话，更不要喊叫。忌食辛辣刺激性食物，并忌烟酒，讲话不宜太多。

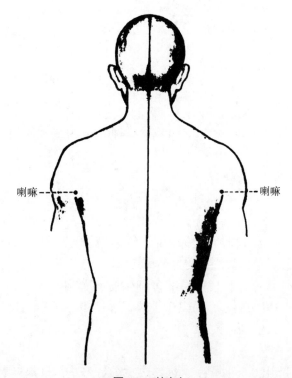

图 12　喇嘛穴

附　图

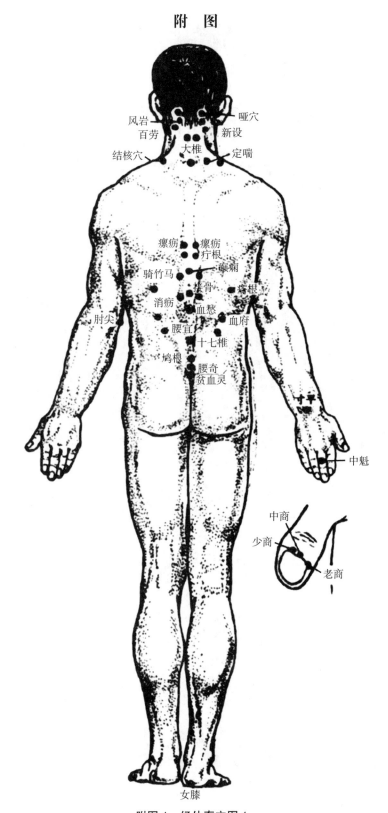

附图 1　经外奇穴图 1

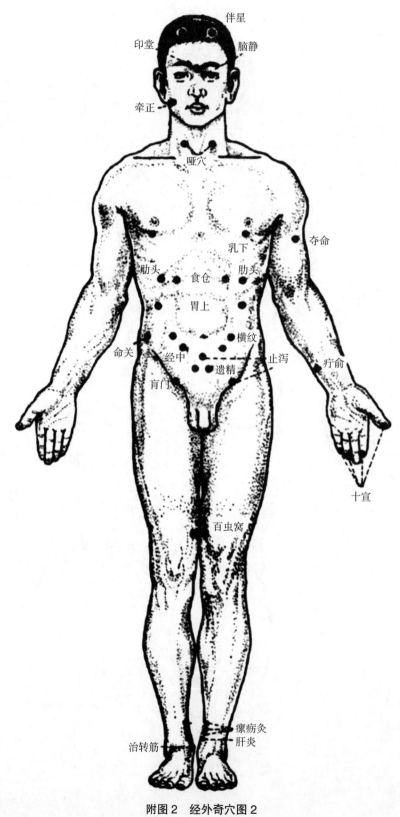

伴星

印堂　　　脑静

牵正

哑穴

乳下　　　夺命

肋头　食仓　肋头

胃上

横纹

命关　经中　　止泻　疔俞

遗精

盲门

十宣

百虫窝

瘰疬灸

治转筋　　肝炎

附图 2　经外奇穴图 2

第七篇

针灸方面的论文

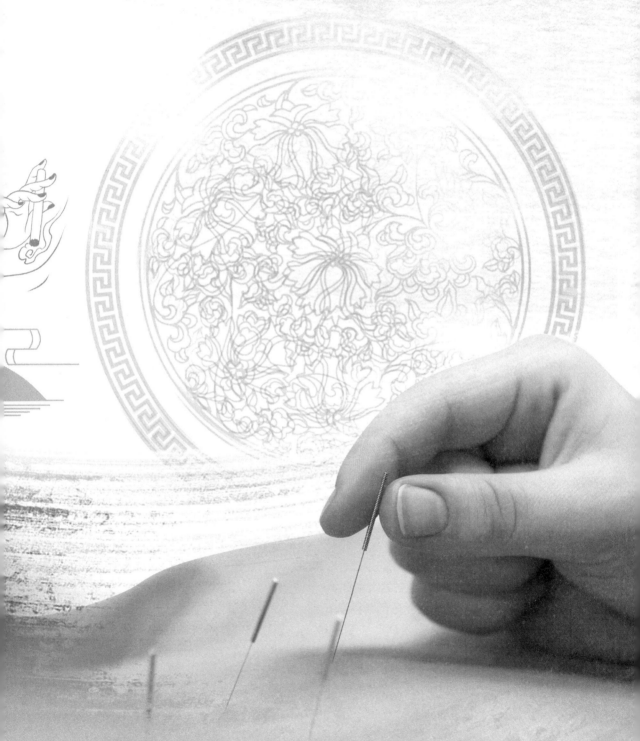

针药并用治验三则

辽宁中医学院附属医院　彭静山

一、中风

翟××，女，63岁。1972年4月13日初诊。因右半身不能活动，不能说话。送某医院急诊室治疗5天未效，乃来我院求诊。见患者仰卧在担架上，面色青黄，闭目，舌短口噤。右侧半身不遂，失语，口眼无㖞斜，肌力为零级。六脉沉细。诊为中风。

治疗：用开口器撬开牙齿，手垫纱布，抻其舌于口外，以三棱针刺金津、玉液，放出紫血约20毫升，患者立即清醒，并能说话。再投补阳还五汤：生黄芪120克，赤芍、川芎、当归各15克，地龙10克，桃仁、红花各12克。6剂。水煎服，每日1剂，分两次服。针刺右肩髃、曲池、环跳、阳陵泉，行补法，隔日1次。针刺3次，服药6剂后，患者右半身肌力恢复至4级，已能走路，能拿东西。惟言语謇涩，舌仍略缩，再刺金津、玉液，放血。并续服前方，数剂痊愈。

按：余治疗中风，对言语謇涩者，刺金津、玉液放血，效果较好。

二、寒疝

爱××，男，55岁，工人。1972年10月9日初诊。患疝气5年，时常发作，疼痛难忍。近数日右睾丸下坠，坚硬如石，疼痛更甚，行步艰难。面色青黑，舌润无苔，六脉沉迟，两尺有力。此为病在肝肾。六脉沉迟，两尺有力，乃下焦寒盛之寒疝。

取肝经大敦、太冲，肾经的太溪为主，配以三阴交，兼通足之三阴经。先针患侧大敦，以左手二指捏住足蹰趾第二趾节，用力牵引，使趾节有间隙，急用24号圆利针刺入3分泻之。次针太冲、太溪、三阴交，得气后使用补法，当时痛减。并投以加味导气汤：川楝子15克，小茴香、木香各3克，吴茱萸9克，橘核、荔枝核各6克。1剂。水煎服，日3次。后继续按上法针刺3次而愈。

按：大敦、太冲为肝经井穴及俞穴，太溪为肾经俞穴，三阴交为足太阴、少阴、厥阴交会之穴，故宜以强刺大敦而泻肝，其他三穴则用补法，而应手取效。

三、狂证

解××，男，18岁，学生。1972年3月20日初诊。

其父代诉：20天前因暴怒致精神错乱，哭闹不安，胡言乱语，喜欢外出乱走，睡眠不实。面赤、舌赤，六脉洪数，左寸、关尤甚。此为暴怒伤肝，反侮于心，则由心肝郁热而发狂。

针百会、内关、太冲、巨阙、神门，用泻法，留针30分钟，神志渐醒，神情不安。投以癫狂梦醒汤：桃仁40克，柴胡、香附、木通、赤芍、青皮、陈皮、大腹皮、苏子各15克，甘草25克，半夏10克、桑白皮20克。3剂，药后神志渐稳，神情呆滞，是由阳转阴为渐愈佳兆。仍针以上各穴，留针10分钟，继用癫狂梦醒汤3剂。服药后，精神正常，色脉皆和，谈笑自若，数年后随访无恙，且已考入大学。

按：此患者病后述，发病时自觉胸中火烧如燎，闷热难当，狂躁不能自制，服此药火热渐除，但有腹痛感觉。自此凡遇重症则重用桃仁，有时多至50克，轻症则减至30克。因病而异，收效甚佳。

《内经营气脉度运行考》初探

辽宁中医学院针灸经络研究室副教授　彭静山

　　《难经》据古文献记载相传为扁鹊秦越人所著，以阐述《黄帝内经》的主要部分，文笔简明，后世以内、难并称。注释《难经》的始自三国时吴·吕广、唐·杨玄操、宋·丁德用、虞庶、杨康侯等五人的注，经明·王九思、石友谅、王鼎象、王惟一等以五家注而编辑，世称王翰林《难经集注》。此外尚有很多人注释，如金·张元素、元·滑伯仁、清·徐灵胎等，而以明·张世贤《图注难经》流行较广。总而言之，都是"疏不破注，注不破经"并无新义。

　　《难经》研究脉度取《灵枢》将骨度、五十营、营气、脉度、营卫生会等篇概括为：一难曰"……寸口者脉之大会，手太阳之动脉也。呼吸气二百七十息，脉行一十六丈二尺为一周，五十度周身，计一万三千五百息，脉行八百一十丈，从寅复起。"进一步说明脉度"人一呼脉行三寸，一吸脉行三寸，呼吸定息，脉行六寸。人一日一夜，凡一万三千五百息，脉行五十度，周于身。漏水下百刻，营卫行阳二十五度，行阴亦二十五度为一周也。故五十度复会于手太阴寸口者，五脏六腑之所终始，故取法于寸口也。"

　　古时以铜壶滴漏计算时间，一昼夜共一百刻。水下一刻，计一百三十五息，脉行十六丈二尺为一周，两周为一度，水下二刻，营气脉度行身一度，昼夜百刻行周身五十度。有人计算脉度总长十六丈二尺。按一息气行六寸计算，环运二十八脉一周，需要二百七十息。所以一昼夜中，气行在全身运转五十周，共运行八百一十丈，需要一万三千五百息。

　　我们提出第一个问题：一难曰"……五脏六腑之所终始"五脏六腑共11条经，加心包为12经，再加任、督才14经。《灵枢·五十营》"天周二十八宿……人经脉上下左右前后二十八脉，周身十六丈二尺，以应二十八宿。"十二经加任、督为十四经，起自《黄帝内经》，非自金兰循经始，但十二经都是左右双线，任、督均为单线，共26经。"脉度篇"又加阳跷、阴跷，但二跷合于足太阳、少阴以应二十八宿，谓之二十八脉。二十八脉是提出来了，但周身五十度，十二经来说，十二的倍数不是五十，十四经来说，十四经的倍数也不是五十，加上阴阳二跷，十六经的倍数也不是五十，这是五十度的问题。

　　第二个问题，十四经加附于足太阳、少阴的二跷合长十六丈二尺，每经长短不同，均行一时计八刻，亦颇费解。清·光绪戊戌（1898）云南李盛卿，笔名肆灵素凡吏和慕灵素女史夫妻合写《内经营气脉度运行考》，根据《黄帝内经》把营气脉度的长短、运行时刻，详细考据。现在我们把这本书的内容归纳如表1。

表1　《内经营气脉度运行考》简表

经脉名称及长度	起穴	止穴	运行时刻	起始	交经
手太阴肺经左右各长三尺五寸合七尺	中府	少商	寅初至寅正	寅初初刻一分	寅正初刻七分
手阳明大肠经左右各长五尺，合一丈	商阳	迎香	寅正至卯初	寅正初刻八分	卯初二刻十三分
足阳明胃经左右各长八尺，合一丈六尺	承泣	历兑	卯初至辰正	卯初二刻十四分	辰正一刻二分

续表

经脉名称及长度	起穴	止穴	运行时刻	起始	交经
足太阴脾经左右各长六尺五寸，合一丈三尺	隐白	大包	辰正至巳正	辰正一刻三分	巳正一刻七分
手少阴心经左右各长三尺五寸合七尺	极泉	少冲	巳正至午初	巳正一刻八分	午初一刻十四分
手太阳小肠经左右各长五尺，合一丈	少泽	听宫	午初至午正	午初一刻十五分	午正三刻五分
足太阳膀胱经左右各长八尺，合一丈六尺	睛明	至阴	午正至申初	午正三刻六分	申初初刻九分
足少阴肾经左右各长六尺五寸，合一丈三尺	涌泉	俞府	申初至酉初	申初初刻十分	丙初初十四分
手厥阴心包经左右各长三尺五寸，合七尺	天池	中冲	酉初至酉正	酉初初刻十五分	酉正一刻六分
手少阳三焦经左右各长五尺，合一丈	关冲	耳门	酉正至戌初	酉正一刻七分	戌初三刻十二分
足少阳胆经左右各长八尺，合一丈六尺	瞳子髎	窍阴	戌初至亥正	戌初三刻十三分	亥正二刻十分
足厥阴肝经左右各长六尺五寸合一丈三尺	大敦	期门	亥正至子至	亥正二刻二分	子正一刻六分
督脉单行长四尺五寸	畜门	长强	子正至丑初	子正一刻七分	丑初二刻三分
任脉单行长四尺五寸	会阴	承浆	丑初至丑末	丑初二刻四分	丑末

关于《内经营气脉度运行考》的几个问题

（1）十四经的总合尺寸："手之六阳经脉从手至头长五尺，共五六合三丈；手之六阴经脉从胸走手长三尺五寸，共计三六一丈八尺，五六合三尺，合二丈一尺：足之六阳经脉从头走足长八尺，共计六八四丈八尺；足之六明脉，从足走入腹中，长六尺五寸，共计六六三十六，五六当三尺，合三丈九尺；督脉、任脉，各长四尺五寸，共合九尺；两跷脉，从足至目，各长七尺五寸，共合一丈五尺；十四经脉，合一十六丈二尺，此气之大经隧也。"与此书相符。上表十四经共计十四丈七尺，加两跷脉一丈五尺，共计十六丈二尺。

（2）六阳经并非一概长八尺，胃经较长，胆经也长，膀胱经最长，因背部多了一行。此表对这一问题也颇细致。例如心经最短，脉度一周须 1 小时零 6 分钟，膀胱经最长，脉度一周则为 2 小时零 18 分钟。书中对膀胱经是这样描写的："足太阳膀胱经，左右各长八尺，合一丈六尺，右经由目内眦睛明穴上头下项循背走足抵小指（趾）外侧至阴穴。自午正三刻六分，至末刻左右行二尺五寸八分四厘；又未整时，左右行一丈二尺四寸八分；又自申初刻一分至九分，左右行九寸三分六厘讫交足少阴经。"据此则每经交接，并不是一经正好一个时辰，是截长补短，犬牙交错，所谓二十八脉行身一周五十度的问题也就迎刃而解。

（3）呼吸问题："人一日一夜，凡一万三千五百息。"呼吸一次，叫作一息。生理学谓每分钟呼吸十六次为二万三千零四十息，有的生理学主张每分钟呼吸十八次则为二万五千九百二十次，《辞海》谓每分钟呼吸十四次则为二万零一百六十次。因此，一万三千五百息就与人的生理呼吸距离颇远。

（4）十四经起止穴问题：三焦经起于关冲，终于耳门，见《针灸大成》。有的针灸书认为起于关冲，终于丝竹空，《内经营气脉度运行考》三焦的循行路线"……循臂外，走肩，入耳后，上耳角，出耳前抵耳门穴……"据《灵枢·经脉》篇："……其支者，从耳后，入耳中，出走耳前，过客主人前交颊至目锐眦。"是以支脉终点为终穴，定为丝竹空。

（5）督脉起于畜门，终于长强。《内经营气脉度运行考》云："督脉由肝经别支接蓄（畜）门，出鼻，上头，循巅顶，下项，循脊，下尾骶，抵长强穴。"出《灵枢·五十营》与其他针灸书如《针灸甲乙经》引"《素问》曰："督脉者，起于少腹以下骨中央……"《难经》曰："督脉者，起于下极之俞，并于脊里，上至风府……"《铜人腧穴针灸图经》："督脉者起于下极之俞，并于脊里，上至风府……"与《难经》相同。《针灸聚英》："督脉者，起于下极之俞。"所论皆与《灵枢·五十营》不同。

眼针疗法简介

辽宁中医学院　彭静山

眼针疗法的理论根据是经络学说。十二经脉除肺、肾、心包、脾以外有 8 条经脉以眼为集散之地。然而，经络有表里关系，因此十二经脉直接、间接都与眼有密切关系。《黄帝内经》也有很多条文提到经络与眼的关系，例如："五脏六腑三百六十五络皆上通于目……"之类不胜枚举。但通过看眼察病而诊断病情是后汉名医华佗首先提出来的，谓之"观眼识病"。

我们从 1970 年开始研究"观眼识病"。在临床实践中看了上万人的眼睛，准确率在80% 以上。发展了中医的望诊方法。

我们用八卦为代号把眼白睛（环结膜）划分为 8 个区，分别代表脏腑和上、中、下三焦。并发现了 8 区络脉的不同形状和颜色各有 7 种。可以察知疾病的来龙去脉，起自何经，传入何经，病程长短，病势轻重，寒热虚实，预后转归，对中医诊断开展了新的方法。

1974 年，在一例胆道蛔虫的患者的胆区试针一下，竟收到针入痛止的效果，从此引起研究眼针的兴趣。在眼区眶外 2 分许找出 13 个穴位，谓之"眼周眶区穴"，这 13 个穴位都是古今针灸书上没有提出穴位的地方。用 5 分长 29 号针，沿皮横刺，无痛，留针5 分钟，不须脱衣解带，操作简便，疗效迅速。适应证和针刺相同而对经络病候的某些疾病有立竿见影之效。如中风偏瘫、扭伤、高血压、冠心病、胆绞痛、各种疼痛，效果尤佳。

自 1985 年新华社向全世界发通讯稿后，引起各国针灸界的兴趣。在沈阳、北京和其他省、市举办过全国或地区性眼针学习班。1987 年 7 月在上海召开的中医学术国际交流会上进行交流，同年 11 月在北京世界针联大会上报告。

1987 年和 1988 年两度应邀访日。眼针疗法现已风靡日本全国，《医道の日本》予以很高的评价。到目前为止，已有日本、美国、加拿大、英国、新加坡、澳大利亚、瑞典和中国香港等许多国家和地区来参观、学习或邀请讲学和治病。

日本中国医学协会杉充胤会长统计眼针治疗中风偏瘫，每针 1 次取得 22.5% 的惊异效果。上海第一医院王济华大夫用眼针治疗胆绞痛 103 例，眼针止痛只需 2 分钟，杜冷丁止痛最快 9 分钟。据我们统计 242 例中风偏瘫，针 1 次即可离床行走者 44 例。

我们正进一步从生理、病理、解剖、生化、电脑等方面研究其疗效机制。

针药并举治愈拒食症一例

辽宁中医学院附属医院针灸科　彭静山

患者王德山,男,14岁,沈阳市天山一校学生。3个月前,同学开玩笑以拳猛击其后头部,从而经常头痛,眩晕,疲倦无力,食欲不振,食量逐渐减少。粒米不能入口达半个月,终日卧床,呻吟不止,靠喝糖水维持生命。来院前,用过多种中西药物,针灸治疗,均未见效。

于1974年10月间来我院儿科观察室,外观为慢性消耗性病容,面色苍白,嗜睡状,能正确回答问题,但语言含混不清,脉弱。

血压:100/70毫米汞柱。

心脏:心音钝。

腹部:呈舟状,肝脾不大。

全身:无出血点及瘀斑,皮肤弹力消失。

四肢:冰冷,不能自由屈伸,因衰弱无运动能力。

病理反射:(-)

诊断:癔病性拒食症,脱水酸中毒。

除进行输液,抢救其脱水酸中毒外,并会诊针药并举治疗。

诊见:形态消瘦,精神疲倦,不欲睁眼,面色萎黄,舌质干、无苔,四肢厥逆,六脉沉细。其病机为,迁延日久,气血两亏,胃阳大虚,急宜挽救后天之本。

治疗:针刺四缝,出白黏液甚多。内服升阳益胃汤。

方剂组成:人参5.0克、白术3.0克、黄芪5.0克、白芍4.0克、黄连0.5克、半夏2.0克、炙甘草4.0克、柴胡2.0克、陈皮3.0克、生姜1.0克、防风1.5克、川羌1.0克、独活1.0克、大枣7枚,水煎服,1日3次。

二诊:11月2日

主诉:周身难受见好,搀扶可以行走,脉症同前,仍不能进食,如吃一点即胀闷难忍。分析病情,虽然打伤为外因,为什么不发生神经系统病变而发生胃病,必其平凤胃有积食。询其平时,以玉米面窝头及高粱米为主食,嘱其将窝头及高粱米饭焙糊为末,加红糖服下。针刺四缝、承山、中脘。

三诊:11月5日

神疲色黄,舌润无苔,脉来沉细。

主诉:周身不堪难受,精神略好,能少进饮食,胀闷大减。

针刺:梁门、大巨、大椎、身柱、承山。

仍服升阳益胃汤。针大椎、身柱,使督脉兴奋,激发周身之阳气,增强体质;梁门、大巨、承山开胃进食。

四诊:11月9日

精神逐渐好转,面色淡黄,能吃一碗多饭,大便每天1次,脉来沉缓,胃所已和。

仍服升阳益胃汤，针四缝。

五诊：11月14日

主诉：吃饭渐多，自己能走，精神渐旺。面部微有浮肿，口腔糜烂，六脉沉数。

三焦未能恢复功能，饮食骤增使决渎失灵，出现浮肿。食量多，消化功能未复，积食生胃热，所以口糜脉数。用加味白虎汤。

方剂组成：生石膏8.0克、知母3.0克、甘草4.0克、三仙15.0克、鸡内金3.0克、佩兰叶2.0克。

未用针灸。

六诊：11月26日

精神逐渐恢复，能自由走路，食欲增进，浮肿亦消退，形态日渐肥胖，大便每天溏泻3次。未用药，针足三里、中脘、止泻穴。

七诊：12月7日

精力充沛，食量增多，面色微黄，胖成圆脸，行走坐卧，与平时无异，亦无其他自觉症状，只有食后稍觉难受，大便1日2次或3次。脉沉无力。胃阳尚未完全恢复，食量突增，胃阳未复，传化失宜，当然消化不良，大便次数亦多。

针刺足三里、中脘、止泻穴，以激发胃的功能。

八诊：12月10日

主诉：无何异常感觉，精力充沛，面色渐红，六脉沉缓，胃气已和疾病痊愈。

血常规化验：血红蛋白88克/升，白细胞9.1×10^9/升，分叶粒细胞0.59，淋巴细胞0.37。淋巴恢复正常，病体痊愈。

讨论：

此症少见，缠绵4个月，共做理化检查12种计14次，除淋巴偏高以外并无器质改变。

主要为"胃阳虚"，胃主纳谷，胃阳虚则纳谷功能减退。其得以迅速治愈的关键有三：

（1）针刺四缝穴，食、中、无名、小四指。包括大肠、心包、三焦、心、小肠5个经，加上表里关系可以联系到肺、三焦则包括心、肺、脾、胃、肾、膀胱是通连10个经脉而达10个脏器。针刺远端，手指敏感，得以激发各个脏器，以促进其功能。

（2）用升阳益胃汤可挽救将绝之胃阳，并抑制弥漫之胃阴，阳长阴消，饮食自进。即《黄帝内经》所说的"阴平阳秘，精神乃治"。

（3）凡饮食积滞，即以所食之物焙糊加糖吃下，虽属民间疗法，也是辨证论治中屡用屡效的验方。

治疗下垂的几种针灸方法

彭静山

祖国医学无胃下垂这一病名，但由其症状和病机，早在《黄帝内经》里就有记载。《灵枢·本藏》篇"胃不坚，肉䐃不称身者胃下，胃下者，下管约不利"，此"䐃"字只有《康熙字典》中可以查到。《集韵》：巨陨切，音窘。《广韵》释义"肠中脂也"。就是因营养不良，缺乏脂肪，使胃不坚实而下，病在下管，下管即胃的下口，《难经》叫作幽门，幽门失去约束作用，所以胃的位置下移。后世医书，我归纳在腹胀门。如《病因脉治》有气结腹胀"或胸前饱闷，或小腹胀急"。还有气散、肺虚、肺热、脾虚、脾实、肝火、肝肾虚、食积、虫积、痰饮、血臌、脏寒、六腑腹胀等，其症状都和胃下垂相似。可见古时，已识此症，且能辨证施治。

我们在临床中所见，凡胃下垂的患者，多属身体虚弱，面黄肌瘦，胸廓狭长。主要自觉症状为便秘，伴有头重、眩晕、耳鸣、心悸、不眠、疲劳、倦怠，而以胃部膨满、起立时下腹部胀重难忍、食欲不振、嗳气、嘈杂等症，出现营养不良状态。

治法：用仲景小柴胡汤、半夏泻心汤、甘草泻心汤、生姜泻心汤、茯苓饮、大建中汤等，对症施用，亦颇有效。

针灸效果更为迅速，其法甚多。

一、耳针

胃区，肝区，神门，交感，皮质下（选用）。

二、体针

（1）循经取穴法：采用补中益气为原则。取中脘、天枢、气海、足三里，用热补法，留针 10~20 分钟。兼胃痛、恶心呕吐者配上脘、内关用平补平泻手法。便秘甚者可针左腹结穴，在腹结埋藏皮内针，效果更好。埋藏的当日排便。

（2）粗长针斜刺法：针长 9~12 寸（225~300 毫米）均为 0.8~1.3 毫米粗特制不锈钢针。操作方法：a. 病人取仰卧位。用 75% 酒精棉球对穴位及针具进行常规消毒。b. 在右侧幽门穴下 5 分进针，与腹壁呈 35° 角，快速进入皮下，然后沿皮下通过中脘，将针尖送到胃下极下 1.5 厘米处。用小弧度固定括针手法。留针 15~30 分钟。治疗后卧床休息 15~30 分钟。2~3 日治疗 1 次。

（3）斜刺不留针法：主穴：中脘、天枢（右）、足三里（双）。配穴：视下垂情况而定。下垂甚者可配气海、关元、中极。

针法：每日使用主穴组一次，需要时可以配穴。中脘针尖沿剑突方向斜刺 2~2.5 寸深，针感发胀而向喉头方向扩散，行手法 1~2 分钟，不留针。天枢沿中脘方向斜刺，深达 2 寸即可，针感向上扩散。足三里刺入 1.5 寸，针感上行为好。气海、关元、中极均刺入 2 寸，使针感上行。各穴均行手法 1~2 分钟，不留针。隔日 1 次，10 次为一疗程。间休数日再针。

（4）长针提针雀啄法：先找好上、下进针穴。上穴位于剑突下 1 寸，相当于鸠尾穴。下穴位于脐偏左 0.5 寸。以 8 寸 28 号毫针于上穴垂直刺入皮下时，改为与皮肤呈 30° 角，在皮下捻转进至下穴。此时患者能感觉腹胀及下腹有上抽感。提针有重力感时，即改变针与皮肤呈 15° 角，不捻转，留针 40 分钟（令患者自己手提针柄）。在起针之前应做雀啄手法 10~15 分钟，然后起出。此时患者有上腹饱满感及下腹空虚感。提针时患者产生重力消失有如脱落感时，可再捻转进针使重力感重新恢复仍继续提针。术者如能有时间自己提针，其效果尤佳。每周针 1 次，共 2 次。

（5）长针挂钩疗法：病人取仰卧位，头不宜过高，两腿屈曲，腹部松弛。选用 26 号 6 寸以上长毫针。要求针体光洁，针尖无钩，进针部位在上脘穴之右 1.0 厘米处。

针法：垂直进针皮下，将针放倒，针尖略向左侧偏斜与前正中线成 20° 角。在左手辅助下沿皮下推进，越过前正中线，通过脐左 1.0 厘米处继续前进，达脐左下 4.0~5.0 厘米停针，左手中指在针尖前 0.5~1.0 厘米处轻压皮肤并向针尖方向略推。右手向前方微捻针数下（切勿反复捻转），感觉针发滞时，即将针弯成弧形徐徐上提，此时可见针尖处腹皮出现皱褶。同时左手压迫下腹部，将胃下缘向上腹托推。然后令患者右侧卧位，继续提针，再令患者仰卧，伸直双腿，再屈双腿。当患者感到下腹空虚，上腹满胀，即可起针。提针时间在 5 分钟左右。

再用 28 号针，刺一侧阳陵泉，深入 3 寸许，用提插补法。患者感到酸麻即为得气，可以起针。针后束紧腰带，避免剧烈运动。

三、穴位垂直埋线法

取胃俞与足三里，病重者用双侧，病轻者用单侧交替。以 9 号腰穿刺针将 1~2 厘米长的 3/0 羊肠线埋入穴位。10 天 1 次，连续至症状消失为度。

四、水针穴位注射法

用药物制成注射液，以足三里、胃俞、脾俞交替使用。每次每穴注射 2~3 毫升，每日 1 次，6 次休息 1 天，1 个月为一疗程。

五、经外奇穴

提胃：中脘旁 4 寸，左右 2 穴。胃上：下脘两旁各 1 寸。上胃：任脉两旁各 1.5 寸，与下垂之胃底最低点相平。胃下垂：建里两旁各 3 寸。提垂：下脘两旁各 4 寸。髂前上：脐下 1.5 寸即气海两旁各 6 寸。胃募：胃俞内 5 分。建胃：足三里下 2 寸。阴舒：阴谷穴下 1 寸。腹上三针：下脘两旁各 4 寸，加中脘。针法：建胃、阴舒 2 穴皆直刺，使针感上达腹部。其他各穴，脐以上者向脐斜刺，针尖向下；脐以下者，亦向脐斜刺，针尖向上。上胃穴则紧靠胃底直刺。

任选一穴，必须达到得气。

病例举要：张 × ×，女，25 岁。胃下垂 3 年。其下垂深入盆腔，带胃托才能走路。形容消瘦，六脉沉细无力，食量甚少，久治不愈。使用长针挂钩疗法，每周 1 次，针后即渐好转。6 次去掉胃托，食量增进，无不适感。共针 10 次，钡餐透视，已恢复正常。

结语：

胃的伸缩性很大，经过针刺，即可逐渐恢复。我们在临床中使用各种体针及经外奇穴无不获效，针刺后促进胃自然收缩，针刺胃下垂，效果皆达到满意。

针灸疗法的"七方十剂"

辽宁中医学院附属医院　彭静山

辨证施治是中医治病的基本原则，由审证求因到立法处方，有一套完整的规律。用药配方的法则有"七方十剂"，针灸的道理也与此相同，只是把药名改成穴名。下面先谈谈针灸的七方。

一、大方

大方的条件是取穴位多，用针粗，手法重。大方的适应证有：脑出血、风湿性关节炎、脊髓前角灰白质炎后遗症（此症多侵犯小儿，用针宜细，随即即起，刺入亦浅，谓之小儿针法。列入大方，因取穴甚多，有时多至二三十穴）等。

二、小方

小方的条件是取穴少，用针细，手法轻。大都用于新病、轻病、身体虚弱的患者。

三、缓方

缓方的条件是：取穴少，留针时间短，间隔日期长。用于许多慢性而轻微的疾患，如神经衰弱、习惯性便秘等。

四、急方

急方的条件是：穴位明显好找，操作简便迅速，针灸后立即见效。取穴不拘多少，随时随地都可救急应用。例如晕车、晕船、急性胃肠炎、癫痫发作、小儿惊厥、晕针较重等。

五、奇方

奇方的条件是：只取一穴，中病而止。例如牙痛针翳风、癫痫取太冲、头昏刺百会等。另外，凡只取一穴，屡次使用，病愈为度，也叫奇方。例如因怒气失眠，屡刺行间；消化不良，常针中脘；腰痛多次用肾俞或委中等。

六、偶方

偶方的条件是：两侧取用同名穴，穴位数目左右相等。用于全身病，使左右经络达到平衡，例如：四关穴，即两合谷、两太冲同时并用。或不论采取任何穴必须两侧相同，或穴不同而穴数相等。

七、复方

复方有三种形式：

（1）配合法：取了一穴，恐怕疗效不著，再加上同样效果的一穴。例如：头项强痛，取了风池，又加天柱；腰腿疼，取了环跳，又加委中。

（2）并进法：同时患有两种病。例如患有膝关节炎，还有消化不良，取膝眼治关节炎，加中脘治消化不良，再配上胃经的合穴足三里，对膝关节和胃病都起到治疗作用。三穴同时并用，对这两种病都能收到效果。

（3）分治法：治疗同时患有两种不相连属病的患者。例如：患了面神经麻痹，又起了荨麻疹。取颊车、地仓治面瘫，又取曲池、臂臑治荨麻疹。曲池行血，又是大肠经的合穴，上通面部。颊车、地仓为胃经穴，荨麻疹多与胃有关联，这样互相配合，互相影响，同时治疗两种不相关联的病，而由穴位使之相通而同时收效。

再谈针灸处方的十剂。

一、补可扶弱

例如：大椎、陶道治阳虚而兴奋督脉，使腰脊强壮。灸膏肓治肺病虚衰。常灸足三里以健胃而增进饮食，强壮身体，或用各种补的手法，使身体转弱为强。

二、重可镇逆

例如：膈肌痉挛，气上逆而打呃不止，取内关以治胸中，加膻中以利气（为八会穴的"气会"），再加日月由胆经斜上刺入接近膈肌。重用泻法，即可止其痉挛。

三、轻可去实

例如：肝阳上亢，血压上升，头目眩晕，取八会穴的"血会"膈俞，找准穴位，双侧各埋皮内针 1 支，10 秒钟后，血压即下降，屡用屡效。又如：津枯便秘，痛苦不堪，在左腹结穴埋藏皮内针 1 支，可以当日排便。津枯便秘，又名"脾约"，采取脾经的穴。便秘时粪块多积滞在乙状结肠部，腹结穴直接刺激乙状结肠，这也是百试不爽的，但埋在右侧腹结则效果欠佳。

四、宣可决壅

例如：痰涎壅塞喉间，吐之不出，气被痰阻，呼吸困难，闷塞难忍，用手指抠天突穴，一抠一抬，连续数次，其痰自然吐出。痰涎"聚于肺，关于胃"，可针胃经丰隆穴，用泻法宣通。

五、通可行滞

例如：痢疾便脓便血，里急后重（又名"滞下"），总像有粪便欲出不出，常去蹲厕所，蹲得腿酸麻木，而起来又想蹲下，蹲下又排不出，痛苦不可名状，可取三焦经募穴石门，配以大肠经募穴天枢，运用泻法，即能消除积滞，减轻症状，针刺数次可愈。

六、涩可固脱

例如：脱肛，针长强、二白、灸百会，可使脱肛在短时间内收缩还纳。百会、长强都是督脉上的穴，灸百会是"病在下而取之上"，针长强是"局部取穴"，刺激肠壁。二白为奇穴，可以收缩涩滞已脱出的大肠末端。

子宫脱垂，针维胞穴可刺激子宫收缩，加上太溪为肾的原穴，"肾开窍于二阴"，对大、小便都有调整作用。或加太冲，是肝经的原穴，"肝脉络阴器"，可促进子宫收缩。涩可固脱，须用补的手法。

七、滑可去著

例如：腱鞘囊肿，因扭伤散挫，多在手腕上起一小包，按之柔软，但不能移位。"著"字与"着"字相通，如"着落"，即固定在一个地方。治法用左手指按紧囊肿的根部，以毫针从四面横刺，随针挤出黏滑液体。几次之后，囊肿自消。

小儿疳疾，主要由于营养不良，头大颈细，头发稀而打绺，肚大筋青，形容消瘦，针四缝穴挤出白色黏滑的液体，每周针 1 次，3 次可以治愈。

八、泻可去闭

例如：大便闭结，有因胃肠实热的，有因饮食积滞的，有因津液枯而便秘的。《针灸大成》有下法，针三阴交，用呼吸泻法，可通大便。《针灸资生经》治大便闭塞、气结、心坚满，针石关穴；治小便癃闭，针胞肓、秩边。

九、湿可胜燥

　　燥病发于外的，皮肤干枯，皱纹堆累；发于内的，无故悲伤，精神失常，叫作脏躁。内则消耗津液而使便燥。虽有风燥、火燥、热燥的区分，原因总是气虚血少，生热而成燥病。治疗方法为补气生血、滋养津液。取气会膻中以行气，选血会膈俞以养血，采太溪以生津。津液充分，燥病自除。至于脏躁，即为癔病，取内关、神门、巨阙等穴，针后即效。

十、燥可胜湿

　　《黄帝内经·病机十九条》："诸湿肿满，皆属于脾。"有中满、浮肿、尿闭、皮肤湿疹等症，病源在脾和与其相表里的胃经。选用脾、胃的合穴、原穴，如阴陵泉、足三里、太白，以及肾经的水泉等穴，均可通经活络，使脾胃旺盛，肾阳充足，胜湿而去病。

针刺奇门五法

辽宁中医学院眼针研究室　彭静山

由于长期的针灸临床工作，积累了一些经验，对几种常见病多发病摸索出一些奇异的刺法，效果比较显著，有的可以像《百症赋》所说的能够随手见功，应针取效，"方知玄里之玄，始达妙中之妙"。这篇材料，对五种针灸方法的治疗范围和使用方法，详细介绍。作为互相交流经验，抛砖引玉。

一、甩针挂钩疗法

主治口眼㖞斜，即周围性面神经麻痹，简称面瘫。仲景中风分类属于风中络。多以受风寒为诱因，大多数无前趋症状，部分患者在发病前一二天觉耳后疼痛，常于一夜之间发病。很容易诊断：病者面部不对称，病侧额部皱纹消失，不能抬眉，闭眼不全，流泪增多，鼻唇沟变浅，露齿或笑时口角歪向健侧，食物留滞于病侧齿颊的间隙。除最后一项由病者主诉，其他均可望而知之。

此病有阴证阳证之分，阳证治疗十余日可愈，阴证则往往迁延数月或半年至一年，有的终生残留一二种症状不能摆脱。检查阴证阳证之法很简单。在患侧下关穴针刺，可达到应刺的深度者为阳证，刺入少许即被阻不能深入者为阴证。找准穴位，屡试不爽。

甩针挂钩疗法，用6寸28号针，由患侧颊车穴深入皮下组织中沿组织向口角横刺，越刺越浅，由颊腮外可见针刺部位微微隆起，针尖必须达到口角，没有对准时可提出针体一部分重新再刺，针尖到达口角时则浅在皮下，用手在距针尖5分处按压，右手将针柄向一个方向旋捻几下，捏住向外牵掣，这时面部皮肉皱缩堆累，一松一掣，停留不动，病者面部已呈对称，有的眼可闭合，令病者自己用手捏住针柄，保持原样不动。经过20分钟，让病者松手，医者手捏针柄一松一扯，连续六七次猛力向外甩出，谓之"甩针挂钩疗法"。

有的病者松手以后，针已松动，可以随手拔出。细看距针尖5分左右有似丝线的肌肉纤维二三圈者，其效果更佳。隔日1次，阳证10次左右可愈，阴证则较慢。以早期治疗为佳，病程超过半个月以后者，效果较差。

二、截根疗法

主治瘰疬、痤疮、疖肿迭复发生、乳腺增生、发际疮、皮肤瘙痒、小部位囊肿等症。

截根方法：用卷尺由左乳头量至右乳头，松开右边，将卷尺由颈后绕过来再垂至左乳头，然后将卷尺两端比齐，由项下移至后背，双垂点到达何处即画一记号，由此记号的椎脊督脉向两旁各二横指，即膀胱经第一行，有的在肝俞，有的在胆俞，或稍上稍下，因人而异。如妇人因哺乳使乳房下垂者，则以乳线第5肋间计算。量穴时宜脱去上衣，方能准确。

穴位找好，指压留痕，皮肤消毒后，用粗圆利针（过去所谓马三针所用之针），捏起皮肉由上向下，针尖稍斜向脊椎，快速刺入皮下组织中，刺入1.5寸，手法敏捷，病人亦无何痛苦。针刺入以后病者脊背有酸麻感觉，是谓得气，效果更佳。留针20分钟，每周 1 次，以病愈为度。

试举一例：迟 ×，女，25 岁，乳腺增生有红枣大两块。精神疲倦，面色萎黄，形体消瘦，饮食日减，工作疲劳。舌苔微黄，六脉细数，左关尤为明显，久治不愈，遂来求诊。用截根疗法，每次针后，增生之处即渐小渐软，共计 7 次，硬节全无，乳房恢复常态，面色红润，精神活泼，身体渐胖，饮食增进，睡眠良好，二便通畅，从此痊愈。

疖肿屡生，反复不愈，此愈彼生，连绵不绝者，针数次可愈。痤疮甚多者，针一次即不再发展，愈针愈少，数次可愈，但面上残痕，尚须逐渐消失。瘰疬初期，效果最好。

三、膈俞降压

高血压是指动脉血压过高。凡符合下列条件之一项者称为高血压。

a. 舒张压超过 90 毫米汞柱。b. 收缩压在 40 岁以后超过其年龄加 100 的值数。

一般高血压以舒张压来衡量，舒张压在于 90~110 毫米汞柱为轻、中度高血压，舒张压在 110 毫米汞柱以上时为重度高血压。舒张压高时，收缩压也随之而升高。有些疾病（如主动脉瓣闭锁不全、主动脉粥样硬化等）由于心输出量增加或主动脉壁弹性降低，其收缩压可升高，但舒张压正常或反而降低。

根据发病机理，可将高血压首先区分为原发性高血压（高血压病）和继发性高血压（症状性高血压）两大类。临床上以原发性高血压较为常见。继发性高血压的病因很多，如肾脏疾病、内分泌疾病、心血管疾病等不胜枚举。

祖国医学无高血压病名，从症状方面和眩晕症颇为相近。凡患高血压者多为形体肥胖，阳证实证为多，面色赤红，舌质赤，脉多弦数。针灸治疗高血压的方法颇多，此法不论原发性高血压和继发性高血压，用之都能使血压下降。

方法：找准第七胸椎棘突旁 1.5 寸，与肩胛骨下缘相平，穴名膈俞。穴位功能有八会穴"血会膈俞"。在膈俞穴按常规操作埋藏皮内针一支，两侧穴均埋，埋藏以后，血压立即下降，所谓 10 秒钟降压法。但如找穴不准，则血压不降。针灸找穴是一个重要的关键性问题。

四、痛点缪刺

《素问·缪刺论》："帝曰：愿闻缪刺，以左取右，以右取左，奈何？其与巨刺，何以别之？岐伯曰：邪客于经，左盛则右病，右盛则左病。亦有移易者，左痛未已，而右脉先病，如此者，必巨刺之，必中其经，非络脉也。"《黄帝内经》以缪刺刺络，巨刺刺经，均刺其健侧。后来不分刺经刺络，凡针其健侧者均称缪刺。缪字是多音字，有 6 种读法，与此种针术相近者有其二。一为"通缪"，错误、违反。左病刺右，右病刺左，似乎是伐其无辜而刺错了，但是因病不同而有意刺健侧，不属于错误，不应读缪。一"通缪"，缭绕，纠结。从经络的相交相贯，由络穴而互通表里两经的意义来看应读缭刺。学术是发展的，这种刺法，由左病刺右、右病刺左而逐渐发展成为前病刺后，后病刺前，以及四肢、躯干、头面、手足，周身各处均可使用缪刺。

痛点缪刺根据《黄帝内经》"以痛为输"的法则，结合缪刺，其效极快。其痛处愈小效果愈大，一般在 1 厘米方圆之内，或痛的面积较大，而用手普遍按压，找出压痛最明显之痛点亦可。其效极速、其法最简。

刺法：例如前胸膻中处有剧痛，刺其背后对应点神道穴；反之痛点当神道穴则刺膻中穴。腹部中脘穴是痛点，其对应点为中枢穴，刺其中枢，则中脘痛止；反之痛当中枢，则刺其中脘。头部，上肢下肢，均为在同侧内痛刺外，外痛刺内；前痛刺后，后痛刺前；其当刺之处如非穴位，则"以痛为腧"采用阿是穴。大面积疼痛，找不到痛点时，不宜此法。

针刺方法：找准相对痛点的穴，以5分长不锈钢针，直刺。其痛点先画记号，针刺后手压痛点，如其痛未止，是找穴未准，于附近再刺一二针，或将针提出一半向四面探刺。痛点极小，如恰对痛点，则其立止痛，这种针刺法以找对应点为关键。

五、腰痛速效法

在疼痛的范围内，找出压痛最明显之处画一记号，然后再找准命门穴，其穴与腹部的脐前后遥对（练气功的人则腹部少垂，命门相对处在脐上）。然后用卷尺由命门穴向痛点量，有直有斜，例如命门直下5厘米或命门向下3厘米再下4厘米。

刺法：让病者翻身仰卧，如为命门直下5厘米，则针刺脐下5厘米；如系命门向右3厘米再下4厘米，则刺脐向右3厘米再下4厘米处。针后唯恐不准确时，可将针提出1/2再向前后左右探刺。拔出针来，让病者翻身俯卧，手压痛点消失，腰痛即愈。针亦不必过深，2寸毫针刺入1.5寸即可。

试举病例：夏××，男，45岁，沈阳中捷友谊厂司机。患腰痛9个月，虽能走路，但俯仰和侧弯即痛，不能工作，服汤药200余剂，针灸3个月不效而来求治。诊见形体壮健而胖，面色微黑，舌润无苔，言语流利，精神清楚，脉来沉迟，两尺有迟。尿频无浮肿，化验尿常规，蛋白（+），其病在于肾寒。用腰痛速效法，针后痛止。第二天开车来复诊，主诉：腰痛已止惟弯腰略有不灵活，已上班工作。又找一痛点，依法针一次，由此痊愈。

理论根据：人体的经络循行，十四经任脉和督脉前后相对；肾脉和华佗夹脊（今简称脊穴）前后相对；胃脉对膀胱经第一行；膀胱经第二行，相对脾和肝络各一部分。经脉不是一细条，而占有一定的宽度。各经前后相对，对腹部属于"阴盛则阳病"用"阳病治阴"的方法屡奏奇效。

针刺面瘫十法

辽宁中医学院眼针研究室　彭静山

针灸治疗面瘫，我们经常使用的有十种方法，谓之"面瘫十法"。

一、甩针挂钩疗法

用 28 号 5 寸不锈钢针一支，由患侧颊车穴进针，初刺时稍深，渐入渐浅，由颊外可见，待针尖正对口角为度。在距针尖 5 分处，以一手食指按压皮肤，另手捏住针柄向一个方向旋捻几下，持针的手猛力向外一甩，则面颊堆累皱缩，使口唇及颜面渐趋正常。让患者自己以手捏住针柄，保持原刺深度不变。过 20 分钟，让患者松手，术者手捏针柄，向耳后一松一掣数次，猛然用力甩出，谓之甩针。也有的患者松手后针体自然松动，可即拔出。拔出针后，细看针尖附近有肌肉纤维像丝线缠绕在针尖上，则效果更好。每隔 3 天 1 次。

二、三睑疗法

（1）落睑：在完骨至翳风之间压痛明显处。找穴方法以拇指放在耳后乳突边缘向下慢落至穴处则留滞不动。以 1.5 寸针对准眼球方向刺入至 1 寸左右。如果找穴和针刺准确时，则不能闭合的眼睑能够立即闭上，故谓之"落睑疗法"。

（2）点睑：上眼睑麻醉不能闭全，可用 5 分长不锈钢针，左手按紧上眼睑，右手拇、食两指捏针柄以 15° 角沿皮边刺边退，像用针划似的，不可深刺，不可使眼睑出血。点刺后眼睑立即合上，谓之"点睑疗法"。

（3）穿睑：如经过落睑或点睑，眼睑仍不能闭合是属于严重的眼睑麻痹。可用 30 号 1 寸不锈钢针，一手捏起眼皮，由外端丝竹空下方沿皮横刺，眼睑共分 5 层，须恰好刺在中层，停留 5 分钟，然后慢慢拔出，不令出血，眼睑即感松快，且可微闭。对眼睑痉挛亦有效。然而这是难度较大的针刺法。非手法熟练不可轻易滥用。谓之"穿睑疗法"。

三种方法，可以选用，必要时亦可同时使用，故称为"三睑疗法"。

三、口唇点刺

口唇久歪，咀嚼不便，饭粒常留滞齿外，甚者流涎。可用小三棱针，按紧口唇，在患侧上下唇上轻轻点刺，使之微微出血。

四、口腔泻血

眼睛能闭，口唇㖞斜经久不恢复者，用消毒纱布垫在唇边，拇指放在唇内使腮翻转暴露，以三棱针浅刺口腔黏膜，针针见血。再把三棱针放倒，由上往下轻轻刮压，出血多些为好。吐净瘀血，不必漱口，以防感染。放血后面腮松爽，口形有所矫正。

五、两点四围

有的患者病情较重，口㖞眼斜不见好转时可用此法。针患侧四白、翳风两穴，谓之两点，宜用补法。再由地仓透人中，人中透健侧地仓，健侧地仓透承浆，承浆透患侧地仓，对口㖞往往收效。二者同时使用谓之"两点四围"。

六、眼针疗法

眼针的上焦区包括全面部和五官在内。左眼上焦区在外眦角上部即上眶边缘 2 分许外 1/4 处。右眼上焦区在下眶边缘 2 分许内 1/4 处。刺法：一手按紧眼皮，以 5 分 30 号针沿皮轻刺入皮下，不可碰到眼睑。留针 5 分钟，轻轻拔出，每天 1 次。对初发之面瘫，尤其是儿童面瘫，均有显效。有 6 次治愈的病例（附图）。

七、交经缪刺

病程较久，经用多次针灸治疗而无效时可改用"交经缪刺"。在健侧面部，眼上至唇下各穴均可选用，每次取 3~4 穴，用泻法。据《黄帝内经》"左胜则右病，右胜则左病"的原理，只在健侧针刺，疗效亦颇满意。

八、梅花针

患侧面部知觉迟钝，针刺效果不显者，可用梅花针按常规操作，只在患侧面部进行之。隔日 1 次，叩击要轻，面积要在患侧普及。

九、古传经验方活用

患部以膀胱经、胆经循行部位较重者，可取申脉、金门、光明、地五会等穴。（《标幽赋》）

患部以胆经、大肠经循行部位较重者，可取风池、头临泣、二间、听会、迎香等穴。（《通玄指要赋》）

患部以大肠经、胃经、小肠经、胆经循行部位较重者，可选用颊车、地仓、太冲、颧髎、大迎、阳谷、侠溪。（《百症赋》）

承泣、四白、巨髎、上关、大迎、强间、水沟、禾髎、迎香、颧髎等。为通用穴，随症选用数穴。如口眼㖞斜者，选用上关、下关；口㖞头痛，选承光；口㖞、衄血、头重，选通天；口面㖞甚，选完骨、列缺；口噤不能进食，选翳风。（《针灸资生经》）

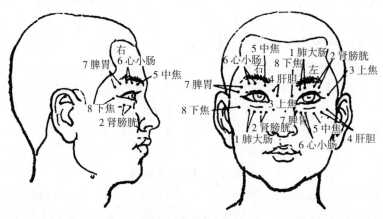

附图　眼针十三穴

手法按患者身体虚实和病程久暂而决定。如虚者补之，实者泻之。新病则泻之，久病则补之。

十、调整经络

久治不愈，可用经络测定仪按常规测定十二原穴，以皮内针埋藏背俞穴以调整经络，可以促进速愈。

体　会

（1）面瘫有阳证、阴证之别，阳证易愈，阴证难治。试验方法：先在患侧下关穴刺入一针，达到应刺的深度者为阳证，刺至皮下被阻不得入者为阴证。屡试皆验。

（2）病程越短，效果越好。发病 15 天以内的比较易愈。

（3）各种疗法，对证选用。其效果因病邪轻重而异，有的患者七八次即愈。有的则数月不效，但经过针刺，均有不同程度的改善。久针不愈，或确属由受风寒为诱因者，可用灸法，疗效亦显。

病程长的虽然治愈，但留有后遗症，如额纹不能完全恢复，两眼不等大；口角患侧下垂等。甚难恢复原状。

针刺降压十法

辽宁中医学院　彭静山

中医治疗高血压有内服药、熏洗双足、针刺疗法等几种方法。我们使用针刺治疗。

测量标准

根据中国医学科学院高血压研究组所拟定的标准。a. 舒张压超过 90 毫米汞柱。b. 收缩压年龄在 40 岁以前超过 140 毫米汞柱；40 岁以后超过其年龄加 100 的岁值为高血压。以治疗最后一次作为疗效标准。

针刺降压十法

（1）人迎洞刺：又名窦刺，其穴正当颈外动脉窦处故名。操作方法：让患者仰卧，头部低位，先用手捎脖子，如患者感到头晕时，则不宜用之。刺法：左手摸到人迎动脉，用手指固定，右手持 1.5 寸毫针刺在动脉壁上，不可过深，易导致起小包。针后见针柄颤动为恰好。不用手法，10 秒钟起针。留针时间最长不超 2 分钟。亦治支气管喘息、胆石痛、胃痉挛、头痛、眩晕。

（2）膈俞皮内针：如病人过胖，不易摸到动脉窦，则用膈俞皮内针。依常规找准穴位，埋藏 1 号皮内针一支，双侧埋针，可留针 3~7 天。

（3）耳后降压沟：操作方法：在对耳轮后面上 2/5 处有静脉可见，以三棱针点刺出血如豆许。此法并可抢救由高血压而发生的危殆变化。

以上 3 种方法，均在针后 10 秒钟降压。

（4）太渊脉刺：找准穴位，用 2 寸针刺在桡动脉寸口部位，不用手法，见针柄颤动为度。如针不动时，可微提调整。针尖应刺在桡动脉壁上，不可过深和过浅。留针 5~10 分钟。

（5）眼针降压：眼针疗法经辽宁省卫生厅鉴定后，已在各地逐渐推广，降压穴位刺双肝区（必须学过眼针疗法，按常规操作）。

〔注〕眼针降压用肝区，左眼在下眶外 1/4 处，右眼在上眶内 1/4 处，均距眶缘 2 分许，手压紧眼睑，以 5 分不锈钢针沿皮横刺，留针 5~10 分钟，血压即降。

（6）鼻针降压：鼻针共有 9 穴 19 点，其中只有两个穴位是原有穴位，即印堂和素髎为降压上下两点。找准穴位，用 5 分不锈钢针以 45° 角向上斜刺。用其他方法无效时可采用鼻针。

以上 3 种方法均在针后 5 分钟降压。

（7）太冲泻法：操作方法：找准穴位，针刺得气后，可用提插方法。适应证为肝阳上亢、眩晕较重之高血压症。

（8）合谷透后溪：操作方法：手掌侧置，用 3 寸毫针，由合谷刺入，针尖向后溪方向而进，达到得气。适应证：小便黄赤，大便秘结，口燥舌干，食欲不振，大、小肠有瘀热者。针刺得气后用捻转泻法，透天凉尤佳。

（9）三里降压：找准穴位，常规操作。对体质素弱、有胃肠病而患高血压者，宜用此法，手法以补法为合适。

（10）石门降压：石门在古针灸书记载：女子不可针石门，针之则终身不孕。现在正宜利用此穴为计划生育而使用于针刺避孕。其法：由脐至耻骨联合，用折量寸法，找准脐下 2 寸，以 28 号 2.5 寸针刺入 2 寸，按身体虚实使用补泻手法。留针 20 分钟，每天 1 次，连针 3 次，用于每月月经尽日开始针刺，亦颇有避孕之效。妇女因任脉偏盛，胸腹胀满，或经闭，或赤白带下而血压偏高者，宜刺石门，用泻法。

前 6 种方法适用于症状性高血压病人，后 4 种则须辨证施治，对症使用。

病例举要

吴某，男，38 岁，沈阳中捷友谊厂工人。1972 年 12 月 26 日来诊。主诉：原发性高血压数年，服用中、西药均不见效。诊见：神疲面黄形瘦，食少，消化不佳，脉来沉而无力，右关更为明显。属于胃虚型高血压。Bp：150/108mmHg，因其病源在胃，人迎本为胃经的一般穴，自从兴起人迎降压以后，竟一跃而为名穴。使用人迎洞刺降压，Bp：140/95mmHg。针刺 11 次，最后为 Bp：128/90mmHg。

半年以后，随其母亲来院治病。身体壮，一切症状消失。3 年后，又见其来院，询问血压，一直正常，无任何不适。

眼诊与眼针

辽宁中医学院　彭静山

一、眼诊

此法为后汉华佗首创，《证治准绳》也有记载。主要通过观察球结膜（白睛）上的血管变化，推测病情。将球结膜分为相等的8个经区进行观察，每个经区所代表的脏腑如下：1区为肺和大肠，2区为肾和膀胱，3区为上焦，4区为肝胆，5区为中焦，6区为心和小肠，7区为脾胃，8区为下焦（详见图1）。

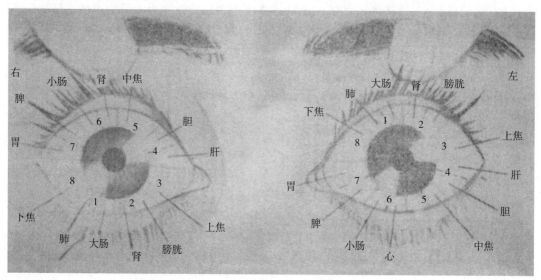

图1　眼球经区划分图

（一）方法

（1）观察血管形状的变化：①血管根部粗大甚至像树枝似的分出几个叉，均由血管瘀滞所致。上部的血管根部在上，多发生在瞳仁水平线以上；下部的血管根部在下，多发生在瞳仁水平线的下部。②血管的曲张，甚至怒张，多属血瘀证。③血管从某一经区变长、弯曲，并延伸到邻近经区，这是病起于一经传至另一经的现象。④血管隆起一条如垄，六腑疾病常见。如发生左眼大肠区，多属痔漏或肛门病；发生在右眼小肠区，多属于十二指肠球部溃疡。⑤瘀血凝集成模糊小片，多发生于肝、胆、下焦三区。⑥延长的血管末端悬垂如露水珠状，多见于虫积或瘀血患者。

（2）观察血色颜色的变化：①颜色浅淡为虚证或寒证。②鲜红色多属新发实热证。③紫红色为热盛，红中带黑为新病转热。④暗灰色为陈旧性病灶。⑤深红色为病势加重。⑥红中带黄为病势减轻。⑦淡黄色为胃气将复，疾病将愈。

（3）辨传变顺逆：如某经区的血管延伸至其他经区，而且原发经区血管颜色深重，为邪传它经，原发经之病仍重。反之，为不传他经，原发经的症状已渐减退。

（二）适用疾病范围

主要适用于神经系统、心血管系统、生殖泌尿系统中的大多数疾病。其他如胃病、胆囊炎、胆道蛔虫、肝炎、消化不良、肛门疾病、腰腿疼痛、头面五官疾患等也适用。

二、眼针

（1）穴位：环眼眶一周，在距离眶外缘一横指的区域走穴，这叫"眼周眶区穴"，共计8区13穴（详见图2）。

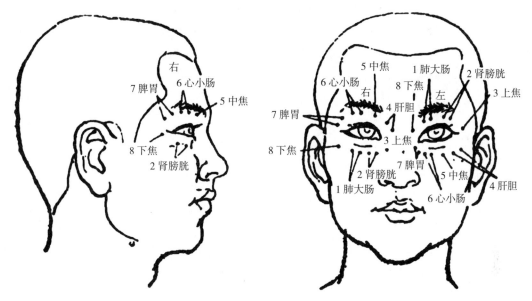

图2　眼周眶区十三穴图

如图所示，按钟表刻度计算，每一个经区为7分30秒（如左眼一区，为顺时针11时52分30秒至12时；右眼一区，为逆时针6时37分30秒至6时30分）。

（2）取穴：方法有三：①循经取穴，根据血管的形状、颜色和部位，在相应的经区取穴。②着眼取穴：即三焦经区取穴。头顶、上肢及胸腔疾患取上焦；上腹部、腰背部及内容脏器的疾病取中焦；髂骶、小腹、生殖泌尿系统及下肢疾患取下焦。③找穴：决定取用某经区空位，便在相应的"眼周眶区穴"内找穴。具体方法有：a.用点眼棒或三棱针按压，找到敏感点。b.用经络测定仪探索。

（3）针法：①找出针刺点的可直刺，按经区刺的应沿皮横刺。②先以左手指压住眼球，严密保护眼睑，使眼眶部皮肤绷紧，右手持32号5分不锈钢针轻轻刺入。③直刺抵骨膜即止，横刺由经区边缘进针，沿皮刺入皮内，不可超过所刺经区界限。

（4）手法：一般不用手法，不需留针。如未得气，可把针稍提出一些，调整位置后刺入之。如要留针，以5~15分钟为宜。起针时，轻轻拔出后，急用消毒棉球压迫片刻。

（5）注意事项：①刺入后，在针体内侧可以摸到眼眶，患者睁眼无痛苦，方称安全。②眼睑肥厚或睑静脉显露者宜慎用或不用。③可单独或配合体针或药物使用均可。

（6）适应范围：与体针同。对神经系统疾病效果较好，尤对疼痛、麻痹、运行障碍等特效。

病案举例

例1，王××，男，70岁，干部。患心肌梗死，住某医院治疗好转，惟膈肌痉挛，呃逆不止。邀余会诊，看眼双中焦区有明显变化。采取双中焦区眼针，1次减轻，2次呃止。

例2，赵×，男，35岁，工人。傍晚发生剧烈胃痛，注射杜冷丁未止。翌晨由急诊室转针灸科治疗，针双中焦区，针入痛止。迄今数载未发。

例3，詹××，男，45岁，干部。搬运重物致腰部活动受限，不能前俯后仰、左右侧弯。观眼下焦区变化较大，用针尖在双下焦区轻点3下，针后立即恢复正常。

例4，杨×，女，40岁，医生。患脑血栓形成，右半身偏瘫，肌力零级。住院治疗，卧床不能坐立。邀余会诊时，正在输液。观眼后针上、下焦经区，针后离床试行，由护士提着输液瓶，绕屋行走如常。第2天出院，步行500米。继续针10次，半月后上班工作，迄今3年无恙。

眼针疗法医案选

彭静山

眼针疗法的"观眼识病"，划区定穴，取穴方法，针刺手法，以及同行的重复实验，都已在本刊发表。近又收到许多来信，希望知道眼针在临床方面具体的辨证施治，对哪些疾病比较更为适用。

"眼针疗法"已走向世界，国际针灸同行，国内各地同行或亲自来访，或参观学习，或书信询问，颇有应接不暇之慨。兹应本刊之邀，写出眼针疗法医案选，以飨读者。

一、痿软震颤

张某，男，28岁，工人。1975年6月14日来诊。主诉：四肢无力，手不能握，勉强握拳则震颤不已。刻诊：神清、面色赤黄，看眼左肾区，右心区络脉粗而弯曲色淡。舌无苔，脉来沉细，两尺尤弱，左寸亦弱。证属：心主血脉，肾主骨，心肾两虚，血行不畅。《素问·五脏生成》篇："……故人卧血归于肝，肝受血而能视，足受血而能步，掌受血而能握……"手足血少则出现上述症状。肾主骨，肾虚骨软，则蹲而不能起。诊断：心肾虚痿软震颤。

治以眼针取右心区，左肾区。于6月16日二诊。诉：蹲下起来，握力恢复，已无震颤，渐觉四肢有力。唯有烧心感觉，实际是消化不良。脉象出现沉缓，右关无力，看眼心肾两区均渐恢复，前症已愈，宜治胃病。眼针刺双胃区，针入即感觉胃口舒畅，胃病如失。

二、肩痛

常某，男，59岁，工人。1975年4月22日来诊。主诉：两月前，开会时以右手支颐，忽然抖动一下，遂开始肩痛，用过体针、芒针，效果不佳，现肩胛痛较重而就诊。刻诊：右臂前伸，后伸则引起剧痛，运动受限，右手不能摸到左颐。肩后三焦经有压痛。神清面黄，舌无苔，脉来沉迟，看眼各区，无明显变化。辨证：脉来沉迟，属里寒，表里脏腑，无线索可寻。用经络辨证，属于三焦经病，看眼却无改变，因支颐过久，不变换体位，屈肘低肩，压迫经络，三焦经脉受阻，湮瘀则产生反射，故右肩抖动一下而开始疼痛。诊断：肩痛。治以：眼针循经取穴，刺右上焦区。于5月10日四诊。诉：经过3次眼针，疼痛大减，右手可以摸到左颐，运动逐渐灵活。因其痛点转移大肠经，针刺右眼大肠区。5月19日七诊，主诉眼针6次，疼痛全止，只觉右肩筋紧，屈伸受限。脏腑辨证，肝主筋，肝脏适居右胁。采用右眼肝区，针后右肩松快，屈伸自如。

三、寒痹腿疼

龚某，男，39岁，工人。1975年5月26日来诊。主诉：1972年左臀部疼痛不能行走，服中药治愈。于1个月前，因受凉导致疼痛复发，不能行走，左侧从臀至腿外侧，腿肚部均痛。经治稍见好转，走路困难，疼痛不止而就诊。刻诊：左腿抬高至40°角即呼痛，环跳穴有压痛。看眼下焦区，胆区均有变化，而下焦的病灶似觉陈旧。神清，面色黄，舌无苔，脉沉，左关有力。辨证：从神色，舌苔提供的线索不多，脉来左关沉而有力，《濒湖脉学》"沉而有力积并寒"，左关属肝胆，其痛处，恰当胆经走行，并有一部分属膀胱区。诊断：寒痹腿疼。治以：眼针取左胆区。针后疼痛减轻，抬腿可达60°角。以后改用胆经首尾循经，局部取穴及邻近取穴，8次后能够走路，但很吃力。从6月9日又改眼针取左下焦区，共针5次，其痛全止。

眼针疗法

辽宁中医学院　彭静山

十二经脉除肺、肾、心包以外有 8 条经脉以眼为集散之地，加上表里关系，可以说十二经络直接、间接都和眼睛有联系，《黄帝内经》邪气脏腑病形篇说："十二经脉，三百六十五络，其血气皆上于面而走空窍，其精阳气上走于目而为精。"

从而后汉名医华佗提出"观眼识病"，即把球结膜分成八区，用八卦乾、坎、艮、震、巽、离、坤、兑为代号，我们为了使用方便，把八卦变成由 1~8 这 8 个阿拉伯数字。华佗说："眼有大络六、中络八，皆悬贯于脑，下连脏腑，通畅气血往来以滋于目。故凡病发则有形色称络显见，可验何脏腑受病也。"

我研究了 12 年，改进了华佗眼区脏腑的分配，扩大了三焦的分布，临床验证，与病情符合。乃在有病的眼区眼眶外 2 分状定为 13 个穴，适应证与针灸相同，对经络病候所关联的中风偏瘫、扭伤、各种疼痛、心律不齐、高血压等症效果尤为明显。

穴位明显好找，不须脱衣解带，观眼取穴以后，用 5 分长不锈钢针，取穴沿皮刺入，当即生效，有的中风偏瘫，针后可以立即离床行走。剧烈疼痛，针后可以止痛。无针刺痛苦，留针只有 5 分钟，随时随地均可使用，有普及意义。

眼针治疗中风 167 例，有效率占 97%。痹证 184 例，有效率占 93%。头痛 40 例，有效率占 90%。其他 339 例，有效率占 92%。

循经取穴之研究

辽宁中医学院　彭静山

这篇研究资料是在 1980 年全国针灸临床学术会议论文的基础上加以整理的。经络发源于脏腑，它的走向在脏腑之间的那一部分叫作"体内循行"。从体内延伸到体表，在体表面的走向叫作"体外循行"。脏腑和体内的走向比如树的根本，体外的走向比如树的枝叶，所以脏腑与体表通过经络作为纽带而内外沟通，彼此反映。能够表里相通，内外呼应，前后左右，互相影响，从而联系成为一个统一的整体，故叫作"内联脏腑，外络肢节"。

一、关于经络的个性和共性

（一）经络的个性（特异性）

经络的个性有三：一是每条经脉都有自己单独的体内、体外循行路线；二是每条经脉都能反映出与其密切相关的疾病和症状；三是每条经脉都有其特效的穴位。

（二）经络的共性（普遍性）

经络的共性亦有三：一是"内联脏腑，外络肢节"；二是前后左右，互相对称，而彼此呼应；三是十二经脉、奇经八脉都分别以头面、五官、手足终末为集散之地和首尾之端。

二、几种循经取穴的治疗法

（一）辨证循经取穴法

辨证施治是中医的精髓。每治一病，必须审证求因，立法施治，旗帜鲜明，如矢中的。例如失眠症，原因很多，认清病因，循经取穴，可以收到满意的预期效果。

失眠症的辨证施治，循经取穴：由于精神刺激而引起的属于心，取心经神门穴，怒气伤肝所致的取肝经行间穴，忧思伤脾所致的取脾经三阴交穴，悲哀伤肺所致的取肺经列缺穴，惊恐、受寒或房劳伤肾所致的取肾经太溪穴。

病例一：刘××，女，13 岁。沈阳市柳条湖小学学生。

1974 年 7 月 14 日来诊。主诉：失眠达 4 个月之久，每夜长时间不能入睡，好容易睡了而又片时即醒。曾经服用各种催眠、安神、养心、补血等中西药均告无效。

诊见：神情疲倦，面色青黄，形态瘦弱，脉来沉弦，左关明显。询问其母，言平素脾气暴躁，经常发怒，怒后则失眠更甚。

诊断：肝阳上亢失眠症。

治疗：实证宜用泻法，应刺大敦。但大敦为井穴，不能使用手法，乃以荥穴行间代之。

效果：每天 1 次，连续针刺 4 次，睡眠可达 8 小时，从此痊愈。

（二）首尾循经取穴法

即病在经脉的起端穴，针其止端穴；病在经脉的止端穴，针其起端穴。起端为首，止端为尾，所以叫"首尾循经取穴法"。此法治疗经脉首尾穴局部疼痛、麻痹，而对疗毒尤为特效。

疗毒的好发部位为面部、口唇及手足,且往往生在穴位上。主要症状:疼痛,发热,恶寒,心烦,恶心。亦有出现红丝者名曰红丝疗。要在红丝尽头处,以三棱针点刺出血。

病例二:王××,女,16岁。沈阳市某中学生。

1974年10月20日来诊。主诉:突然右颊红肿疼痛,在鼻骨旁起一水疱,曾经呕吐一次,心烦特别厉害。舌质干、色赤,脉象沉数,右关更为明显。血常规化验:白细胞15.4×10^9/升,分叶细胞0.9,淋巴细胞0.1。

辨证:从脉症分析,属胃中积热,发于面部,水疱正起于胃经四白穴处。

诊断:面疗。

治疗:采用首尾循经取穴法,选用胃经右足次趾端的厉兑穴。以28号5分长的不锈钢针,急刺重插,不用手法。因为粗针重刺井穴,就是泻法。

效果:针入以后,留针20分钟,心烦减轻。术后血常规化验:白细胞8.1×10^9/升,分叶细胞0.7,淋巴细胞0.3。次日复诊面部水疱已无,除右颊微赤外,一切症状消失。

(三) 两端循经取穴法

确诊为某一经的疾病后,即采取某经的起止两端穴位,由两人持针齐刺,同时进针,同时用手法,得气后同时起针。例如:胁痛,属于胆经的经脉循行部位,即取足窍阴、瞳子髎两穴。本法对于一些以疼痛为主的疾病如痛痹、胃痛以及运动功能障碍导致走路、举臂受限等,颇有效。

病例三:王××,男,34岁。沈阳自行车厂工人。

1975年1月31日来诊。主诉:近半月以来,左臂由肩到手发病,第四指知觉迟钝,举臂困难,手不及头。

诊见:精神疲倦,面色萎黄,舌质润,尿少,下肢微肿,六脉沉细。

辨证:沉潜水蓄,四指不灵,经属三焦,决渎不利,尿少微肿。而左侧三焦经发生阻滞,气血不充,故而麻木。

诊断:肌痹。

治疗:采用两端循经取穴,针其左侧关冲、丝竹空。

效果:针后左手可以上举,麻木亦轻。针2次麻木止,3次一切症状均愈。迄今无恙。

(四) 远端循经取穴法

本法与首尾循经取穴法不同。首尾循经取穴法只限于一经,此法为多经的。取手三阴经的起穴和手三阳经的止穴。也不必拘泥首尾穴,距首尾穴附近的穴也一样有效。

病例四:王××,女,19岁。辽宁省新民县梁山公社下乡青年。

1975年10月30日来诊。主诉:近1个多月由于受凉,手指抽筋,1日数次。近3天手指拘挛,握固难开,强力扳动,则呼痛而仍不能伸。曾经服药、针灸治疗均无效。

诊见:形体尚壮,面色㿠白,手指僵硬而冰凉,舌润无苔,六脉沉迟。

辨证:从形色脉证,均属寒致血瘀,经络受阻而瘀滞。

诊断:鸡爪风。

治疗:局部取穴,针八邪、三间、大陵等均无效。邻近取穴,曲池、手三里、天蟧等亦无效。遂采取针刺手六经的远端穴,或首穴或尾穴,随其循行走向而定。

效果:远端首尾穴,对手指疾患效如桴鼓。针刺中府则大指开,针迎香则食指伸,针天池则中指松弛，针丝竹空则无名指灵活，针刺极泉须抬肩露腋，可改为青灵，则小指伸直。小指属心与小肠二经，表里相关，刺一经而两经共同有效。针后遂愈。

（五）表里循经取穴法

经络"内联脏腑"，脏腑各有表里关系，经络亦随之变应，表病治里，里病治表，谓之表里循经取穴，但须以辨证取穴为原则。

病例五：贾××，男，46岁。沈阳薄板厂工人。

1975年9月9日来诊。主诉：从1966年开始胃痛，由于饮食停滞而发生，时轻时重。近数月经常作痛，大便溏泻，四肢倦怠，肌肉消瘦。其痛甚苦，服药针灸，治疗不愈。

诊见：面黄肌瘦，手足发凉。舌润无苔，舌边有齿痕，脉沉迟，右关尤甚。

辨证：胃主纳谷，脾主运化，脾虚不能化谷则便溏。脾主四肢，则手足冷；脾主肌肉则形体瘦；其脉沉迟则主里寒。

诊断：虚寒胃痛。

治疗：其痛在胃，病因在脾。虚寒则宜灸之，用知热感灸，艾炷小如麦粒，灸脾之络穴公孙。每次灸10余壮，以知热为度。

效果：灸1次痛减，共12次。手足渐温，大便成形，肌肉渐丰，胃痛痊愈。1年后随访，并未复发。

（六）原络循经取穴法

原络循经取穴，应认病之原，循病之络，原络辨证取穴之法，颇有效应。

病例六：杨××，男，35岁。人民解放军某部队。

1976年7月6日来诊。主诉：上睑不能闭合，不能眨动，久视发酸，时或头痛，逐渐发展，久治无效。

诊见：体壮神疲，面色红润，有悒郁之状，颇以眼睑之病为苦。舌无苔，六脉沉缓，右关左尺均无力。

辨证：《灵枢·经筋》篇："太阳为目上纲，阳明为目下纲。"今病已数年，病灶在太阳，当治其足太阳，并治足太阴，五轮八廓，眼睑总属于脾经。

诊断：上睑麻痹。

治疗：取足太阳之原穴京骨，并其表里经足少阴之络穴大钟，针刺此二穴，灸眼睑总属之足太阴脾俞穴。

效果：应用此法，治疗15次，能做瞬目运动，亦无视力疲劳，治20次而恢复正常。

（七）募穴循经配穴法

为什么上述六法都叫取穴，而及七法则称配穴呢？因为治疗久病，循经取穴以外，必须配以募穴，方能收到预期的效果。

病例七：王××，男，67岁。五三工厂家属。

1976年10月3日来诊。主诉：咳嗽喘息多年，痰亦甚多。夏季轻，冬季重，久则不分季节，发病时则重，不发病时则轻。曾用各种方法治疗无效。

诊见：体衰神疲，面色微白，气息急促，喉有痰鸣，随呼吸而发。苔黄，脉数。

辨证：脉证合参，属于肺热，气促痰鸣，有如喘息。体衰神疲，病久则虚。

诊断：痰喘。

治疗：循经取穴，以肺经的募穴中府为主。对症配天突治痰鸣，膻中治气喘，丰隆以化痰。

效果：针刺9次，症状消失。以后又发作几次，间隔期较长，症状较轻。用上述方法，每治必效，但未能彻底根除。

（八）郄穴循经配穴法

久病用募穴，新病用郄穴，是针灸治疗配穴的法则。

病例八：丁××，男，16岁。辽宁省辽阳市小屯公社下旭大队。

1970年我们学院组织医疗队下乡治病。路过一家门口，由院里跑出一位40多岁的妇人，截住我惊慌失色地说："大夫快请到我家救我孩子的命！"我立即跑步进了她家。据说她儿子每年春天发生衄血，今天忽然大量流血不止，用棉花堵上鼻子，血由口里出来，无法可止。

诊见：仰卧炕上，鼻孔塞以棉花，血从口出。面上血迹模糊，地下血水狼藉。精神疲倦，面色苍白，口唇色淡，声微息短。自述头晕心悸，舌色赤而无苔，如去油猪腰子，所谓"阴虚舌"，六脉皆芤。

辨证：四诊合参，证属阴虚。肺开窍于鼻，肺虚血虚之候。

诊断：衄血。

治疗：失血过多，脉证皆呈虚象，气弱血亏，宜先止血，以防虚脱。为急救之计，先用线紧缠其两中指第二、三节缝横纹处，为止衄血的有效验方。然后急刺双侧迎香，其血稍止。又刺双侧孔最，得气后使用补法，其血立止。

效果：孔最为肺经的郄穴，郄穴为治新病的特效穴。肺开窍于鼻，患者平素血虚肺热，每春衄血，于今为重。此次失血过多，所以能速效的原因，主要是先用线紧缠中指以急救止血。次针迎香，使局部血管收缩。急病配郄穴，用以循经补肺，从而衄血得以速止。

学习针灸跃进规划刍议

彭静山

在党的中医政策光辉照耀下，全国医务界即将展开学习针灸疗法的一泻千里的热潮，让具有一定水平的医务工作者，在短时期内都能够基本掌握针灸疗法的操作，以便运用到临床上又多、又快、又好、又省地为广大的劳动人民解除疾病的痛苦，这是非常必要的。

针灸疗法，并非特别简单而可以草率从事的，可它是非常细致的技术，然而它并不是神秘而高不可攀的东西，所有医务工作者都能够很快地学会和掌握它全部针灸疗法，计分三个部分：

（1）针灸操作前后的注意事项。

（2）寻找穴位。

（3）处方和手法。

历来学习针灸，不论是师承、家传和自学，都需要一个很长的时间才能独立治疗。在这"一天等于二十年"的跃进时代，我们要从敢想、敢说、敢作、敢为的共产主义风格，解放思想，打破陈规，设计一套多、快、好、省的学习针灸方法。这虽然是一个大胆的尝试，但是只要学习的人鼓足干劲，一定可以获得成功的。

第一部分针灸操作前后的注意事项，包括准备工具、修针、消毒、患者体位、进针、起针、灸疗、禁针禁灸的疾病及其他条件、滞针、晕针、弯针、折针、针灸前后患者须知、针灸操作常规等，以每天2小时累计（下同），两星期可以学完。

第二部分寻找穴位，应该分专科和速成两个方面来分别说明。

（1）"专科"就是以掌握针灸专业的完全技术为目的，必从经络学起。经络学说，发源于《黄帝内经》。直行的叫经，旁行的叫络；经有十二，络有十五。络是经与经之间的联络站。经络的循行路线，建立起表里内外、脏腑与肌体的联络关系。《灵枢·经脉》篇："经脉者，所以能决死生，处百病，调虚实，不可不通。"马元台注释："不识十二经络，开口动手便错。"薛雪按语："谙于经络，则阴、阳、表、里、气、血、虚，实了然于心，初学者必先于是，神良者亦不外乎是，第粗工眛之。"又说："脏腑者经络之本根，经络者脏腑之枝叶。十二经，是十二循行线，元朝滑寿把奇经八脉中的任脉、督脉即前后二中线加入称之为十四经。用几何术语来比较，穴位好比"点"，点动而成线，经就好比"线"，皮肤表层就是"面"。十四经各有所属的疾病，循经取穴是针灸治疗的上乘。首先学习经络走行及主病，两星期可以学完。其次是附丽于十四经的360穴及常用的几十个经外奇穴，3星期可以学完。学习的方法有两种：①诵读张隐庵经穴分寸歌，人体找穴示教。②诵读医学入门经穴歌，参考取穴文献，人体找穴示教。这两种方法，互有优缺点，进度是相同的。

（2）"速成"就是以能掌握针灸常用的主要穴位，能治疗一般疾病为目的。学习方法也有两种：①《针灸甲乙经》孔穴法，即把十四经割裂分为头身、四肢各局部，每部又分许多线，如头直鼻中入发际线（这种方法后来传到日本，称为头顶正中线，许多针灸书沿用这种写法）等，选取 100 穴，参考取穴文献，人体找穴示教。②《神应经》百穴法歌，是由十四经各经里的选用穴，诵读及人体找穴示教。这两种方法，也是互有短长而进度相同的，一星期可以学完。

学习穴位也分两方面：①穴位的所在，即反映在身体表面皮肤上的针灸部位，也有称之为刺激点的。寻找每一个穴，都有它的特点，也就是利用人体解剖的天然构造作为找穴的标志。例如，大椎穴在第七颈椎下边，风市穴在直立时两手下垂的中指尽头处，章门穴在屈肘当肘尖的肋旁，阳陵泉穴在腓骨小头向前向下各 1 厘米之处，三阴交穴在内踝上 3 寸等，必须用明显的语言文字描述，学的人一听即懂，在人体示教时，一目了然，牢记不忘。②穴位的作用，每个穴位都有它的治疗作用，有的穴只有在穴位所在区起治疗作用，如头部、胸腹各穴；有的穴除了在所在区起作用以外还能扩延它的治疗作用到远距离的器官，如手上的合谷穴可以治面部和口腔疾患，足上的太冲穴可以治生殖器疾患；有的穴位对某一种病有特效，如下关穴止牙疼，行间穴治失眠；有的穴位作用于一个系统，如中脘穴对消化系统最有效；有的穴位可以联系几个经脉，如三阴交穴是足太阴脾、足厥阴肝、足少阴肾三经交会的集合点，也就是一穴对三经的疾患都有作用等。这些在学习时必须完全掌握，临床时才能得心应手，运用自如。

第三部分处方和手法，"专科"处方部分则诵读四总穴、马丹阳十二针、百症赋、玉龙歌、通玄指要赋，灵龟八法、标幽赋。手法部分则诵读补泻雪心歌、补泻新手技，四星期可以学完。"速成"处方部分则诵读四总穴、马丹阳十二针、百症赋；手法部分则诵读补泻雪心歌、补泻新手技，两星期可以学完。

针灸处方要辨证施治，通过四诊方法，诊断病情确定阴、阳、表里、虚、实、寒、热（谓之八纲），证属某一经，联属到某一脏腑，然后选穴处方，叫作循经取穴。例如失眠症，有的由于怒气伤肝，则取足厥阴经的行间穴；有的由于思虑伤脾，则取足太阴经的三阴交穴；有的由于忧愁伤心，则取手少阴经的神门穴。行间、三阴交、神门这三穴都治失眠，用对了效如桴鼓，用错了则没有效。又如有一个痹证的患者，不能立起来，坐着往前移动，用骶骨代替脚走路，头低垂着不能仰视，用脊椎代替头的位置。在选穴处方时，应该想到《素问·痹论》："肾痹者，善胀、尻以代踵，脊以代头。"即在足少阴肾经由涌泉到俞府的 27 穴中适当选择；肾主骨，还可配上肾俞穴；八脉交会"骨会大杼"，可以加上大杼穴治"脊以代头"；肾与膀胱相表里，还可以取膀胱经的八髎穴治"尻以代踵"，才能尽循经取穴的治疗作用。

其次的局部取穴，即比较容易，选取患处附近的相当穴位，其效果也相应地不如循经取穴。还有一种就是古人在循经取穴、局部取穴综合实验积累了许多有效验方，也是应该继承的，又把这些验方用极精简的文字编成歌赋，易读易记，如百症赋、玉龙歌之类都需要下苦功夫读得通熟。处方选穴，进行针灸。针刺是讲手法的，手法分补泻两种，因患者的体质强弱、病症虚实来运用补泻。补泻有古法，有新法，如补泻雪心歌和补泻新手技，前者为古法，应用有效，值得继承；后者为新法，便于掌握，值得推广；我的意见，穴位方面应当挖掘古代的真髓以求得与现在的取穴方法之统一，手法方面不论古法今法，凡属有利于治疗的手法就应该利用，"一切为了病人"是工人阶级医疗作风的特点。穴位、处方、手法三位一体，互相配合恰当，才能起到决定性作用。

针灸疗法的总的要诀有"准确、迅速、不痛、有效"8个大字。即穴位要准确，差之毫厘，谬以千里；选针要迅速，迅速才能不痛。一针刺入要经过皮肤、软组织、血管和神经，每个部分各有不同的感觉，针入表皮穿过真皮时感到痛，软组织酸，血管胀，神经麻，这些感觉是混合的，又加上皮肤的温、冷、痛点等的影响，因此针入时感觉不同。针要迅速地刺入真皮，触到软部组织宜旋捻，血管宜急转直下而避开，神经宜探索；这些动作不是很慢，而是很快，并且针刺的手技是统一动作，八音齐奏、鼓角齐鸣，复杂配合而不紊乱。进针和起针是一种手法，让患者达到不痛的目的；补泻又是一种手法。可以达到促进有效的目的，这都需要勤学苦练，细心体会，因此说针灸是非常细致精密的技术。

临床示教，操作实习计两星期。总的计算："速成"需要7周，"专业"需要13周。有的单纯学习一种病，或一科病，可能更快（上述规划是按每天2小时，业余学习计算的。如果脱产学习，每天4小时，"专业"可缩短为6.5周；"速成"可缩短为3.5周。即"专业"计15.6小时，"速成"计84小时）。

总而言之，祖国一日千里地飞跃前进，在几个月的时间，已经改变了面貌，发展的速度，震惊世界。医务人员也必须人人献法宝，以适应社会主义各项建设事业的发展需要。在党的领导下，只要政治挂帅，无往不利。让我们共同挖掘祖国医学遗产，开成千红万紫的灿烂之花，为六亿人民健康，为世界人类谋求健康而奋斗吧！

梅花针治疗小儿麻痹及其后遗症的疗效初步总结

辽宁省中医院　马瑞麟　彭静山　李魁章

小儿麻痹是传染性疾病之一，此种疾病对于人类特别是婴儿的身体健康威胁很大。当前对于了解、研究此种疾病的发展规律与寻求有效的预防和治疗方法，已成为我国广大医药卫生人员和医学科学研究者的重要任务。我们以部分病例采用了操作简便，治疗迅速的梅花针试行临床治疗。经初步观察我们认为效果很好，故将治疗效果扼要介绍如下：

一、治疗原则和方法

我们是按照祖国医学治疗痿病的"补其营而通其俞，调其虚实，和其顺逆……"的原则和孙惠卿老先生"刺激神经疗法"的基本精神，而采取了主要刺激背部俞穴部分，与患肢各经脉的循行路线的皮肤表面。方法是：首先针刺患者背部脊柱两侧，五脏六腑的俞穴部分及其纵行线。如上肢麻痹，则以五脏的俞穴直线为重点针刺部位，并配合上肢各经脉的循行路线；下肢麻痹，则以六腑的俞穴直线为重点刺针部位，并配合下肢患侧经脉循行路线。初期（1~3个疗程内）每隔日针1次，每7次为1个疗程，每1~2个疗程中间可停针7~10天。后期（3个疗程以后）根据情况每周可针治1~2次。

二、治疗效果分析

我们用梅花针治疗婴儿麻痹除了仅治疗1~3次，现仍在治疗中和1例中断治疗未统计在内外，计系统接受治疗63名，其中包括尚在继续治疗中的15名。其治疗效果依疗效情况我们将它分成3类：即痊愈、显著进步、进步。痊愈：是指症状全部消失及行动正常者；显著进步：是指症状有明显进步，而未完全恢复者；进步：是指症状上有某种程度上的减轻者。在63例中，有效者为61例占96.8%（其中痊愈者20名占31.5%；显著进步21名占33.3%；进步者20名占31.5%；无效者2名占3.1%）。

在治疗中，一般是病程越短，治疗的越早其疗效越佳，但对患病一年以上患者亦并非无有疗效（表1）。从治疗次数来看，即治疗中是否持续治疗，对于疗效亦有一定关系（表2）。在患者部位上则是下肢疗效比上肢好，一侧的疗效比两侧的好（表3）。

表1　治疗时间与疗效关系

疗效＼病程例数	1个月	2个月	3个月	4个月	5个月	6个月	7个月	8个月	9个月	10个月	11个月	12个月	2年以内	3年以内	3年以上	合计
痊愈	11	4		1	2								1	1		20
显著进步	7	4	2	3		1	1	1		1	1					21
进步	5	2	2		2		2		1		1		1	1	2	20
无效													2			2
合计	23	11	4	4	4	1	3	1	1	1	2		4	2	2	63

表 2　治疗次数

疗效 ＼ 治疗次数 病例	1~7次	8~14次	15~21次	22~28次	29~35次	36~43次	43~50次	合计
痊愈	4	3		3	1	3	6	20
显著进步	3	4	2	4	3	3	2	21
进步	5	2	4	4	2	1	2	20
无效		2						2
合计	12	11	6	11	6	7	10	63

表 3　上下肢与疗效的关系

疗效 ＼ 部位	上肢		下肢		上下肢		计
	一侧	两侧	一侧	两侧	一侧	两侧	
痊愈			17	2	1		20
显著进步			16	4		1	21
进步			12	5	3		20
无效			2				2
合计			47	11	4	1	63

三、典型病例

例 1：李非，男，16 个月，门诊号 6233，沈阳市南市区长白路 24 号。1956 年 12 月 13 日来诊。主诉：于本年 6 月曾发烧，热退后下肢不能动转，经沈阳陆军医院诊断为婴儿麻痹。该院针灸科治疗 3 个月效果不显，故转来本院。检查所见：营养中等，精神正常，腹部平软、心肺无异常所见，右下肢肌肉萎缩、运动困难，腿不能向前抬，扶使站立只能以左腿向前拽着走，膝踝关节能微动，足小趾能动，其他趾不能动，膝腱反射（－）巴宾斯基征（－）。治疗：用梅花针治疗 1 个疗程能抬腿迈步，足趾全部恢复，12 次后完全恢复正常。

例 2：杨树中，男，2 周岁，门诊号 20851，立山 15 组 9 号。1957 年 10 月 21 日来诊。主诊：生后 5 个月曾发烧，热退后左腿不能动，经治疗效果不明显。检查所见：发育正常，精神正常，颜面表情无缺陷。左腿肌肉松弛，肌肉萎缩，腿不能活动，扶使站立亦不能站好。经用梅花针治疗 25 次后恢复正常。

例 3：陈阳平，15 个月，门诊号 2866，沈阳市和平剧团。1956 年 10 月 9 日来诊。主诉：于本年 9 月 4 日曾发呕吐，以后右腿行动困难。沈阳医学院诊为婴儿麻痹。检查所见：营养中等，面色微白，右下肢感觉迟钝，运动障碍，腿发硬，坐下不能起来，好跌跤，足外翻，肌肉萎缩，患肢呈瘫痪状态。膝腱反射（－）。治疗：用梅花针治疗 3 次后，可以自己起来了，5 次后走路跌跤减少，10 次后一切动作正常，惟足有轻度外翻。

例 4：姜平，女，15 个月，门诊号 2386，沈阳市工厂街 204 号．主诉：于本年 8 月发烧，发现右侧半身上、下肢异常，腿不能走路，臂不能上举，手不能拿物。检查所见：营养中等，精神正常、心肺无异常，腹部平软，腿不能站立，手不能伸，经常握拳，下肢呈弛缓性瘫痪。用梅花针治疗 5 次后，手可以伸展，扶物能立，能走，针灸 19 次后恢复正常。

学习山西医学院关于穴区带与经络穴位关系的几点认识

辽宁中医学院附属医院针灸科　彭静山

"我们能够学会我们原来不懂的东西"。最近听了山西医学院眼科主任沙洛同志来我院关于穴区带的学术报告，又看到了他们的临床手法表演，以及有关资料，使我对穴区带有一些初步认识。我认为穴区带之所以有效，是与经络学说分不开的。根据毛主席关于"百家争鸣，百花齐放"的教导，提出几点看法，供讨论研究。

一、穴区带的理论根据

应用穴区带进行针刺治疗或针麻的四句话："有病必有点，病变点也变，按点取活穴，点消病自减。"这四句话概括的很合乎实际，是从实际中来，提高到理论，又指导了实践，也反映了经络学说总的基本理论："内连脏腑外达肌表。"脏腑有病，反映到体表相关穴位的过敏；经过针刺穴位，反映到肌肤，过敏点消失，疾病也就治愈。这是符合经络学说特征的。

几个穴位连成片（区），又延伸成为带，其中包括经穴和奇穴，它与过敏点相符，所以叫作"经络穴区带"，也简称"穴区带"。我认为这是创新。

穴区带治疗实践，归纳为 3 个概念：

（1）经络不是一条或多条长线，而是一条或多条带状区域，叫作穴区带。穴区带与体表也与内脏，以及某些疾病也有特定的联系。体表或内脏有病，就在相应的穴区带内，出现敏感现象，根据穴区带小组摸索，初步将体表划分为 35 条穴区带。

（2）对这种方法来说，敏感点就是经穴，经穴存在于穴区带内。

（3）敏感点的消长情况，和疾病的发生、发展与痊愈，大体相一致。

我认为概括归纳 3 个概念，是符合我多年来体验的。

二、关于穴区带的研究

资料中说："在临床实践中，系统观察 237 条经络现象活动的规律，初步体会经络并不是线状的而是带状的。"我同意这种说法。

（1）通过知热感度测定，可以测知经络有一定的宽度，不是一条线。

（2）通过经络仪测定穴位，也可以得知经络面积较为宽广。

（3）从我们临床治疗使用穴位也说明经络的区域相当宽，是与邻接经络相接通的。

资料中还说："又经过 700 多个穴位性能的分析，支配经穴、奇穴连成片（区），片又延伸成为带，经穴与奇穴都是带状的敏感点，不存在经穴、奇穴之分……"我也同意这种说法。其原因：

在 2500 多年以前，《黄帝内经》里《灵枢·经脉》篇第十（原文略）发现经络分布走行之后，同时即指出可供针灸治疗采用的穴位，但很不完全，或有穴名，或仅指出穴位的部位而无穴名。以后逐渐发展。到了唐初的孙思邈著《千金方》。他依据甄权，记载全身左右及中行穴位 648 个，并把穴位按身体的局部来划分，如头部、胸腹部、背部手足部，每部又分许多纵线，如头部第一行、第二行等，这是很科学的，这和穴区带的意义是相同的。

宋代王惟一铸造铜人，按周身十二经及任督二脉，每经固定若干穴，并著有《铜人腧穴针灸图经》收载 354 穴，左右合计 657 穴，对某些经穴的治疗作用，也有部分增改。

到了元代忽泰必烈著《金兰循经》十二经，合并任督二脉，开始称为十四经。穴位数仍同王氏铜人经。凡属在十四经正穴以外的叫它"经外奇穴"。到明代已将个别奇穴，增加到十四经之内。杨继洲的《针灸大成》固定十四经为 360 穴，左右合计为 679 穴，以外的都叫"经外奇穴"。

新中国成立以来，十四经中又据《黄帝内经》增加了"中枢"一穴，计 361 穴，左右合计为 680 穴，历代针灸医生除 361 穴以外，在临床实践中，陆续都有所发现，至 1963 年郝金凯编写《针灸经外奇穴图谱》时，"奇穴多至 588 个，加 361 个经穴，合计为 949 穴。1973 年郝金凯又写了《针灸经外奇穴续编》，收集各地新发现和确定的经外奇穴，计有 1007 穴。现在仍然陆续不断有新的发现。

"经穴"和"奇穴"，本来是没有什么差异的，也用不着把它严格区别开来。如上述在明代把某些奇穴就并入了经穴，所谓"经穴"，也是由少到多逐渐发展形成的。为什么把经穴固定在 360 个以后，就不再增加了呢，把新发现的都叫"经外奇穴"呢？这是受儒家董仲舒唯心的"纬谶"学说的影响。

资料中还指出："这些敏感点之出现与消失，又跟疾病的发生发展和痊愈同时存在。如在这些地方（敏感点）用针刺、按摩等治疗敏感点消失后，而疾病也就跟着减轻或痊愈。"

这就是经络、脏腑相关，针灸之所以能治疗疾病的经络学说，正是阐明了《灵枢·经脉》篇所说"经脉者所以能决死生，处百病，调虚实，不可不通"的道理。

我们需要研究一下 35 条穴区带。

穴区带是依据经络的活动规律而产生的。中医的经络也称为经脉，除带脉围身一周以外，都是纵行的。海特氏过敏带，是横行的；平田氏十二反应带，都是横行的，只有头部是纵行的，躯干、四肢，周身 6 个区域，各有十二条带，但是它们不是经络，而与经络相关、穴区带在四肢是纵行的，在头面和躯干前后则是横行的，这是由"经穴、奇穴连成片"而产生的，我们先弄清楚 35 条穴区带的分布情况，在穴区带针麻资料中，为便于记忆而编了《记带歌》，我很僭越地为了合辙押韵，更便于诵读，妄加修改，但是内容不变。

（一）穴区带记带歌

1. 头部八条

一眼二耳三口腮，四鼻五是正中线。

六眉七颞八颈前，头部八带记心间。

2. 上肢九条

一肩尺二、三，五桡四中间（前面）

六七对二、三，九桡八中间（后面）

3. 下肢八条

一内二外三正中，四腓五下记心胸，

六在足内须细找，七上八下腿后丛。

（4）躯前躯后五条

躯前躯后各五条，一二三四横胸腰，

五为正中属任督，善于找点穴效高。

（二）穴区带的划分与穴位的关系

1. 头部 8 条

（1）眼区带、上缘线为眉，下缘线为上关。包括鱼腰、攒竹、丝竹空、太阳、瞳子髎、上关、睛明、承泣等 8 穴。经络横断则包括膀胱、三焦、胆、胃各经及经外奇穴。

（2）耳区带。上缘线为耳尖，下缘线为天柱，计有角孙、曲鬓、和髎、耳门、听宫、听会、颅息、瘈脉、翳风、天容、天窗、天柱、完骨、风池、窍阴、浮白、脑空、翳明、安眠等经穴及奇穴；包括三焦、胆、小肠三经的横断面。

（3）口腮区带。上缘线为上唇，下缘线为下颌骨，计有巨髎、地仓、颧髎、下关、颊车、大迎等穴；包括胃、小肠二经的横断面。

（4）鼻区带。在鼻的范围内计有上迎香、迎香、禾髎及鼻针九穴等包括大肠、胃经、横断面。

（5）正中线区带。从哑门至承浆，包括督脉 13 穴、任脉一穴和印堂等穴。

（6）眉区带。上缘线在头临泣，下缘线在眉上，计有头临泣、眉冲、本神、阳白等穴。属于胆、膀胱二经的横断面。

（7）颞区带。颞骨范围内，计有头维、颌厌、悬颅、悬厘、率谷等穴，属于胃、胆二经的横断面。

（8）颈前区带。上缘线为天窗，下缘线为肩井，计有天窗、扶突、天鼎、缺盆，人迎、水突、气舍、廉泉、天突、旁廉泉、外金津、玉液等穴。属于任脉、胃、大肠、小肠三经横断面。

2. 上肢 9 条

（9）肩区带。上起肩井，下至天府，计有巨骨、肩髃、肩髎、臑会、天髎、秉风、曲垣、臑俞、天宗、肩贞等穴，属于胆、大、小肠三经的横断面。

（10）上肢前面二、三区带，符合心经走行线，计有青灵、少海、灵道、通里、阴郄、神门等穴。

（11）上肢前面四区带。符合心包经走行线，计有天泉、曲泽、郄门、间使、大陵等穴。

（12）上肢前面五区带。符合肺经走行线，计有天府、侠白、尺泽、孔最、列缺、经渠、太渊等穴。

（13）上肢后面六、七区带。符合小肠经走行线，计有阳谷、养老、支正、小海，并包括三焦经的臑会等穴。

（14）上肢后面八区带。符合三焦经走行线，计有阳池、外关、支沟、会宗、三阳络、四渎、天井、清冷渊、消泺等穴。

（15）上肢后面九区带。符合大肠经走行线，计有阳溪、偏历、温溜、下廉、上廉、手三里、曲池、肘髎、手五里等穴。

3. 下肢 8 条

（16）下肢前面一区。包括脾、肾、肝三经在下肢内侧各穴。

（17）下肢前面二区。属于奇穴新建及胆经的风市、中渎、阳关、阳陵泉等穴。

（18）下肢前面三区。属于胃经由髀关至解溪一带等经穴及髋骨、鹤顶、髌底、膝眼等奇穴。

（19）下肢前面四、五带。属于胆经的也包括胃经、膝下一带，由阳陵泉至光明为 4 区，由光明至丘墟为 5 区。

（20）下区前面六区带。属于足内侧三阴经的穴位及奇穴。

（21）下肢后面七、八区带。属于膀胱经，由承扶至合阳为七区带，由合阳至三阴交相平处为九区带。

4. 躯前、躯后各 5 条

（22）躯前一区。由璇玑至膻中的横断面，包括肾、胃、肺三经经穴及奇穴。

（23）躯前二区。由膻中至水分的横断面，包括肾、胃、肝、脾四经的经穴和奇穴。

（24）躯前三区。由水分至关元的横断面，包括上述四经的经穴和奇穴。

（25）躯前四区。由关元至曲骨的横断面，包括区内的经穴和奇穴。

（26）躯前五区。即任脉穴区带，也连接到肾经各穴。

（27）躯后一区。从肩井横线到至阳横线的横断范围的穴位，属于膀胱经一、二行。

（28）躯后二区。从至阳到命门两横线的范围内的穴位，经络同上。

（29）躯后三区。从命门到大肠俞两横线的范围内之穴位，经络同上。

（30）躯后四区。从大肠俞到承扶两横线的范围的穴位，经络同上。

（31）躯后五区。即督脉各穴，包括脊穴。

以上 35 条穴区带，基本包括全身经穴和奇穴，但是还有的部位如后头、足外部，手部均未联系到，这是有待于继续发展的。

三、经络穴区带的技术三关分带、找点、针法

1. 分带

周身头面、四肢、躯干共分 35 条区带，已如上述。

（1）穴区带图中所标记的穴名是便于说明穴区带的主要界限。

（2）各区带内之穴区（敏感点）都有治疗局部疾病的作用。

（3）各带之边缘穴区兼有治疗相邻带疾病之功能。

2. 找点

（1）找点有 3 种方法：

①指压法以手指或笔杆用均等的力量，依次压迫局部，压痛明显点即为敏感点。

②压点器法：用弹簧测痛计，依靠弹簧的力量压迫局部，找出敏感点，优点是压迫的力量可用刻度表示。

探测器法：利用经络测定仪找出皮肤电阻低的点一般来讲,此点与压痛点有一致关系。

（2）选点：如果遇到多数的点，其中必有其主点。主点有三个条件：a. 压痛重。b. 针时次点减轻或消失。c. 针时痛感减轻或消失。

（3）简略找点法：

①局部同带法：首先注意疾病局部有否敏感点。

②躯干前后对应法：即病在前，从后面找点；病在后，从前面找点。

③躯体四肢相应法：即躯干拦腰分成二段，按上对上，下对下，阴对阴，阳对阳找点法。

④膝以下找点法。

3. 针法

穴区带的针刺手法的要求是快进针、慢推针和"扎出针感原地捻转"。所谓快进针就是快速刺入皮肤，以减少疼痛；慢推针，意思就是不错过针感层，并可防止和减少出血。针刺没有固定深度，以扎出针感为止。强调原地捻转，即不上、不下、左右幅度相同，是为了保持针感。捻转时间：一是问针感强弱，以决定捻针幅度的大小；一是问针后痛感的消灭，以决定捻针的时间。这两点亦是检验手法是否正确的标准。

四、经络穴区带的特点

穴区带的优点：扎针不记穴，简单易学。由于追逐敏感点针刺有的放矢，疗效快而高。但是学了经络和循经取穴等，有助于穴区带和敏感点的应用。

穴区带的适应证：穴区带疗法，适应证很广，可治疗多种疾病，一般新医疗法的适应证，均可试用本疗法。

治疗要点：按中医经络学说，循经络—穴区带找敏感点（敏感点常以压痛形式出现）。如有几个压痛点，应尽力找出主要压痛点；治疗后，痛点常有移位，应追逐针之。

深度与时间：针刺深度不限，以出现最好针感为度。行针时间不限，以症状减轻或消除为准。

五、结合多年临床针灸治疗几点认识

经络穴区带是一种新事物，应该学习和推广。所谓"技术三关"主要是"分带"与"找点"的方法，应该商讨。

既然本疗法是根据经络学说的，那么我们首先应把经穴的治疗功效复习一番。

手三阴，从胸走手。每个穴位除了治疗穴位所在部位的疾病，也治胸腔疾患。

手三阳，从手走头。每个穴位除了治穴位所在部位的疾病，也治头面诸疾病。

足三阴，从足走胸。每个穴位除治穴位所在部位的疾病，也治腹腔、胸腔的疾病。

足三阳，从头走足。每个穴位除治穴位所在部位的疾病，也治腰背、胁肋及头部疾病。这是经穴的个性。

经穴的共性：治穴位所在部位的病，治所属脏腑的病，治该经走行部位的病治表里经的病。

由于经络不是一条线，而是一条区带，那么除了经穴属某经外，奇穴的所在部位属于某经，也应和某经的穴位有相同的个性和共性。

找点方法我们主张有6种：

（1）局部找点：如眼病即找眼区，耳病即找耳区，某处局部有病即找某处。

（2）缪刺找点：同交经缪刺找穴法。

（3）循经找点：诊断病属何经，即在何经找点，不仅找该经的经穴，奇穴也要找，不是穴的地方也应该找，阿是穴在治疗方面占有相应价值。

（4）俞穴找点：找寻与疾病相应的背部俞穴。

（5）郄募原络合穴找点，与找同名穴法相同，但不是按常规扎针，而是找出敏感点来扎。

（6）按穴区带找点：这种方法，不须记穴，看来容易，实际如不懂经络，仅记 35 条穴区带的治疗功能比记穴还要费力。

总的意见，我们应该运用既有的取穴知识，在取穴以后，按穴区带方法，进行找点针刺，这样可能取得满意的效果。

穴区带找点的成熟经验，例如治癫痫的敏感点，在 3~11 胸椎多数在筋缩穴，我们最近验证两例；胃的敏感点在心包经线上验证均有压痛，针后有较好效果。这些良好的经验应该总结积累推广，让它为工农兵患者做出更大的贡献。

杏林回顾五十年

辽宁中医学院副教授　彭静山

我16岁学医，经过4位名师，其中有著名针灸家唐云阁。最后的老师是沈阳名士、名医马二琴教授。我的文学基础也是受马老的熏陶。22岁行医，迄今已54年，其中搞针灸专业33年。岁月匆匆，不觉头童齿豁，垂垂老矣，无所成就，颇觉汗颜。仅把个人心得简要介绍，就正于同道。

一、针灸方面

用针灸治病，好处很多。第一是疗效迅速，对某些疾病往往手到病除。一李姓25岁女患者，诊病时用手托着下颌骨，只要一松手，头部便下垂，前后左右，均可歪扭，并无痛苦，只是不能抬头。经过多法治疗无效。细思颈部后正中属督脉，督脉的大椎穴为六阳之会，督脉两旁是足太阳膀胱经，前为足少阳胆经，当耳际为手少阳三焦经，耳前为手太阳小肠经，再前为手阳明大肠经，前正中为任脉，任脉两旁为足阳明胃经。其颈痿软无痛，前后左右均不能挺起，是手足六阳经与任督皆病。但其脉有力，面赤舌干，有黄苔，言语流利，声音响亮，微有口臭气粗，大便数日不行。压其大椎穴，似有硬结，乃病穴也。用26号粗针，深刺大椎，使用提插泻法，1次见轻，2次可以直颈，3次病愈。

又一刘姓36岁男患者，症状与李例同，但面色苍白，声低息短，六脉沉迟无力，舌润无苔，尿清长，大便微溏，乃六阳经虚寒，督任失其调节之力。手压天突，患者有舒服感。乃用知热灸法，艾炷小如麦粒，直接灸，呼热则压灭，重置艾炷，7壮知热，2次而愈。

张某，男，24岁。其病甚奇，无其他异常。每当睡熟则唾液满口，吐出始安，须臾又复充满口内而醒，每夜七八次，终夜睡眠受其干扰，以致神疲力倦。经多方治疗，不但无效，亦不知何病。余诊其脉沉细，两尺似有似无，面色微黑，小便清长，膝酸足软，是肾气虚寒。肾在液为唾，肾气不固故睡中唾液涌出。"肾足少阴之脉，起于小趾之下，邪走足心，出于然谷之下，循内踝之后……贯脊，属肾……是动则病饥不欲食，面如漆柴，欬唾"（《灵枢·经脉》）。以梅花针从脊旁叩打，感觉舒服，似乎腹内之气由寒转暖，反复叩打3次。当夜只口中充满唾液3次，再治而愈。

李姓老媪，年70余，大便秘结20余日，服缓泻峻泻药无效，洗肠无灵，痛苦万状。视其面黄形瘦，常见四肢无力，脉沉而右关虚，是属脾约。津液枯耗，肠失其传导之力。遂在左腹结埋皮内针一支，当日排便，从此竟愈。此法用治便秘亦效。

我用针灸治病，首重辨证，在表在里，在脏在腑，在气在血，在荣在卫，归根结底，属于何经，每经都有是动是主的经络病候。分清寒热虚实，病源在于何经，循经取穴，应手辄效。

我取穴的原则是"一点，二穴，三线，四面"。一点，就是每次只用一穴，穴位也叫刺激点、反应点。但一点和一穴不同，任、督都是单行穴，一穴即为一点，其他经则不一样，十二经双穴，一穴是两点；四缝穴是八点；八风、八邪也是八点；十宣、十二井，前者是十点，后者是十二点，故每次刺一处的叫一点，例如针左合谷之类。二穴，则是左右两穴同时并取；或任脉一穴，督脉一穴；或左右不论哪一经各取一穴，也叫二穴。三线，即同时在一条直线上取几个穴，如中府、尺泽、太渊之类。四面，即取出穴来，可用虚线连成各种形状，如大椎加双大杼为三角形；两心俞、两肾俞呈长方形；两肾俞加腰俞名倒雁塔形之类，等等。用针手法是"进针不痛，出针不觉"。应针就针，应灸就灸。主张取穴少，用针细，随症应变。如截根疗法只取 2 穴，主治乳腺增生、疔肿、痈疮初起、瘰疬、发际疮、痤疮等，1 次有效。如痤疮经 1 次截根，可控制不再发。上述各病，每周 1 次，4 次可愈。取穴用皮尺由左乳头量至右乳头，然后松开左手，使皮尺下垂，再由右乳向上。从颈后回旋至前胸左乳头，然后将两端比齐，由颈前转至后背，双垂的两头尽处即在脊椎上画一标志，从此标志旁开 2 横指即是穴。用右手持针，左手捏起皮肤，快速进针，不用提插旋捻等手法。留针 20 分钟，每周 1 次。必用粗针，过去称为马三针所用的针。无禁忌。此外如正口㖞的口围四穴、落眼睑的三睑疗法、10 秒钟降压的降压十法、八种循经取穴、四种交经缪刺、一穴治病，无痛扎针等，是我多年的临床经验。所用经穴只 100 多个，经外奇穴不过 10 穴。继承古代的精华，结合临床实践，吸取华佗的观眼识病法，经 12 年之久，总结出"眼针疗法"。

50 年代初曾被中国医科大学聘为针灸讲师，当时针灸还未向全国推广，针灸书都是文言，不易看懂。我用现代汉语写了《简易针灸疗法》在上海出版。对初期开展针灸，起到了一定的推广作用。1959 年应辽宁省卫生教育所的要求，写了《普及针灸手册》，书中用 34 个穴，治疗 43 种疾病，可以无师自通，对全省普及针灸也起到一定的作用。1966 年又增加了几种农村常见病的针灸治疗。

二、妇科方面

1950 年沈阳市医务人员讲习会，聘我编写妇科讲义，以后整理成册，名《妇科病中药疗法》在上海出版。中医的妇科学包括胎、产、经、带，而尤以带下为主要。《史记》："扁鹊名闻天下，过邯郸闻贵妇人，即为带下医……"可见带下是妇科较为重要的疾病之一。曾治一刘姓女患者，23 岁。面色㿠白，舌质干，六脉无力。自觉逐渐虚惫，腰以下如束带而酸软。月经正常，食多反瘦，口燥舌干，尿少，不出汗。曾服药多种，久治无效。余沉思"腰以下如束带而酸软"此正带脉所循行之部位。问其是否有带下，答曰甚多。可见，带脉为病，白带过多，津液耗损，所以多食反瘦，为拟止带散而渐愈。多年来所治妇科病多矣，不赘述。

三、内科方面

我在医院很久，观察病人虽多，而常见者以神志病（一般叫神经衰弱）、气管炎、风湿症、胃肠病四种为多。遂写了《常见四种慢性病的中药及针灸疗法》，在上海出版。并发表一些秘方，不多赘述。

四、整理古典医籍

1981 年，首先整理华佗的《内照法》。见清·光绪辛卯（1891）周学海《周氏医学丛书》。古有《华佗别传》谓邓处中确系华佗外孙，其子邓思，从华佗游各地，颇得心传，乃与吴普等所辑。按：唐高宗第六子李贤，诏集诸儒共注《后汉书》，华佗传注中引证《华佗别传》凡四次，占全注 2/4。由此可见，《华佗别传》是唐以前书。周学海善于藏书，鉴别版本，认为是华佗遗书，当有所根据地。

其次点校一本《华佗神医秘传》凡22万言，药方一千余首，包括13科，并有失传已久的麻沸散、神膏。继《内照法》在辽宁出版。

《药笼小品》出版后，颇受读者欢迎。

清末民初，沈阳名医庆云阁，曾任五凉太守，解职归里，任张得珊所创中国医学研究所名誉所长，教学并治病，颇受欢迎。所著《医学摘粹》在北京初版，五凉再版。在沈阳5年之间又印3次，风行一时，今已60余年，几成绝响。我费时一年，勘误点校，注释古字，已在上海出版。

我年76岁，虽有"夕阳无限黄昏近"的景况，但努力自勉，"不用扬鞭自奋蹄"。和门徒费久治合写的《针灸秘验》包括100多种针法秘传，1984年初排印，年内可和读者见面。年虽老耄，雄心尚在，计划在有生之年，每年出一本书，把余年全部献给中医事业。

评《针灸经穴挂图》

彭静山

《针灸经穴挂图》北京中医学院编，人民卫生出版社出版，计分正面、背面、侧面三图。开本 787 毫米 × 1092 毫米，1/3，编绘和印刷都是比较精致的，可作为学习及临床的参考资料。

挂图的色调鲜明，正面图和侧面图，都从中线任脉和督脉分界，一侧为体表部分，一侧为解剖部分，穴位则在体表部分。侧面图是体表部位图，分别附加臀、腋、头、足特写图。按着经穴系统绘制，穴位用圆点作为标志，经络用点或线描绘其走向，以 7 种不同颜色的点和线来代表十四经 360 穴位，在每经的起或止的一端都有经络名称，一目了然。

几千年来，针灸经穴从《灵枢》至现在，由简到繁，既有共同遵循的经络，又有互相出入的经穴部位，某些个别穴位，至今还有争论。《针灸甲乙经》除经穴外，还创制一种局部画线取穴法，习惯叫作"孔穴"。在容易记忆方面，虽然有它一定的优点，但在研究经络学说高唱入云的今天，还是以经穴为主导，我们同意《针灸经穴挂图》的编绘方法。

然而，我们也有不同的看法，愿意在这里共同研究：

（1）经穴部位的商榷：

挂图是根据《灵枢》《针灸甲乙经》《铜人腧穴针灸图经》《针灸大成》等历代文献为依据，而"有的经穴未能统一，而现代在临床上取穴各家也不尽同。因此有些个别穴位系根据一般临床惯用而定的"。在这里就不免令人对某些穴位产生怀疑，究竟是"根据文献"呢？还是"根据临床惯用"呢？这一关键很重要，却没加以说明。有些是涉及经络循行的，如复溜、交信前后之争，听会、听宫上下之别，承山、飞扬同低之殊，这都是悬而未决的问题，不能肯定是可以理解的。但有些穴位的局部位置，还是应该加以讨论的：

①正面图是看不见头维穴的，《针灸大成》头维在神庭旁 4.5 寸，曲差在神庭旁 1.5 寸，本神在曲差旁 1.5 寸，因此本神与颔厌成直线，不应与临泣并列，头维应划归侧面图。

②肩井，《针灸大成》："肩上陷中，缺盆上，大骨前一寸半，以三指按取当中指下陷中。"大骨即肩胛冈，两手交抱放肩上，中指下在肩的中央，并非以左手放右肩，食指靠颈，中指下是穴。挂图由颈至肩，肩井穴距颈 1/6，距肩 5/6，是不适当的。

③廉泉的旁 1.5 寸为人迎，挂图人迎在廉泉旁边而向下，廉泉距天突等于面部 1/2 是不符合人体实际情况的。

上述 3 个例子，例如"根据一般临床惯用"而定的，这"临床惯用"是少数医生的"临床惯用"，不如"考诸历代文献"较为妥当。

（2）此外，骨度尺应一概与经络走行一致，那就更好。总之，《针灸经络挂图》是比较实用的，我提出几点不成熟的意见，目的是希望有助于此图"精益求精"，尽善尽美。

经穴声信息传导的实验研究
经穴声信息传导与机体不同组织功能关系的探讨

辽宁中医学院七九级研究生　朱凤山

导师　副教授　彭静山

副主任医师　王品山

沈阳金属研究所助理研究员　万耀光

近几年来，国内对循经感传现象的基本事实和规律，已经肯定[1、4]。但目前尚不能解决直接显示或记录这种感觉的客观指标，我院等单位关于循经感传声发射的研究，就是为此而进行的[2、4]。

声发射是物体内部在动态变化过程中所产生的一种应力波（声波）。质点振动是声波产生的基础。机体某些组织的功能活动也可以产生振动。经络穴位处声发射信息的产生和传导，与此关系如何？目前尚未有报道。探讨这一问题，将对从方法学评定这一指标和探求声发射信息传导的物质基础产生有益效果。为此，本文在探讨声发射信息循经传导特性的基础上，对"经穴声信息"传导与机体不同组织的功能活动关系作了初步研究。

实验方法

仪器系统，实验环境及要求，激发穴位方法[2]：

记录图纸数据测量：波幅系为某段时间内的最高信号波峰绝对值，分布参数系为某段最密集信号处 10 秒单位内的波峰数。传导时间为信息由激发标记的↑到激发后第一个信号出现所用的时间。

实验对象：健康者（30 人），肩周炎患者（30 人），家兔（30 只）。

检测部位和观察内容：健康者激发大肠经原穴合谷，分别在同经下廉、曲池、臂臑、肩髃、迎香等穴处检测，并在检测穴位的内、外各旁开 2 厘米处对照检测，观察"经穴声信息"的传导特性和阻断血流对"经穴声信息"传导的影响。

肩周炎患者在合谷穴激发，曲池穴检测。观察臂丛麻醉对"经穴声信息"传导的影响。麻醉前后，激发和检测部位不变。

家兔实验激发点在其后肢二三趾间处，检测点在膝上 2 厘米外 1 厘米处，分别观察切断股神经和坐骨神经，环切皮肤，环切全部软组织后对其"经穴声信息"传导的影响。

附加因素及其方法：

血流阻断：以血压计袖带在上臂平腋处充气加压超过原血压 40 毫米汞柱以阻断肱动（静）脉血流。指端脉搏波消失验证血流确系阻断。

臂丛麻醉：按常规进行。一般在术后 30 分钟左右进行。

手术部位及程序：

（1）以 20% 乌拉坦、每千克体重 5 毫升腹内注射麻醉。

（2）术前检测之后，将腹股沟处股神经和近股骨头处坐骨神经切断，并进行检测。

（3）在激发、探测两点之间，即膝下 3 厘米处将皮肤环形切断，并进行检测。

（4）在切皮处将软组织全部切断，并进行检测。

结果与分析

（一）"经穴声信息"传导特异性的观察（结果见表1）

表1　健康人体大肠经不同穴位"经穴声信息"的检测情况

穴位	例数（例）	阳性数（例）	%	X^2	P
下廉	17	13	77%		
曲池	30	23	77%		
臂臑	30	11	36%		
肩髃	23	6	27%		
迎香	30	6	20%		
曲池内2cm	30	9	30%	11.3169	<0.001
曲池外2cm	30	10	33%	9.6969	<0.001

上表结果表明：在同一经线的不同穴位处大都可以检测到"经穴声信息"传导，"经穴声信息"传导在经穴与非经非穴具有明显差异，提示"经穴声信息"传导似有循经特异性。

（二）"经穴声信息"传导的可激发特性观察（结果见表2）

表2　人体及动物激发前、后"背底声信息"与"经穴声信息"的比较

分组	例数（例）	声信息波幅值（$X \pm SX$）（分贝）			t	P
		激发前	激发后	差值		
人体麻醉前组	30	1.63 ± 0.16	4.55 ± 0.30	2.92 ± 0.47	6.213	$P<0.001$
动物术前组	30	2.43 ± 0.16	5.03 ± 0.49	2.60 ± 0.58	4.483	$P<0.001$

从上表可以看出，以肩周炎患者臂丛麻醉前组激发前"背底声信息"与激发后"经穴声信息"波幅比较，无明显差异。可见激发后的"经穴声信息"波幅是非常明显的，说明"经穴声信息"传导是可以激发的。

以家兔后肢术前组激发前"背底声信息"与其激发后"经穴声信息"进行波幅比较，差异非常显著。说明家兔体内也存有"经穴声信息"传导的物质基础，而且是可以激发的。

（三）"经穴声信息"传导与血管（血流）波动声关系的观察

（1）血管波动声图形与"经穴声信息"图形的比较：见图1。

图1可以看出：血管（血流）波动的幅度和各参数间期基本一致，整个记录过程波动参数分布均衡。"经穴声信息"图形的波动幅度和分布参数无明显规律。在阻断血流的情况下，仍可检测

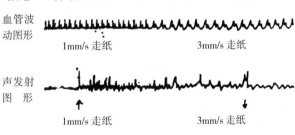

（1）声发射技术记录的血管波动图形和声发射图形

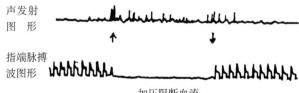

（2）阻断血流后"经穴声信息"与指端脉搏波同步检测图形

图1　血管波动声图形与"经穴声信息"图形的比较

到"经穴声信息"传导（图1）说明："经穴声信息"图形和血管（血流）波动图形各有其特点，二者有着明显不同。

（2）阻断血流对"经穴声信息"传导的影响，结果见表3。

表3　阻断血流前、后"经穴声信息"传导的比较

项目	例数（例）	观察值（$X \pm SX$）			t	P
		阻断血流前	阻断血流后	差值		
波幅（分贝）	7	5.35 ± 1.91	6.50 ± 3.02	1.14 ± 2.21	0.5172	> 0.6
分布参数（个）	7	3.71 ± 1.33	2.71 ± 0.94	-1.00 ± 0.92	1.0369	> 0.4
传导时间（秒）	7	4.14 ± 1.26	3.29 ± 1.28	-0.86 ± 0.94	0.9149	> 0.4

从上表可以看出，以阻断血流前、后"经穴声信息"波幅，分布参数，传导时间进行比较，无明显差异。说明血管（血流）波动声与"经穴声信息"传导无关。

（四）人体"经穴声信息"传导与神经功能关系的观察

臂丛麻醉对"经穴声信息"传导影响的观察，结果见表4。

从表4可以看出，以人体臂丛麻醉前、后的"经穴声信息"波幅，分布参数，传导时间进行比较，均无明显差异。说明"经穴声信息"传导与臂丛神经功能无关。

表4　人体臂丛麻醉前、后"经穴声信息"传导的比较

项目	例数	观察值（$X \pm SX$）			t	P
		麻醉前	麻醉后	差值		
幅波（分贝）	30	4.55 ± 0.30	4.48 ± 0.38	-0.07 ± 0.38	0.1842	> 0.8
分布数（个）	30	3.30 ± 0.42	2.97 ± 0.59	-0.33 ± 0.36	0.9360	> 0.3
传导时间（秒）	30	10.0 ± 1.87	7.37 ± 1.61	-2.63 ± 2.42	1.0867	> 0.2

（五）破坏家兔不同组织对其"经穴声信息"传导影响的观察（结果见表5）

表5　家兔后肢手术前后"经穴声信息"的比较

项目		例数	观察值（$X \pm SK$）			t	P
			手术前	手术后	差值		
切断神经组	波幅（分贝）	30	5.93 ± 0.49	5.06 ± 0.43	0.03 ± 0.51	0.0588	> 0.9
	分布参数（个）	30	2.90 ± 0.52	2.16 ± 0.34	-0.73 ± 0.55	1.3273	> 0.1
	传导时间（秒）	30	7.67 ± 1.53	7.83 ± 1.89	0.17 ± 1.75	0.0971	> 0.9
环切皮肤组	波幅（分贝）	27	5.22 ± 0.53	5.91 ± 0.49	0.69 ± 0.53	1.3028	> 0.2
	分布参数（个）	27	2.96 ± 0.55	3.19 ± 0.62	0.22 ± 0.71	0.3099	> 0.7
	传导时间（秒）	27	7.70 ± 1.59	8.74 ± 1.99	1.04 ± 2.00	0.5200	> 0.96
环切软组织组	波幅（分贝）	25	5.06 ± 0.54	2.84 ± 0.27	-0.22 ± 0.59	3.7630	< 0.001
	分布参数（个）	25	2.92 ± 0.60	1.24 ± 0.51	-1.68 ± 0.81	2.0741	< 0.05
	传导时间（秒）	25	7.64 ± 1.72	1.96 ± 0.80	-5.64 ± 2.12	2.6792	< 0.011

（1）切断家兔股神经和坐骨神经对"经穴声信息"传导影响的观察。

由表5切断神经项可以看出：

以家兔切断神经后的"经穴声信息"与其手术前的"经穴声信息"进行波幅，分布参数，传导时间的比较，差异均不明显。说明"经穴声信息"传导与神经结构和功能的完整与否关系不明显。家兔切断神经前、与人体臂丛麻醉前、后检测结果基本一致。

（2）环切家兔皮肤对"经穴声信息"传导影响的观察。

由表5环切皮肤项可以看出：

由环切家兔皮肤后的"经穴声信息"与其术前的"经穴声信息"进行波幅，分布参数，传导时间的比较，差异均不明显。说明"经穴声信息"传导与皮肤关系不明显。

（3）环切家兔全部软组织对"经穴声信息"传导影响的观察。

由表5环切软组织项可以看出：

以环切家兔全部软组织后的"经穴声信息"与技术前的"经穴声信息"进行波幅，分布参数，传导时间的比较，差异均非常明显。说明"经穴声信息"传导与软组织的关系密切。

讨　论

本文在健康者和肩周炎患者或家兔体上均检测到了"经穴声信息"。说明，"经穴声信息"在个体中存在的普遍性和可重复性。以健康人体曲池穴处检测到的"经穴声信息"分别与曲池内2厘米和曲池外2厘米处检测到的"经穴声信息"进行比较，均具有非常显著性差异。说明"经穴声信息"传导似有循经特异性。这与我们已报道的资料基本一致[2]。

本文动物实验结果蓄意须家兔体内也存有"经穴声信息"传导的物质基础。这为进一步利用动物造型，探讨"经穴声信息"的产生结构提供了实验条件。

血流（血管）波动是生物体内普遍存在的一种声原，此与"经穴声信息"传导的关系，本文表明：血流（血管）波动的波形、分布参数与同一部位的"经穴声信息"的波形和分布参数均不一致。另外，阻断血流后仍可检测到"经穴声信息"传导，与其阻断血流前进行比较，无明显差异，说明二者传导并非同一生命现象的结果。

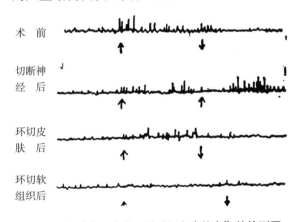

图2　家兔后肢手术前、后"经穴声信息"的检测图

神经是维持机体某些生理特征的重要组织。神经反射活动的实现，有赖于反射弧在结构和功能上的完整。"经穴声信息"传导与神经的关系，本文表明，激发臂丛麻醉后的患者经穴，仍可检测到"经穴声信息"传导，与其麻醉前相比较，无明显差异，说明臂丛麻醉并不能影响"经穴声信息"传导。

臂丛麻醉是对神经功能的暂时性阻滞，为弥补这种不足，本文作了动物实验，表明：切断家兔股神经、坐骨神经后，仍可检测到"经穴声信息"传导，与其术前相比较，无明显差异。这一结果证明了臂丛麻醉患者的实验结果，不像是麻醉误差所致。说明："经穴声信息"传导并非是通过神经反射机制来实现的。据此推测，主观感觉传导现象可能是"经穴声息"传导这一动态变化过程的继发现象，这一点还有待今后验证。

皮肤是机体弹性组织之一。"经穴声信息"传导与皮肤之间的关系，本文表明。环切家兔后肢皮肤后，检测到"经穴声信息"与其术前相比较，无明显差异。说明"经穴声信息"传导的物质基础不在皮肤之中。

"经穴声信息"与除神经、血管、皮肤之外的其他软组织的关系，本文表明，环切家兔后肢全部软组织后，检测到的"经穴声信息"与其术前相比较，均具有非常显著性差异。说明"经穴声信息"的传导受到明显的影响。根据物理学弹性物质密度越大，其传导效率越高的原理，环切全部软组织后所保留的骨干，仍可作为传递声信息的介质，且效率应更高；而本文结果恰与此相反，表明："经穴声信息"是一种生物生命现象。但其与哪种软组织关系密切，还有待探讨。

本文在实验过程中，本院理疗科张庆祝医生、手术室麻醉师李峰等针灸科赵阳、马艳荣中医师、蔡振华技术员和金属所张鸿天助理研究员曾参加部分工作。在此特致谢意。

参考文献

〔1〕王雪苔. 我国三十年的针灸研究概况 [J]. 中医杂志，1980，1：46.

〔2〕王品山. 经络感传声发射 [J]. 辽宁中医杂志，1980，9：1-6.

〔3〕陕西中医研究所针灸研究文献综述 [M]. 北京：人民卫生出版社，1979.

〔4〕陈谟训. 声发射技术在经穴感传检测中的应用 [J]. 辽宁中医杂志，1981，6：1.

关于中枢穴之考证

辽宁中医学院　彭静山

　　第十椎下的中枢穴，首先见于《黄帝内经》王冰注及《针灸甲乙经》原文下夹注。而唐之《千金方》《外台秘要》，北宋时之《铜人腧穴针灸图经》，《针灸资生经》均不载此穴。元至正元年辛巳（1341）滑寿著《十四经发挥》对督脉穴云："按《黄帝内经》督脉所发者二十八穴，据法，十椎下一穴名中枢。阴尾骨两傍二穴名长强，共有二十九穴，今多龈交一穴，少中枢一穴，会阳二穴，则系督脉别络，与少阳会，故止二十七穴。"[①]

　　张景岳于明·天启四年甲子（1624）著《类经图翼》："中枢在第十椎节下间，俯而取之。此穴诸书皆失之。惟气府论督脉下王氏注中有此穴。及考之气穴论曰，肯与心相控而痛，所治天突十椎者，其穴即此。刺五分，禁灸，灸之令人腰脊伛偻。一传云，此穴能退热进饮食，可灸三壮，常用常效，未见伛偻。"张氏引用气府论王氏注为据，又考之气穴论"背与心相控而痛，所治天突与十椎及上纪"张氏指"其穴即此"。但宋林亿等新校正本云："按今甲乙经，经脉流注孔穴图经，当脊十椎下并无穴目，恐是七椎也。此则督脉气所主之上纪之处"又在"……上肩加天突，斜下肩交十椎下"王氏注之后新校正云："详自背与心相控而至此，疑是骨空论文简脱误于此。"王氏之注解，已为林亿等所驳正"十椎下并无穴目"。张景岳即引《黄帝内经》王氏注主张十椎下应有中枢穴，但对于禁灸之说，尚不敢下定论，以"传云"为据，仍未肯定是否禁灸。因张氏非针灸家，缺乏临床实践经验。李时珍《奇经八脉考》说："督乃阳脉之海"督脉有总督的含义，所有经络，如网之包罗细目，均归其统率。所以上行脊背的中央，故为阳脉之总纲，与腹部的任脉相对，一表一里，一阴一阳，前后呼应。督脉的特点，其经穴均在椎骨之间，头顶部至鼻端与唇等之浅肌部分，成一直线，颇多特效之穴。腰骶部从长强到悬枢五个穴中，治男女生殖器疾患，对痔漏亦有效。背部由七椎之至阳以下，为治胃肠及其他消化系统疾患之特效穴。至阳、灵台、大椎等穴，治呼吸系统疾患。神道以上至哑门及枕骨附近诸穴，治脑疾患、脊髓疾患及病后神经衰弱与初期精神病。而头部强间至神庭诸穴，治头面五官疾患。实践证明，各穴均可针可灸，按常规操作，并无伛偻之说。

　　张氏说，"此穴诸书皆失之"，是指明朝著名的针灸三书即徐凤著《针灸大全》正统四年已末（1439），高武著《针灸聚英》嘉靖十六年丁酉（1537），靳贤、杨继洲著《针灸大成》万历二十九年辛丑（1601）三种针灸专著，作者都是著名针灸家，有理论，有实践，对经穴考证皆精心研究，而中枢一穴，均未收载。徐氏、高氏、杨氏等人都比张景岳的针灸经验多，不以中枢为经穴是有道理的。

　　再进一步探讨经穴横的联系，督脉与膀胱经的关系。膀胱经在背部有两行，第一行距华佗夹脊1.5寸，第二行距第一行1.5寸，和肩胛内缘相垂直。与督脉穴呈水平距离，互相关联。例如第三椎下为身柱，其旁第一行为肺俞，肺主皮毛，身柱可以预防感冒，由于激发督脉之阳气，《素问·生气通天论》："阳者卫外而为固也。"其阳气卫外使皮毛的功能抗力增强，并能预防其他传染病。肺藏魄，其旁之第二行为魄户。第五椎下为神道，必主神明，其旁第一行为心俞，第二行则为神堂。第九椎下为筋缩，肝主筋，其旁第一行为肝俞，肝藏魂，第二行则为魂门。纵横联系，督脉和膀胱经穴分别属于五脏六腑和心包，而且体用结合，与脏象学说相符。

督脉脊椎下无穴者为第二椎，第四椎，第八椎，第十椎，第十五椎，第十七椎。凡督脉脊椎下无穴者，其旁亦无穴，或有穴而不关联脏腑。由大椎至长强为十三穴，加会阳二穴恰为十五穴，符合《素问·气府论》"大椎以下至尻尾及傍十五穴"之语。然督脉为单行穴，会阳在尾骶之下部，长强穴外上方约5分，旁开一横指，左右2穴，属膀胱经第一行最末的穴之内方当下髎穴的下方。所以《黄帝内经》说"尾骨及傍十五穴""及傍"就指会阳而言。中枢与会阳均系督脉别络，与少阳会。中枢应属经外奇穴，用张景岳的话说"此穴诸书皆失之"失就失在此穴系督脉别络，不入经穴之内。

注：

① "阴尾骨两傍二穴名长强"疑系会阳之误。

关于经络学说的五个问题

辽宁中医学院　彭静山

一、经络体外循行的交叉问题

手六经循行，秩序井然，表里对称。足六经则出现循行交叉现象。这是什么原因呢？笔者认为交叉是与各经病候有关。如肝经是动"丈夫溃疝，妇人少腹"，胆经是动"心胁痛不能转侧"。为了贯串其循行路线，不免与邻近经络交叉，经络表里相通，各经有自己的走行路线，也有与邻经互通的路线，所以虽然交叉并不影响每经的由首至尾的循行，经络在人体是上下循行、内外交织的网状分布，并不影响交叉经的作用。

二、经脉表里互相连贯的问题

六脏六腑有表里关系，经脉在体外循行也有表里关系。上肢肺与大肠，心包与三焦，心与小肠，一阴一阳，均由络穴彼此互通。络穴起到与表里经互相沟通的作用，与其他经无关。下肢足六经则和上肢手六经不同。下肢内侧从足趾来看六经的分布，足大指（应作趾，下同）内侧为脾经，其外则为肝经，脾与胃相表里，中间却隔着肝经；肝经之外是胃经，胃经之外是胆经，肝与胆相表里，中间竟隔着胃经。肾与膀胱两经互相衔接，符合表里关系。但脾胃之间有肝为阻，肝胆之间有胃为碍。不知脾胃表里之间对于肝经，肝胆表里之间对于胃经，是凌空而过，还是从下穿越？至今无人阐明。

足六经的表里分布与井穴有关。《灵枢·本输》将每经均在手指、足趾定出井穴："脾出于隐白，隐白者足大趾之端"；"胃出于厉兑，厉兑者足大趾内次趾之端也"。其原来安排脾胃相表里，一阴一阳，在下肢内外侧相对，是符合表里关系的。"肝出于大敦，大敦者足大趾之端及三毛之中也"。肝的井穴也安排在大趾，其表里经胆"出于窍阴，窍阴者足小趾次趾之端也"肝胆相为表里，本无讹误，但其中却有胃经为阻，脾胃之间则有肝经相隔，这就发生问题了。

先讲脾胃，表里关系由络穴处相通，胃的络穴丰隆在外踝上8寸，肝经的循行由中都穴开始向内斜行，由地机、漏谷之间穿过而循行于脾经之后，如此则丰隆穴与脾经的连络可以通行无阻。但是脾的络穴公孙，因有肝经在前，却无法和胃经连络。

肝的络穴蠡沟，胆的络穴光明，分别在内外踝上5寸，肝经是在内踝上7寸的中都穴开始向内斜，在肝胆经的络穴中间由踝上5寸直接互通，尚可联系。只有公孙费解。

许多学者都认为《黄帝内经》是春秋战国的产物，至两汉或有增修。可能"经脉篇"和"本输"亦非一时之作，两相矛盾，在所难免，还需进一步深入探讨。

三、手足终末穴与经络的关系

有的针灸书从《针灸甲乙经》到《医宗金鉴·刺灸心法》都有分行划线从手指足趾端的井穴开始的一种方法；而手足十二井穴却真能起到定穴循经的容易辨认的作用。手足都是5个指头，阴阳各有六经，手指只好把小指内外侧被心和小肠平分秋色。足趾5个，恰好肾经的井穴涌泉在足心，下余五经，各占一个趾头，是很合适的。而经络原文"脾起于大指之端""肝起于大指丛毛之际"，大趾被脾肝两化分别割据。胃经的原文末段"下足跗入中指内间，其支者下廉三寸而别，下入中指外间"，而胃经井穴厉兑在第二趾外侧趾甲角旁约 0.1 寸。足中趾无穴，四趾为胆经窍阴，小趾为膀胱经至阴。相传 2500 多年，一直未引起争论。

笔者曾经设想，足大趾为脾经，足次趾厉兑穴内侧改为大敦，上行与行间相接；足中趾爪甲根中间改为厉兑，上行与内庭相接，既与经文相符，又各趾均有井穴，岂不更好。

这个设想的来源，根据《黄帝内经》："胃脉下膝膑中，下循胫外廉，下足跗，入中指内间；其支者下廉三寸而别，下入中指外间；其支者别跗上，入大指间出其端。"（见《灵枢·经脉》）这段叙述胃脉的尾端，毫未涉及足次趾，而两见于足中趾，把厉兑放在足趾有足够的根据。同篇胆足少阳之脉"循足跗上入小指次指之间；其支者别跗上入大指之间，循大指歧骨内出其端，还贯爪甲出三毛"。玩味经文"循大指歧骨内出其端"，大指歧骨即大指与次指通连到两个足趾，所以安排在大趾有"还贯爪甲出三毛"。为什么加上"还贯"二字？是说经络转还贯穿的意思。即在歧骨内，支路均通二趾，大趾已有了隐白，把大敦放在次趾不是很合适吗？这是鄙见，望读者批评指正。

四、关于脐和踝与骨度法

骨度法胸部横寸两乳相距为 8 寸，纵寸两肋间隙为 1.6 寸。腹部横寸与胸部相同，纵寸由剑突至脐折作 8 寸，由耻骨连合至脐折作 5 寸，针灸找穴所通用。其关键在于脐，由脐中心或脐边计算迄未明确。如果像内外踝一样，以踝尖为标志，骨度应从踝边算起。对于踝是合适，对于脐就发生问题了。任脉脐上、脐下均由脐边计算，穴位虽有上下移位，而任脉经线却无变更。"宁失其穴，毋失其经"，对疗效影响尚小。脐两旁如由脐边计算，肾经距正中线任脉骨度法为 5 分（过去有的针灸书主张 1.5 寸），肾经在腹部的经穴左右共 22 个，别的穴都可按距任脉 5 分计算，而脐旁肓俞穴如果也按脐边旁 5 分计算则应向外凸出变成亚葫芦似的曲线，使肾经脐旁"未失其穴，而失其经"，甚或"既失其穴，又失其经"。若是由脐中心计算，脐窝有大有小，遇见脐窝较大的病人，水分和阴交均在脐的边缘，左右肓俞均在脐内，消毒不便，针刺不畅，只好改用灸法。关于这个问题也未见研究资料。

五、任脉和络穴

十二经，十五络，即每经有一别络与表里经相通连，又名经别，由此穴"别走"表里之经。十二经各有一络穴，加任脉、督脉和脾之大络共十五络。其中应讨论的是任脉，《灵枢·经脉》："任脉之别，名曰尾翳，下鸠尾，散于腹。"后世针灸书如《针灸甲乙经》、《针灸聚英》，皆沿用此说。张隐庵《灵枢集注》注云："盖任脉之别络，出于下极，并经而上，复下于鸠尾，以散于腹。"这是不可理解的。经脉都有自己的循行路线，任脉循行方向由上而下，岂有其经别"并经而上，复下于鸠尾"，不知根据何在？《十四经发挥》有所怀疑，于会阴穴下夹注一名屏翳，而于任脉不提经别（《针灸甲乙经》鸠尾一名尾翳，一名𩩲骭。会阴一名屏翳）。《针灸大成》直书"任脉之别名曰屏翳，上鸠尾，散于腹"，既不提"并经而上，复下鸠尾"而说"上鸠尾"，亦即不直指任脉之别络为鸠尾，而认为是屏翳，屏翳者会阴之别名。《十四经发挥》："任与督，一源而二歧，督则由会阴而行背，任则由会阴而行腹。"任督虽无表里之说，确有阴阳相通之义。练气功使任督相通，其理至明。按《黄帝内经》虽出自先秦遗书，在唐以前都是手抄本，直到宋朝印刷术发展，始由林忆、高保衡等校正刊印。手抄本既多鲁鱼亥豕，印刷本也难免手民之误。"尾"与"屏"颇易相混。或原本屏翳而误抄或误即为尾翳，注家不敢擅改经文，乃牵强附会，凭空设想，"出于下极，并经而上，复下于鸠尾"，似是而非。明·张景岳《类经》经络类，任脉之别，名曰尾翳。注云："尾翳误也。任脉之络名屏翳，即会阴穴，在大便前，小便后，两阴之间，任督冲三脉之所起之处。此经由鸠尾下行于腹，故其为病若此（实则腹皮痛，虚则痒搔，取之所别也），而治之者当取所别之会阴。"张氏以后，无人研究，可称之为隐性问题。